養護教諭養成講座①

学校における
養護活動の展開

改訂 9 版

編集代表：津島 ひろ江

編著：荒木田美香子／池添志乃／岡本啓子

ふくろう出版

執筆者及び執筆分担

荒木田　美香子（川崎市立看護大学）……………………………………………（第1章，第5章）

郷　木　義　子（新見公立大学）…………………………………………………（第2章 I，II，III）

久　保　昌　子（熊本大学）………………………………………………………………（第2章 IV）

津　島　ひろ江（関西福祉大学）………………………（第3章，第10章 I，II，III，附章）

池　永　理恵子（関西福祉大学）…………………………………………………………（第4章）

西　牧　眞　里（鎌倉女子大学）………………………………………………（第6章 I，II，III）

高　橋　紀和子（鎌倉女子大学）………………………………（第6章 IV，V，VI，VII）

古　角　好　美（元 大和大学）…………………………………………………………（第7章）

岡　本　啓　子（四天王寺大学）…………………………………………………………（第8章）

田　村　裕　子（山陽学園大学）…………………………………………………………（第9章）

森　口　清　美（就実大学）……………………………………………………………（第10章 IV）

廣　原　紀　恵（茨城大学）……………………………………………………（第11章，第13章）

佐久間　浩　美（了徳寺大学）………………………………………………………（第12章 I，II）

池　添　志　乃（高知県立大学）……………………………………………………（第12章 III，IV）

奥　田　紀久子（徳島大学）……………………………………………………………（第14章）

岡　本　陽　子（広島文化学園大学）………………………（第15章，第17章 I，II，III）

中　島　敦　子（千里金蘭大学）………………………………………………………（第16章）

貴　志　知恵子（徳島文理大学）………………………………………………………（第17章 IV）

沖　西　紀代子（県立広島大学）………………………………………………………（第18章）

西　岡　かおり（四国大学）……………………………………………………（第19章 I，II，IV）

高　田　恵美子（畿央大学）……………………………………………………………（第19章 III）

津　田　聡　子（中部大学）……………………………………………………………（第20章 I，II）

中　村　雅　子（福山平成大学）………………………………………………………（第20章 III）

高　橋　佐和子（神奈川県立保健福祉大学）………………………………………（第21章）

吉　岡　　　哲（関西福祉大学）…………………………………………………………（附章）

髙　岡　宏　一（関西福祉大学）…………………………………………………………（附章）

編集にあたって

　養護教諭の免許状が取得できる大学はずいぶん増えてきました．学生たちにとって憧れの養護教諭ですが，児童生徒の健康問題の多様化により，学校内外での養護教諭に対する役割への期待はとても大きなものになってきています．

　児童生徒の生活習慣の乱れからくる不健康，メンタルヘルス，ネットゲーム依存，アレルギー疾患，アナフィラキシー，肥満傾向，いじめ，保健室登校，虐待，喫煙，薬物乱用，性感染症，発達障がい，さらに今年度は自然災害発生時の養護教諭の役割，世界を危機に陥らせる新型コロナウイルス感染症への対応など喫緊の課題解決にむけて，養護教諭の求められる役割が拡大されています．

　平成20年には中央教育審議会答申「子どもの心身の健康を守り，安全・安心を確保するために学校全体としての取組を進めるための方策について」において，養護教諭は「学校における救急処置，健康診断，疾病予防等の保健管理，保健教育，健康相談活動，保健室経営，保健組織活動，子どもの現代的健康課題の対応にあたり，学校内や地域の関連機関との連携を推進するコーディネーターの役割を担う」と示されました．

　学校や教員に求められる役割が拡大し，従来の教職員（教員，学校三師，栄養士等）の他にスクールカウンセラー，スクールソーシャルワーカー，部活動の指導者等のチーム学校が推進され，さらには令和3年8月に学校教育法施行規則一部改正があり，特別な支援を必要とする児童生徒への対応等の充実のために，学校において教員と連携・協働しながら不可欠な役割を果たす支援スタッフとして，医療的ケア看護職員，情報通信技術支援員，特別支援教育支援員及び教員業務支援員等について，新たにその名称・職務内容が規定されました．近年の子どもをめぐる状況の変化や諸問題への対応のため学校や地域の多職種・多機関の連携・協働が進められる中，養護教諭のコーディネーターの役割がますます期待されています．

　養護教諭免許状取得のための教育課程では，「養護概説」が必修科目となっています．この科目名は養成校によって異なり，「養護概説」，「養護活動論」，「養護教諭の職務」などの科目名で開講されています．そこで，それらの科目の教育で用いるテキストを編集したいと考え，養護教諭養成講座①『学校における養護活動の展開』を上梓する運びとなりました．

　本書の特徴として，最新の情報を教育に取り入れるために，毎年，改編しております．また，各章末に令和3年度実施の教員採用試験（養護教諭）に出題された問題を掲載していますが，講義終了後に，学生が自主的に取り組む学習方法を念頭におきながら，オリジナルなテキストとして活用されることを期待して編集しました．

　2022年4月

編著者一同

目　次

第1章　養護教諭の職務と専門性

I　養護教諭の職務と専門性

1　教育の目標の達成と養護教諭の活動

養護教諭は，教育基本法に基づく学校教育の中で教員の一員として機能することが前提であり，保健の立場から学校教育の目的を達成するために業務を行う者である．

教育基本法における教育の目的

1. 幅広い知識と教養を身に付け，真理を求める態度を養い，豊かな情操と道徳心を培うとともに，健やかな身体を養うこと．

2. 個人の価値を尊重して，その能力を伸ばし，創造性を培い，自主及び自律の精神を養うとともに，職業及び生活との関連を重視し，勤労を重んずる態度を養うこと．

3. 正義と責任，男女の平等，自他の敬愛と協力を重んずるとともに，公共の精神に基づき，主体的に社会の形成に参画し，その発展に寄与する態度を養うこと．

4. 生命を尊び，自然を大切にし，環境の保全に寄与する態度を養うこと．

5. 伝統と文化を尊重し，それらをはぐくんできた我が国と郷土を愛するとともに，他国を尊重し，国際社会の平和と発展に寄与する態度を養うこと．

また，学校保健は，全教職員と学校医，学校歯科医，学校薬剤師，スクールカウンセラー，栄養教諭などの他職種と手を携えて，図1-1の枠組みで展開するものである．なかでも，養護教諭は保健主事と共に（兼務も可）学校保健推進の中核を担う立場である．

学校教育の場にあって，保健の立場から教育の目標を達成するためには，養護教諭として以下の点を考慮して保健管理，保健教育，組織活動を行う．

1）児童生徒の正常な発達を理解したうえで，個別の発達をアセスメントすること

例：定型発達や発達課題を理解したうえで，障害や慢性疾患，医療的ケアの必要性などに応じて，支援活動の展開を考える．思春期やせ症，下垂体性低身長症などの早期発見につとめる．

2）現在の国民の疾病や死亡の現状を考慮すること

例：5歳−19歳の全死亡の32％が自殺，27％が不慮の事故，16％が悪性新生物であり，この3要因でその年代の死亡の75％を占めている．

また，40歳−59歳の働き盛りの成人の全死亡の43％が悪性新生物，15％が心疾患，11％が自殺，10％が脳血管疾患で，この4要因でその年代の死亡の79％を占めている（令和2年人口動態統計月報年計（概数）の概況より作成）といった現状を理解したうえで，児童生徒の現在の健康課題の解決ばかりではなく，将来の健康を見据えた保健管理や保健教育を計画していく．

3）児童生徒の保健行動に影響を及ぼす社会情勢を考慮すること

例：施設の禁煙化，食育活動といった健康政策，やせ志向，マリファナなど薬物の乱用，携帯電話などによる出合い系サイトといった社会現象，不景気など経済状況などと対象とする児童生徒たちの保健行動との関係性を分析し，エビデンスに基づいた対策を計画する．

4）医学や医療の進歩，保健や福祉制度と児童生徒の健康管理との連携を考慮すること

例：アドレナリン自己注射製剤（エピペン®）の持参・預かり，療育機関の専門職による発達障がい児への巡回指導など，児童生徒の安全の確保や成長の保障に役立つ情報を入手し，活用する．

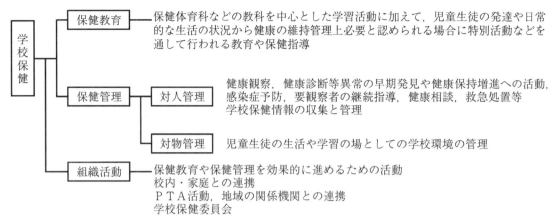

図1-1　学校保健の構造

2　養護教諭の拡大する職務と求められる能力

養護教諭の職務としては，学校教育法37条12項に「養護教諭は，児童の養護をつかさどる」とあるが，具体的な職務としては，1958（昭和33）年に出された学校保健法（2009（平成21）年より学校保健安全法）や1972（昭和47）年，2007（平成19）年の保健体育審議会の答申を基本的な考え方としてきた．

1972（昭和47）年保健体育審議会の答申には①専門的立場からすべての児童生徒の保健及び環境衛生の実態を的確に把握，②疾病や情緒障害，体力，栄養に関する問題など心身の健康に問題を持つ児童生徒の個別の指導，③健康な児童生徒についても健康の保持増進に関する指導にあたる，④一般教員の行う日常の教育活動にも積極的に協力するという職務が示されている．1997（平成9）年保健体育の審議会答申には，不登校や精神面の問題の増加や，性の逸脱行為，性感染症の増加，生活習慣病への対応など当時の課題に対応して，⑤専門性を生かしたカウンセリング，⑥健康教育に加えて，⑦企画力・実行力・調整能力を生かした学校保健活動の推進があげられた．

さらに，2008（平成20）年の中央教育審議会答申「子どもの心身の健康を守り，安全・安心を確保するために学校全体としての取組を進めるための方策について」では，学校におけるヘルスプロモーションの推進，児童生徒のメンタルヘルス，アレルギーなど現代的な健康課題の対応にあたり，学級担任等，学校医，学校歯科医，学校薬剤師，スクールカウンセラーなど学校内における

連携，また医療関係者や福祉関係者など地域の関係機関との連携を推進することが必要となっているなか，養護教諭はコーディネーターの役割を担う必要があること，養護教諭が子どもの現代的な健康課題に適切に対応していくためには，常に新たな知識や技能などを習得していく必要があること，養護教諭は保健室経営計画を立て教職員に周知を図り連携していくことを明記するとともに，養護教諭がその役割を十分果たせるようにするための環境整備が必要であるとしている．

学校保健安全法は，学校における児童生徒及び職員の健康の保持増進を図ることを目的としている．第7条には「健康診断，健康相談，保健指導，救急処置その他の保健に関する措置を行うため，保健室を設けるものとする」，第9条には「養護教諭その他の職員は，相互に連携して，健康相談又は児童生徒の健康状態の日常的な観察により，児童生徒の心身の状況を把握し，健康上の問題があると認めるときは，遅滞なく，当該児童生徒に対して必要な指導を行うとともに，必要に応じ，その保護者に対して必要な助言を行うものとする」と養護教諭の職務に関する記載がある．いうまでもなく，養護教諭は保健室内の業務だけではなく，健康診断，疾病予防などの保健管理，保健教育，健康相談，保健室経営，保健組織活動，学校の環境衛生も含めた幅広い活動を教職員や児童生徒，保護者と共に展開している．

1995（平成7）年に養護教諭が保健主事につくことができるようになり，1998（平成10）年に養護教諭が教科「保健」を兼務することが可能となるなど，職務の枠組

みの変化もあったが，保健指導の対象が感染症や性感染症，メンタルヘルス，虐待へと変化するなど，より難しいケースに対応が求められることが多くなっている．

実際に養護教諭が行っている日常業務については，2004（平成16）年に全国1637校に対して実施された調査で，40項目を挙げて養護教諭に「勤務校の児童生徒の実態等から，特に重点を置いて取り組んでいる項目（複数回答）」をたずねたものである[1]．

保健室来室者への個別の対応も，児童生徒の実態の把握と分析といった集団としての健康アセスメントも行っており，個人及び集団の健康をアセスメントするための知識・判断力が求められる．また，高等学校では，性に関して問題のある児童生徒への保健指導が重点項目の4番目として上がり，特別支援学校の1番目には健康状態（病気・栄養状態）に関する実態の把握があがるなど，校種による特殊性が表れている．養護教諭の免許は校種別ではないため，発達を理解したうえで，児童生徒の健康を包括的に捉えることができる能力，さらに

それに対応し，解決へと導いていく問題解決のための知識・実行力・コーディネート力が求められている．

3　養護教諭の専門性

養護教諭は，養護教諭専修，一種，二種の免許を持って活動する専門職である．小倉[2]は養護教諭の専門的機能を，学校看護婦の発達過程から，図1-2の①から④へと拡大・発展してきたとしている．③の「教育保健」とは，一つには学校教育への寄与という観点から捉えた学校保健活動であり，また，将来の健康管理能力を育成するためにも，保健教育を重視するという二面性を意味している．④の人間形成の教育機能としては養護教諭が保健管理や保健指導をすることで，児童生徒が変わり，親が変わり，いきいきとした生活が送れるようになったなどの事例から，その機能を位置づけている．

確かに学校内においては，①から④の機能を果たしているが，現在では，地域（子育て支援ネットワーク，

表1-1　各校種の養護教諭の重点的な取り組み状況

多い順位	小学校	中学校	高等学校	特別支援学校 *
1位	保健室来室児童生徒への対応と発達支援のための指導（65.4%）	保健室来室児童生徒への対応と発達支援のための指導（75.9%）	保健室来室児童生徒への対応と発達支援のための指導（74.2%）	健康状態（病気・栄養状態）に関する実態の把握（60.0%）
2位	保健室で捉えた子どもの実態の把握と分析（44.7%）	健康相談活動を必要とする児童生徒への初期対応及び継続的対応（60.5%）	健康相談活動を必要とする児童生徒への初期対応及び継続的対応（67.1%）	日常及び非常災害時の応急手当及び救急体制の整備（55.7%）
3位	健康相談活動を必要とする児童生徒への初期対応及び継続的対応（39.4%）	保健室で捉えた子どもの実態の把握と分析（53.2%）	保健室で捉えた子どもの実態の把握と分析（49.8%）	保健室来室児童生徒への対応と発達支援のための指導（50.4%）
4位	児童生徒に委員会活動の指導（37.9%）	不安や悩み，ストレスなどの心の健康に関する実態の把握（36.4%）	性に関して問題のある児童生徒への保健指導（41.1%）	上記 *** 以外の特に配慮を必要とする児童生徒の管理・指導（46.1%）
5位	家庭や地域社会への啓発活動及び指導助言（37.9%）**	児童生徒に委員会活動の指導（33.3%）	不安や悩み，ストレスなどの心の健康に関する実態の把握（37.9%）	心臓病，腎臓病，糖尿病等の学校生活管理指導表に基づく管理及び指導（43.5%）

* 調査時は盲・聾・養護学校
** （保健だよりの発行，学校行事等における指導助言）
*** 心臓病，腎臓病，糖尿病，アレルギー疾患
［日本学校保健会「養護教諭の専門性と保健室の機能を生かした保健室経営の進め方」－養護教諭の資質の向上に関する調査より作成］

市町村の健康づくり政策など），家庭教育支援，医療・福祉（慢性疾患，障害児，発達障害児対応）など学校外のシステムとの連携を行うコーディネート機能を果たす図1-3へとさらに発展していると考えられる．養護教諭は学校内で児童生徒がいきいきと学習や生活ができることを基本にすえて，学校外の他職種と連携をとり調整を図ることが必要であり，その観点からして⑤も養護教諭の専門的機能といえるであろう．

4 養護教諭の配置

公立学校の教員の配置は「公立義務教育諸学校の学級編制及び教職員定数の標準に関する法律」（標準法）により定められている．1958(昭和33)年による定数改善計画などにより養護教諭の数は順調に増加した．養護教諭は1980(昭和55)年から4学級以上の学校の全てに専任の養護教諭の配置計画が進められ，1995(平成7)年からは3学級以上の全ての学校に配置されることとなった．また，2001(平成13)年からは第7次公立義務教育諸学校教職員定数改善計画においては，複数配置基準が表1-2のように児童生徒数によって定められている．

2010(平成22)年度学校教員統計調査によると，小学校20,762人，中学校9,923人，高等学校及び中等教育学校5,843人，特別支援学校1,457人，幼稚園365人の計38,350人の養護教諭（養護助教諭も含む）が配置されている．2007年調査と比べて，5,223人の減少となっている．公立小・中・高等学校では95%以上の配置であるが，私立校や幼稚園では配置率がかなり低いという課題が残っている[3]．

表1-2 養護教諭の複数配置基準（標準法）

小学校	3学級以上の学校に1人配置 児童数が851人以上の学校に複数配置
中学校	3学級以上の学校に1人配置 生徒数が801人以上の中学校に複数配置
特別支援学校	1校に1人配置
小学部及び中学部	61人以上の学校に複数配置
全日制高校	定員は81～800人までの課程に1人配置 801人以上の課程に複数配置
定時制高校	定員は121～800人までの課程に1人配置 801人以上の課程に複数配置

II 養護活動と職業倫理

大辞泉によると，倫理とは「人として守り行う道」と記されているように，人間の行動すべてに倫理観は不可欠な事といえる．養護教諭が養護活動を行う際にも職業倫理を考慮しなければならない．養護教諭は所属する組織が定める組織人としての倫理と，さらに教職・養護教諭という専門職としての2つの倫理に従うことになる．

養護活動の倫理を考えるにあたって参考となるものは日本看護協会が出している看護の倫理及び，アメリカの養護教諭の学会であるNational Association School

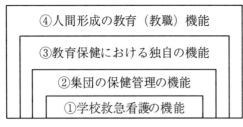

図1-2 専門的機能の拡大・発展過程
[小倉 学『改定養護教諭-その専門性と機能-』より転載]

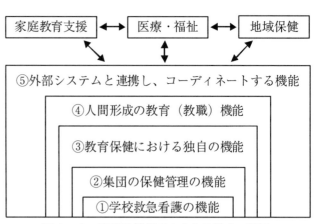

図1-3 専門的機能のさらなる拡大・発展
[荒木田]

Nurse（NASN）の定めるものがある．NASNの倫理規定は次の３つからなっている．

1．クライアントへのケア

　スクールナースは児童生徒，家族，学校というコミュニティのメンバーのための擁護者である．そのために，スクールナースは，児童生徒と家族の発達を促進するように関わり，保健と安全を促進し，潜在的な健康上の問題を支援し，個人と家族の適応力，セルフマネジメント能力，自己唱導（self-advocacy），学習を築くために他者と積極的に協働する．

2．専門職の能力

　スクールナースは，同輩，他の保健専門家，および地域機関と協力することによって，専門的知識と技能を高めて能力の最高水準を維持する．

3．職業的責任

　スクールナースは実践のスタンダードを向上させ，看護研究で一連の知識を広げて，雇用条件を改良するための職業の努力に参加する．

　これらを参考に養護教諭及びその実践活動に必要な倫理として以下の案を提案する．

1．児童生徒及び家族へのケアに際して

①　人権の尊重：養護教諭の行動の基本は，児童生徒の生命と尊厳及び人権の尊重である．養護教諭はいかなる場面においてもこれらが守られることを判断や行動の基本とし，自己決定を尊重し，そのための情報提供と決定の機会の保障に努めるとともに，人間的な教育的配慮をもって対応する．

②　安全の確保：養護教諭は常に児童生徒が適切な教育を受けられるよう配慮する．

　そのために，児童生徒に対する不適切な判断や教育に気付いた場合は，保護するよう働きかける．

③　公平・平等：養護教諭は性，年齢，家庭環境，学業成績，健康問題の性質などに左右されず，平等に教育を提供する．

④　信頼：児童生徒との信頼関係を築き，その信頼関係に基づいて支援を提供する．

⑤　関係者との協働：養護教諭は児童生徒の健康の保持増進及び抱える健康問題の解決にあたって，組織的に対応し，関係機関や関係者と協働して効果的な解決を図る．

⑥　守秘義務：養護教諭は児童生徒の身体面，精神面，社会面など多方面にわたる個人的な情報を得る機会が多い．それらに関しては守秘義務を遵守し，また記録物などの個人情報の取り扱いには細心の注意を図る．また他の教職員や関連機関と情報を共有する場合にも同様の注意をはらう．

2．専門職の能力の向上

⑦　責任：養護教諭は自己の責任と能力を常に的確に認識し，それらに応じた養護実践を行う．

⑧　知識・技術：養護教諭は児童生徒や家族の健康に関連する適切な知識を持つよう努力しなければならない．

⑨　評価：養護教諭は養護実践の基準，関連法令，規則，および政策に関連してそれら自身の養護実践を評価しなければならない．

3．職業的責任

⑩　研鑽：養護教諭はその専門性を的確に発揮するために，資質向上のため研修・研鑽に努める．

⑪　健康：健康を支援する養護教諭は，自らの健康の保持増進に努める．

⑫　社会への貢献：養護教諭は養護実践の質を高めるため協力，研鑽を行う．

⑬　環境改善への働きかけ：児童生徒，家族，学校，地域がよりよい健康を獲得していくために環境の問題について関わっていく．

　また，鎌田ら[6]は養護教諭の倫理綱領（案）を起草・検討し，2015年10月に開催された日本養護教諭教育学会総会での決議により，14カ条からなる「養護教諭の倫理綱領」が制定された[7]．

引用・参考文献

1）日本学校保健会．養護教諭の専門性と保健室の機能を生か
した保健室経営の進め方，東京，2004

2）小倉学．改定養護教諭—その専門性と機能—12版，東山書
房，京都，1997

3）文部科学省．学校基本調査報告書（初等中等教育機関専
修学校・各種学校），2008

4）サラT，フライ：看護実践の倫理，日本看護協会出版，東
京，2007

5）隅本邦彦：ナースが学ぶ「患者の権利」講座，日本看護協
会出版，東京，2007

6）鎌田尚子，中村朋子，野田智子，福島きよの，丸井淑美：
養護教諭の倫理綱領（案）の理論的・実践的意義，日本養
護教諭教育学会誌16（1），2012，23-26

7）養護教諭の倫理綱領，日本養護教諭教育学会誌19（2），
2016，112-113

[第1章関連]

令和4年度（令和3年度実施）養護教諭採用試験問題

1　次の文は，「チームとしての学校の在り方と今後の改善方策について（答申）」（平成27年12月21日　中央教育審議会）の一部である．問1に答えなさい．

> 　養護教諭は，児童生徒等の「養護をつかさどる」教員（学校教育法第37条第12項等）として，児童生徒等の　①　の実態を的確に把握し，心身の健康に問題を持つ児童生徒等の指導に当たるとともに，健康な児童生徒等についても健康の増進に関する指導を行うこととされている．
>
> 　また，養護教諭は，児童生徒等の身体的不調の背景に，　②　などの問題がかかわっていること等のサインにいち早く気付くことのできる立場にあることから，近年，児童生徒等の　健康相談においても重要な役割を担っている．
> 　　　　　　　　　　　　　　　　　　　　　　　　　　　　　　　　A
>
> 　特に，養護教諭は，主として保健室において，教諭とは異なる専門性に基づき，心身の健康に問題を持つ児童生徒等に対して指導を行っており，健康面だけでなく　③　でも大きな役割を担っている．
>
> 　養護教諭は，学校保健活動の中心となる保健室を運営し，　④　や専門機関との連携のコーディネーター的な役割を担っており，例えば，　健康診断・健康相談については，学校医や学校歯科医を，学校環境衛生に関しては学校薬
> 　　　　　　　　　　　　　B
> 剤師との調整も行っているところである．

問1　空欄①～④に当てはまる語句の組合せとして，正しいものを選びなさい．

	①	②	③	④
ア	保健及び環境衛生	いじめや虐待	生徒指導面	専門家
イ	健康及び安全	発達障害	学習指導面	家庭
ウ	保健及び環境衛生	発達障害	生徒指導面	家庭
エ	健康及び安全	いじめや虐待	生徒指導面	専門家
オ	保健及び環境衛生	発達障害	学習指導面	専門家

（北海道）

2　「中央教育審議会答申（平成20年1月）」の中で整理された養護教諭の職務5つを答えよ．

（佐賀県）

3　「現代的健康課題を抱える子供たちへの支援～養護教諭の役割を中心として～」（平成29年3月文部科学省）から多様な健康課題について養護教諭に期待される役割等をまとめたものである．

(1)　（　）に当てはまる語句を答えなさい。

健康な生活を送るために，児童生徒に必要な力

心身の健康に関する （　①　）・（　②　）	（　③　） 自己肯定感 （自尊感情）	自ら（　④　） （　⑤　）する力	（　⑥　）と関わる力

(2)　「学校における児童生徒の課題解決の基本的な進め方」において，様々な健康課題を抱える児童生徒が，どの学校においても課題解決に向けた支援を確実に受けるため，4つのステップを基本に，養護教諭が果たす役割についてまとめたものである．（　）に当てはまる語句を書きなさい．

ステップ1：対象者の把握

| 1　体制整備 |

養護教諭は，関係機関との連携のための窓口として，（　①　）的な役割を果たしていくことが重要である．

| 2　気づく・報告・対応 |

養護教諭は，日頃の状況などを把握し，児童生徒の（　②　）に気付いたら，管理職や学級担任等と情報を（　③　）するとともに，他の教職員や児童生徒，保護者，学校医等からの情報も収集する．児童生徒の健康課題が明確なものについては，速やかに対応する．

ステップ2：課題の（　④　）の把握

| 1　情報収集・（　⑤　） |

養護教諭は，収集・整理した情報を基に専門性を生かしながら，課題の（　④　）について（　⑤　）を行い，校内委員会に報告する．

| 2　校内委員会における（　⑥　） |

養護教諭は，校内委員会のまとめ役を担当する教職員を補佐するとともに，児童生徒の課題の（　④　）について組織で把握する際，専門性を生かし，意見を述べる．

ステップ3：支援方針・支援方法の検討と実施

| 1　支援方針・支援方法の検討 |

養護教諭は，健康面の支援については，専門性を生かし，具体的な手法や（　⑦　），（　⑧　）等について助言する．

| 2　支援方針・支援方法の実施 |

養護教諭は，課題のある児童生徒の心身の状態を把握し，必要に応じ，健康相談や（　⑨　）を行う．

ステップ4：児童生徒の状況確認及び支援方針・支援方法等の（　⑩　）と実施

| 児童生徒の状況確認及び支援方針・支援方法等の（　⑩　）と実施 |

養護教諭は，これまでの支援に基づく実施状況等について，児童生徒の課題が正確であったか，その他の原因は考えられないか，新たな要因が生じていないかなど，情報収集及び（　⑤　）を行い，支援方針・支援方法を（　⑩　）するに当たり，児童生徒にとって有効なものになるか，専門性を生かし助言する．

（福井県）

第2章　養護教諭の歴史

I　養護教諭の出発である学校看護婦

　養護教諭の歴史をたどると，学校看護婦，学校衛生婦さらに養護訓導という職名を経て今日の養護教諭に至るまで，様々な制度と共にその内実に幾多の変遷がある．

　その背後にはいつの時代にも，その時々の児童生徒を取り巻く社会の状況とそれに伴う児童生徒の健康問題があり，学校看護婦，養護訓導，養護教諭それぞれが，児童生徒の健康問題解決への強い願いのもと，専門職として，教育職員としての位置付けを確かなものにし，今日の養護教諭に至った経緯がある．

　養護教諭（Yogo Teacher）は日本社会の中で生み出された独特の制度で，各学校に「専任で常駐する教育職員」というわが国が独自に発展させていった世界的にも例を見ないものである．

　わが国は明治維新後，医療や教育などのさまざまな制度構築を行った．その結果，西洋の医療制度が導入され，近代的な医学教育や看護教育が始まり，職業として正式に看護婦が認められ，各県で養成が始まった．また教育制度に関しては1872（明治5）年「学制」が公布され，義務教育推進に力を入れ，初等教育については，国民のすべてが就学すべきことを定めた．発令から数年間に全国で2万校以上の小学校が整備され，就学率は徐々に高まっていった．これらの制度改革と当時の児童生徒の健康問題が養護教諭の出発である学校看護婦を誕生させた一つの要因となった．

1）学校看護婦の誕生

　1894（明治27）年に始まった日清戦争，1904（明治37）年の日露戦争後にトラホーム（現在の名前はトラコーマ）が全国的に大流行し，就学率の増加に伴って，学校内で児童生徒から児童生徒に感染し，罹患率を高

める結果につながった．明治30年頃から10年間の罹患が最も多く，学校によっては全児童生徒の3分の2から時には4分の3にも及んだ．このような状況を受けて，当時，トラホームの感染防止は親たちだけでなく地域の教育関係者にとっても大きな問題であった．

　この疾患は，当時から学校伝染病に指定されていたが，慢性疾患であること，長期治療を必要とすること，しかし治療は洗眼・点眼など比較的簡易な処置を行うだけであること，比較的苦痛が少なく登校にもあまり支障がないこと，などの特徴をもった疾患であった．それゆえ，伝染病として出席停止の処置をとるより，児童生徒に学業を続けさせるために，学校内で処置を行う方針をとる学校が現れた．このトラホーム蔓延対策として考えられたのが，近代看護の知識と技術を学んだ看護婦の活用であった．

　しかし当初は，このような疾患の特殊性から，必ずしも全日勤務する必要がなく，勤務形態は数校を受け持つ巡回性であり，しかもパートタイムの形式がとられていた．

　当時，政府は児童生徒の健康増進対策に取り組み，1898（明治31）年には公立学校に学校医をおく勅令を出しており，学校看護婦は学校医の指導のもとに，洗眼・点眼にあたりトラホームの減少に大きな成果をあげていった．

　この「学校医令」制定後，6人の学校医をおいた岐阜県は，1905（明治38）年5月，学校児童トラホーム予防に関する通達を出し，県下一斉に眼病調査を行った．この結果，小学校で22.4％，中学校では17.5％という高い罹患率であった．そしてトラホーム罹患率が県平均よりも高かった2つの小学校，羽島郡竹ヶ鼻尋常高等小学校と笠松尋常小学校の2校に1905（明治38）年9月，校費で学校に看護婦を配置した．これがわが国の学校看護婦の誕生といわれている．竹ヶ鼻小学校においては

1905（明治38）年4月には検査者669人のうち罹患者は458人（罹患率66.4％）であったが，1906（明治39）年4月の検査によると，検査者662人のうち罹患者は286人（罹患率42.6％）と減少しており，また同年9月の罹患率は24.1％とさらに減少していった．また，笠松小学校においては，1905（明治38）年4月には検査者850人のうち罹患者は298人（罹患率34.7％）であったが，1906（明治39）年4月の検査によると，検査者942人のうち罹患者は245人（罹患率24.6％）と減少していった．このときの両校の看護婦に関しては，氏名などの詳細は不明とされている．

次いで，1906（明治39）年2月，児童の罹患率が35.0％と高率であった岐阜市高等小学校（後の京町小学校）においては，岐阜県立病院に派遣依頼し，洗眼・点眼を行った．京町小学校においては，初めは学校経費で採用され，1908（明治41）年に学校看護婦として派遣されたのが広瀬ますであった．広瀬は翌年の1909（明治42）年11月より市の嘱託の身分となり，京町小学校専任看護婦として，給与も市から支給されるようになり，日本で初めての公費による専任学校看護婦の誕生であり，学校看護婦第1号となった．その後1935（昭和10）年に死亡するまで，28年間京町小学校に勤務した．広

表2-1　全国府県別学校看護婦数

	大11	大13	大14	昭3	昭4	昭5	昭6	昭8	昭9
北海道	−	−	17	59	64	75	82	86	98
青森	13	12	13	15	18	20	11	20	28
岩手	−	1	3	26	25	25	26	19	33
宮城	1	2	1	12	9	15	20	29	29
秋田	2	5	8	31	21	28	31	37	48
山形	2	5	5	19	22	10	10	44	35
福島	−	2	1	3	3	6	6	24	27
茨城	−	−	−	−	1	3	4	13	20
栃木	−	−	2	6	8	9	9	9	16
群馬	−	2	2	7	9	8	8	13	19
埼玉	−	−	2	1	6	7	6	17	23
千葉	−	5	8	11	17	15	13	14	16
東京	8	14	32	91	123	124	154	333	507
神奈川	4	5	7	14	17	18	23	26	40
新潟	7	9	10	28	33	39	36	52	59
富山	−	1	1	2	3	4	3	2	3
石川	2	4	6	18	22	20	19	24	30
福井	−	2	−	1	5	5	8	11	15
山梨	−	−	1	1	1	1	4	10	10
長野	7	13	13	25	28	28	28	31	48
岐阜	−	−	−	12	25	24	26	38	46
静岡	1	2	3	9	11	17	42	90	115
愛知	2	−	3	8	12	13	9	24	28
三重	−	−	3	8	7	9	8	8	12
滋賀	1	−	3	8	8	8	11	27	70
京都	13	86	77	221	238	251	266	275	322
大阪	7	4	32	44	68	80	97	100	140
兵庫	5	7	8	11	10	14	11	13	15
奈良	−	3	8	8	11	11	10	15	15
和歌山	−	−	−	1	4	6	7	12	14
鳥取	−	−	1	9	14	17	19	24	25
島根	1	11	17	20	18	23	28	14	32
岡山	5	12	25	41	50	65	88	105	112
広島	−	7	15	24	30	31	30	35	28
山口	−	−	2	4	5	6	10	8	8
徳島	9	15	14	31	32	31	30	42	58
香川	−	4	8	20	24	30	27	40	31
愛媛	−	−	−	1	3	2	3	5	9
高知	9	2	32	60	87	101	136	182	234
福岡	2	21	32	69	78	85	80	88	65
佐賀	4	35	36	82	87	100	106	114	115
長崎	1	8	16	29	31	37	49	52	74
熊本	5	5	10	12	12	12	12	20	26
大分	−	7	−	9	7	7	18	27	38
宮崎	−	3	5	9	19	36	40	58	77
鹿児島	−	−	−	1	12	30	38	51	70
沖縄	−	−	−	10	12	17	23	41	57
台湾	−	−	−	4	6	12	12	13	15
樺太	−	−	7	9	12	14	14	23	33
関東州	−	−	−	22	22	25	30	40	38
朝鮮	−	−	14	27	38	35	36	59	57
計	111	316	503	1,199	1,436	1,618	1,824	2,460	3,093

［文部省調査による．都道府県等の名称は調査当時のもの］

瀬はその間に，単にトラホーム対策のみならず，栄養の補給，肝油の投与，太陽燈の照射，乾布摩擦，時には家庭訪問を行い，保護者への保健指導を行うなど，学校衛生の充実や児童生徒の保健活動のため尽力した．広瀬は現職の52歳のとき死亡したが，学校関係者のみならず地域の人々が彼女の死を悼み，記念碑が建立された．

その後，1912（明治45）年4月，大阪府堺市が市の学務課の職員として学校看護婦5名を採用し，市内のすべての学校を分担させた．その仕事内容は単にトラホームの治療だけでなく，救急処置，身体検査，環境衛生など学校衛生全般にわたるものとなっていった．その後，学校看護婦を配置する市町村がしだいに増加し，その数は，大正になってから徐々に増加し，1924（大正13）

年には316人となり，公費での配置が増加するとともに，仕事内容も学校衛生全般に拡大していった．

1922（大正11）年から1934（昭和9）年までの全国府県別学校看護婦数を表2-1に示した．

2）学校看護婦の活躍や思い

学校看護婦の実際の活動内容や思いは1928（昭和3）年に創刊された学校看護婦の専門誌である雑誌「養護」に見ることができる．

また日赤東京支部から東京女子高等師範学校付属小学校に派遣された篠崎ハルが1934（昭和9）年に著した「学校衛生児童養護の実際」からも，当時の学校看護婦の執務の実際や思いをうかがい知ることができる．これは戦前学校看護婦や養護訓導が著した唯一の専門書

資料2-1 ※文部省訓令

○学校看護婦ニ関スル件

(昭和4年10月29日)
(文部省訓令第21号)

近時学校衛生ノ発達ニ伴ヒ之ニ関スル各種ノ施設漸ク其ノ普及ヲ見ルニ至レルハ児童生徒ノ健康増進上洵ニ慶ブベキコトナリトス惟フニ学校衛生ニ関シテハ学校教職員，学校医主トシテ之ニ従事スト雖モ就中幼弱ナル児童ヲ収容スル幼稚園，小学校等ニ於テハ学校看護婦ヲシテ其ノ職務ヲ補助セシメ以テ周到ナル注意ノ下ニ一層養護ノ徹底ヲ図ルハ極メテ適切ナルコトト云フベシ

而シテ学校看護婦ノ業務ハ衛生上ノ知識技能並ニ教育ニ関スル十分ナル理解ヲ必要トスルヲ以テ之ニ対シテハ特殊ノ指導ヲナサザルベカラズ然ルニ未ダ規準ノ拠ルベキモノナク為ニ往々業務ノ実行上不便アルノミナラズ延イテ該事業ノ発達上支障無キヲ保シ難キハ甚ダ遺憾ナルコトト云ハザルベカラズ地方長官ハ叙上ノ趣旨ニ鑑ミ左記要項ニ準拠シ夫々適当ノ方法ヲ講ジ以テ学校衛生ノ実績ヲ挙グルニ力メラルベシ

1　学校看護婦ハ看護婦ノ資格ヲ有スルモノニシテ学校衛生ノ知識ヲ修得セル者ノ中ヨリ適任者ヲ採用スルコト但シ教育ノ実務ニ経験アルモノニシテ学校衛生ノ智識ヲ修得セル者ヲ採用スルモ妨ゲナキコト

2　学校看護婦ハ学校長，学校医其ノ他ノ関係職員ノ指揮ヲ受ケ概ネ左ノ職務ニ従事スルコト

イ　疾病予防・診療介補消毒，救急処置及診療設備ノ整整並ニ監察ヲ要スル児童ノ保護ニ関スルコト

ロ　身体検査，学校食事ノ補助ニ関スルコト

ハ　身体，衣服ノ清潔其ノ他ノ衛生訓練ニ関スルコト

ニ　家庭訪問ヲ行ヒテ疾病異常ノ治療矯正ヲ勧告シ又ハ必要ニ応ジテ適当ナル診療機関ニ同伴シ或ハ眼鏡ノ調達等ノ世話ヲ為シ尚病気欠席児童ノ調査，慰問等ヲ為スコト

ホ　運動会，遠足，校外教授，休暇聚落等ノ衛生事務ニ関スルコト

ヘ　学校衛生ニ関スル調査並ニ衛生講話ノ補助ニ関スルコト

ト　校地，校舎其ノ他ノ設備ノ清潔，採光，換気，暖房ノ良否等設備ノ衛生ニ関スルコト

チ　其ノ他ノ学校衛生ニ関スルコト

3　学校看護婦執務日誌其ノ他必要ナル諸簿冊ヲ学校ニ備フルコト

4　幼稚園其ノ他ノ教育機関ニ於テモ本訓令ニ準拠スルコト

である.

3) 学校看護婦制度の確立

1929（昭和4）年3月，全国の学校看護婦の組織化を図る目的で，帝国学校衛生会主催（実際の企画運営は文部省）第1回全国学校看護婦大会が開かれた．出席者150人，初めての同職種大会交流において，多くの課題を共有した．そして，諮問に対する答申のなかで，学校看護婦設置規定の制定，養成機関の設置，資格検定試験制度の設定，職務規定の発布，専任制の実施，衛生室の整備等の諸提案がなされた．この大会は以後毎年開催されていった．

また1929（昭和4）年，文部省訓令「学校看護婦ニ関スル件」（資料2－1）が交付され，職務内容に関してはほぼ統一が図られた．しかし，学校看護婦の身分は不安定であり，他の教諭と比較して待遇などに差があった．これを改善するために，教育職としての身分確立を求める学校看護婦達の声が高まっていき，職務制度確立運動（職制運動）が次第に広がり，1936（昭和11）年有志による全国学校衛生婦促進連盟が結成され，その成果が次なる身分の確立へと繋がっていった．

Ⅱ　学校看護婦から養護訓導へ

1941（昭和16）年，国民学校令が発令され，教諭は訓導，学校看護婦は養護訓導となり，教育職員として初めてその制度が確立され，現在の養護教諭の原点となった．

その頃の児童生徒は身体虚弱や結核など多くの健康問題を抱えていた．国民学校令の起草が進むにつれて，児童生徒の養護が重要な課題とされ，養護は教授・訓練と不可分であり，教科そのものではないがその延長であると言われるようになった．そこでその役割を担い，しっかりと支えていく教育職員が必要とされた．

そこで学校看護婦の人たちや多くの保護者の願いが集結し，教科を扱う訓導と同様に，教科の延長である養護を担当する職員も訓導の身分であるべきだとされ，養護訓導が誕生した．

養護訓導の資格は国民学校令第18条に「女子にして国民学校養護訓導免許状ヲ有スルモノタルベシ」と規定されており，女子に限られていた．

具体的な職務は1942（昭和17）年養護訓導執務要領（訓令）（資料2－2）で示され，教育的関与が増加するとともに，教育的な性格が強まり自律性が認められた

資料2－2
養護訓導執務要領（訓令）

1．養護訓導ハ常ニ児童ノ心身ノ情況ヲ査察シ特ニ衛生ノ躾，訓練ニ留意シ児童ノ養護ニ従事スルコト
2．養護訓導ハ児童ノ養護ノ為概ネ左ニ掲クル事項ニ関シ執務スルコト
　　イ　身体検査ニ関スル事項
　　ロ　学校設備ノ衛生ニ関スル事項
　　ハ　学校給食其ノ他児童ノ栄養ニ関スル事項
　　ニ　健康相談ニ関スル事項
　　ホ　疾病ノ予防ニ関スル事項
　　ヘ　救急看護ニ関スル事項
　　ト　学校歯科ニ関スル事項
　　チ　要養護児童ノ特別養護ニ関スル事項
　　リ　其ノ他ノ児童ノ衛生看護ニ関スル事項
3．養護訓導ハ其ノ執務ニ当リ他ノ職員ト十分ナル連絡ヲ図ルコト
4．養護訓導ハ医務ニ関シ学校医，学校歯科医ノ指導ヲ承クルコト
5．養護訓導ハ必要アル場合ニ於テハ児童ノ家庭ヲ訪問シ児童ノ養護ニ関シ学校ト家庭トノ連絡ニ力ムルコト

教育職員となった.

しかし, 1930年代からの日中戦争, 1941 (昭和16) 年の第二次世界大戦に伴い, 国は体力増強, 富国強兵策をうたい, 「強い児童生徒, 強いからだ」が要求されたことが国民学校令制定の背景にある. 養護訓導も一生懸命それに応えようとした側面があった事実を見逃してはならない.

戦後, 児童生徒の中には家族を失うものも多く, 健康状態は劣悪で, 特に食糧難による栄養不足や不衛生な環境下での感染症の罹患など, 健康問題は多く, 養護訓導への期待も大きかった.

Ⅲ　教育職である養護教諭として出発

1945 (昭和20) 年8月, 終戦を迎えたわが国は, 新しい憲法と教育基本法に基づき, 民主的国家として新たに出発した. 1947 (昭和22) 年「学校教育法」が制定され, 国民学校は小学校と改正され, 小学校, 中学校, 高等学校の6・3・3制が定められた. そして訓導は教諭, 養護訓導は養護教諭に改称され, 教育を担当する教諭と同等な位置づけで示され新たな出発をした.

養護教諭の職務は学校教育法に第37条12項 (平成19年6月27日に最終改正) に「養護教諭は児童の養護をつかさどる」と規定されている.

[コラム]

養護教諭の歴史から学ぶもの

養護教諭という職種は教育制度のなかで国が作りだしたものではなく, 百数年前, 岐阜県のたった2人の学校看護婦の仕事が, その後に続いた学校看護婦たちに受け継がれていった. 児童生徒はもとより, 保護者や多くの人々から信頼され, 期待されて生み出されていくと同時に, 児童生徒のために教育職員になることを願い, 仕事を通して自分たちの存在意義を社会に明確に訴え, 身分確立を獲得していった成果の歴史である.

今や, 学校保健活動にあって中心的な役割を果たしている養護教諭の制度は, まだまだ様々な課題を抱えてはいるものの, わが国が誇れる制度である.

児童生徒を取り巻く環境は大きく変化し, 児童生徒の健康問題は複雑, 深刻化して, 教育制度も変化してきているが, 歴史の中で受け継がれてきた確かな養護教諭の仕事の根底に流れているものをしっかりと受け止めていくことが大切である.

(郷木　義子・新見公立大学)

(p.16 へ続く)

科学技術史散歩 ⑤ 北村 二朗

保健・養護に献身した広瀬ます

オランダの海軍軍医ボンペ（一八二九〜一九〇八）は、長崎の幕府海軍伝習所医官として来日し、安政四年（一八五七）に来日した。ボンペは四年後の文久元年にわが国初の西洋式病院、長崎養生所を設立したが、『日本滞在見聞記』に次のように記している。

◆眼病の多い日本に驚く

「眼病も日本にはきわめて多い。（中略）他の土地ではこれほどまでに眼病が発生することは考えられない。（中略）眼病をひき起こす原因は気候のためというよりもむしろ生活態度にある」（沼田・荒瀬共訳、雄松堂刊）と驚いている。

明治になっても、この状態はあまり改善されなかった。例えば、明治四十三年の岐阜県徴兵検査におけるトラホーム患者十二月二十三日には正式に学校に移籍し、公費職員となった。のちの、昭和十年四月二日現在の養護のために心血を注いだ養護の大きさは、日本の学校保健史上に特記されねばならない。

◆学校看護婦の草分け

広瀬は明治十六年一月一日、岐阜市柳町に徳蔵の三女として生まれた。岐阜県病院の産婆看護婦養成所を卒業後、同病院に勤務中に、初代の荒垣敏子に代わって高等小学校に派遣された。

◆洗眼でトラホーム退治

このような看護婦を雇い入れて洗眼をおこない、トラホームを治そうと立案したのは校医の佐賀条三郎で、校医会長の後藤斉吉と協議のうえ、保護者大会の同

島郡笠松小学校と竹ケ鼻小学校が、校費で看護婦を採用したのは、これが最初であった。ついで明治三十九年二月、岐阜市高等小学校（現・京町小学校）でも岐阜県病院から派遣の看護婦による点眼洗浄がはじまった。

学校看護婦の草分け

意を得て実施された。当時、児童の罹患（りかん）率は三五％を超え、家庭への治療勧告だけでは限界がみられたからである。洗眼治療には硫酸亜鉛・グリセリン水および硝酸銀溶液の点眼が用いられ、患者一人につき毎月十銭を徴集した。設備は当初は独立した部屋もなく、階段の下にムシロを敷いて行われたという。別棟に衛生室が設置されたのは大正七年のことであった。

しかし、その身分は不安定な状態が続いた。昭和五年、世界経済恐慌による空前の大不況に際し、教職員の俸給の切り下げ、退払いが続出したとき、法制上規定のない学校看護婦に対しては非常に貧弱なものとして、人員整理の波が押し寄せた。

トラホーム洗眼のために発足した学校看護婦の業務は、トラホームの罹患率の減少に大きな効果を発揮するにつれて、次第に学校衛生全般に拡大されてい

った。広瀬の業務の内容も身体検査、校内傷病者の救急手当、傷病・欠席児童の家庭訪問、それに採光・換気など環境衛生の管理にまでおよんだ。さらに親からの要請で家庭看護の指導にもあたり、深い信頼と敬愛の念が寄せられた。

このような活発な活動に注目した文部省は、大正十一年五月には日本赤十字社に依頼して、この件の陳情をした。

広瀬は生涯独身を通し、岐阜薬学専門学校の開設式にも出席するため岐阜市を訪れた、文部大臣鳩山一郎に直接面会して、学校看護婦の業務に情熱を傾けるとともに、校下の貧困者の助産にもあたっていた。謝礼など少しも受けなかったので、十二年十一月、愚家の腸チフスに感染し、同年七月、「夫レ人生尊ムベキ冨カ将地位力非ズ。高潔ナル志操ト献身的行為ニ存ス」にはじまる頌徳（しょうとく）碑を建立し、その生涯をたたえた。

◆職制制定運動の先頭に

国の学校看護婦は年々増えて大きな業務をした。広瀬は全国にその設置を勧告している。こうして、わが国の学校看護婦は全国にその設置を勧告している。正十四年五百四人、昭和六年千八百二十四人、同九年三千七百二人に達した。

このため全国的に学校看護婦の職制制定を要求する運動が起こったが、広瀬はその先頭に立て、昭和七年三月、大阪で開かれた第四回全国大会でも代表者として趣旨提案を行った。また同年十一月十七日、岐

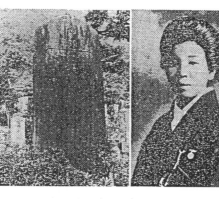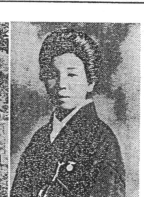

⑭その活躍ぶりが特筆される、広瀬ます（広瀬家の遺族提供）⑮功績をたたえる頌徳碑（岐阜市上加納の市営墓地で）

阜師範付属小学校で学校看護婦業務の内容を検討させた。また同年六月には全国の学校看護婦の調査を行ったので、百十一人に過ぎなかったので、十二年十一月、岐阜県病院から派遣の看護婦による点眼洗浄がはじまった。

このシリーズは毎週金曜日に掲載します。来週からの筆者は名大文学部教授の石原潤さんです。

（岐阜薬科大学助教授・微生物学、科学史）

（人文地理学）です。

資料2−4

養護訓導十五名

岡山市、一両日中に発令

国民学校令の実施に伴い岡山市でも市内十五国民学校へ養護訓導を設置することとなり，これが経費六千六百円は過日の市会で承認を得たので一両日中には十五養護訓導の任命を行う見込みであるが，右訓導はいわゆる学校看護婦ともいうべきもので，従前の小学校時代には十五名のうち看護婦免状を有する者一名のほか残りは訓導又は代用教員で間に合わせていたが，今回の養護訓導の設置によりその資格も高等女学校卒業者にしてかつ看護婦の免状を有するものとなっているので，総てこれによって任用することととなるわけである

1941（昭和 16）年 5 月 2 日　合同新聞

（現代漢字・かなづかいに置き換え，適宜句読点を打ってある）

資料2−5

国民学校養護訓導免許状（昭和 19 年 3 月〜）

Ⅳ　近年における養護教諭の職務の動向

戦後に敷かれた新教育制度の根幹をなす法律として制定された学校教育法（昭和23年・法律第26号）の第28条，第40条，第50条第2項において，養護教諭は小・中・高等学校それぞれで児童生徒等の養護をつかさどるものとその職務を規定されている.

こうしてスタートを切った戦後教育新制度は，社会の目まぐるしい変化にともない子どもたちの心身の健康問題の複雑化と多様化に直面してきた.

戦後，生活様式の変化や人びとの価値観の多様化による社会問題を背景に児童生徒の抱える心身の不調や健康問題が多様化し深刻化している. こうした社会背景を反映して，文部科学省の答申やその後の法改正により，養護教諭は新たな役割を求められ職務が多様化してきた. ここでは養護教諭の職務が多様化してきた流れを紹介する.

1　学校保健法（昭和33年4月施行）

第1章：総則，第2章：健康診断及び健康相談，第3章：伝染病の予防，第4章：学校医，学校歯科医及び学校薬剤師，第5章：地方公共団体の援助及び国の補助，第6章：雑則からなり，主な内容として，身体検査から健康診断へ，就学時検診（市町村教育委員会が実施すること），職員の健康診断，学校環境衛生，学校医，学校歯科医及び学校薬剤師制度の規定がなされ，学校保健の基本的な法律となった.

2　保健体育審議会答申（昭和47年）

昭和47年12月に出された「児童生徒等の健康の保持増進に関する施策について」では，養護教諭の役割について別掲のように述べられている.

「養護をつかさどる」の解釈について，これまでは補助的な役割として捉えられていたが，この答申から養護教諭の主体的な役割が明確化された.

社会的な背景として，1955年から1973年の高度経済成長によって核家族化が進み，自動車やテレビ，メディア社会が到来した. 子どもたちの外遊びの減少に伴って，肥満，視力低下，大気汚染による呼吸器疾患などの増加が健康課題となった時期であり，健康な児童生徒についても健康増進に関する指導が期待された.

保健体育審議会答申（昭和47年）（抄）

養護教諭は，専門的立場からすべての児童・生徒の保健及び環境衛生の実態を的確に把握し，疾病や情緒障害，体力，栄養に関する問題等，心身の健康に問題を持つ児童生徒の指導に当たり，また，健康な児童生徒についても健康の増進に関する指導のみならず，一般教員の行う日常の教育活動にも積極的に協力する役割を持つものである.

3　保健体育審議会答申（平成9年）

平成9年9月に「生涯にわたる心身の健康の保持増進のための今後の健康に関する教育及びスポーツ振興の在り方について」が答申された.

1995年に阪神・淡路大震災が起こりPTSD（心的外傷後ストレス障害）という言葉が広く社会に周知された. 1996年には，O-157集団食中毒事件（大阪府堺市）が発生し，給食の衛生管理に対する関心が高まった. 保健室登校の増加傾向やいじめの深刻化もあり，スクールカウンセラー調査研究事業が1995年から始まり現在のスクールカウンセラーの配置につながり，養護教諭の行うヘルスカウンセリング（健康相談活動）の重要性が示された.

保健体育審議会答申（平成9年9月）（抄）

　近年の心の健康問題の深刻化に伴い，学校におけるカウンセリング等の機能の充実が求められるようになった．養護教諭は，児童生徒の身体的不調の背景に，いじめなどの心の健康問題が関わっていること等のサインに気づく立場にあり，養護教諭が行うヘルスカウンセリング（健康相談活動）が重要な役割を持っている．＜中略＞健康に関する現代的課題等の変化に伴い健康診断，保健指導，救急処置など従来の職務に加え専門性と保健室の機能を生かして心の健康問題にも対応した健康の保持増進を実践できる資質の向上を図る必要がある．

4　保健体育審議会答申（平成20年）

　平成20年1月に出された「子どもの心身の健康を守り，安全・安心を確保するために学校全体としての取組を進めるための方策について」では別掲のように述べられている．

　児童生徒の状況として，1998年頃から，ナイフによる事件や校内暴力などの問題行動や不登校などが増加した．児童虐待が増加し深刻化したことを受け，2000年に児童虐待の防止等に関する法律（児童虐待防止法）が制定された．いじめや児童虐待などの早期発見・早期対応への期待もされている．

　また，2007年に学校教育法改正「特別支援教育の推進について」により，特殊教育から特別支援教育に転換して以降，障害者基本法の改正など特別支援教育を取り巻く状況は大きな改革が行われた．養護教諭に対しても，特別支援教育において期待される役割が増した．子どもたちの健康課題の解決や学校保健活動の推進のためには，学級担任等の教職員，学校医，学校歯科医，学校薬剤師，スクールカウンセラーなどの校内連携，さらに地域の医療機関や福祉機関などの関係機関との連携が必要となる．その連携の中心となる養護教諭には，コーディネーターとしての役割が求められている．

保健体育審議会答申（平成20年1月）（抄）

Ⅱ　学校保健の充実を図るための方策について

　2．学校保健に関する学校内の体制の充実

　（1）養護教諭

　①　養護教諭は，学校保健活動の推進に当たって中核的な役割を果たしており，現代的な健康課題の解決に向けて重要な責務を担っている．＜中略＞養護教諭の行う健康相談活動がますます重要となっている．また，メンタルヘルスやアレルギー疾患などの子どもの現代的な健康課題の多様化により，医療機関などとの連携や特別な配慮を必要とする子どもが多くなっているとともに，特別支援教育において期待され役割も増してきている．そのため，養護教諭がその役割を十分果たせるようにするため環境整備が必要である．

　②　養護教諭の職務は，学校教育法で「児童生徒の養護をつかさどる」と定められており，昭和47年及び平成9年の保健体育審議会答申において主要な役割が示されている．それらを踏まえて，現在，救急処置，健康診断，疾病予防などの保健管理，保健教育，健康相談活動，保健室経営，保健組織活動などを行っている．

　　　また，子どもの現代的な健康課題の対応に当たり学級担任等，学校医，学校歯科医，学校薬剤師，スクールカウンセラーなど学校内における連携，また医療関係者や福祉関係者など地域の関係機関との連携を推進することが必要となっている中，養護教諭はコーディネーターの役割を担う必要がある．＜中略＞

　③　研修体制に関すること

　④　退職養護教諭の活用のこと

　⑤　深刻化する子どもの現代的な健康課題の解決に向けて，学級担任や教科担任等と連携し，養護教諭の有

する知識や技能などの専門性を保健教育に活用することがより求められていることから，学級活動などにおける保健指導はもとより専門性を生かし，ティーム・ティーチングや兼職発令を受け保健の領域にかかわる授業を行うなど保健学習への参画が増えており，養護教諭の保健教育に果たす役割が増している．＜中略＞

⑥　保健室へ来室する子どもの心身の健康問題が多様化しており，また，来室者が多い上に，一人当たりの対応時間も増加しているため，一人の養護教諭では，より良い対応を図ることが困難な状況にある．また，特別な配慮を必要とする子どもが多い状況にあり，学校，家庭，地域の関係機関との連携の推進が必要であることから，養護教諭の複数配置の推進などを図ることが必要である．

⑦　近年，社会的な問題となっているいじめや児童虐待などへの対応に当たっては，すべての教職員がそれぞれの立場から連携して組織的に対応するための校内組織体制の充実を図るとともに，家庭や，地域の関係機関等との連携を推進していくことが求められている．養護教諭はその職務の特質からいじめや児童虐待などの早期発見・早期対応を図ることが期待されており，国においても，これらの課題を抱える子どもに対する対応や留意点などについて養護教諭に最新の知見を提供するなど，学校の取組を支援することが求められる．

⑧　子どもの健康づくりを効果的に推進するためには，学校保健センター的役割を果たしている保健室の経営の充実を図ることが求められる．そのためには，養護教諭は保健室経営計画を立て，教職員に周知を図り連携していくことが望まれる．＜中略＞

5　学校保健安全法（平成21年4月施行）

中央教育審議会答申（平成20年1月）を踏まえ，学校保健法の改正が50年ぶりに行われた．学校保健と学校安全の両方を規定した法律として「学校保健安全法」と名称が変更された．

2001年の大阪教育大学附属池田小学校不審者侵入事件をはじめとして登下校中における誘拐事件や集団登校中の交通事故などの悲惨な事例が発生した。また，多発する自然災害の対応をふまえ，学校における危機管理が見直された結果，学校保健安全法の改正へとつながっていったと考えられる．

ここでは別掲のように規定されている．

養護教諭に関わるところとして，・学校保健計画の策定（第5条）　・保健室（第7条）　・健康相談（第8条）　・保健指導（第9条）　・地域医療機関との連携（第10条）　・学校安全計画の策定（第27条）などの項目があげられる．

特に，第9条において，健康観察（日常的な観察），保健指導，健康相談が規定されたことは意義がある．

学校保健安全法　平成21年4月施行（抄）

保健指導（第9条）：養護教諭その他の職員は，相互に連携して，健康相談又は児童生徒等の健康状態の日常的な観察により，児童生徒等の心身の状況を把握し，健康上の問題があると認めるときは，遅滞なく，当該児童生徒等に対して必要な指導を行うとともに，必要に応じ，その保護者に対して必要な助言を行うものとする．

6　その後〜現在

2012年に給食アレルギーによる死亡事故（東京都調布市）が起こった．学校給食に関する食物アレルギー対応指針（文部科学省）が2015年に出され，食物アレルギーをもつ子どもたちへの対応が徹底されるようになった．

2017年12月には中央審議会答申「チームとしての学校の在り方と今後の改善方策について」により，いじめ，不登校，特別支援教育，貧困などの複雑化し多様化した問題を解決するために心理や福祉の専門スタッフ（スクールソーシャルワーカー）と連携するなど「チームとしての学校」が示された．

2020年3月に新型コロナウイルス感染症により，全国一斉休校が行われた．新しい生活様式の一つとして，

「健康観察」の重要性が認識された.

引用・参考文献

1）杉浦守邦著：養護教員の歴史，東山書房，京都，1974.

2）杉浦正輝監修：学校保健，建帛社，東京，2006.

3）三木とみ子編集代表：養護概説，ぎょうせい，東京，2000.

4）瀧澤利行編著：学校保健，建帛社，東京，2008.

5）教育科学研究会・藤田和也編：保健室と養護教諭，国土社，東京，2008.

6）藤田和也著：養護教諭実践論，青木教育叢書，東京，1985.

7）大谷尚子著：養護学・序説，ジャパンマシニスト，東京，2008.

8）宍戸洲美編著：養護教諭の役割と教育実践，学事出版，東京，2004.

9）杉浦守邦著：養護教諭制度の成立と今後の課題，東山書房，京都，2001.

10）采女智津江編集代表：新養護概説＜第3版＞，小年写真新聞社，東京，2008.

11）澤山信一編著：学校保健の近代，不二出版，東京，2004.

12）文部省監修：学校保健百年史，第一法規，東京，1974.

13）数見隆生：教育としての学校保健，青木教育叢書，東京，1980.

14）杉浦守邦監修：養護概説，東山書房，京都，2004.

15）文部科学省～保健体育審議会答申（平成9年9月）「生涯にわたる心身の健康の保持増進のための今後の健康に関する教育及びスポーツの振興の在り方について」（抜粋）https://www.mext.go.jp/b_menu/shingi/chousa/sports/004/toushin/010701j.htm（2021.10.25 アクセス）

16）文部科学省～中央教育審議会答申（平成20年1月）「子どもの心身の健康を守り，安全・安心を確保するために学校全体としての取組を進めるための方策について」https://www.mext.go.jp/b_menu/shingi/chukyo/chukyo5/08012506/001.pdf（2021.10.25 アクセス）

17）采女智津江編集代表：養護概説＜第8版＞，少年写真新聞社，2015　15ページ

表2-2　養護教諭の職務の動向

年	学校保健・養護教諭に関することがら	根拠となる法の施行・改正や答申等
1949 (昭24)	養護教諭養成コースを定めるが，GHQ の勧告により，看護婦資格を基礎資格とした養成制度となる．	教育職員免許法
1952 (昭27)	看護婦とは関係のない養成コースが認められ大学や短大の養成所が設けられる．	教育職員免許法改正
1952 (昭27)	健康診断，就学時健康診断，職員の健康診断，学校環境衛生検査の明文化，学校医・学校歯科医・学校薬剤師制度の規定．	学校保健法制定
1958 (昭33)	保健主事制度の法制化．	学校教育法施行一部改正
1972 (昭47)	養護教諭の役割について記述． ①専門的立場から児童生徒の実態を的確に把握 ②心身の健康問題を持つ児童生徒の個別指導 ③健康な児童生徒の健康増進の指導 ④一般教育の教育活動に積極的に協力をもつものである．	児童生徒等の健康の保持増進に関する施策について（保健体育審議会答申）
1995 (平7)	保健主事は教諭に限らず養護教諭も充てることができる． SC に関する調査研究事業開始．	学校教育法施行規則一部改正
1996 (平8)	保健主事の登用への制度改正から，「企画・調整・実行力」の期待．	
1997 (平9)	9つの具体的な職務が示された． ①学校保健情報の把握に関すること ②保健指導・保健学習に関すること ③救急処置及び救急体制の整備に関すること ④健康相談活動に関すること ⑤健康診断及び医師の行う健康相談に関すること ⑥学校環境衛生に関すること ⑦学校保健に関する各種計画組織活動への参画と運営に関すること ⑧伝染病の予防に関すること ⑨保健室の運営に関すること	生涯にわたる心身の健康の保持増進のための今後の健康に関する教育及びスポーツの振興の在り方について（保健体育審議会答申）
1998 (平10)	3年以上の勤務経験がある養護教諭は，保健の授業を担当する教諭等になることができる．	教職員免許法一部改正
2008 (平20)	学校保健関係者の役割の明確化と校内外の組織体制づくりに焦点を当て審議され，養護教諭は学校保健活動の推進に当たって中核的な役割を求められた．また，養護教諭の役割が示された． ①校内及び地域の関係機関等との連携におけるコーディネーターの役割 ②いじめや児童虐待の早期発見・早期対応 ③保健教育（保健学習・保健指導）に果たす役割 ④学校保健活動のセンター的役割を果たしている保健室経営の充実（保健室経営案の作成） ⑤学級担任等をはじめとする学校保健関係者との連携 養護教諭の職務が示された． ①保健管理 ②保健教育 ③健康相談活動 ④保健室経営 ⑤学校保健組織活動	子どもの心身の健康を守り，安全・安心を確保するために学校全体として取組を進めるための方策について（中央教育審議会答申）
2009 (平21)	学校保健については，学校環境衛生基準の規定，保健室と養護教諭の役割の明確化，保健指導の充実などが記された．学校安全に関しては，災害や不審者の侵入事件等への対処要領の策定など学校安全体制の強化が加わった．	学校保健安全法施行
2014 (平26)	座高検査及び寄生虫卵検査について必須項目から削除．四肢の状態（運動器検診）を必須項目に追加，色覚検査（希望者）の実施．	学校保健安全法施行規則一部改正

[第２章関連]

令和４年度（令和３年度実施）養護教諭採用試験問題

① 次は「学校保健安全法施行規則」（昭和33年６月13日施行）の一部である．次の問いに答えよ．

第二十二条　学校医の職務執行の準則は，次の各号に掲げるとおりとする．

　　一　<u>A 学校保健計画及び学校安全計画の立案</u>に参与すること．

　　二　学校の環境衛生の維持及び改善に関し，学校薬剤師と協力して，必要な指導及び助言を行うこと．

　　三　<u>B 法第八条の健康相談</u>に従事すること．

　　四　法第九条の保健指導に従事すること．

　　五　法第十三条の健康診断に従事すること．

　　六　法第十四条の疾病の予防処置に従事すること．

　　七　法第二章第四節の感染症の予防に関し必要な指導及び助言を行い，並びに学校における感染症及び食中毒の予防処置に従事すること．

　　八　校長の求めにより，（　①　）に従事すること．

　　九　市町村の教育委員会又は学校の設置者の求めにより，法第十一条の健康診断又は<u>C 法第十五条第一項の健康診断</u>に従事すること．

　　十　前各号に掲げるもののほか，必要に応じ，学校における保健管理に関する専門的事項に関する指導に従事すること．

　2　学校医は前項の職務に従事したときは，その状況の概要を（　②　）に記入して，（　③　）に提出するものとする．

1　（　①　）～（　③　）にあてはまる語句を答えよ．

2　下線Aの立案に参与するのは学校医と学校薬剤師の他は誰か答えよ．

3　下線Cは誰の健康診断を行うか答えよ．

4　下線Bの学校医が行う健康相談を実施するにあたっての留意点を答えよ．

（滋賀県）

第3章 養護教諭の免許と養成制度

Ⅰ 免許状の種類

養護教諭として勤務するためには，養護教諭の免許を取得し，都道府県等の教育委員会や私学協会などの採用試験を受験して合格することが必要である．

養護教諭の免許状には二種免許状，一種免許状，専修免許状の3種類がある．いずれの免許状であっても，同じ養護教諭採用試験を受験し，幼稚園，小学校，中学校，高等学校，特別支援学校のどの学校種においても働くことができる．

各免許状の種類，基礎資格は以下のとおりである．

1 養護教諭二種免許状

養護教諭養成課程認定を受けた短期大学課程の履修を主とした基礎資格としている．しかし，二種免許状には保健師免許状に付加された副次的な養成の課程が残っているため，保健師免許取得者が，保健師免許を基礎資格として教育委員会へ個人申請することによって，二種免許を取得することができる．

申請する際には教育職員免許法第66条の6に定められている科目の単位を修得しておく必要がある．

2 養護教諭一種免許状

文部科学省より課程認定を受けた大学課程の履修を主とした基礎資格としている．教育系のみでなく，保健系，体育系，栄養系，看護系大学における養成が増加している．

看護系大学のカリキュラムは看護師・保健師等の免許取得に必要な科目を開講しており，養護教諭一種免許状取得を希望する学生は，さらに養護教諭免許に必要な科目を取得する．

看護師免許取得者は看護系大学課程認定校に3年次編入し，養護教諭一種免許状を取得することもでき

る．また，国立大学養護教諭養成課程の特別別科（1年コース）に入学して，免許を取得することもできる．

放送大学で教員免許状を取得することはできないが，「養護に関する科目」および「教職に関する科目」に対応する科目の一部を開講しており，上級免許取得時に活用することができる．

3 養護教諭専修免許状

養護教諭専修免許状は，1988（昭和63）年の免許法の大幅改正で新設されたものである．文部科学省より課程認定を受けた大学院修士課程の履修を主とした基礎資格としている．大学院に入学して取得することが基本であるが，科目履修生として入学し，必要な科目・単位数を取得して教育委員会へ申請する方法もある．2006（平成18）年中央教育審議会の答申「今後の教員養成・免許制度の在り方」において，専門職大学院制度を活用した教員養成教育の改善・充実を図るため，教員養成に特化した専門職大学院としての枠組みで，「教職大学院」制度を創設した．

Ⅱ 免許状の申請

免許申請は各都道府県の教育委員会に申請する．それには次の方法がある．

① 課程認定校で一括申請し，卒業時に免許状を取得する．
② 個人が必要な単位の取得証明書を申請して，免許状を取得する．

例えば，二種免許状取得者が大学で開講される認定講習会等で必要な単位を取得後に，教育委員会へ個人

申請して一種免許状を取得することができる．あるいは一種免許状取得者が実務年数３年経過後，課程認定を受けた大学院修士課程で科目履修をし，必要な科目（養護又は教職に関するもの）15単位を取得後に，教育委員会へ個人申請して専修免許状を取得することができる．

Ⅲ　養護教諭の養成制度と養成校

養護教諭専修・一種・二種免許状を取得するための方法は図３−１に示すとおりである（そのほか多様な取得方法があるが，高等学校卒業後について図示している）．

文部科学省のホームページによると令和２年４月１日現在の大学は以下のとおりである．

　通学課程の養護教諭専修免許状（大学院修士課程卒業程度）を取得できる大学63大学，養護教諭一種免許状（大学卒業程度）を取得できる大学135大学，養護教諭二種免許状（短期大学卒業程度）を９大学，通信課程（養護教諭免許状）を４大学で取得できる．

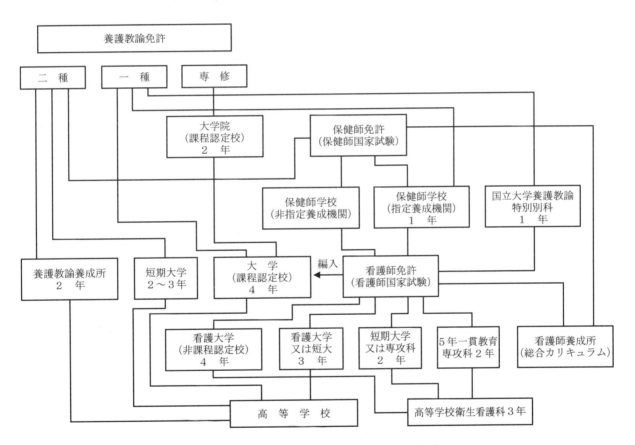

図３−１　養護教諭免許を取得するための方法

［出典：津島『公衆衛生看護活動論①　改訂』メヂカルフレンド社，2015］

Ⅳ　教育職員免許法改正と養護教諭の養成カリキュラム

中央教育審議会答申「これからの学校教育を担う教育の資質能力の向上について～学び合い，高め合う教員育成コミュニティの構築に向けて～」2015（平成27）年において，教員養成に関する改革の具体的な方向性についての提言がなされた．その提言を踏まえ，2016（平成28）年に教育職員免許法が改正され，翌年の2017（平成29）年には教育職員免許法施行規則が改正された．

2018（平成30）年には，再課程認定が必要となり，2019（平成31）年4月から施行される．その年度に入学した学生は，大学の養護教諭養成のためのカリキュラムの改正を確認して履修することが必要である．

総単位数は変更していないが，表3－1のとおり，科目区分が大括り化している．養護に係る教育に関する科目は専修免許状，一種免許状，二種免許状ともに変更なしとなっているが，教職科目については大括り化して改正されている．

専修免許状については，いずれにおいても変更していない．

① 養護に係る教育に関する科目
② 教育の基礎的理解に関する科目
③ 道徳，総合的な学習の時間などの内容及び生徒指導，教育相談に関する科目
④ 教育実践に関する科目
⑤ 大学が独自に設定する科目

その他には，「養護実習」5単位の内に学校インターンシップ（学校体験活動）を2単位まで含むことができる．また全教育課程において，「特別な支援を必要とする幼児，児童及び生徒に対する理解」については1単位以上が必修となっている．

各大学においては，コアカリキュラム・地域のニーズ・大学の独自性等を踏まえて，体系的な教職課程を編成しなければならない．

Ⅴ　免許に伴う制度・研修

1　教員免許状更新制

2007（平成19）年6月の改正免許法の成立により，2009（平成21）年4月1日から教員免許状更新制が導入されることになった．その目的は，その時々で教員として必要な資質能力が保持されるよう，定期的に最新の知識技能を身につけることで，教員が自信と誇りをもって教壇に立ち，社会の尊厳と信頼を得ることを目指すことにある．

免許状更新講習の内容は，受講者の専門や課題意識に応じて，大学等が開設する講習の中から，教育の最新事情に関する事項12時間以上と教科指導（養護に関係する内容），生徒指導その他教育の充実に関する事項18時間以上について必要な講習を選択し，受講することとなっている．

修了確認期限前の2年間に30時間を受講・修了後に各住所地の都道府県教育委員会に申請することが必要である．

しかし，この制度の在り方について，文部科学省は抜本的な見直しに着手し，必要な調査・検討を行っている．その結果，2022（令和4）年度の早期に廃止することを明らかにし，2023（令和5）年度からの新制度での実施をめざしている．

2　免許法認定講習・公開講座

免許法認定講習・公開講座とは，大学等の教員免許課程によらず，免許状取得後に必要な単位修得のために設けられた講習・公開講座である．養護教諭二種免許状から一種免許状を取得するための講習等がある．その開設状況は文部科学省のホームページで公表している．

3　養護教諭の現職研修

2008（平成20）年中央教育審議会答申で養護教諭が児童生徒の現代的な健康課題に適切に対応していくためには，常に新たな知識や技能などを習得していくための現職研修の充実が必要であることを指摘している．現在，国レベルの研修会としては，新規採用養護教諭研修や養護教諭10年経験者研修が行われている．

表3−1　養護及び教育に関する科目（教育職員免許法施行規則第9条）

最終改正：2017(平成29)年11月17日　文部科学省令

第1欄 養護及び教育に関する科目		各科目に含めることが必要な事項	養護教諭		
			専修免許状	一種免許状	二種免許状
最低修得単位数	第2欄 養護に関する科目	衛生学及び公衆衛生学（予防医学を含む。）	4	4	2
		学校保健	2	2	1
		養護概説	2	2	1
		健康相談活動の理論及び方法	2	2	2
		栄養学（食品学を含む。）	2	2	2
		解剖学及び生理学	2	2	2
		「微生物学，免疫学，薬理概論」	2	2	2
		精神保健	2	2	2
		看護学（臨床実習及び救急処置を含む。）	10	10	10
	第3欄 教育の基礎的理解に関する科目	①　教育の理念並びに教育に関する歴史及び思想 ②　教職の意義及び教員の役割・職務内容（チーム学校への対応を含む。） ③　教育に関する社会的，制度的又は経営的事項（学校と地域との連携及び学校安全への対応を含む。） ④　幼児，児童及び生徒の心身の発達及び学習の過程 ⑤　特別の支援を必要とする幼児，児童及び生徒に対する理解 ⑥　教育課程の意義及び編成の方法（カリキュラム・マネジメントを含む。）	8	8	5
	第4欄 道徳，総合的な学習の時間等の内容及び生徒指導，教育相談等に関する科目	①　道徳，総合的な学習及び特別活動に関する内容 ②　教育の方法及び技術（情報機器及び教材の活用を含む。） ③　生徒指導の理論及び方法 ④　教育相談（カウンセリングに関する基礎的な知識を含む。）の理論及び方法	6	6	3
	第5欄 教育実践に関する科目	①　養護実習	5	5	4
		②　教職実践演習	2	2	2
	第6欄 大学が独自に設定する科目		31	7	4
合　　　計			80	56	42

［出典：文部科学省 Web サイト http://www.mext.go.jp/b_menu/hakusho/nc/__icsFiles/afieldfile/2017/11/30/1398706_2_1.pdf（2019. 3.10 アクセス）］

VI　教員の養成・採用・研修を通した育成

1　育成指標

　「これからの時代に求められる教員の資質・能力とそれを培う教育，教師の在り方について」において，教職生活全体を通じた育成指標の明確化等を出している．

そこには教師の養成・採用・研修の各段階を通じて，教師の能力形成を体系的に支援するため，国，地方公共団体，大学等が協働して，教師がキャリアステージに応じて標準的に修得することが求められる能力の明確化を図る教育指標を策定することについて提言されている．教師養成・採用・研修を通じた育成支援の具体的な

方針が共有され，これに基づく共同の取り組みが一層進むよう，地方公共団体，国公私立それぞれの大学，学校等からなる協議の仕組みを整備することや地方公共団体，大学は連携・協働して新たな指導法の開発や，養成や研修のプログラムの開発，実施を推進し，国はこうした取り組みを支援することを提言している（教育再生実行会議第七次提言 平成27年5月14日）．

中教審答申「未来を担う子供たちのために「次世代の学校」の創生へ」（平成27年12月21日）では，教員改革として，国は，養成・採用・研修を通じた不断の資質向上をめざしたキャリアステージに応じた育成指標策定指針を図3－2のとおり，①養成段階，②採用段階，③1～数年目，④中堅段階，⑤ベテラン段階に分け，各段階の接続を強化し，一体化を確保することが求められている．

国が育成指標策定指針を大綱的に提示し，都道府県が教員育成指標を策定することになっている．

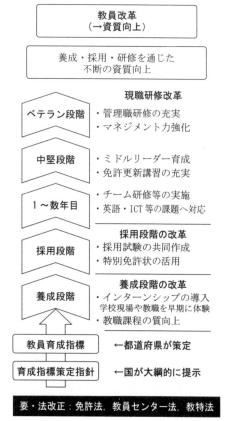

図3－2　中教審答申（平成27年12月21日）概念図
文部科学白書2015，27（一部を抜粋）

2　養護教諭の育成指標

教員改革に向けて，各都道府県の教育委員会は養護教諭の育成指標の策定に取り組んでいる．表3－2はホームページに掲載されている「横浜市のキャリアステージにおける人材育成指標」である．

Ⅶ　養護教諭にかかわる制度

1　学校教育法第37条（関係事項の抜粋）

小学校には，校長，教頭，教諭，養護教諭及び事務職員を置かなければならない．小学校には，前項に規定するもののほか，副校長，主幹教諭，指導教諭，栄養教諭その他必要な職員を置くことができる．副校長を置くときその他特別の事情のあるときは教頭を，養護をつかさどる主幹教諭を置くときは養護教諭を，特別の事情があるときは事務職員をそれぞれ置かないことができる．

> ①　養護教諭は「児童の養護をつかさどる」（第37条⑫）
> ②　養護助教諭は，養護教諭の職務を助ける．（第37条⑰）
> ③　特別の事情があるときは，養護教諭に代えて養護助教諭を置くことができる．（第37条⑱）

2　保健主事制度

保健主事が学校に置かれるようになったのは，1950（昭和25）年からである．その役割は，学校保健活動の企画，調整，推進，評価するためのリーダーシップを発揮することにある．1995（平成7）年に学校教育法施行規則の一部改正が行われ，教諭だけでなく養護教諭も保健主事に任命されることとなった．

3　「保健」の教科領域の教諭または講師

教育職員免許法の附則第15項の新設により，養護教諭の免許状を有し，3年以上養護教諭として勤務経験を有する者で，現に養護教諭として勤務している者は，その勤務する学校において「保健」の教科の領域に係る事項の教授を担任する教諭または講師となることができることが規定された．ただし，各学校の実情を踏まえて任命されなければならない．

表3－2　養護教諭のキャリアステージにおける人材育成指標

平成22年2月策定
平成29年3月改定

資質能力	ステージ	横浜市が求める着任時の姿	第1ステージ 養護教諭としての基盤を固める	第2ステージ 養護教諭としての専門性を高め教職員のリーダーとして推進力を発揮する	第3ステージ 豊富な経験を生かし広い視野で組織的な運営を行う
養護教諭としての素養	自己研鑽・探究心	・常に自己研鑽に努め，探究心をもって自主的に学び続ける．			
	情熱・教育的愛情	・横浜を愛し，教職への誇りと強い情熱，児童生徒への愛情をもつ．			
	使命感・責任感	・教育公務員として，自己の崇高な使命を深く自覚し，法令及び「横浜市公立学校教職員行動基準」を遵守する．			
	人間性・社会性	・豊かな人間性や広い視野・高い人権感覚をもち，児童生徒や教職員・保護者・地域等との信頼関係を構築する．			
	コミュニケーション	・周囲の状況や相手の思いや考えを汲み取るとともに，自分の考えを適切に伝え，積極的に助け合い支え合う．			
学び続ける教職員 / 養護教諭の専門性 — 児童生徒指導	児童生徒理解	・児童生徒理解の意義や重要性を理解し，一人ひとりに積極的に向き合おうとしている．	・一人ひとりの背景を意識して，児童生徒に向き合う．	・児童生徒を取り巻く環境を的確に捉え，一人ひとりの理解を図る．	・教職員相互で共通理解を図ることができるように，組織の環境を整える．
	児童生徒指導	・個や集団を指導するための手立てを理解し，実践しようとしている．	・保護者等の関係者や校内組織と連携しながら，養護教諭として，個や場面に応じた指導を行う．	・関係機関等と連携して，養護教諭として全校の児童生徒に対し組織的に指導にあたる．	・様々な関係機関等と連携して環境を整え，養護教諭として，適切な指導を推進する．
専門領域における主な職務内容	保健管理	・学校保健安全法を理解し，児童生徒の実態把握の必要性を認識し，適切な保健管理を実施しようとしている．	・児童生徒の発達の段階に応じてよく見られる心身の疾病や障害を理解し，健康課題を把握し，適切に対応できる．	・保健管理について指導的立場を果たすとともに，保健情報を総合的に評価し，把握した健康課題の解決に向けて，組織的対応ができる．	・学校における事件事故・災害に備えた救急体制や心のケアの支援体制を整えるなど，保健安全について学校運営に参画することができる．
	保健教育	・学習指導要領を理解し，養護教諭の専門性を生かした指導をしようとしている．	・保健教育における養護教諭の役割を理解した上で，学級担任等と連携し，養護教諭の専門性を生かした保健教育ができる．	・学習指導要領，児童の実態に基づいた保健教育を実践，評価，改善し，効果的に推進できる．	・保健安全教育について教育課程の編成・実践・評価を通して全体計画を作成できる．
	健康相談	・学校保健安全法による健康相談の位置づけを理解し，心身の発達の段階における健康課題に対応しようとしている．	・健康相談の基本的なプロセスを理解し，児童生徒の心身の発達の段階の課題や現代的な健康課題との関連を踏まえた，健康相談を実施することができる．	・心身の健康課題を総合的にとらえ，校内支援体制の充実に努めるとともに，学校医等の専門職や保護者と連携し，健康課題について適切な対応ができる．	・心身の健康問題に関して教職員に対し，指導的役割を果たすことができる．
	保健組織活動	・保健組織活動の意義と学校保健に関する学校内外の協力体制の重要性を理解しようとしている．	・保健組織活動の意義を理解し，企画運営に参画できる．	・保健組織が主体的に活動できるよう内容の工夫，改善を図ることができる．	・近隣の小中学校と連携し，地域レベルでの健康づくりを推進することができる．
	研究の推進と研究体制構築	・研究会や研修会に積極的に参加する意義を理解し，実践しようとしている．	・校内研究会や市内の研究会に積極的に参加し，保健室経営に生かす．	・校内研究会・校外研修会の企画・運営に携わり，養護教諭としての知識・能力・マネジメント力の向上を図る．	・研修会で得た情報や自らの実践を広く情報発信して，自校の教育活動に生かす．
マネジメント力	保健室経営・学校経営ビジョンの構築	・養護教諭の役割と職務内容及び，学校組織・運営や校務分掌を理解し，自分にできることを実践しようとしている．	・学校教育目標を理解し，保健教育や保健室経営の方針を立て，一貫性のある指導・運営を行う．	・養護教諭として，全校組織運営や保健指導充実に積極的に関わり，学校教育目標の実現に向けて工夫改善を行う．	・学校運営について創造的なビジョンの構想やプランの構築に参画し，教育活動を活性化させる．
	人材育成（メンターチーム等の活動）	・学び続けることの意義を理解し，アドバイスに耳を傾け，自らを改善しようとしている．	・疑問点や悩みを相談したり，共有し合ったりしながら，自らの実践力を磨く．	・互いの課題や悩みに気付き，支え合える環境をつくるとともに，経験の浅い教職員を積極的に支援する．	・人材育成の重要性をふまえ，養護教諭として，教職員の経験に応じた効果的な人材育成の環境をつくる．
	資源（人・もの・情報・時間・資金等）の活用	・学校内外の資源の種類やその活用の目的・意義を理解し，実践しようとしている．	・身の回りの資源を積極的に教育活動に生かす．	・教育活動に効果的な資源を見極めて活用する．	・状況や課題にふさわしい活用方法を考え，教育活動全体の充実を図る．
	危機管理	・危機管理の重要性を理解し，危機を察知した場合に，素早い行動をとろうとしている．	・安全や教育効果に配慮した環境を整備し，課題について「報告・連絡・相談」を確実に行う．	・危機を予測し連携して未然防止を図るとともに，早期発見，早期対応に努める．	・平常時の未然防止，抜本的改善，再発防止を組織的に推進する．
連携・協働力	同僚とチームでの対応	・組織の一員としての自分の役割を理解し，同僚と協力して対応しようとしている．	・組織の一員として教職員と積極的に関わり，求められている役割を理解して対応する．	・互いのよさを認め合い，それぞれの力を生かして対応する．	・組織の特性をふまえ，広い視野をもって対応力を高める．
	保護者や他の組織等との連携・協働	・保護者連携の重要性を理解し，保護者や地域と積極的に関わろうとしている．	・保護者，地域と積極的に関わり，連携・協働して対応する．	・保護者，地域，関係機関との関わりを深め，連携・協働して対応する．	・保護者，地域，関係機関との連携・協働のネットワークを形成する．

［出典：横浜市教育センター Web サイト］

4 大学院修学休業制度

大学院入学の弾力化により，養護教諭一種免許を取得している者は，学士の学位を取得した者と同等の学力があると認められ，大学院入学資格を有するものとなった．

2000（平成12）年の教育公務員特例法の一部を改正する法律により，養護教諭が専修免許状を取得することを目的として，大学院に入学・在学するために休業することができることになり，2001（平成13）年から開始されている．任命権者の許可を受けて，3年を超えない期間，年単位で大学院に修学することができるようになり，養護教諭の学びの機会が拡大されている．

5 地域と連携した学校保健推進事業

近年，いじめ，不登校，虐待，貧困などに起因する心身の不調，アレルギー疾患，生活習慣の乱れ，性の逸脱行動，ネットゲーム依存症等の健康課題が複雑多様化する中で，児童生徒等の保健指導・保健管理，危機管理などの校内体制及び学校・家庭・地域の関係機関との連携・協働した適切な対応が一層求められ，その中核的役割を担う養護教諭の役割は，一層重要になっている．しかしながら養護教諭の未配置校や経験の浅い養護教諭の配置校においては，児童生徒等の健康課題に対し適切な対応が困難な状況となっている．その対策として，スクールヘルスリーダーの派遣がなされている．経験豊かな退職養護教諭の知見を活用して，週に数日派遣されている．

VIII 養護教諭に関係する機関

養護教諭の養成協議会や学会について，全国的規模の機関のホームページを見ると，多くの情報を収集することができる．

① 文部科学省ホームページ
　http：//www.mext.go.jp

② 日本養護教諭養成大学協議会
　http：//www.j-yogo.jp

③ 日本養護教諭教育学会
　http://www.yogokyoyu-kyoiku-gakkai.jp

④ 日本養護実践学会
　http://www.yjissen.jpn.org

> 私の出会った養護教諭

引用・参考文献

1）津島ひろ江：最新保健看護学講座1　第4版，金川克子編，p293，メヂカルフレンド社，東京，2015.

2）文部科学省ホームページ：http：//www.mext.go.jp/（2021. 12. 1 アクセス）

3）文部科学省（2015）文部科学白書2015　https://www.mext.go.jp/b_menu/hakusho/html/hpab201601/1375335_006.pdf（2022. 1. アクセス）

4）横浜市教育センターWebサイト　https://www.edu.city.yokohama.jp/tr/ky/k-center/shihyou-1.pdf（2022. 1. アクセス）

第4章　児童生徒の健康実態

Ⅰ　児童生徒の健康実態の変遷

戦後から高度経済成長の時代をたどり，児童生徒を取り巻く社会情勢や生活環境の変化が成長発達や健康状態に与えた影響を概観する．

1　第二次世界大戦終結からの出発

1945（昭和20）年の第二次世界大戦の終結時は，多くの国民が飢えと物資が無い困窮生活を強いられた．家や家族を失った児童生徒も多く，施設に収容される者や，路頭に迷い浮浪児として生活する者も少なくない状況であった．栄養不良や不衛生な生活環境により，発疹チフス，パラチフス，痘瘡（天然痘）など海外から持ち込まれた感染症の大流行や結核・寄生虫・皮膚病なども蔓延し，児童生徒の体格や栄養状態は最悪の状態であった．1946（昭和21）年に東京都内でシラミ駆除のためにDDTの頭部への強制散布が実施され，全国の小学校でも行われた．

1947（昭和22）年に小学校でアメリカの救援物資による学校給食が全国の主要都市で再開された．主食のご飯は家庭から持参し，副食のみであった．また，当時多くの児童生徒に寄生虫の保有者が多く，全国の児童生徒に検便が実施された．1948（昭和23）年に予防接種法が制定され，続いて1951（昭和26）年に結核予防法が改正された．これにより，全国で保健所・学校を中心として組織的に予防接種が実施された．また，1960（昭和35）年にポリオウイルスの感染による小児麻痺が大流行し，これを受けて1961（昭和36）年に全ての乳児から小学校の児童までポリオワクチンの一斉接種が行われた．

こうした国を挙げた感染症に対する取り組みによって，感染症の発生は漸減していった．

2　復興から経済成長の時代へ

1950（昭和25）年，文部省は食糧事情の好転により，児童生徒の体格や栄養状態が改善されたことを発表した．日本は戦後の復興を遂げ，経済成長の時代を迎える．都市に人口が集中し，土地開発により団地が次々と造成され，車社会が始まり，都市部に住む児童生徒の生活環境や遊びに大きな影響を及ぼした．野外での遊び場が奪われ，団地周辺の場所や路上での遊びが増えた．

1953（昭和28）年のテレビ放送開始以降，家庭に次々と電化製品が導入された．また，インスタントラーメンや様々な菓子類・飲料水が発売され，家庭生活や食生活は大きく変化した．1958（昭和33）年に学校保健法が制定され，健康診断・健康相談・学校環境衛生が本格実施された．同年，文部省の行った学校保健統計調査では，児童生徒の寄生虫や結核などの感染症は減少したが，う歯の罹患率は9割を越え，裸眼視力1.0未満の児童生徒も増加してきた．

3　高度経済成長の及ぼした影響

1960（昭和35）年に政府が出した「国民所得倍増計画」以降，全国各地に工業地域が形成され，日本は豊かな工業国へ発展していった．

東京オリンピックを機に新幹線や高速道路が整備され，都市部の風景は一変した．1947（昭和22）年生まれのベビーブームと呼ばれた世代が中学校・高等学校に進学し，各地の学校で教室不足が深刻化し，すし詰め学級など学習条件が問題となった．また，戦後の教育改革や経済成長により国民の進学熱が高まり，受験競争は以後さらに昂進されていった．

児童生徒は塾と学校の合間にテレビや漫画を楽しむという遊びが多くなり，都市部では夫婦と子どもの世帯の核家族化が進み，食生活は魚や野菜類から肉・卵・乳

製品類を中心とした洋風へと変化していった.

また,大規模な公害問題が相次いで表面化し,社会問題となった.こうした生活環境の変化により,児童生徒の疾病構造は従来から課題であった,う歯・近視の他,肥満,ぜん息などの慢性疾患,交通事故による傷害の増加へと変化していった.特に光化学スモッグによる被害や四日市ぜん息・水俣病などの公害病は全国に広がり,児童生徒の健康障害に深刻な影響を与えた.

1973(昭和48)年の学校保健法の一部改正により,健康診断項目に尿検査・心臓検査が追加され,これにより,腎疾患や心臓疾患の早期発見が可能となった.夜遅くまで起きて受験勉強やテレビを見る生活によって,児童生徒の朝食の欠食,起立性調節障害,姿勢の悪さからくる脊柱異常など生活習慣の乱れによる健康障害や情緒不安・無気力・非行などの心の健康課題も注目されるようになった.

4 バブル経済以降から現代に至るまで

1980年代には日本は所得水準で世界のトップクラスとなった.児童生徒の保護者は能力主義の原則と競争主義により,高学歴獲得による社会的安定を求めて受験競争は更に過熱していった.女性の社会進出が進み,共働き家庭が増加していく中で児童生徒が1人で食事をとる,「孤食」が問題視された.また,校内暴力や家庭内暴力,いじめ,10代の人工妊娠中絶の増加や性の商品化,シンナー遊びなど児童生徒の心の荒れが表面化した.また,疾病・外傷以外の理由により長期欠席をする不登校の児童生徒の増加が課題となり,これに対応して保健室登校や養護教諭による健康相談が実施された.

1996(平成8)年に全国の学校で病原性大腸菌O-157による集団食中毒が全国36都府県で発生した.これにより,給食設備や消毒などの点検が強化された.

1990年代以降になると電子工学技術の発達にともない,様々な情報機器が家庭や学校に普及し,情報化社会が到来した.それと並行して児童生徒の遊びやコミュニケーションの手段がインターネットや携帯電話へと移行していった.現代では,児童生徒の生活の夜型への変化や,基本的生活習慣の乱れから朝食の欠食,運動能力の低下や肥満・痩せの増加,糖尿病や高脂血症などの生活習慣病が新たな課題となっている.

Ⅱ 児童生徒の健康実態と健康課題

2019(令和元)年12月に中国武漢市から発生した新型コロナウイルス感染症の世界的な広がりによって,社会の在り方が劇的な変容を余儀なくされ,予測困難な時代の到来を迎えた.こうした事態を踏まえて,2021(令和3)年1月に『「令和の日本型学校教育」の構築を目指して〜全ての子供たちの可能性を引き出す,個別最適な学びと,協働的な学びの実現〜』とした,中央教育審議会答申が示された.これまで日本型教育が果たしてきた,①学習機会と学力の保障,②社会の形成者としての全人的な発達・成長の保障,③安全安心な居場所・セーフティネットとしての身体的,精神的な健康の保障,の3点を学校教育の本質的な役割として重視していくこととしている.学校保健分野においては,感染症や災害の発生等を乗り越えて学びを保障するために,感染予防行動を取り入れた「新しい生活様式」を踏まえて教育活動を継続することや,子供の健康に対する意識の向上,関係機関との連携,心のケアや虐待防止を図り,学びを保障することが示されている.また,「新時代の義務教育の在り方」の中では,生涯を通じて心身共に健康な生活を送るための資質・能力を育成するために,健康リテラシーの育成や養護教諭の適正配置,学校医等専門家との連携,学校保健情報の電子化,栄養教諭の配置促進などが対策として挙げられている.学校保健の現代的課題としては,従来からの課題に加え,臨時休業措置やICT教育が進められる中で,子どもの虐待件数や自殺件数の増加および裸眼視力1.0未満者の増加,ゲーム障害などが新たに示されており,その取り組みが進められている.

1 学校保健統計調査から

2020(令和2)年度に文部科学省が発表した学校保健統計調査による児童生徒の疾病・異常の被患率等の概要は表4-1の通りである.

表4−1　学校種別疾病・異常の被患率順位

順位	幼稚園（5歳）		小学校		中学校		高等学校	
	疾病・異常	%	疾病・異常	%	疾病・異常	%	疾病・異常	%
1	むし歯（う歯）	30.3	むし歯（う歯）	40.2	裸眼視力 1.0 未満	58.3	裸眼視力 1.0 未満	63.7
2	裸眼視力 1.0 未満	27.9	裸眼視力 1.0 未満	37.6	むし歯（う歯）	32.2	むし歯（う歯）	41.7
3	歯列・咬合	4.2	鼻・副鼻腔疾患	11.0	鼻・副鼻腔疾患	10.2	鼻・副鼻腔疾患	6.9
4	鼻・副鼻腔疾患	2.4	歯・口腔のその他の疾病・異常	6.4	歯列・咬合	5.2	歯垢の状態	4.6
5	歯・口腔のその他の疾病・異常	2.0	耳疾患	6.1	耳疾患	5.0	歯列・咬合	4.4
6	耳疾患	2.0	歯列・咬合	4.9	眼の疾患・異常	4.7	歯肉の異常	4.2
7	アトピー性皮膚炎	1.9	眼の疾患・異常	4.8	歯垢の状態	4.7	その他の疾病・異常	4.0
8	その他の疾病・異常	1.8	その他の疾病・異常	4.4	その他の疾病・異常	4.6	眼の疾患・異常	3.6
9	ぜん息	1.6	歯垢の状態	3.5	歯肉の異常	3.9	心電図異常	3.3
10	その他の皮膚疾病／歯垢の状態	1.1	ぜん息	3.3	歯・口腔のその他の疾病・異常	3.5	蛋白検出の者	3.2

（注）1．「口腔咽頭疾病・異常」とは，アデノイド，へんとう肥大，咽頭炎，へんとう炎，音声言語異常のあるもの等である．

　　　2．「歯・口腔のその他の疾病・異常」とは，口角炎，口唇炎，口内炎，唇裂，口蓋裂，舌小帯異常，だ石，癒合歯，要注意乳歯等のある者等である．

　　　3．心電図検査は6歳，12歳，15歳のみ実施している．「心電図異常」とは，心電図検査の結果，異常と判定された者である．

[「令和2年度学校保健統計調査　年齢別疾病・異常被患率等」より作成]

　幼稚園，小学校において被患率が最も高い疾病・異常は「むし歯（う歯）」である．しかし近年，8020運動などの歯科保健活動の成果により，年次推移では被患率は減少傾向にある．「裸眼視力1.0未満の者」は中学校，高等学校において最も高い被患率であるが，小学校ですでに3割以上の被患率となっており，年齢が上がるにつれ増加している．特に歯科保健活動や視力低下予防に留意して生活習慣・食事・睡眠・運動などの生活全般にわたる保健教育を進める必要がある．

2　保健室来室状況

　日本学校保健会による校種別1日平均保健室利用者の概数は，表4−2の通りである．

　1日当たりの保健室利用者数は2011（平成 23）年度と2016（平成28）年度とで比較すると，どの校種においても減少している．2016（平成28）年度の学年別の利用者をみると，学年が上がるにつれて増加しており，最も利用者が多い学年は中学3年生であった．2016（平

表4−2　校種別　1日平均保健室利用者数（人）

校　種	小学校	中学校	高等学校
2011（平成 23）年度	25.8	24.7	26.6
2016（平成 28）年度	22.0	19.0	19.8

成28）年度における利用時間帯では午前中の休み時間が最も多く，保健室の対応内容では小学校は「けがの手当て」が63.0%，中学校と高等学校は「健康観察」が最も多く，それぞれ53.7%，58.8%である．また，「健康相談」の必要の有無は，小学校5.9%，中学校12.7%，高等学校16.1%と学年が上がるにつれ増加している．2016（平成28）年度の1年間に養護教諭が把握した身体の健康に関する主な事項では，各校種ともアレルギー疾患が最も多い．

3　養護教諭が関わる具体的な健康課題

1）アレルギー疾患

　2013（平成25）年に文部科学省が日本学校保健会に

委託事業として行った「学校生活における健康管理に関する調査事業報告書」（以下，報告書とする）では，公立の小学校，中学校，高等学校・中等教育学校に所属する児童生徒のアレルギー疾患に関する調査が行われている．エピペン®使用者についての調査結果は表4－3の通りである．本人使用が最も多いが，次に保護者，次に学校職員がエピペン®を実施している．救急救命士による使用は学校職員の約半数である．アナフィラキシーショックの発作時に側に居合わせた学校職員がエピペン®による緊急措置をする場合を想定した対応技術を習得しておく必要がある．

2020（令和2）年には，日本学校保健会から「学校のアレルギー疾患に対する取り組みガイドライン令和元年度改訂」（以下，ガイドラインとする）が発行された．ガイドラインでは，2004（平成16）年と2013（平成25）年の疾患と有症率の比較をしており，「アナフィラキシー」「食物アレルギー」「アレルギー性結膜炎」「アレルギー性鼻炎」は増加し，「ぜん息」は横ばい，「アトピー性皮膚炎」は減少している．疾患ごとの有症率の比較は，図4－1の通りである．今後は学校におけるア

表4－3　学校においてのエピペン®使用者

	男子		女子		合計	
	人数	%	人数	%	人数	%
本人自己注射	61	34.9	48	26.8	109	30.8
学校教職員	42	24.0	50	27.9	92	26.0
保護者注射	51	29.1	49	27.4	100	28.2
救急救命士注射	21	12.0	32	17.9	53	15.0
合計	175	100	179	100	354	100

［（公財）日本学校保健会（2013）平成25年度学校生活における健康管理に関する調査事業報告書，https://www.gakkohoken.jp/book/ebook/ebook_H260030/H260030.pdf（2021.11.25アクセス）を元に著者作成］

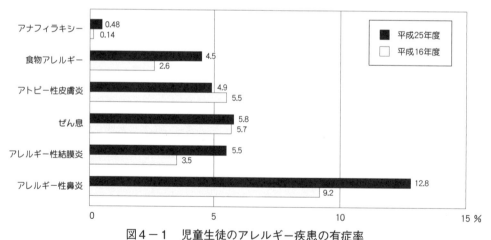

図4－1　児童生徒のアレルギー疾患の有症率

（文部科学省委託事業「学校生活における健康管理に関する調査」（平成25年度））

＊アナフィラキシーとは，アレルギー反応により，じんましんなどの皮膚症状，腹痛やおう吐などの消化器症状，ゼーゼー，呼吸困難などの呼吸器症状が，複数同時にかつ急激に出現した状態をいう．ここでいうアナフィラキシーとは，特定の物質や食品に対してアナフィラキシーを起こしたことのあるもの．

＊＊エピペン®とは，アドレナリン自己注射のことをいう．

［出典：（公財）日本学校保健会監修，文部科学省初等中等教育局健康教育・食育課（2019）学校のアレルギー疾患に対する取り組みガイドライン　令和元年度改訂，p.3　https://www.gakkohoken.jp/book/ebook/ebook_R010060/R010060.pdf（2021.11.25アクセス）］

レルギー疾患を抱える児童生徒へ適切な対応と学校生活管理指導表に基づく学校支援体制の整備の充実が求められる．

2）感染症

　麻しんウイルスの感染経路は空気感染，飛沫感染，接触感染で，その感染力は非常に強いとされ，脳炎発症の場合，約15％の死亡率があることや，約20～40％に重い後遺症が残ると考えられている．国は2007（平成19）年12月（平成28年2月3日一部改正・平成28年4月1日適用）に「麻しんに関する特定感染症予防指針」を告示し，MRワクチン接種の積極的な推奨を行った．その結果，麻しん発生数の大幅な減少と大規模な集団発生の消失，抗体保有率の上昇が認められた．2015（平成27）年に日本が麻しんの排除状態であることが世界保健機関西太平洋地域事務局により認定された．排除後は海外からの輸入例とそれに関連した感染事例のみとされている．今後においても麻しんを学校保健上の重要な課題として位置づけ，対策に取り組むことが必要である．

　2020（令和2）年1月30日，世界保健機関（WHO）は，新型コロナウイルスによる肺炎（2020年2月11日正式名称「COVID-19」と発表）の拡大により，「国際的に懸念される公衆衛生上の緊急事態」に該当することを宣言した．その後，感染者は120か国・地域以上で計12万人を超え，死者は4,600人を上回り，同年3月11日WHOは新型コロナウイルス感染症の感染拡大を「パンデミック（感染症の世界的な大流行）」と表明した．新型コロナウイルス感染症は2012（平成24）年に制定された新型インフルエンザ等対策特別措置法（以下，特措法とする）の改正によって特措法の適用対象となり，指定感染症として追加された．国は2020（令和2）年に全国の小・中・高校・特別支援学校に臨時休校の要請を行った．その後も新型コロナウイルスの全国的な感染者増加によって緊急事態宣言が延長され，多くの学校が長期の休講措置を講じた．文部科学省は地域の感染状況に応じて3段階のレベルに分けて，学校での感染予防策を示した衛生管理マニュアル「学校の新しい生活様式」を作成し，学校再開後の徹底した感染予防対策を示した．その後，感染対策を講じながら学びを保障するための手段としてオンライン授業や分散登校等により，学校が再開された．今後もインフルエンザと併せて新型コロナウイルス感染症の対策と予防教育の充実が必要とされる．

　ヒトパピローマウイルスの感染が子宮頸がんの発症原因であり，性感染症の罹患率が若年者において高率であることから，厚生労働省は2010（平成22）年より，子宮頸がんなどワクチン緊急促進事業として，13歳から16歳までの女子を対象に医療機関において接種を受けることができる取り組みを行った．しかし，その後ワクチン接種後に持続的な疼痛等の諸症状が相次いで報告されたことから，厚生労働省は2013（平成25）年に「積極的な接種勧奨」を中断した．その後，厚生労働省の専門部会がワクチンの安全性や接種による有効性が副反応のリスクを明らかに上回る等のデータに基づき，2021（令和3）年11月にワクチン接種の個別の推奨を再開することを通知した．

3）生活習慣病

　2020（令和2）年度における文部科学省の学校保健統計調査報告[注]では，肥満傾向児の出現率の最も高いのは男子では10歳の14.2％，次いで9歳の13.6％，11歳が13.3％と，小学校中学年から高学年が高値であった．女子では10歳の9.5％，次いで11歳の9.4％と，小学校高学年が高い出現率であった．痩身傾向児では，男子で出現率の最も高いのは15歳の4.2％，次いで16歳の4.1％であった．女子の出現率の最も高いのは12歳の4.4％であり，次いで13歳3.2％である．成長期の健康課題として肥満傾向児，痩身傾向児ともに対策が必要である．やせ願望やストレスなどとの検討と共に保護者や医療機関との連携が重要となる．

注）報告書では，2020（令和2）年度の調査報告については新型コロナウイルス感染症の影響により，健康診断実施期間が年度末まで延長されたため，過去のデータとの比較ができないことが説明されている．

　生活習慣病は，食習慣との関連が深い．2018（平成30）年度国民健康・栄養調査による，児童生徒の朝食欠

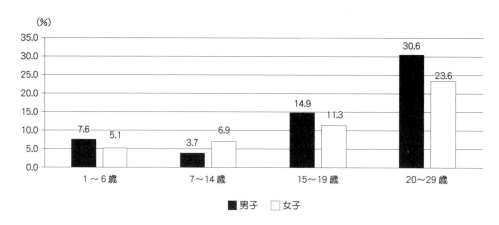

(%)

(注) 1. 欠食とは次の3つの合計である.
　　①食事をしなかった場合, ②錠剤などによる栄養素の補給, 栄養ドリンクのみの場合, ③菓子, 果物, 乳製品, 嗜好飲料など
　　の食品のみを食べた場合

図4－2　児童生徒の朝食欠食率

[平成30年度国民健康・栄養調査第1部栄養素等摂取状況調査結果から作図]

食状況は図4-2の通りである. 1歳～6歳の朝食欠食率は男子7.6%, 女子5.1%, 7歳～14歳では男子3.7%, 女子6.9%, 15歳～19歳では男子14.9%, 女子では11.3%であり, 20歳以上では男女とも朝食欠食率は20%を超える. 年齢が高くなるほど, 朝食欠食率は増加傾向にある. 養護教諭は規則正しい食習慣や家族と共に食べる楽しさ, 感謝の心などの食育の重要性を栄養教諭や教職員と共に組織的に取り組む必要がある.

4）メンタルヘルスの問題

　学校生活においていじめ・不登校・児童虐待・児童生徒の貧困などの問題が顕在化している. 2013（平成25）年6月に「いじめ防止対策推進法」が公布され, 学校は, いじめ防止等の基本施策として道徳教育の充実や早期発見, 相談体制の整備等の措置を講ずることが定められている. 文部科学省が2021（令和3）年に公表した「令和2年度児童生徒の問題行動など生徒指導上の諸問題に関する調査」では, 小・中・高・特別支援学校におけるいじめの認知件数は約517,163件と前年度の612,496件より95,333件（15.6%）減少している. この結果について文部科学省は, 新型コロナウイルス感染症の影響により, 児童生徒間の物理的な距離が広がったことや授業時間や学習活動の制限に加え, 感染症に関わる偏見や差別への指導の充実によるものと分析して

いる. 養護教諭は職務上, いじめに気づきやすい立場にある. いじめが児童生徒の生命や身体に重大な危険を生じさせる事象であることを十分認識して, 日常の健康観察の充実や, 教職員や保護者および心理その他の専門職と連携して対応する必要がある.

　小・中学における不登校の児童生徒（年間30日以上欠席者）は196,127人で,前年度から14,855人（8.2%）の増加となっている. 在籍数に占める割合は, 小学校1.0%, 中学校4.1%で全体では1.9%である. 高等学校における長期欠席者は80,527人で, このうち不登校によるものは全日制と定時制を合計すると43,051人である. 長期欠席者のうち新型コロナウイルスの感染回避によるものは9,382人であった. 在籍者数に占める割合は, 1.4%である. 学年別の不登校の児童生徒の人数では小学校6年生では19,881人, 中学1年で35,998人と, 学年が上がるにつれ増加傾向となっている.年度別不登校の児童生徒数の推移は図4-3である. 学年別不登校の児童生徒数は図4-4である. 不登校の要因を小・中学校でみると, 「本人に係る状況」においては, 「無気力・不安」が最も多く, 「学校に係る状況」では, 「いじめを除く友人関係をめぐる問題」が最も多い. 高等学校では「本人に係る状況」では, 「無気力・不安」が最も多く, 「学校に係る状況」では「入学・転編入学・進級時の不適応」が最も多い. 近年の研究では, 不登校の背景

に発達障害があり，友達とのトラブルや学習困難などによる学校不適応の可能性があることが報告されている．養護教諭をはじめ教職員の相談活動や学校全体の支援体制の充実が求められる．

「令和2年度児童生徒の問題行動など生徒指導上の諸問題に関する調査」における学年別児童生徒の自殺の状況は図4－5の通りである．調査結果では，中学1年から急増し，学年が上がるごとに増加の傾向がみら

れる．学年別では高校3年生の自殺者の人数が最も多い．厚生労働省の令和2年度版の自殺対策白書によると，年代別の死因順位では15～39歳の各年代の死因の第1位は自殺となっており，我が国における若い世代の自殺は深刻な状況にある．同白書によると，19歳未満の自殺者は618人で，その原因・動機の63.5％が「学校問題」という状況にある．学校では，命を大切にする教育の実施や教育相談体制の充実，学校と地域・関係機関

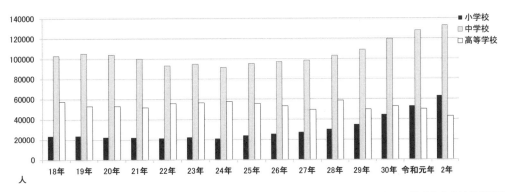

（注1）調査対象：国公私立小・中学校・高等学校（小学校には義務教育学校前期課程，中学校には義務教育学校後期課程を含む）
（注2）年度間に連続又は断続して30日以上欠席した生徒数を理由別に調査．

図4－3　令和2年度　年度別不登校の児童生徒数（30日以上欠席者）の推移

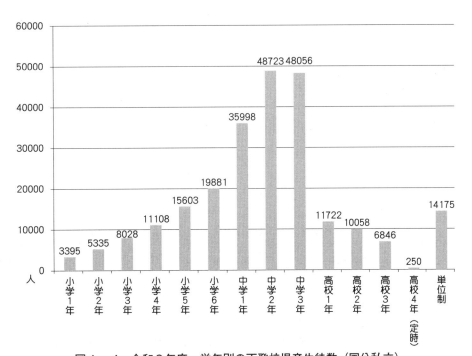

図4－4　令和2年度　学年別の不登校児童生徒数（国公私立）

[図4－3，図4－4とも文部科学省（2020）「令和2年度文部科学省児童生徒の問題行動など生徒指導上の諸問題に関する調査について」より作図]

が連携したきめ細やかな対策を継続する必要がある.

　虐待に関しては，2020（令和2）年度の厚生労働省の調査によると，全国の児童相談所の相談対応件数は約205,029件であり，前年度比では11,249件（5.8%）増加している．児童相談所に寄せられる虐待相談の内訳の概数は，表4-4の通りである．2020（令和2）年度の虐待を受けた子どもの年齢構成は表4-5の通りである．学齢期（小学校，中学校，高等学校など）に発見されるものも多く，学齢期に至るまで発見されないケースもあるという問題も含む．児童虐待の早期発見・早期対応において，今後さらに養護教諭の果たす役割への期待も大きく，対応の充実を図る必要がある．

　近年，経済的に厳しい状況に置かれたひとり親家庭や多子世帯が増加傾向となり，児童生徒の貧困が課題となっている．2013（平成25）年に「子どもの貧困対策の推進に関する法律」が制定された．この法律は，子供が生まれ育った環境に左右されることのないよう，貧困の状況にある子供の環境整備や教育の機会均等を図り，貧困対策を総合的に推進することを目的としている．厚生労働省が2019（令和元）年に実施した国民生活基礎調査の結果では，17歳以下の児童生徒の貧困率は13.5%（OECDの所得定義による新基準では14.0%）であった．厚生労働省が関連する，生活保護受給者の健康管理支援等に関する検討会がまとめた資料では，経

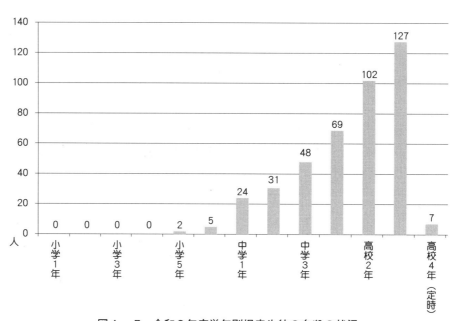

図4-5　令和2年度学年別児童生徒の自殺の状況

［文部科学省（2021）「令和2年度　文部科学省　児童生徒の問題行動など生徒指導上の諸課題に
　関する調査について」より作図］

表4-4　令和2年度　児童相談所に寄せられる虐待相談の内訳

虐待の内容	身体的虐待	心理的虐待	保護の怠慢ないし拒否（ネグレクト）	性的虐待
（総数）205,029件	24.4%	52.9%	15.3%	1.1%

表4-5　令和2年度　児童相談所に寄せられる虐待を受けた子どもの年齢構成

年齢構成	0～2歳	3～6歳	7～12歳	13～15歳	16～18歳
（総数）205,029件	19.3%	25.6%	34.2%	13.7%	7.2%

［表4-4，表4-5ともに厚生労働省（2020）「令和2年度厚生労働省福祉行政報告例の概況」より作成］

済的な暮らしにゆとりがない家庭の子どもは，適切な食習慣や運動習慣，生活習慣が確立されておらず，う歯や肥満などの健康への影響があることが報告されている．養護教諭はスクールソーシャルワーカーやスクールカウンセラーなどの専門職や関係機関と連携し，チーム学校の中で専門的役割を果たすことが求められる．

5）スマートフォンやインターネットの依存による影響

　2017（平成29）年に厚生労働省研究班が報告した「中学生・高校生の病的なネット依存が疑われる生徒の割合」では，中学・高校生の病的なネット依存者が7人に1人，93万人にも上ることが明らかになった．子どものインターネット利用は低年齢化しており，利用率も年々増加傾向にあるため，心身の健康への深刻な影響が課題となっている．2017（平成29）年に埼玉県学校保健会が小・中・高校生を対象に行った「子供のインターネット利用と健康に関する調査報告」では，インターネットの利用による生活の楽しさや友達関係の広がりなどを感じていた半面，会話の減少や閉じこもりなど人間関係の希薄化，ネットいじめの目撃や人間関係のトラブル，犯罪被害への危険性，運動不足や心の不調などの健康への影響，不適切なサイトへの接触，学業における集中力の低下など，様々な問題を自覚していたことが報告されている．2019（令和元）年度の内閣府による「青少年のインターネット利用率実態調査」によると，子どものスマートフォン等機器の占有率は小学校で40.1%，中学生では81.8%，高校生では98.6%であった．文部科学省は2021（令和3）年に中央教育審議会答申として公表した「令和の日本型教育」の中で，ICT（情報通信技術）を効果的に活用した学びを進める方針を示した．今後，子ども達は益々パソコンやインターネットなどの

電子メディアへの接触時間が長くなることが予想される．

　2018（平成30）年3月に公示された高等学校学習指導要領では，保健体育科科目保健の指導内容の1つとして精神疾患を取り上げることになり，高等学校学習指導要領（平成30年告示）解説（保健体育編・体育編，文部科学省）において，「アルコール，薬物などの物質への依存症に加えて，ギャンブル等への過剰な参加は習慣化すると嗜癖（しへき）行動になる危険性があり，日常生活にも悪影響を及ぼすことに触れるようにする．」と記載され，精神疾患の1つとしてギャンブル等依存症を含めた依存症について取り上げることとなっている．WHO（世界保健機関）は，スマートフォンなどのゲームのやり過ぎで日常生活に支障をきたすゲーム依存症やゲーム中毒を「インターネット・ゲーム障害（Internet Gaming Disorder：IGD）」として新たに精神疾患の一種として国際疾病分類に加えた．WHOのガイドラインによる，「インターネット・ゲーム障害」の診断基準を表4-6に示す．養護教諭は教職員とともに健康観察や登校状況などから児童生徒のストレスや心身の変化の早期発見に努め，対応する必要がある．また，全ての教職員が依存症の理解を深め，学校全体での支援体制を構築する必要がある．

6）性感染症予防および性に関する課題

　厚生労働省から出された2019（令和元）年の感染症発生動向調査報告によると，梅毒が2013（平成25）年から15歳から54歳までの年代で毎年増加傾向にある．15〜19歳の年代においては，2019（令和元）年度に263件の報告があり，前年度299件よりやや減少している．また，性器クラミジアは2011（平成23）年頃から横ば

表4-6　「インターネット・ゲーム障害」の診断基準

1．ゲームをする頻度や時間のコントロールができない
2．日常生活でゲームを優先する
3．悪影響が出ているにもかかわらず，ゲームを続けたり，エスカレートする
4．個人・家族・社会における学業上または職業上の機能が果たせない
上記4項目が12か月以上続く

い状態であったが，2019（令和元）年には15～19歳の年代において，2,246件の報告数があり，やや増加している．そのうち71.2％は女子の件数である．梅毒においても74.1％は女子の件数が占めている．そのため，厚生労働省や関連学会からも感染予防の啓発がなされている．また，自治体による感染状況の格差があることや近年の新規HIV感染者の中にも十代の感染者が報告されていることから，地域の実情に応じた取り組みや継続した指導が必要である．また，文部科学省は2018（平成30）年に「公立の高等学校における妊娠を理由とした退学等に係る実態把握の結果等を踏まえた妊娠した生徒への対応等について」の通知を出している．これは，公立の高校等学校における妊娠を理由とした退学等に係る実態把握の結果，生徒又は保護者が引き続きの通学を希望した事情があるにも関わらず学校が退学を勧めた事案が32件認められたことが背景にある．生徒の学習権の保障とともに関係者間で十分な話し合いを行い，母体の保護を最優先としつつ，教育的な配慮を行うものとされている．養護教諭は専門的立場で支援し，関連職種との連携を行うことが求められている．

　文部科学省は2020（令和２）年に「性犯罪・性暴力対策の強化の方針の決定について」を通知した．この中では，学校等において生命の尊さを学び生命を大切にする教育や相手を尊重する教育の推進，相談を受ける体制の強化などを示している．特に子どもから話を聞いた初動対応が重要であるとされていることから，学校の組織的な支援体制や保護者および関係機関との適切な連携が重要である．

引用・参考文献

1）岩本務・鈴木亮・長島保・本間昇編集：写真・絵画集成 日本の子どもたち近現代を生きる③廃墟からの出発，初版，日本図書センター，p6-160, 1996, 東京

2）岩本務・鈴木亮・長島保・本間昇編集：写真・絵画集成 日本の子どもたち近現代を生きる④21世紀に向けて，初版，日本図書センター，p8-102, 1996, 東京

3）下川耿史・稲葉眞弓・稲見みぎわ・小川晋二・岡崎正悦・峰岸百合：近代子ども史年表1926-2000 昭和・平成編，初版，河出書房新社，p136-467, 2002, 東京

4）朝日新聞社・全日本健康推進学校表彰会：健康優良・推進学校の軌跡—小学校の心づくりと体づくり，初版，朝日新聞社文化企画局，p185-194, 1998, 東京

5）野村陽子：最新保健看護学講座⑦保健医療福祉行政論 第2版，メヂカルフレンド社，p67-77, 2008, 東京

6）読売新聞：2020（令和2）年2月2日（2020/11/30）

7）文部科学省：「令和の日本型学校教育」の構築を目指して～全ての子供たちの可能性を引き出す，個別最適な学びと，協働的な学びの実現～（答申）（中教審第228号）【令和3年4月22日更新】
https://www.mext.go.jp/b_menu/shingi/chukyo/chukyo3/079/sonota/1412985_00002.htm （2021/6/21アクセス）

8）文部科学省：学校保健統計調査−令和2年度（速報）の結果の概要
https://www.mext.go.jp/b_menu/toukei/chousa05/hoken/kekka/k_detail/1411711_00003.htm （2021/12/17アクセス）

9）財団法人日本学校保健会：保健室利用状況に関する調査報告書 平成28年度調査結果，公益財団法人日本学校保健会，平成30年度
https://www.gakkohoken.jp/book/ebook/ebook_H290080/index_h5.html#1 （2022/1/5アクセス）

10）日本学校保健会：平成25年度学校生活における健康管理に関する調査事業報告書
https://www.gakkohoken.jp/book/ebook/ebook_H260030/H260030.pdf （2021/11/25アクセス）

11）公益財団法人 日本学校保健会監修 文部科学省初等中等教育局健康教育・食育課：《令和元年度改訂》学校のアレルギー疾患に対する取り組みガイドライン平成元年改訂版
https://www.gakkohoken.jp/book/ebook/ebook_R010060/R010060.pdf （2021/11/25アクセス）

12）国立感染症研究所ウェブサイト感染症発生動向調査（IDWR）
https://www.niid.go.jp/niid/ja/idwr.html （2021/12/17アクセス）

13）内閣官房：新型インフルエンザ特措法
https://corona.go.jp/news/news_20200405_19.html

14）厚生労働省：ヒトパピローマウイルス感染症に係る定期接種の今後の対応について
https://www.mhlw.go.jp/content/000858761.pdf
（2021/12/17アクセス）

15）厚生労働省：平成30年度国民・栄養調査第1部栄養素等摂取状況調査
https://www.mhlw.go.jp/content/000615343.pdf
（2021/11/29アクセス）

16）文部科学省：令和2年度「児童生徒の問題行動等生徒指導上の諸問題に関する調査」結果について
https://www.mext.go.jp/content/20201015-mext_jidou02-100002753_01.pdf（2021/12/17アクセス）

17）小枝達也：小特集　発達障害にみられる心身の問題への対応，心身の不適応行動の背景にある発達障害，発達障害研究23（4），p258-266，2002

18）厚生労働省：令和2年度福祉行政報告例の概況
https://www.mhlw.go.jp/toukei/saikin/hw/gyousei/20/index.html（2021/12/18アクセス）

19）厚生労働省2019年　国民生活基礎調査の概況
https://www.mhlw.go.jp/toukei/saikin/hw/k-tyosa/k-tyosa19/dl/03.pdf（2021/12/18アクセス）

20）厚生労働省：生活保護受給者の健康管理支援等に関する検討会
https://www.mhlw.go.jp/stf/shingi2/0000148910.html
（2021/11/28アクセス）

21）内閣府，令和元年度 青少年のインターネット利用環境実態調査
https://www8.cao.go.jp/youth/kankyou/internet_torikumi/tyousa/r01/net-jittai/pdf/sokuhou.pdf
（2021/6/21アクセス）

22）厚生労働省：ゲーム依存症対策関係者会議資料，曽根一郎，インターネット・ゲーム障害（Internet Gaming Disorder, IGD）
https://www.mhlw.go.jp/content/12205250/000759249.pdf（2021/6/21アクセス）

23）厚生労働省：性感染症の発生動向と対策の現状. 健康局結核感染症課
https://www.mhlw.go.jp/file/05-Shingikai-10601000-Daijinkanboukouseikagakuka-Kouseikagakuka/0000152918.pdf（2021/12/18アクセス）

24）文部科学省：公立の高等学校における妊娠を理由とした退学等に係る実態把握の結果等を踏まえた妊娠した生徒への対応等について（通知）
https://www.mext.go.jp/a_menu/shotou/seitoshidou/1411217.htm（2021/11/28アクセス）

25）文部科学省：性犯罪・性暴力対策の強化の方針の決定について
https://www.mext.go.jp/content/20210406-mxt_kyousei02-000014005_1.pdf（2021/11/28アクセス）

令和４年度（令和３年度実施）養護教諭採用試験問題

１ 次の(1)～(2)の文は，児童虐待防止対策の強化について述べたものである．（　1　）～（　4　）にあてはまる語句を[　　　　　]から一つ選び，番号で答えよ．

（「学校・教育委員会等向け虐待対応の手引き」文部科学省　令和元年５月）

(1)　保護者から情報元に関する開示の求めがあった場合には，情報元を保護者に（　1　）こととするとともに，（　2　）と連携しながら対応すること．

(2)　要保護児童等が（　3　），引き続き（　4　）日以上欠席した場合には，理由の如何にかかわらず速やかに市町村又は児童相談所に情報提供すること．

1　休業日を除き	2　休業日を含めて	3　伝えない	4　伝える
5　7	6　3	7　保健所等	8　児童相談所等

（愛知県）

２ 次の(1)～(5)の各文の下線部が正しければ○を，間違っていれば正しい語句をそれぞれ書け．

(1)　ノロウイルスの消毒には，0.05－0.1％消毒用エタノールを用いて洗浄することが勧められる．

(2)　2月1日に発症し，インフルエンザと診断された生徒が，2月3日に解熱した場合は，2月7日から登校許可となる．

(3)　大麻は知覚を変化させ，パニックを引き起こすこともある．乱用を続けると，学習能力の低下，記憶障害，人格変化を起こす．麻薬及び向精神薬取締法によって所持や栽培等が禁止されている．

(4)　スポーツ外傷等の後に，起立性頭痛などの頭痛，頚部痛，めまい，倦怠，不眠，記憶障害などの様々な症状を呈する起立性調節障害がおこりうる．治療法の一つに硬膜外自家血注入がある．

(5)　2019年の我が国における主ながんの死亡数で最も多いものは，男性では肺がん，女性では大腸がん，男女合わせると肺がんである．

（香川県）

３ 次の(1)～(7)の各文が正しければ○を，間違っていれば×を書け．

(1)　性同一性障害とは，生物学的な性と性別に関する自己意識（以下，「性自認」と言う．）が一致しないため，社会生活に支障がある状態で，このような性同一性障害に係る児童生徒については，学校生活を送る上で特有の支援が必要な場合がある．性自認と性的指向は異なるものであり，性自認とは，恋愛対象が誰であるかを示す概念とされている．

(2)　学校保健計画には，学校保健安全法第5条で規定された①児童生徒等及び職員の健康診断，②環境衛生検査，③児童生徒等に対する指導に関する事項を必ず盛り込むこととされている．

(3)　肥満は，成長曲線に基づいて，体質的肥満，単純性肥満，症候性肥満に分類することができる．

(4)　一般的にニコチン，アルコール，薬物，ギャンブル等，ゲームなどを「やめたくてもやめられない」状態のことを依存症といい，医学的には嗜癖という．嗜癖の対象が，ニコチン，アルコールなど特定の物質の摂取の場合は行動嗜癖という．

(5)　２型糖尿病は膵臓のインスリンを生産しているβ細胞がウイルス感染や自己免疫現象などによって破壊され，インスリン分泌能が著しく低下して起こる．

(6)　心筋炎は，リウマチ熱，ウイルス感染，細菌感染などによって起こるが，ウイルスによるものがもっとも多い．突然死を来すことがある．症状もなく心電図にも異常がないものがあるため，心筋炎の既往歴がある児童生徒等の生活管理は，専門医と相談しながら慎重に行う必要がある．

(7)　骨に軽微な外力が繰り返し加わることで生じる骨折を疲労骨折といい，サッカー選手に多い第５中足骨の疲労骨折をオスグッド病という．

(香川県)

4　「性同一性障害者の性別の取扱いの特例に関する法律」（平成15年法律第111号）の第２条の定義について，文中の（　①　）〜（　④　）に当てはまる言葉の組み合わせとして正しいものを下の**A〜E**から一つ選び，その記号を書け．

> 　この法律において「性同一性障害者」とは，（　①　）的には性別が明らかであるにもかかわらず，（　②　）的にはそれとは別の性別（以下「他の性別」という．）であるとの持続的な確信を持ち，かつ，自己を身体的及び（　③　）的に他の性別に適合させようとする意思を有する者であって，そのことについてその診断を的確に行うために必要な知識及び経験を有する（　④　）以上の医師の一般に認められている医学的知見に基づき行う診断が一致しているものをいう．

	①	②	③	④
A	生物学	心理	社会	二人
B	生態学	精神	科学	三人
C	生物学	精神	社会	二人
D	生態学	精神	社会	三人
E	生物学	心理	科学	二人

(愛媛県)

5　ゲーム障害に関する記述として「「ギャンブル等依存症」などを予防するために（生徒の心と体を守るための指導参考資料）」（平成31年３月文部科学省）に照らして，文中の（　①　），（　②　）に当てはまる言葉の組み合わせとして最も適切なものを下の**A〜F**から一つ選び，その記号を書け．ただし，同じ番号には同じ言葉が入る．

> 　世界保健機関は，2018年６月に公表した国際疾病分類の第11回改訂版（ICD－11）（最終草案）で，ゲーム障害を「物質使用及び（　①　）行動による障害」にギャンブル障害とともに位置付けた．
> 　高等学校学習指導要領解説（保健体育編・体育編　平成30年７月文部科学省）では，「精神疾患の特徴」に「アルコール，薬物などの物質への依存症に加えて，ギャンブル等への過剰な参加は習慣化すると（　①　）行動になる危険性があり，日常生活にも悪影響を及ぼすことに触れるようにする．」と記載されている．さらに，「精神疾患への対処」において，「人々が精神疾患について正しく理解するとともに，専門家への相談や早期の治療などを受けやすい（　②　）を整えることが重要であること，偏見や差別の対象ではないことなどを理解できるようにする．」と記載されている．

A	① 嗜癖	② 生活環境	**D**	① 嗜癖	② 社会環境
B	① 強迫	② 社会環境	**E**	① 嗜癖	② 医療環境
C	① 強迫	② 医療環境	**F**	① 強迫	② 生活環境

⑥　次のグラフは，全国の児童相談所での児童虐待相談の内容別件数（厚生労働省）の年次推移を示したものである．グラフ中の（　ア　）～（　エ　）に当てはまる語句を，厚生労働省が定義する児童虐待の種類に照らして記入しなさい．

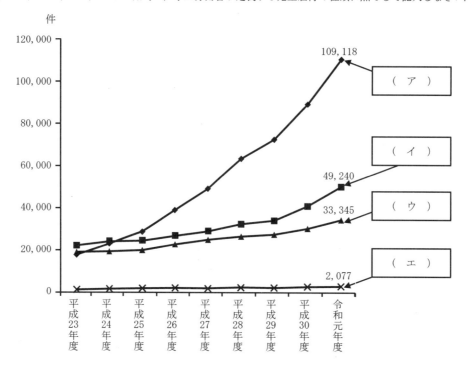

⑦　「令和元年度学校保健統計（学校保健統計調査報告書）」（文部科学省）の調査結果に関して，問１，問２に答えなさい．

問１　調査結果の概要の説明として，適当なものの組合せを選びなさい．

①　疾病・異常を被患率等別にみると，幼稚園及び小学校においては「むし歯（う歯）」の者の割合が最も高く，次いで「裸眼視力1.0未満」の者の順となっている．

②　肥満傾向児，痩身傾向児の出現率は，共に，この10年間で減少傾向となっている．

③　「むし歯（う歯）」の者の割合（処置完了者を含む．）は，全ての学校段階で平成30年度より減少しており，中学校及び高等学校においては過去最低である．

④　「ぜん息」の者の割合は，昭和42年度以降，各学校段階において増加傾向となっている．

⑤　「鼻・副鼻腔疾患」の者の割合は，平成30年度と比べると小学校では減少しているが，幼稚園，中学校及び高等学校では増加し，中学校及び高等学校では過去最高である．

　　ア　①②③　　　　イ　①③⑤　　　　ウ　①④⑤　　　　エ　②③④　　　　オ　②④⑤

問2　12歳の永久歯の1人当たりの平均むし歯（う歯）等数について説明したa～cの文の正誤の組合せとして，正しいものを選びなさい．

> a　永久歯のむし歯（う歯）の経験を表し，処置を必要とするむし歯（う歯）の歯数，むし歯（う歯）の処置が終了した歯数から算出する．
>
> b　WHOによる国際比較の指標になっている．
>
> c　調査開始以降ほぼ毎年減少し，過去最低となっている．

	a	b	c
ア	正	正	正
イ	正	正	誤
ウ	正	誤	誤
エ	誤	誤	正
オ	誤	正	正

（北海道）

⑧　次の「令和元年版　自殺対策白書」（厚生労働省）における，小学生，中学生，高校生の自殺についての記述のうち，適切でないものを①～⑤から2つ選び，番号で答えよ．

① 原因・動機が特定された小学生の自殺の数は非常に少ない．

② 男子小学生では，「学業不振」の割合が高い．

③ 男子中学生に関しては，「学業不振」が最も比率が高く，「家族からのしつけ・叱責」，「学校問題その他」，「その他進路に関する悩み」が続いている．

④ 女子中学生に関しては，「親子関係の不和」が約2割と最大の原因・動機となっている．

⑤ 女子高校生では，「いじめ」の比率が高い．

（神戸市）

⑨　次の文は，「ゲーム障害」について述べている．文中の（　A　）～（　E　）に当てはまる語句を答えよ．ただし，同一記号には同一語が入る．

> 　ゲーム障害は，「ゲームをする時間や頻度などを（　A　）できない」「日常生活や他の関心事よりゲームを（　B　）する」「ゲームによって人間関係や健康などに（　C　）が起きているのにゲームがやめられない」といった状況が（　D　）か月以上継続すれば該当するとされている．
>
> 　特に，小・中学生の場合，短期間でも（　E　）化しやすい傾向があり，（　E　）の場合は，（　D　）か月未満でもゲーム障害に該当するとされている．

（長崎県）

10 次の各問のアからオについて，正しいものを〇，誤っているものを×としたときの正しい組み合わせを，①から⑥までの中から一つ選び番号で答えよ．

(1) 次の文は，「学校・教育委員会等向け虐待対応の手引き」（令和元年5月文部科学省）に示された，日頃からの観察，虐待を受けている子供の特徴と早期発見について述べたものの一部である．

・ 学校においては，毎年度，幼児児童生徒の健康診断を行い，その結果に基づき治療を指示するなどの適切な措置をとらなければなりません（ア 児童虐待防止法第13，14条）．この健康診断においては，身体測定，内科検診や歯科検診を始めとする各種の検査等が行われることから，これら検査や水泳指導の際は イ 心理的虐待や ウ ネグレクトを早期に発見しやすい機会であることに留意し，支援が必要と思われる子供を把握した場合は市町村（虐待対応担当課）への情報提供が必要です．

・ 不登校や エ 非行，いじめ，自殺等の問題は，いわば表に表れた現象面での問題ですが，これらの背景として，虐待が要因となっている可能性もあることに留意してください．

・ オ アンケートなどの訴えからの発見や，放課後児童クラブ（放課後児童健全育成事業）や放課後子供教室等の学校外からの虐待の情報提供もあることから，日常的に情報を漏らさずに得られるように注意することが必要です．

	ア	イ	ウ	エ	オ
①	×	×	〇	〇	〇
②	〇	〇	×	〇	×
③	×	〇	×	〇	×
④	〇	×	〇	×	〇
⑤	×	〇	×	×	〇
⑥	〇	×	〇	×	×

（沖縄県）

第5章　スクール・ヘルス・アセスメント

I　スクール・ヘルス・アセスメントとは

　学校には教育目標があり，それを具体化するために学級目標がある．その目標を達成するために学級経営方針や指導計画がある．それと同様に教育目標の一環としての学校保健目標や保健室経営方針，計画がある．この目標・方針・計画の設定のプロセスに焦点を当てるのがこの章の目的である．

　養護教諭は学校における保健の専門家であり，その視点で個々の児童生徒，学級，学年，教職員，学校環境，保護者，地域環境という観点で学校全体の健康を評価し，児童生徒の課題や優れた点を検討し，養護教諭やその他の教員が関わるべき健康課題の設定とその対策の検討を行っている．この情報収集・情報の評価・課題の発見・目標の設定のプロセスをスクール・ヘルス・アセスメントという．スクール・ヘルス・アセスメントという用語はこれまでの学校保健活動では強調されてこなかった．しかし実際には，養護教諭はこの思考プロセスを頭の中で行ってきたといえる．つまり養護教諭にとっては，豊かな日々の実践の中から肌で感じてきたことなのである．しかし，計画立案までのプロセスを文章に表すことなく，暗黙知として養護教諭の頭の中にのみとどめ保健室経営案や学校保健計画に表現していたことが多かったため，このプロセスが強調されてこなかったといえる．しかし学校という集団の健康を守る立場である養護教諭には，その活動の根拠を説明する責任（説明責任）がある．そこで今回，スクール・ヘルス・アセスメントのプロセスを形式知とし，多くの養護教諭がエビデンスに基づいた保健室経営案，学校保健計画を立案できることをねらいとしてこの章を起こした．

II　スクール・ヘルス・アセスメントとPDCA

　PDCA（Plan Do Check and Act）とは課題の発見から計画，実施，評価を行ってさらに計画を見直していくという課題に基づいた活動の流れであり，学校運営でも取り入れられている手法である．スクール・ヘルス・アセスメントはPlanとActの段階に位置づく活動である（図5-1）．

スクール・ヘルス・アセスメント

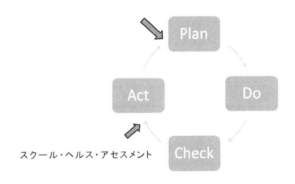

スクール・ヘルス・アセスメント

図5-1　スクール・ヘルス・アセスメントとPDCA

III　スクール・ヘルス・アセスメントの概要

　スクール・ヘルス・アセスメントは①情報収集と統合・加工，②情報の評価，③課題の発見，④課題の優先順位の検討というプロセスからなる．

1　情報収集と統合（図5-2）

　収集すべき情報については，収集すべきデータの種類と収集したデータの加工というポイントがある．

　収集するデータの種類では，まず【児童生徒の健康状態】に関する情報である．保健調査票の集計を含め，健康診断に関する情報，保健室来室状況は必須である．単に疾病や所見の有無だけではなく児童生徒の

学校での活動性やQOLに関係する情報も重要である．児童生徒の生活時間や学校環境，児童生徒の学力などの【児童生徒の健康に関係する学校環境】の情報に加えて，教育扶助受給率（保護者の経済状況に関する情報），交通や犯罪，繁華街の状況など安全な環境に関する情報など【家庭や地域の環境】に関する情報がある（図5−2）．

　これらの情報は過去の情報と比較したり加工することで，その情報が持つ意味が大きく異なる．たとえば，児童数600人の小学校で保健室来室者が毎日平均10.5人であったとする．10.5人が多いのか，少ないのかを考える場合には全体の児童数が影響する．児童100人あたりの来室数にデータを加工すると，1.75人／日（100人あたり）となる．このようにすると児童生徒数の異なる他の学校の状況と比較することができる．また，過去3−5

年間のデータと比較してみると，増加傾向にあるのか，減少傾向にあるのかがわかる．そのため，経年変化がわかるように過去データを蓄積しておく必要がある．

　全ての情報を包括的に情報収集し学校全体のヘルス・アセスメントを行うことは重要である．しかし包括的に情報収集しなければアセスメントできないわけではない．情報収集すること自体が目的ではなくて，妥当な方針や計画を立てるために必要な情報を収集するのである．そのため，う歯の多い学校では，まず歯科保健に関する情報を収集して計画に反映させるという焦点化したスクール・ヘルス・アセスメントは実際的である．

　データ収集の方法であるが，健診データや保健室の来室情報などはデータベースを活用して日々の記録が統計化されるように工夫したほうが良い．また，学校で基本的な統計として収集している情報に加えて，児

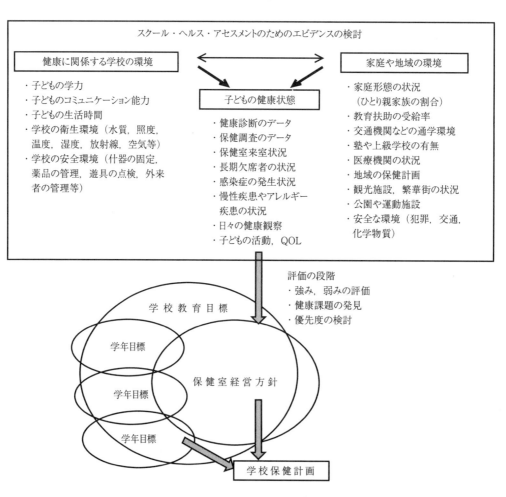

図5−2　スクール・ヘルス・アセスメントの概要

童生徒保健委員会を活用して地域の安全マップ・環境マップなどを作成して情報収集することや，市町村保健センターや保健所，警察などに情報提供を求めるなどの方法がある．収集する情報は統計データばかりでなく，保護者会での話題や，保健委員会での討議，保健室来室者の意見など質的な情報も重要である．

2　情報の評価

次の段階では収集・統合・加工した情報を評価することになる．評価の基本的な方法は比較することである．1つには経年変化をみることと，地域内や都道府県，全国データ等との比較がある．この他に統計的な処理を行って全国と比較しやすい状況にするといった方法もある．

3　課題の発見

課題の発見では，情報の評価の段階で特徴的であったことに着目して，それに関連する情報をピックアップして関連性を検討することから，主たる課題を特定していくことになる．

たとえば，児童数600人の小学校で，喘息を有する割合が8％であり，全国平均と比較して高かったとする．これに関連する情報としては，車の通行量に関係する道路の状況，疾病のコントロールに関係する医療機関の状況，児童生徒の睡眠時間などの生活状況，ほこりや換気などの学校の衛生状態に関係する環境測定記録などを検討し，それに基づき，原因や対策の方向性を検討して，課題を特定していくことである．

4　課題の優先順位の検討

複数の課題が特定された場合，すべての課題に取り組むことは理想であるが限られた学校教職員の人的パワーと予算の範囲の中では優先順位を決めて取り組まざるを得ない．課題の優先順位を決める方法にはいくつかの視点がある．

課題の重大性（児童生徒の命に直結する問題である場合），得られる効果の波及範囲（重大性は大きくなくても対策を行うことで得られる利益の及ぶ範囲が広いか狭いか），取るべき対策の有無（安全性や効果が証明されている具体的な対策があるかどうか）から検討する必要がある．優先順位の決定に関与する情報を提示し，校務分掌として保健部会，教職員会議，学校保健委員会などで検討して，合意をはかるとことが望ましい．

合意をはかる方法として，会議での検討を行う際に，参加者の考えを得点化して優先順位をつけるノミナル・グループ・プロセス（注）等の方法を活用しても良い．

この後の段階は，学校保健計画の立案であり，保健室経営方針と計画立案（第6章）へとつながる．

暗黙知と形式知

暗黙知とは経験や勘に基づく知識のことで，言葉にされていない状態のものである．一方，形式知とは，文章や図表，数式などによって説明・表現されている知識のことである．形式知は暗黙知より他者に伝えやすく，理解も得やすい．

注）ノミナル・グループ・プロセス（NGP）

NGPは1960年代ごろより，社会学や政策決定の事前調査，NASAでのプログラムデザイン研究，環境問題に関する分野などで用いられてきた．その後，医学・看護教育においても活用されている．公衆衛生分野ではヘルスプロモーションにおいて，地域住民の意思決定を促す方法として活用されている．グループで問題や課題を抽出する．次に，参加者それぞれが，たとえば5つの取り組むべき課題を選び，それぞれの課題に重要度に応じて5点（最重要）から1点（重要度は低い）の点数をつける．その後に参加者全員の点数を足して，重要度を検討する．基本的には合計点が高いほうが重要度が高い課題と判断する方法である．

引用・参考文献

1）エリザベス　T．アンダーソン，コミュニティ・アズ・パートナー，地域看護学の理論と実際，医学書院，東京，2007

2）水嶋　春朔編，地域診断のすすめ方―根拠に基づく生活習慣病対策と評価，医学書院，東京，2006

第 6 章　保健室経営

I　学校保健における養護教諭の役割

1　養護教諭の職制と保健室の変遷

1905（明治38）年にトラホーム治療のため，公費で学校看護婦がおかれた．1908（明治41）年に岐阜県の小学校に歴史上初の専任学校看護婦がおかれた．その後，学校看護婦が普及し，執務場所として保健室は衛生室と呼ばれるようになった．

1941（昭和16）年の国民学校令の制定において，学校看護婦は養護訓導となり養護訓導の職制が成立した．1947（昭和22）年になると学校教育法が制定され，養護訓導（地方技官）は養護教諭と改称する．

1972（昭和47）年の保健体育審議会答申「児童生徒の健康の保持増進に関する施策について」により，養護教諭の役割が，保健管理的側面，個別指導から健康に関する教育的側面，集団指導へ移った．

1995（平成7）年には，学校教育法施行規則の一部改正により「保健主事は，教諭又は養護教諭をもってこれに充てる」ことが可能になった．1997（平成9）年には，保健体育審議会答申「生涯にわたる心身の健康の保持増進のための今後の健康に関する教育及びスポーツの振興の在り方について」において「養護教諭の新たな役割」が提言された．社会の急激な変化に伴う生活様式などの変化は，児童生徒の心や身体の健康に様々な影響を及ぼし，不登校，いじめ，薬物乱用，性の逸脱行動，生活習慣病などの現代的課題を緊急的に解決しなければならなくなった．身体面だけでなく，心のケアの両面からの対応が求められ，養護教諭の役割に大きな期待が寄せられた．

養護教諭の新たな役割は次の3点である．

① 　カウンセリング機能の充実

② 　健康に関する現代的課題の解決

③ 　保健主事の登用により，企画力，実行力，調整力

を生かした学校保健活動の推進

また，教育職員養成協議会「養護教諭の養成カリキュラムの在り方について（報告）」により改善の内容が示された．養護に関する科目の精選と充実として，「健康相談活動の理論及び方法」の新設，「学校保健（養護教諭の職務を含む）」から独立して「養護概説」が新設された．

さらに，2008（平成20）年の中央教育審議会答申「子どもの心身の健康を守り，安全・安心を確保するために学校全体としての取り組みを進めるための方策について」では，学校におけるヘルスプロモーションの推進，児童生徒のメンタルヘルス，アレルギーなどの現代的な健康課題の対応にあたり，学級担任等，学校医，学校歯科医，学校薬剤師，スクールカウンセラーなどの学校内における連携，また，医療関係者や福祉関係者などの地域の関係機関との連携を推進することが必要となっている中，養護教諭はコーディネーター的な役割が期待される．

II　現代的健康課題と養護教諭の役割

1　児童生徒の心身の健康の保持増進に向けた取り組み

養護教諭は，児童生徒が生涯にわたって健康な生活を送るために必要な力を育成するため，教職員や家庭・地域と連携しつつ，日常的に，「心身の健康に関する知識・技能」「自己有用感・自己肯定感（自尊感情）」「自ら意思決定・行動選択する力」を育成する取り組みを実施することが重要である．

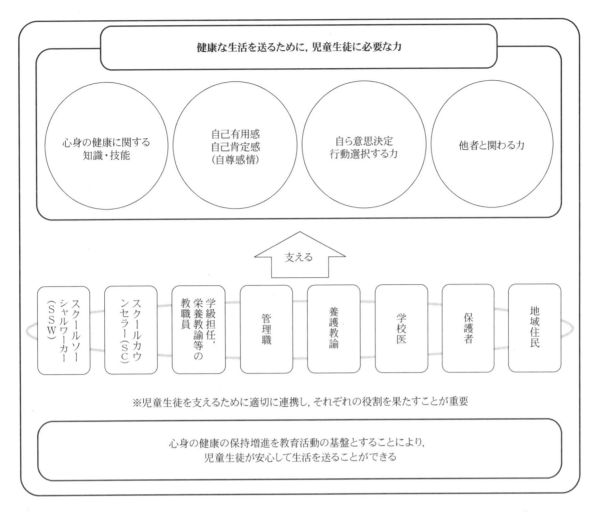

図6−1　健康な生活を送るために，児童生徒に必要な力

[出典　文部科学省，現代的健康課題を抱える子供たちへの支援〜養護教諭の役割を中心として〜，p.2，2017]

2　養護教諭が中心となり取り組む児童生徒の問題解決の基本的な進め方

　心身の健康の保持増進に関して問題を抱えた児童生徒を学校で確実に把握するため，養護教諭が中心となり，児童生徒の健康観察で把握しなければならない基本的な項目について，全教職員及び保護者に対して周知するとともに，学校内及び地域の関係機関との連携について，学校として体制を整備しておく．その際，養護教諭が関係機関との連携のための窓口として，コーディネーター的な役割を果たしていくことが重要である．

　具体的な養護教諭の役割としては，以下の4点があげられる．

　・誰でもいつでも相談できる保健室経営を行う．

　・医学的な情報や現代的な健康課題について，最新の知見を学ぶ．

　・地域の関係機関とも連携できるような関係性を築く．

　・地域の関係機関をリスト化し，教職員に周知する．

　また，養護教諭は，管理職や学級担任等に対しては，気になる児童生徒の学級での様子について聞いたり，医学的な情報や現代的な健康課題の傾向を的確に伝える必要がある．保護者に対しては，家庭での観察のポイントや保健室はいつでも誰でも相談できること，相談できる関係機関について，学級通信や保健だより，学校保健委員会活動等を活用して常に情報発信をしていく必要がある．

養護教諭による児童生徒の健康課題の早期発見・早期対応は問題の深刻化を防止する。養護教諭は，保健室だけにとどまらず，校内を見回ることや部活動等での児童生徒の様子や声かけなどを通して，日頃の状況などを把握するように努め，児童生徒等の変化に気づいたら，管理職や学級担任等に報告・連絡・相談するとともに，他の教職員や児童生徒，保護者，学校医等からの情報も収集する。また，児童生徒の健康課題に速やかに対応するとともに，児童生徒の状況の変化を丁寧に把握する。

3　養護教諭の専門性

養護教諭に求められている役割は以下のものが考えられる。

① 学校内及び地域の医療機関等との連携を推進する上でのコーディネーターの役割

② 養護教諭を中心として関係教職員等と連携した組織的な健康相談，保健指導，健康観察の充実

③ 学校保健センター的役割を果たしている保健室経営計画の作成

④ いじめや児童虐待などの子どもの心身の健康問題の早期発見・早期対応

ステップ1

対象者の把握
（1 体制整備）
養護教諭は，関係機関との連携のための窓口として，コーディネーター的な役割を果たしていくことが重要である。
（2 気付く・報告・対応）
養護教諭は，日頃の状況などを把握し，児童生徒等の変化に気付いたら，管理職や学級担任等と情報を共有するとともに，他の教職員や児童生徒，保護者，学校医等からの情報も収集する。児童生徒の健康課題が明確なものについては，速やかに対応する。

ステップ2

課題の背景の把握
（1 情報収集・分析）
養護教諭は，収集・整理した情報を基に専門性を生かしながら，課題の背景について分析を行い，校内委員会に報告する。
（2 校内委員会におけるアセスメント）
養護教諭は，校内委員会のまとめ役を担当する教職員を補佐するとともに，児童生徒の課題の背景について組織で把握する際，専門性を生かし，意見を述べる。

ステップ3

支援方針・支援方法の検討と実施
（1 支援方針・支援方法の検討）
養護教諭は，健康面の支援については，専門性を生かし，具体的な手法や長期目標，短期目標等について助言する。
（2 支援方針・支援方法の実施）
養護教諭は，課題のある児童生徒の心身の状態を把握し，必要に応じ，健康相談や保健指導を行う。

ステップ4

児童生徒の状況確認及び支援方針・支援方法等の再検討と実施
（児童生徒の状況確認及び支援方針・支援方法等の再検討と実施）
養護教諭は，これまでの支援に基づく実施状況等について，児童生徒の課題が正確であったか，その他の原因は考えられないか，新たな要因が生じていないかなど，情報収集及び分析を行い，支援方針・支援方法を再検討するに当たり，児童生徒にとって有効なものになるか，専門性を生かし助言する。

図6−2　学校における児童生徒の課題解決の基本的な進め方

[出典　文部科学省，現代的健康課題を抱える子供たちへの支援〜養護教諭の役割を中心として〜，p.5，2017]

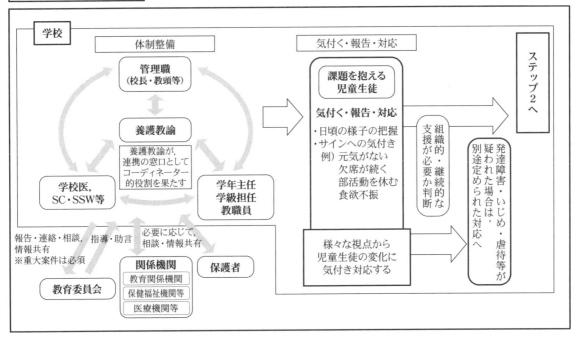

図6−3　対象者の把握

［出典　文部科学省，現代的健康課題を抱える子供たちへの支援〜養護教諭の役割を中心として〜，p.6，2017］

Ⅲ　保健室経営

1　保健室経営

　近年，保健室を訪れる児童生徒は増加傾向にあり，その理由も複雑・多様化しており，保健室を拠点に活動している養護教諭に求められるのは，児童生徒が充実した学校生活を送れるように心身の健康問題解決に向けて計画的に組織力を生かした保健室経営である．学校種の共通性と相違点や地域の実情を踏まえ，養護教諭はしっかりした保健室経営計画を作成し，教職員や保護者等の十分な理解及び協力を得ながら保健室経営にあたる必要がある．

1）保健室経営計画とは

　「保健室経営計画とは，当該学校の教育目標及び学校保健目標などを受け，その具現化を図るために，保健室の経営において達成されるべき目標をたて，計画的・組織的に運営するために作成される計画である」

2）保健室経営計画の必要性

保健室の必要性は，次の通りである．

① 学校の教育目標や学校保健目標の具現化を図るための保健室経営を，計画的，組織的に進めることができる．

② 児童生徒の健康課題の解決に向けた保健室経営計画（課題解決型）を立てることによって，児童生徒の健康課題を全職員で共有することができる．

③ 保健室経営計画を教職員や保護者等に周知することによって，理解と協力が得やすくなり，効果的な連携ができる．

④ 保健室経営計画を立てることによって，養護教諭の職務や役割を教職員等に啓発していく機会となる．

⑤ 保健室経営計画の自己評価及び他者評価（教職員等）を行うことにより，総合的な評価ができるとともに課題がより明確になり，次年度の保健室経営に生かすことができる．

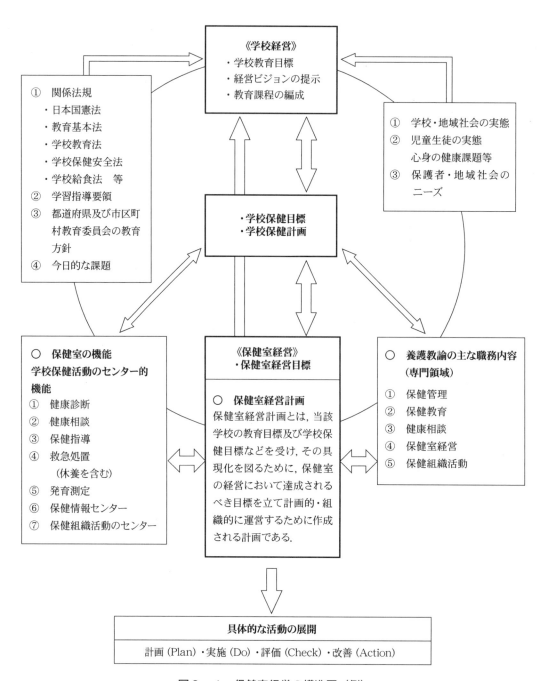

図6−4　保健室経営の構造図（例）

［出典　公益財団法人 日本学校保健会：保健室経営計画作成の手引　平成26年度改訂，p.6，2015］

⑥　養護教諭が複数配置の場合には，お互いの活動
　内容の理解を深めることができ，効果的な連携
　ができる．

⑦　異動による引継ぎが，円滑に行われる等

2　保健室経営計画の作成

1）学校保健計画と保健室経営計画

　学校保健計画は全職員が取り組む総合的な基本計画
であるのに対し，保健室経営計画は，学校保健計画を
踏まえた上で，養護教諭が中心になって取り組む計画
である．

表6-1　学校保健計画と保健室経営計画

	学校保健計画	保健室経営計画
推進者	全教職員 ＊役割分担して組織的に活動を推進	養護教諭が中心
特徴	・学校保健活動の年間を見通して，「保健教育」「保健管理」「組織活動」の３領域について立てる総合的な基本計画 ・単年度計画 ・学校経営の評価に位置付け，評価を実施	・教育目標等を踏まえた上で，保健室経営の目標に対して，計画的，組織的に運営するための計画 ・養護教諭の職務（役割）と保健室の機能を踏まえた計画 ・単年度計画 ・保健室経営目標に対する評価を実施

［出典　公益財団法人 日本学校保健会：保健室経営計画作成の手引　平成26年度改訂，p.11，2015］

2）保健室経営計画の作成手順

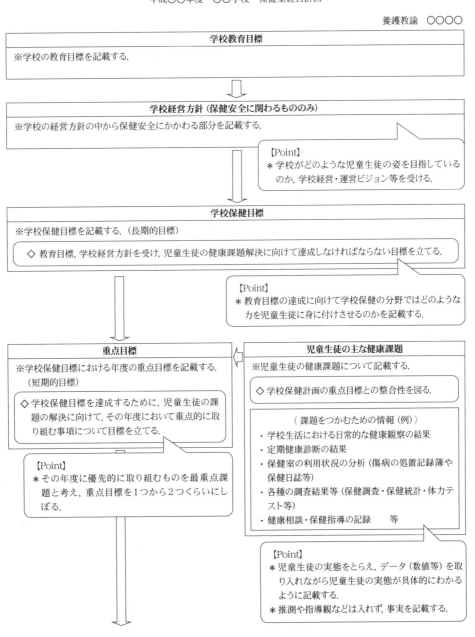

平成○○年度　○○学校　保健室経営計画

養護教諭　○○○○

学校教育目標
※学校の教育目標を記載する．

学校経営方針（保健安全に関わるもののみ）
※学校の経営方針の中から保健安全にかかわる部分を記載する．

【Point】
＊学校がどのような児童生徒の姿を目指しているのか，学校経営・運営ビジョン等を受ける．

学校保健目標
※学校保健目標を記載する．（長期的目標）
◇ 教育目標，学校経営方針を受け，児童生徒の健康課題解決に向けて達成しなければならない目標を立てる．

【Point】
＊教育目標の達成に向けて学校保健の分野ではどのような力を児童生徒に身に付けさせるのかを記載する．

重点目標
※学校保健目標における年度の重点目標を記載する．（短期的目標）
◇学校保健目標を達成するために，児童生徒の課題の解決に向けて，その年度において重点的に取り組む事項について目標を立てる．

【Point】
＊その年度に優先的に取り組むものを最重点課題と考え，重点目標を１つから２つくらいにしぼる．

児童生徒の主な健康課題
※児童生徒の健康課題について記載する．
◇学校保健計画の重点目標との整合性を図る．

〈課題をつかむための情報（例）〉
・学校生活における日常的な健康観察の結果
・定期健康診断の結果
・保健室の利用状況の分析（傷病の処置記録簿や保健日誌等）
・各種の調査結果等（保健調査・保健統計・体力テスト等）
・健康相談・保健指導の記録　　　等

【Point】
＊児童生徒の実態をとらえ，データ（数値等）を取り入れながら児童生徒の実態が具体的にわかるように記載する．
＊推測や指導観などは入れず，事実を記載する．

図6-5　保健室経営の作成手順（様式例と作成のポイント）

［出典　公益財団法人 日本学校保健会：保健室経営計画作成の手引　平成26年度改訂，p.13，2015］

保　健　室 経営目標	保健室経営目標達成のための 具体的な方策 (※…評価の観点)	自己評価			他　者　評　価				
		到達度	向けて今後に	理由／	いつ	だれから	方法	到達度	意見・助言等

保　健　室 経営目標	保健室経営目標達成のための 具体的な方策 (※…評価の観点)	自己評価 〈到達度／今後に向けて／理由〉　他者評価〈いつ／だれから／方法／到達度／意見・助言等〉
＊重点目標と関連を図った保健室経営の達成目標を立てて記載する. **[作成に当たっての留意点]** ◇主な健康課題の中で, より緊急度やニーズの高い課題を優先する. ◇今年度重点的に取り組むものを記載する. 　（目標としてあげている事項だけを実施するという意味ではない.）	＊保健室経営の目標達成のためにその年度, 重点的に取り組む具体的な手立てを記載する. ＊実施後, 自己評価・他者評価をする際の指標となるよう, 評価の観点を記載する. **[作成に当たっての留意点]** ◇保健室の機能を十分考慮する. ◇各目標に対し, 養護教諭としての取組事項を記載する. ◇「保健管理・保健教育・健康相談・保健室経営・保健組織活動」の枠組みに沿って整理するとわかりやすい. 　（5項目全てを書き込むという意味ではない.） ◇保健室経営計画は, 短年度の計画である. 1年間に実施できる範囲で, 何を行うかが分かるように具体的に記入する. ◇養護教諭の役割や, 教職員及び関係者との連携における評価の観点を明確にしておく.	＊保健室経営の目標や方策について振り返り, 今後（次年度）の課題を明らかにするために, どのような観点・指標で, 誰が, いつ, どのように評価するかを記載する. **[作成に当たっての留意点]** ◇保健室経営の目標に対する達成の状況について「経過評価」及び「結果・成果評価」を行う. ◇客観的なデータによる評価も取り入れる. ◇自己評価だけでなく, 他者評価（保健主事・教職員・児童生徒等）も取り入れる.
【Point】 ＊「○○をして〜の充実を図る」の表記を用いると分かりやすい. ＊どのような手立てで取り組むのかを大枠でとらえ目標に入れ込む. ＊個人の目標ではないので「〜に努める」の表現は使わない.		【Point】 ＊到達度 「よくできた」「ほぼできた」「あまりできなかった」「まったくできなかった」の4件法で評価する. ＊いつ 評価の時期を具体的に明記する. 〈例〉「実施後」「学期末」「年度末」等 ＊だれから だれが評価をするのかを明記する. 〈例〉「児童生徒」「教職員」「学級担任」「保護者」「学校保健委員会参加者」等 ＊方法 どのような方法で評価をするのか明記する. 〈例〉「ワークシート」「アンケート」「聞き取り」「評価シート」等
【Point】 ＊前年度の評価の結果や保護者, 学校医, スクールカウンセラー等関係者からの意見や助言, アンケート結果などを踏まえて, 計画に反映させる.	【Point】≪評価の観点について≫ ＊「目標の裏返しが評価の観点」であることを念頭に置き設定する. ○具体的な方策を実施できたか ○実践の中でねらいを達成できたか ＊評価の観点は1つから3つくらいまでとする.	
保健室経営目標に対する総合評価		1　2　3　4

〈総評と次年度への課題〉

【Point】
＊養護教諭が行う自己評価と, 関係者による他者評価を総合し, 1年間の実践の総評を文章表記し次年度の計画立案に生かす.

【Point】
＊各方策の到達度を総合した評価を記入する欄を設ける.
　（到達度と同様に4件法）

＊評価に関しては, 計画段階では記載がないため簡略化しているが, 実際は評価用に別立てで評価シートを作成するなどして実施することが望ましい.

図6－6　保健室経営の作成手順（様式例と作成のポイント）（続き）

［出典　公益財団法人 日本学校保健会：保健室経営計画作成の手引　平成26年度改訂, p.14, 2015］

3）保健室経営計画の評価方法

①　評価の観点

保健室経営計画に基づいて適切に評価を行うことが大切である．保健室経営計画の評価は，養護教諭による自己評価と教職員等による他者評価の両方で行うことが適切である．

　［評価の観点例］

○計画は適切であったか

○計画に基づいて遂行できたか

○昨年度の評価結果が生かされたか

○目標が達成できたか

○教職員の役割分担は適切であったか

○教職員の共通理解と協力が得られたか

○保護者の理解と協力が得られたか

○学校医等の理解と協力が得られたか

○地域の関係機関の理解と協力が得られたか　等

評価には，自己評価と他者評価，経過評価と結果・成果評価などがあり，適宜，具体的に実施し総合評価の根拠とする．保健室経営計画は，単年度計画としていることから計画の実施による児童生徒の変容等を把握できるものもあるが，できないものもあることを周知することが必要である．また，総合評価を行い次年度への課題を明確にし，教職員をはじめとする児童生徒に関係する全ての人々に共有しておくことが重要である．

Ⅳ　保健室の役割

1　保健室の設置根拠

学校教育法施行規則第1条第1項には，「学校には，その学校の目的を実現するために必要な校地，校舎，校具，運動場，図書館又は図書室，保健室その他の設備を設けなければならない」と規定されている．また，学校保健安全法第7条には，「学校には，健康診断，健康相談，保健指導，救急処置その他の保健に関する措置を行うため，保健室を設けるものとする」となっている．

2　保健室の役割

児童生徒の心や身体の健康課題の変化とともに，学校教育における学校保健の役割も変化している．保健室への期待も高まり，その役割もまた変化してきた．保健室の役割としては，次のようなことが考えられる．

①　個人及び集団の健康課題を把握し解決に向けた支援

②　けがや病気などの児童生徒の救急処置や休養の場

③　心身の健康に問題を有する児童生徒の保健指導・健康相談及び健康相談活動の場

④　健康に関する情報収集・活用・管理

⑤　感染予防及び疾病予防・管理

⑥　保健教育・保健指導推進のための資料収集・保管・調査分析

⑦　児童生徒の学校保健委員会活動等の場

⑧　健康危機管理の場

⑨　特別な支援の必要な児童生徒の支援の場

3　保健室の機能

保健室の機能は，中央教育審議会答申（平成20年）に示されているように，学校保健活動のセンター的機能として統括することができる．学校保健安全法第7条では「健康診断」「健康相談」「保健指導」「救急処置」が示されている．児童生徒の健康課題の変化に伴い，単に存在としての保健室というだけでなく，学校保健活動のセンター的機能の場としての保健室として期待は高まっている．保健室の機能は以下のように考えられる．

①　健康診断

②　健康相談

③　保健指導

④　救急処置（休養を含む）

⑤　発育測定

⑥　学校保健情報センター

⑦　学校保健組織活動センター

V 保健室の位置や空間等の計画

1 学校の施設設備と保健室

　学校は児童生徒の学習及び生活の場として，日照，採光，通風等に配慮した良好な環境を確保するとともに，障害のある生徒にも配慮しつつ，十分な防災性，防犯性など安全性を備えた安心感のある施設環境を形成することが重要である．学校教育に必要な学校施設機能を確保するため，文部科学省は校種別に学校の施設設備に関する計画及び設計における留意事項を示している．小学校・中学校・高等学校・特別支援学校施設整備指針がそれぞれ策定され，設置にあたっての具体的な指針が示されている（資料6-1，6-2，6-3）．

　施設整備指針には，生徒の健康への配慮のほか，保健室の校内での位置や空間に関しても織り込まれており，時代の変化や学習指導要領の改訂，事故・災害の発生等に対応できるようにニーズに合わせて適宜見直し改訂されている．小・中学校施設整備指針が平成31年3月の改訂では，「新学習指導要領への対応，ICTを活用できる施設整備，インクルーシブ教育システムの構築に向けた取組，教職員の働く場としての機能向上，地域との連携・協働の促進，学校施設の機能向上，変化に対応できる施設整備の観点から記述の充実」が行われたことが「はじめに」に記載されている．しかし，保健室に関する部分についての改訂はなかった．保健室の機能のさらなる多様化に備えて，防災防犯時の対応を含め，養護教諭の創意工夫の姿勢が問われると考えられる．

2 保健室の校内での位置に関する留意事項

　保健室は，職員室や教育相談室（心の教室），適応指導教室，保護者等のための相談スペース等について，カウンセリングの機能を総合的に計画することや，静かで，良好な日照，採光，通風などの環境を確保することのできる位置であることとされている．また，屋内外の運動施設との連絡がよく，児童の出入りに便利で，救急車，レントゲン車などが容易に近接することのできる位置とすることが重要である．健康に関する情報を伝え

る掲示板を設定するなど，健康教育の中心となるとともに，児童のカウンセリングの場として，児童の日常の移動の中で目にふれやすく，立ち寄りやすい位置に計画することが望ましいとされている．

3 保健室の空間等に関する留意事項

　保健室内は，各種業務に柔軟に対応し，ベッドを配置する空間を適切に区画することのできる面積，形状等とし，屋外と直接出入りすることのできる専用の出入口を設け，その近くに手洗い，足洗い等の設備を設置する空間を確保するなどが望ましいとされている．

4 高等学校における保健室の留意事項

　高等学校においては，さらに発達段階等における配慮が必要とされる．必要に応じ生徒が養護教諭に自由に相談できる空間を設置する等してプライバシーに留意しつつ確保することや，健康教育に関する掲示・展示のためのスペースや委員会活動のためのスペースを確保すること，保健室に近接した位置に便所を計画することが望ましいとされている（資料6-2）．

5 特別支援学校における保健室の留意事項

　特別支援学校においては，児童生徒の特性への配慮や工夫が必要とされている．換気，室温，音の影響等に配慮した良好な環境を確保でき，処置，検査，休養等に必要な空間や，保健室に付随した相談室及び医師等の控え室，冷暖房や便所やシャワー等の設備なども望ましいとされている．また，肢体不自由又は病弱に対応した施設であれば，病院等との日常的な連携を考慮し，往来のための出入口部分に計画することも有効であるとされ，医療的ケアの迅速な対応に向けて，必要に応じて保健室や職員室に隣接するように看護師の控室等を置くこと等の動線の工夫が求められている（資料6-3）．

VI 保健室の設備備品の管理

1 保健室の備品の最低基準

　保健室の備品等の基準については，昭和33年6月16

日付け文体保第55号体育局長通達「学校保健法および同法施行令等の施行にともなう実施基準について」及び，昭和61年4月1日付け文体保第105号体育局長通達「保健室の備品等について」において示されている．学校における保健室の役割は，健康診断や健康相談，保健指導，救急措置など学校保健の中核を担っており，求められる機能や備えるべき備品についても，社会の状況や学校の環境，児童生徒の健康問題等を踏まえ，その内容や品目を適宜見直す必要があるとされている．

「保健室備品等について（通知）（令和3年2月3日付　文部科学省　文部科学省初等中等教育局長）」において，保健室の備品は，以下のように改定を踏まえ，保健室の機能及び備品について整備を図るように通知され，約35年ぶりに見直された．

(1) 保健室は，学校保健安全法（昭和三十三年法律第五十六号）第7条の規定により，健康診断，健康相談，保健指導，救急処置その他の保健に関する措置を行うために設けられるものであるから，これに応じた設備をすることが必要であること．

(2) 保健室は，使用に便利で通風，採光の良好な位置に設けるとともに，地域の実態に応じて冷暖房の設備を備えることが必要であること．

(3) 保健室には，最低限，別紙の備品を備えることが適当であるが，その品目，数量等については，学校の種別，規模等に応じて適宜措置するものとし，例えば，学校環境衛生検査に使用する機器等で，年間の使用頻度が数回程度のものについては，数校の兼用として差し支えないものであること．

これを表6-2に示す．

なお，保健室の医薬品の購入に際しては，同通達において「医薬品は，学校医・学校歯科医及び学校薬剤師の指導のもとに購入する」ことが示されている．使用期

表6-2　保健室の備品

区分	品名	区分	品名	区分	品名	区分	品名
一般備品	机（救急処置用，事務用）	健康診断・健康相談用	身長計	救急処置・疾病の予防処置用	体温計	環境衛生用	温湿度計(0.5度目盛又は同等以上のもの)
	いす（救急処置用，事務用）		体重計		ピンセット		風速計
	ベッド		巻尺		ピンセット立て		WBGT（暑さ指数）計
	寝具類及び寝具入れ		国際標準式試視力表及び照明装置		剪刀		照度計
	救急処置用寝台及びまくら		遮眼器		膿盆		ガス採取器セット
	脱衣かご		視力検査用指示棒		ガーゼ缶		塵埃計
	長いす（待合用）		色覚異常検査表		消毒盤		騒音計
	器械戸棚		オージオメータ		毛抜き		黒板検査用色票
	器械卓子		額帯鏡		副木，副子		水質検査用器具
	万能つぼ		捲綿子		携帯用救急器具		プール用水温計
	洗面器及び洗面器スタンド		消息子		担架		プール用水質検査用器具
	薬品戸棚		耳鏡		マウス・トゥ・マウス用マスク		ダニ検査キット
	書類戸棚		耳鼻科用ピンセット		松葉杖		
	健康関係書類格納庫		鼻鏡		救急処置用踏み台		
	ついたて		咽頭捲綿子		洗眼瓶		
	湯沸器具		舌圧子		洗眼受水器		
	ストップウォッチ		歯鏡		滅菌器オートクレーブを含む)		
	黒板（ホワイトボード含む）		歯科用探針		汚物投器		
	懐中電灯		歯科用ピンセット		氷のう，氷まくら		
	温湿度計		聴診器		電気あんか		
	冷凍冷蔵庫		打診器				
	各種保健教育資料		血圧計				
			照明灯				
			ペンライト				

〔出典：文部科学省（2021）保健室備品等について（通知），令和3年2月3日付 文部科学省初等中等教育局長2文科初第1633号〕

限切れの薬品などについては，学校薬剤師に相談の上適切な処理を行う（学校保健安全法第24条）．予算の中で過不足なく計画的購入が望ましい．購入が必要な場合は，根拠・理由を明確に示し，会議等で提示することが必要である．

2　現代の保健室に望まれる備品

情報関連：保健室専用パソコン，セキュリティソフト，保健室専用プリンター，保健室専用シュレッダー，校内電話，各教室との連絡設備（インターフォン），校内LAN，外線電話，ファクシミリ，インターネット接続環境等（利用目的に応じ，必要とする回線網を適切に確保できるよう，あらかじめシステムを検討し，導入することが重要である），養護教諭専用の電子メールアドレス

処置関連：AED，サチュレーションモニター，救急用品用携帯バッグ，使い捨て手袋，アルコールベースの擦式手指消毒薬，マスク，ゴーグル，ケア用ワゴン，感染物用蓋付ごみ箱，汚物洗浄機，汚物処理用キット，経口補水液，車椅子，製氷機，災害発生時用の救急処置用備品，非接触式体温計

その他一般：掃除機，電子レンジ，応接セット（ソファーなど），作業用デスク，保健室専用洗濯機・乾燥機

3　救急処置用備品

救急処置用備品，薬品，衛生材料等は使用頻度や使用期限を考慮して，厳選した物をすぐに使える状態にして備えておく．救急処置コーナーに，ラベルなどを活用し，誰にでもすぐに置き場所がわかるようにまとめて置く．

最近では，消毒はせずに洗浄のみで対応したり，湿布薬は使わずに必要時は氷水で冷却したり，内服薬は備品として置かない等，アレルギー疾患の増加もあり，薬剤の使用をできるだけ避ける傾向にある．備品として選択する際は，例えばかぶれにくいテープ類，薬剤添加していない絆創膏など，アレルギー反応を起こしにくいものにしておくと良い．

4　保健室の設備

保健室の学校保健活動のセンター機能を果たせるような設備である必要がある．児童生徒，教職員，保護者，学校医，学校歯科医等，地域の様々な人が利用することがあるため，それぞれの動線に配慮し，目的に合わせてスムーズに動ける配置にしておく．

「救急処置コーナー」「健康診断コーナー」「保健指導コーナー」「健康相談コーナー」を必ず設定し，処置台やつい立てやカーテン等を使い，エリアを区分する．他にも，養護教諭がパソコン等を用い執務を行う「執務コーナー」，書棚や丸いテーブル・いすを配置した「学習コーナー」「委員会活動コーナー」等をおく．

出入口は廊下側2か所，校庭側1か所あり，バリアフリー構造とする．窓や入り口付近は物を置かず，外や室内が見渡せるようにする．養護教諭の動線と児童生徒の動線ができるだけ別になるようにする．

5　保健室利用のルールとマナー

お互いが気持ちよく利用するために，教職員も含めて，保健室利用にあたってのルールを設けて周知しておく必要がある．その際は，シンプルで誰にでも理解しやすいように，発育段階や特性に合わせて，標語や絵カード等を活用する等，粘り強く保健室のルールとマナーを守る文化を作っていく．

6　掲示物等

健康教育に関する掲示物等は季節や行事などに応じて活用する．来室を保健指導の機会と捉え，児童生徒自身の健康の保持・増進に興味関心を持ち，手に取り主体的に学べるように，色覚や安全な形状や高さなど，ユニバーサルデザインに耐えうる掲示物や保健教材等を備えておく．

掲示物等は整理整頓し，過度の掲示による視覚的刺激が及ぼす影響についての観点も必要である．

7　アレルギーや感染予防に関する配慮

常に清潔，整理整頓を心掛け，埃やダニの発生を防ぐ．感染予防としては，汚さないことが一番良いが，汚れたらすぐに掃除，必要時は消毒，換気等を行うことが

望ましい.

使用するのであれば, ぬいぐるみは汚染時に消毒や洗濯可能なもの, ソファーは耐久性があり汚染時に拭き取り消毒可能な素材とし, 感染源やアレルゲンとならないように留意する. 植物や土も害虫や感染源, 花粉や匂いの発生源になり得ることを踏まえて備える.

リネン・タオル類等の洗濯に際しては, 化学物質過敏症等の健康状態に影響を及ぼす可能性もあるため, 洗剤や柔軟剤等の選択には十分に配慮する必要がある. 化学的刺激となり得る芳香剤や除菌や消臭スプレー等の使用は控える. 壁紙, 床, 塗料や備品など, アレルギー疾患等に配慮した材質材料のものを使用する.

8　保健室のレイアウト

保健室の機能を満たし, 養護教諭からの死角を作らないことが条件となり, 常に工夫と点検が必要である. 執務机で仕事をする場合には, パソコン画面や机の上の情報が他人から覗かれないように, 背側に書類棚を置くなどの工夫が必要である. いつでも必要物品を持ち, 傷病者のもとに出ていけるように, 出入口への動線は確保しておく.

保健室は様々な児童生徒等が利用する. レイアウトを考える際は, 起こり得る多様な行動に対し, 十分な安全性を確保する.

事故の危険性を内包する安全性を重視し, 鋭利な器具等の収納場所の工夫, 使用頻度に応じた取り出しやすい配置収納を心掛ける. また, 学校安全の観点からも, 地震等の災害に備えて, 重い物は高いところには置かない, 出入口を塞がず非常口を確保することや, 日常の動線と避難動線とを十分に考慮しておく必要がある.

湯沸器具や温湯が出る蛇口等の熱傷の恐れがある物品に関しては, よく使う動線上に置かないなどの特に危機管理に努める.

レイアウトの一例を図6−7に示している.

9　新型コロナウイルス感染症対応関連

養護教諭は, 自身も感染予防を徹底し, 常に最新の知識を持ち, 情報を取り入れながら職務を果たす事が求められる. 新型コロナウイルス感染症対策に関しては, 長期的な対応が求められることが見込まれており, 現状では文部科学省等からの最新の通知やガイドラインに沿った対応をしていくしかない段階にある.

「学校における新型コロナウイルス感染症に関する衛生管理マニュアル～「学校の新しい生活様式」～」によると, 保健室に関しては, 換気の徹底や身体的距離の確保, マスクの着用等の集団感染のリスクへの対応が必要であり, 密を避けるために広さや状況に応じて入室制限を設ける事なども検討が必要である. また, 発熱や症状がある児童生徒が発生した場合の対応等, 学校内でコミュニケーションを十分に図り, 共通認識を持って行う.

いずれにしても, 感染から命を守る事は重要ではあるが, 学校が役割を果たし, 保健室を利用したい, 利用する必要がある全ての児童生徒に不利益が無いように常に検討を続ける必要がある.

VII　保健情報の管理

1　養護教諭と個人情報の収集・管理

保健室で取り扱う情報は, 心身に関するものを含み, 特に機密性の高い個人情報といえる. 情報の収集, 保管・破棄については, 具体的方法は, 通常, 自治体や学校組織ごとに決まりがあり, 十分に留意しなければならない.

また, 特に児童生徒の個人情報は, 校長の責任において学校組織で管理する性質のものであり, 養護教諭が異動・退職等によって職場を離れる際に持ち出すなど, 個人的に保持してよいものではない. 個人情報の取り扱いについての遵守し職務を行うことが学校組織で働く一員としての義務と責任である.

保健室に備えてある健康に関する情報に関しては, 種類・保管期間・破棄の基準など, 保管・破棄に関しての記録簿を作成し, 整理しておく必要がある. 学校教育法施行規則では, 以下のように定められている.

学校教育法施行規則　第15条〔学校備付表簿〕一部抜粋

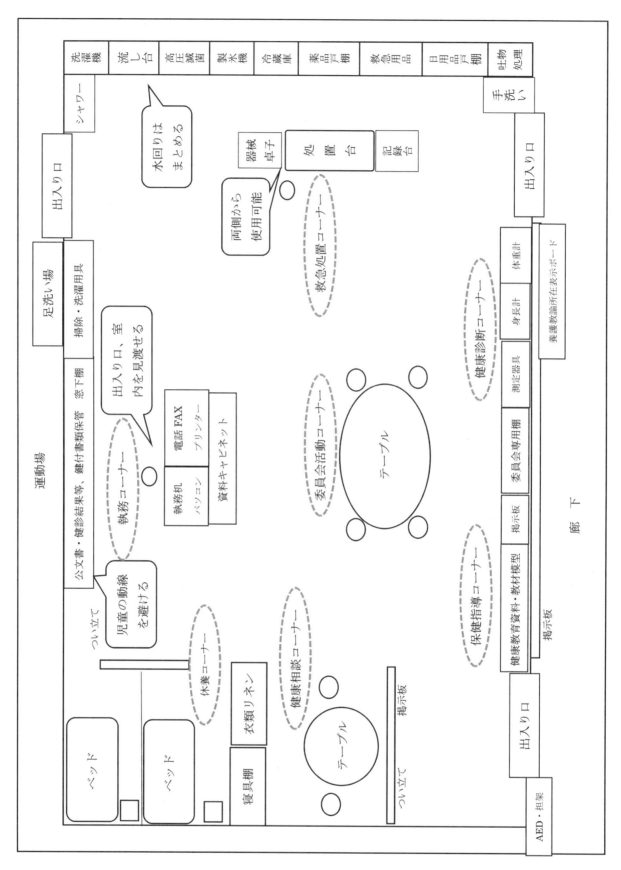

図6-7　保健室のレイアウト例

「二，学則，日課表，教科用図書配当表，学校医執務記録簿，学校歯科医執務記録簿，学校薬剤師執務記録簿及び学校日誌，四　指導要録，その写し及び抄本並びに出席簿及び健康診断に関する表簿」「2前項の表簿は，別に定めるもののほか，5年間保存しなければならない。」保存期間が過ぎたら裁断や溶解など，学校で決められた安全な方法で廃棄処分する。法的に期限が決められていないものに関しては，学校でルールを定め，廃棄期限や方法を決めておき，整理整頓に努める。

2　個人情報保護法の改正と保健室で取り扱う情報

個人情報保護法は，平成27年9月に改正され，平成29年5月30日に全面施行された。これに伴い，民間の事業者に対する監督権限は，各事業分野の主務大臣から個人情報保護委員会に一元化され，個人情報保護法に関する問合せ，漏えい等事案の対応は，個人情報保護委員会が行うことになり，全ての事業者に個人情報保護法が適用される。

教育委員会が保有する個人情報の取り扱いについては，各地方自治体の個人情報保護条例が適用され，地域の団体等が保有する個人情報の取り扱いについては，個人情報保護法が適用されるようになった。児童生徒が不利益を被ることが無いよう，地域学校協働活動を実施する際の個人情報の取り扱いについては，ルール等を策定し，関係者で共有することが期待されている。

個人情報保護法は，平成27年改正法附則第12条の規定を踏まえ，3年ごと見直される。令和2年6月12日には「個人情報の保護に関する法律等の一部を改正する法律」が公布された。自身の個人情報に対する意識の高まり，技術革新を踏まえた保護と利活用のバランス，越境データの流通増大に伴う新たなリスクへの対応等の観点から，個人の権利の在り方，事業者の守るべき責務やデータ利活用に関する施策の在り方等についての改正内容であり，令和4年4月1日に施行される。

3　個人情報保護法と子どもの医療情報

医師や看護師などの医療専門職には，これまでも法律上の「守秘義務」があったが，個人情報保護法第23条の「第三者提供の制限」では個人情報取扱事業者は，あらかじめ本人の同意を得ないで，個人データを第三者に提供してはならない事が定められている。

厚生労働省「医療・介護関係事業者における個人情報の適切な取扱いのためのガイダンス」の中で，「学校からの照会」に関しての解説では，「学校の教職員等から，児童・生徒の健康状態に関する問合せがあったり，休学中の児童・生徒の復学の見込みに関する問合せがあった場合，患者の同意を得ずに患者の健康状態や回復の見込み等を回答してはならない」と明記されている。児童生徒の健康状態を知り理解することは重要ではあるが，個人情報という権利利益を保護することも重要な時代になっている。養護教諭にとってはジレンマを生じることもあるかもしれないが，専門家として組織で働く以上，倫理観を持ち，遵守すべきことである。

また，これらの情報の取り扱いについては，例えば医療機関との関係においてだけではなく，教職員室の中で，児童生徒の病名や病状その他，要配慮個人情報に関して必要がない時に話題にすることの無いような配慮が必要とされているということでもある。

4　健康診断時の情報取り扱い

養護教諭は，以下のような機会で児童生徒等の健康情報を扱う。就学時健康診断票を作成し，就学後は児童生徒等の健康診断表を作成し，5年間保存が義務付けられている。また，校長は，児童又は生徒が進学・転学した場合においては，進学・転学先の校長に送付することになっている。

※学校保健安全法施行規則（昭和33年6月13日最終改正平成24年3月30日）第4条，第8条，11条。

また，学校医は職務に従事した時は，その状況の概要を学校医執務記録簿に記入して校長に提出するもの（第22条2）とし，学校歯科医も同様に学校歯科医執務記録簿（第23条2），学校薬剤師の場合は学校薬剤師執務記録簿に記入して校長に提出するもの（第24条2）と定められている。

5　養護教諭と情報漏えい

教育情報セキュリティポリシーに関するガイドライン

（平成29年10月18日文部科学省策定，令和3年5月改訂）によると，情報資産の例示では，児童・生徒に関する個人情報　健康関係として健康診断票，健康診断に関する表簿は，情報資産の重要性分類Ⅱ「「セキュリティ侵害が学校事務及び教育活動の実施に重大な影響を及ぼす」に記載されている。

教職員が情報資産を不正に利用したり，適正な扱いを怠った場合，コンピューターウイルス等の感染，情報漏えい等の被害が発生し得る。情報漏えい事案の多くが教職員等の過失による規定違反から生じており，職場の実態を踏まえつつ，教職員等の遵守事項を適正に定めるとともに，既定の実効性を高める環境を整備することが重要である。

6　養護教諭と諸帳簿等の記録

保健室や養護教諭の職務の実践状況を記録した帳簿類は，保健室を経営する上で重要である。個人情報保護法を守り，学校評価や法的な場面でも記録は重要であり，次年度以降の活用を見越して，柔軟で継続性のある書類作成と管理が必要である。素早く正確な書類作成をすることで，児童生徒に直接関わる時間を確保できる。迅速な記録・伝達は，緊急時の生死やけがや病気の予後や保護者や関係者との信頼関係にも影響することをしっかりと心に留め，能力を発揮していく姿勢が求められる。

また，養護教諭はチーム学校の中でのコーディネーターとしての役割からも，情報を正確に適宜，迅速に扱い共有していくためにも，情報シートや会議の正確な議事録等，書類作成力は重要である。

記録は組織に残すものであり，以下のように意識を持って取り組む。

① 誰が見ても正確に伝達できるような，客観的情報を記載する。（特に日時や場所，数値，発言内容等）

② 客観的情報と主観的情報を区別して記載する。養護教諭の判断に関しては，必ず根拠を明確にする。

③ 提出期限の遅れ，提出先間違い，誤字脱字，フォーマットの崩れ等が無いよう見直し，美しく

信頼できる書類作成に留意する。

④ 効率化を図り，基本的にはパソコンでデータ作成，管理する。

⑤ 情報管理一覧表を作成し，どこにどんな情報があるのか一目瞭然の状態にしておく。

⑥ 児童生徒の健康診断結果や個別対応記録は，個人別に継続保管し，緊急時や保健指導等の必要時に活用しやすくする。

⑦ 情報は統計として扱えるように，使用する用語は統一し，集計分析しやすいフォーマットを作っておく。

⑧ 紙の書類のファイリングの際は，誰でも必要時に取り出せるように，年度や学年等の内容別に色を変えるなどラベリングを工夫し，鍵付きキャビネットに収納する。

⑨ 必要時に簡便に取り出せて，継続活用ができるように，耐久性や汎用性に優れたファイルを使用する。

⑩ 個人情報を含む電子データのファイルはパスワードをかけ，パスワードは別に保管する。ファイル名は年度や内容で検索可能なものとする。

⑪ 日頃から異動・退職等によって職場を離れる場合を見越して引継ぎ可能な仕事をする。いつでも引継ぎが円滑にできるように整理しておく。

7　養護教諭の個人情報に関わる事故事例

実際に起こった事例を紹介する。どのようにしたら防ぐことができるか，考察してみよう。自分に当てはめてこれらの事故から学びとる姿勢が大切である。

1）2017.4.　東京都の都立高校において，保健室で保管していた卒業生192名の1〜3年生に受診した生徒健康診断票（5年間保存）を紛失した。

【記載内容】生徒健康診断票（一般）は氏名，性別，生年月日，身長，体重，視力，聴力，耳鼻咽喉疾患，心臓（心電図），結核（フィルム番号等），尿，学校医所見等，生徒健康診断票（歯・口腔）は氏名，性別，生年月日，歯式，歯の状態，学校医所見等。

【事故の経緯】保健室において養護教諭が新年度準備のため書類整理していたところ，上記が所在不明になっ

ていることに気づいた．校長に報告し，捜索したが発見できなかった．保存期間が経過した文書を廃棄するため，養護教諭が一人で書類整理をしたところ，誤って当該の診断票が混入し，事業者に委託して裁断し廃棄した可能性が高いことが聞き取りからわかった．

【対応】該当する卒業生及び保護者に対し，概要とお詫びを記した文書を発出した上で，説明会を開催．

【再発防止】同校に対し，教育委員会で作成した「学校保健における適切な個人情報管理のための手引き（平成25年4月）」を再確認し，毎年度の文書整理や廃棄は複数人で対応確認するなど，さらなる徹底を図り，再発防止に向けた措置を講ずるよう指示．全ての都立学校に対し通知し，注意喚起した．

2）2017.6　柏市の小学校養護教諭による個人情報が含まれたUSBメモリの紛失

【経緯】小学校に勤務する養護教諭が，個人情報の管理規定に反して用いていた私物のUSBメモリが保健室の事務机上から無くなっていることに気づいた．

当該USBメモリには，当該養護教諭が校長の許可を得ず保存していた当該校の児童に関する情報に加え，同様に保存していた前任校及び前々任校の小学校の児童に関する情報も含まれていた．保健室内，校内各所や自宅等を捜索したが見つからず，教頭に報告．

その後，当該校において職員全員で校内各所，敷地内等に範囲を広げ捜索したが発見できず，柏警察署へ遺失物の届け出をしたが発見には至らず．私物のUSBメモリに個人情報を記録して持ち出すことは禁止されていたにも関わらず遵守せず，校長に無断で持ち出したこと，さらには，当該USBメモリの保管方法がずさんであったこと．

【記載内容】A小学校在籍児童名簿344名分，B小学校（前任校）2年度分の在籍児童に関する情報117名分（きめ細やかな学習及び生活支援を要する児童名簿，準要保護児童名簿，児童の健康に関する記録）・2年度分の保護者の氏名・緊急連絡先26名分・在籍職員の健康診断記録13名分，C小学校（前々任校）3年度分の在籍児童の発育測定結果135名分

※USBメモリ及びこれらのファイルには，パスワード設定等のセキュリティ対策は施されていない．※現時点では，第三者における不正使用等の事実は確認されていない．

【対応】A，B小学校においては，児童に対し事情説明及び謝罪したとともに，保護者に対しても，お詫びとともに7月3日に説明会を開催する旨を記した文書を通知．説明会当日は，個人情報の適正な管理が徹底できていなかったことを謝罪し，個人情報の管理を厳重に行うことを伝える．C小学校においては，全て卒業生であるため，個別に対応．

【再発防止】市教育委員会は，本件の該当校である3校に対し，個人情報の管理及びUSBメモリ使用に関して，校内の管理規定の遵守の徹底，管理・運用の厳格化を図るよう，また市内全小・中学校に対しても，同様に校内の管理規定のさらなる徹底を図るよう指導した．さらに，今年度から2カ年かけて実施予定であった，各教職員（管理職及び教務主任を除く）の端末に対するUSBメモリ等の使用制限設定について，8月から2カ月間で全台数に対し，前倒しで実施し，教職員に対する情報セキュリティ教育の徹底を図り，学校教育に携わる公務員としての職責についての自覚を促す．

引用・参考文献

1）学校保健・安全実務研究会編著『新訂版学校保健実務必携［第5次改訂版］』，第一法規，東京．

2）公益財団法人日本学校保健会『保健室経営計画作成の手引き』2015.

3）津島ひろ江編集代表『学校における養護活動の展開　改訂6版』ふくろう出版，岡山，2019.

4）公益財団法人日本学校保健会『保健室経営計画作成の手引　平成26年度改訂』2015.

5）公益財団法人日本学校保健会『養護教諭の専門性と保健室の機能を生かした保健室経営の進め方』2004.

6）文部科学省「小学校施設整備指針」「中学校施設整備指針」2019.「高等学校施設整備指針」「特別支援学校施設整備指針」2016.

7）文部科学省『現代的健康課題を抱える子供たちへの支援－養護教諭の役割を中心として－』2017.

8）渡邉正樹編著『学校保健概論』光生館，2017.

9）津島ひろ江編集代表『養護教諭養成講座　学校における
　養護活動の展開　改訂4版』ふくろう出版，2017．

10）林典子他著『スキルアップ養護教諭の実践力　養護教諭・
　保健室の5S＋S　整理・整頓・清掃・清潔・躾・作法・セ
　キュリティ』2016．

11）加藤忠明，西牧謙吾，原田正平編著『すぐに役立つ小児慢
　性疾患支援マニュアル　改訂版』2012．

12）個人情報保護委員会　厚生労働省『医療・介護関係事業
　者における個人情報の適切な取扱いのためのガイダンス』
　2017．

13）厚生労働省『医療情報システムの安全管理に関するガイド
　ライン　第5版』2017．

14）文部科学省『教育情報セキュリティポリシーに関するガイ
　ドライン』2021．

15）東京都教育委員会『都立高校における個人情報に関わる事
　故について』2017.4.7．

16）柏市学校教育部教職員課『290628　報道資料（小学校養
　護教諭による個人情報を含むUSBメモリ紛失について）』
　2017.6.28．

17）個人情報保護委員会「個人情報の保護に関する法律等の
　一部を改正する法律」の概要等について

資料6−1　小学校施設整備指針・中学校施設整備指針（抜粋）*

文部科学省大臣官房文教施設企画部
平成4年3月31日作成
平成31年3月22日改訂

【第1章　総則】

第2節　学校施設整備の課題への対応

第2　安全でゆとりと潤いのある施設整備

　2　健康に配慮した施設

　(1)　児童の健康に配慮し，校内の快適性を確保するため，採光，通風，換気等に十分配慮した計画とすることが重要である．

　(2)　児童の心と体の健康を支えるため，保健衛生に配慮した施設計画とすることが重要である．

　(3)　児童の体力向上に資するよう，運動のための空間を利用のしやすさに配慮し，計画することが望ましい．

　(4)　建材，家具等は，快適性を高め，室内空気を汚染する化学物質の発生がない，若しくは少ない材料を採用することが重要である．

　(5)　新築，改築，改修等を行った場合は，養生・乾燥期間を十分に確保し，室内空気を汚染する化学物質の濃度が基準値以下であることを確認させた上で建物等の引渡しを受け，供用を開始することが重要である．

　7　カウンセリングの充実のための施設

　　保健室，教育相談室（心の教室），適応指導教室，保護者等のための相談スペース等については，カウンセリングの機能を総合的に計画することが重要である．

【第3章　平面計画】

第10　管理関係室

　3　保健室

　(1)　静かで，良好な日照，採光，通風などの環境を確保することのできる位置に計画することが重要である．

　(2)　特に屋内外の運動施設との連絡がよく，児童の出入りに便利な位置に計画することが重要である．

　(3)　救急車，レントゲン車などが容易に近接することのできる位置に計画することが重要である．

　(4)　職員室との連絡及び便所等との関連に十分留意して位置を計画することが望ましい．

　(5)　健康に関する情報を伝える掲示板を設定するなど，健康教育の中心となるとともに，児童のカウンセリングの場として，児童の日常の移動の中で目にふれやすく，立ち寄りやすい位置に計画することが望ましい．

【第4章　各室計画】

第10　管理関係室

　4　保健室

　(1)　各種業務に柔軟に対応し，ベッドを配置する空間を適切に区画することのできる面積，形状等とすることが重要である．

　(2)　屋外と直接出入りすることのできる専用の出入口を設け，その近傍に手洗い，足洗い等の設備を設置する空間を確保することも有効である．

　(3)　必要に応じ養護教諭がカウンセリングを行うことのできる空間を保健室に隣接した位置又は保健室内に間仕切り等を設置して確保することも有効である．

【第8章　設備設計】

第6　空気調和設備

　3　冷暖房設備

　(6)　保健室や特別支援学級関係室等は，地域の実態等に応じ，暖房設備又は冷房設備の設置を計画することが重要である．

*筆者注　小学校，中学校とも内容は共通である．

資料6－2　高等学校施設整備指針（抜粋）

文部科学省大臣官房文教施設企画部

平成6年3月31日作成

平成28年3月25日改訂

【第4章　各室計画】

第7　管理関係室

　7　保健室

　(3)　必要に応じ生徒が養護教諭に自由に相談できる空間を，保健室に隣接した位置又は保健室内に間仕切りを設置する等してプライバシーに留意しつつ確保することも有効である．

　(4)　健康教育に関する掲示・展示のためのスペースや委員会活動のためのスペースを，室内又は隣接した位置に確保することが望ましい．

　(5)　保健室に近接した位置に便所を計画することが望ましい．

資料6－3　特別支援学校施設整備指針（抜粋）

文部科学省大臣官房文教施設企画部

平成8年1月25日作成

平成28年3月25日改訂

【第3章　平面計画】

第9　管理関係室

　1　共通事項

　(4)　必要に応じて，職員室や保健室等の一部又は隣接した位置に看護師のための室・空間を計画することが重要である．

　3　保健室

　(1)　静かで，良好な日照，採光，通風，換気，室温，音の影響等に配慮した良好な環境を確保できる位置に計画することが重要である．

　　　【肢体不自由又は病弱に対応した施設】：病院等に併置する場合は，病院等との日常的な連携を考慮し計画することが重要である．その際，病院等との往来のための出入口部分に計画することも有効である．

　(2)　特に屋内外の運動施設との連絡がよく，幼児児童生徒の出入りに便利な位置に計画することが重要である．また，必要に応じ，開放時の利用も考慮して計画することが望ましい．

　(3)　救急車両，レントゲン車両等が容易に近接できる位置に計画することが重要である．

　(4)　職員室等と連絡のよい位置に計画することが重要である．

　(5)　処置，検査，休養等に必要な空間や，保健室に付随した相談室及び医師等の控え室を適切に構成できる規模のものを，便所等の施設と一体的に配置することが望ましい．

　(6)　健康に関する情報を伝える掲示板を設定するなど，健康教育の中心となるとともに，幼児児童生徒のカウンセリングの場として，幼児児童生徒の日常の移動の中で目にふれやすく，立ち寄りやすい位置に計画することが重要である．

【第4章　各室計画】

第9　管理関係室

　7　保健室

　(1)　各種業務に柔軟に対応し，各種機器・器具等を適切に配置・収納し，ベッドを配置する空間又は畳敷きの空間を適切に区画できる面積，形状等とすることが重要である．

　　　また，必要に応じ，医療的ケアに対応できるよう必要な機器・器具等の設置や洗浄，点滴等が実施できる面積，

形状等とすることが重要である.

(2)　明るく落ち着いた心を和ませる雰囲気の空間とすることが重要である.

(3)　幼児児童生徒が屋外から直接出入りできる専用の出入口を設け,その近傍に手洗い,足洗い等の設備を設置する空間を計画することも有効である.

(4)　幼児児童生徒が養護教諭に自由に相談等のできる空間を,保健室に隣接した位置又は保健室内に間仕切りを設置するなどしてプライバシーに留意しつつ計画することも有効である.

(5)　健康教育に関する掲示・展示のためのスペースや委員会活動のためのスペースを保健室内又は隣接して計画することが望ましい.

(6)　保健室に近接した位置に便所を計画することが望ましい.

(7)　アレルギー疾患などに対応できるよう,シャワー等の設備を設置できるように計画することも有効である.

【第8章　設備設計】
第6　空気調和設備
　3　冷暖房設備
　(7)　保健室は,地域の実態等に応じ,冷暖房設備の設置を計画することが重要である.

令和４年度（令和３年度実施）養護教諭採用試験問題

１ 保健室経営計画に関する(1)〜(4)の問いについて，ア〜エのうち二つが正しい内容である．正しい組合せを □ から一つ選び，番号で答えよ．

（「保健室経営計画作成の手引き」日本学校保健会　平成26年度改訂）

(1)　養護教諭に求められている役割

ア　ティーム・ティーチングや兼職発令による保健学習などへの積極的な授業参画

イ　いじめや児童虐待など子供の心身の健康問題の早期発見，早期治療

ウ　養護教諭を中心として関係教職員等と連携した組織的な健康相談，保健指導，健康観察の充実

エ　健康・安全に関わる危機管理として，救急処置，心のケア，食育，感染症等への対応

(2)　保健室経営計画とは

ア　中教審答申（平成20年）において，子供の健康づくりを効果的に推進するために，学校保健活動のセンター的役割を果たしている保健室の経営の充実を図ることが求められた．

イ　保健室経営計画とは，保健室の経営において達成されるべき目標を立て，計画的・組織的に運営するために作成される計画である．

ウ　目標達成型の保健室経営計画を立て，児童生徒の心身の健康づくりを効果的に進めていくことが必要である．

エ　保健室経営計画マネジメントサイクルにおいて，「Ｃ」とは「Check」のことで，見直しと改善，次年度の保健室経営計画立案を行うことである．

(3)　保健室経営計画の特徴

ア　保健主事が中心となって取り組む計画である．

イ　教育目標等を踏まえた上で，保健室経営の目標に対して，計画的，組織的に運営するための計画である．

ウ　養護教諭の職務（役割）と保健室の機能を踏まえた計画である．

エ　３年計画で，保健室経営目標に対する評価を実施する．

(4)　保健室経営計画の評価方法

ア　自己評価とは，養護教諭自身が保健室経営をふり返り，改善し，次年度の保健室経営に生かすための評価である．

イ　他者評価とは，目標に対する達成の状況について，聞き取りやアンケートで学級担任等の意見を聞き，主観的なデータ等で評価することである．

ウ　経過評価とは，目標達成の方策の実現状況を実施の途中の段階で見取っていくことで，児童生徒や教職員，保護者等の意見や面接，アンケートなどを方策の各段階で計画的に行い，問題があれば調整を行い，計画の修正に利用する評価のことである．

エ　総合評価とは，具体的な方策の達成度を保健室経営目標ごとに，管理職が評価することである．

| 1　アとイ | 2　アとウ | 3　アとエ | 4　イとウ | 5　イとエ | 6　ウとエ |

（愛知県）

② 「保健室等の備品等について（通知）（令和 3 年 2 月 3 日付　文部科学省　初等中等教育局長）」において，保健室の備品のうち，環境衛生用として新たに整備されたものを次の選択肢からすべて選び，記号で答えなさい．

A　水質検査用器具	B　WBGT（暑さ指数）計	C　ダニ検査キット
D　塵埃計	E　騒音計	F　照度計
G　黒板検査用色票	H　温湿度計（0.5度目盛又は同等以上のもの）	

（宮崎県）

③ 次の各問いに答えなさい．

(1) 「就学時の健康診断マニュアル」（平成29年度改訂　公益財団法人日本学校保健会）に示されている，口腔に現れるネグレクトが疑われる所見として，未処置の多発性う蝕以外のものを 2 つ具体的に答えなさい．

(2) 「学校保健安全法施行規則」の一部改正に伴い，令和 3 年 4 月 1 日から活用されている就学時健康診断票について，次のア〜コのうち，予防接種の欄に記載されているものを○，記載されていないものを×として答えなさい．

ア　流行性耳下腺炎	イ　麻しん	ウ　A型肝炎	エ　Hib	オ　ポリオ
カ　B型肝炎	キ　HPV	ク　BCG	ケ　日本脳炎	コ　小児肺炎球菌

（京都府）

④ 「保健室経営計画作成の手引」（平成26年度改訂　日本学校保健会）」の 2　保健室経営計画に示されている保健室経営計画の必要性に関する記述①〜⑤について，適切でないものはいくつあるか．下の 1 〜 5 のうちから一つ選べ．

① 学校教育目標や学校保健目標の具現化を図るための保健室経営を，計画的，組織的に進めることができる．

② 児童生徒の健康課題の解決に向けた保健室経営計画（課題解決型）を立てることによって，児童生徒の健康課題を全教職員で共有することができる．

③ 保健室経営計画を教職員や保護者等に周知することによって，理解と協力が得られやすくなり，効果的な連携ができる．

④ 保健室経営計画を立てることによって，養護教諭の職務や役割を教職員等に啓発していく機会となる．

⑤ 保健室経営計画の自己評価及び他者評価（教職員等）を行うことにより，総合的な評価ができるとともに課題がより明確になり，次年度の保健室経営に生かすことができる．

1　なし　　　　　2　1つ　　　　　3　2つ　　　　　4　3つ　　　　　5　4つ

（大分県）

⑤ 次の図は，公益財団法人日本学校保健会冊子「保健室経営計画作成の手引〔平成26年度改訂〕」（平成27年3月）において
示されている「保健室経営の構造図（例）」を一部抜粋したものである．図中の空欄A～Eに当てはまる語句の正しい組合せ
はどれか．解答番号1～5から一つ選べ．

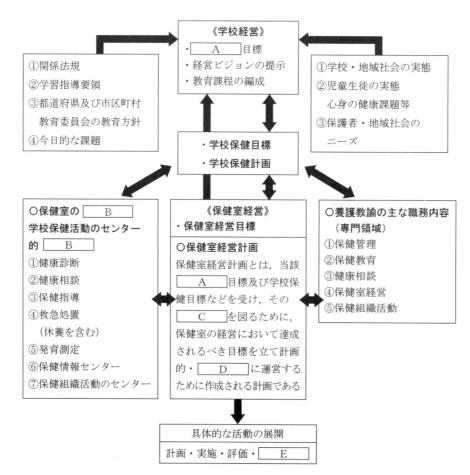

図　保健室経営の構造図（例）

	A	B	C	D	E
1	学校（の）教育	機能	具現化	組織的	改善
2	学校（の）経営	機能	具体化	主体的	改良
3	学校（の）教育	機能	具現化	主体的	改良
4	学校（の）経営	構造	具体化	主体的	改善
5	学校（の）教育	構造	具現化	組織的	改善

（大阪府・大阪市・堺市・豊能地区）

70

6　次の文は，「赤十字救急法講習（14版2刷）」（令和2年4月　日本赤十字社）における，腹のけがについて述べたものの一部である．　1　　2　にあてはまるものを，それぞれ次の①から⑧までの中から一つずつ選び，番号で答えよ．

・　受傷後しばらくして症状がでることもあるので，腹の外傷後は，　1　，吐き気，腹痛に気をつけ，尿（血尿），便（血便，黒色血便）の排泄の際にも注意します．

・　きずが腹腔に達している場合や，　2　が見られる（内臓の損傷が疑われる）ときは，直ちに119番通報します．（受傷時に症状がなく，受傷後しばらくして症状が出た場合は，急いで医療機関に搬送します．）

①　咳	②　呼吸困難	③　ショックの徴候	④　皮下出血
⑤　腹の張る感じ	⑥　激痛	⑦　感染	⑧　血痰

（沖縄県）

7　次の文は，「児童生徒等の健康診断マニュアル（平成27年度改訂）」（公益財団法人　日本学校保健会）に示された，保健調査票作成上の配慮事項について述べたものである．　1　～　3　に当てはまるものを，それぞれ次の①から⑥までの中から一つずつ選び，番号で答えよ．

保健調査票作成上の配慮事項
・　学校医・学校歯科医等の指導助言を得て作成する．
・　1　の実態に即した内容のものとする．
・　内容・項目は精選し，活用できるものとする．
・　集計や整理が容易で客観的分析が可能なものとする．
・　2　や健康状態及び生活背景をとらえることができるものとする．
・　3　に十分配慮し，身上調査にならないようにする．
・　継続して使用できるものとする．

①　発育・発達状態	②　家庭	③　体力
④　友人関係	⑤　地域や学校	⑥　個人のプライバシー

（沖縄県）

⑧　次の文は，「保健室利用状況に関する調査報告書　平成28年度調査結果」（平成30年２月発行　公益財団法人日本学校保健会）に示された，保健室利用状況に関する調査のまとめと考察について述べたものである． 　1　 ～ 　6　 にあてはまるものを，それぞれ次の①から⑧までの中から一つずつ選び，番号で答えよ．

養護教諭の判断と対応

　　養護教諭が救急処置の必要性「有」と判断した内容は，小学校では「 　1　 」22.0％（22.7％）や「 　2　 」14.5％（14.1％）など 　3　 的なものが多く，中学校では「 　4　 」16.1％（13.9％），「 　5　 」10.2％（14.6％），高等学校では，「 　4　 」15.3％（13.6％）や「 　5　 」14.6％（20.9％）など 　6　 的なものが多く，前回調査と同様であった．

※（　）内の数値は，前回調査（平成23年度調査）の結果である．

| ① すり傷 | ② 腹痛 | ③ 頭・眼部以外の打撲 | ④ 頭痛 |
| ⑤ 外科 | ⑥ 鼻出血 | ⑦ 内科 | ⑧ かぜ様症状（発熱・鼻水・喉の痛み・咳等） |

(沖縄県)

⑨　次の文は「赤十字救急法講習（14版２刷）」（令和２年４月　日本赤十字社）における，きずの手当の基本について述べたものである． 　1　　2　 にあてはまるものを，それぞれ次の①から⑦までの中から一つずつ選び，番号で答えよ．

・出血が少ない場合

　　土や砂などで汚れたきず口をそのままにしておくと， 　1　 やガス壊疽などの危険があるほか，化膿したり，きずの治りに支障をきたす場合があります．速やかに 　2　 で，きず口の汚れを洗い流します．

　　きずが深い場合には感染の危険が高いので，きず口に保護ガーゼを当て，包帯をして医師の診療を受けさせます．

・出血が多い場合

　　きずをきれいにすることよりも止血を優先します．

① 水道水などの清潔な流水	② 消毒用エタノール	③ ウイルス性肝炎
④ デング熱	⑤ 日本脳炎	⑥ 破傷風
⑦ 次亜塩素酸ナトリウム消毒液		

(沖縄県)

第7章　学校保健計画・学校安全計画

I　学校保健計画

1　学校保健計画と保健室経営計画

学校保健計画は学校保健活動の年間を見通した基本計画であり，全教職員が役割を分担して，「保健管理」「保健教育」「組織活動」の3領域の活動を組織的に推進するために作成される計画である（図7-1）．

それに対して，保健室経営計画は，養護教諭が中心となって，当該学校の教育目標及び学校保健目標等を受け，その具現化を図るために，保健室の経営において達成されるべき目標を立て，組織的・計画的に運営するために作成する計画である．

つまり，どちらも単年度計画であるが，学校保健計画は全教職員がその活動に取り組むための総合的な基本計画であるのに対し，保健室経営計画は，学校保健計画を踏まえた上で，養護教諭の職務と保健室の機能を活かした取り組みを推進するための計画として作成されるべき必要がある．

2　学校保健計画策定の法的根拠

学校教育の目的を達成するためには，学校保健の円滑な実施により，児童生徒や教職員の健康の保持増進を図ることが求められている．その根拠に位置づくのが学校保健安全法等の法令である．

「学校保健計画」は，学校保健安全法第5条に「学校においては，児童生徒等及び職員の心身の健康の保持増進を図るため，児童生徒等及び職員の健康診断，環境衛生検査，児童生徒等に対する指導その他保健に関する事項について計画を策定し，これを実施しなければならない．」と規定されている．

そして，学校保健安全法においては，「学校保健計画」と後述する「学校安全計画」とは，別立ての作成が必要となっている．

学校保健に関する取り組みを進めるに当たって，学校のみならず保護者や関係機関・関係団体等と連携協力を図っていくことが重要であることから，学校保健計画の内容についても，原則として保護者等の関係者に周知することが留意する事項である．

また，「チーム学校」の考えの下，多様な専門性を持つ人材と連携・分担し，組織的・協働的に諸課題の解決に取り組むためにも，学校保健計画の策定が重要になる．学校安全計画についても同様の扱いである．

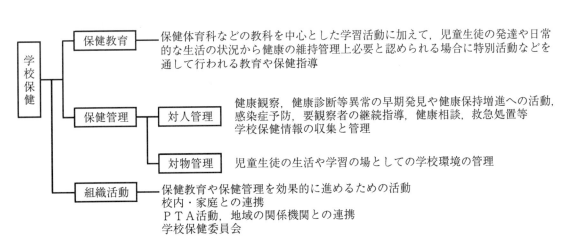

図7-1　学校保健の構造

3　学校保健計画の目的と意義

　学校における教育活動においては，健康・安全が保障されなければならない．

　ところが，学校生活上に波及する子どもの健康を取り巻く状況を鑑みれば，生活習慣の乱れ・いじめ・不登校・メンタルヘルスの課題・アレルギー疾患・性の問題行動・薬物乱用等が顕在化している実態がある．

　このような現代的な健康課題を解決するためには，学校内の組織体制の充実が基本であり，全ての教職員が「学校保健計画」に挙げられた事項を共通認識することが重要になる．その際，学校長のリーダーシップにより，学校内の関係組織が円滑に機能するための整備を図り，総合的な基本計画である「学校保健計画」を踏まえながら，「保健管理」「保健教育」「組織活動」への具体的な取り組みを計画的に進めることによって，健康課題への対応や対策を講じることができる．

4　学校保健計画に関する保健主事と養護教諭

　学校保健計画の作成及びそれを円滑かつ適切な実施を推進するための中心となるのが保健主事である．保健主事には，立案した学校保健計画を効果的に運用するために全教職員及び関係機関等との調整を担うことが学校長より委任（充て職）される．また，保健主事は，学校保健計画実施上の障害となる困難点や問題点等が生じていないかどうかを把握し，改善や修正を図る役目を担う必要がある．中央教育審議会答申（平成20年）「子どもの心身の健康を守り，安全・安心を確保するために学校全体としての取組を進めるための方策について」の中の「学校保健の充実を図るための方策について」では，保健主事が学校保健と学校全体の活動に関する調整及び学校保健計画の作成が謳われており，学校保健に関する事項の管理に当たる職員であると明記された．

　ところで，保健主事に幅広く人材を求める観点から，学校教育法施行規則の一部改正（平成7年）があり，養護教諭の保健主事への登用が行われるようになって久しい．昨今，養護教諭が保健主事を兼務する割合が高くなっている現状がうかがえる．そのことを鑑みれば，学校保健に関する専門的役割を担う養護教諭であるか

らこそ，学校保健計画の策定や運用への意見を述べ協力するという姿勢に留まらず，学校保健に関する情報の収集や関係法規に精通し，積極的な策定への参画が学校保健活動の円滑な実施・評価になると捉えられる．

　また，策定した学校保健計画が実施される過程において，各月の保健目標は達成しているか，保健管理と保健教育を推進する上での課題は何であるか等を校内研修の1つとして取り上げることができる．その場合，保健主事と養護教諭が中心となって，例えば，保健管理においては，「学校感染症の予防と対策」を校内研修テーマとし，教職員が現状の課題を協議し合う．その際，資料として文部科学省から通知されているガイドライン「学校における新型コロナウイルス感染症に関する衛生マニュアル～学校の新しい生活様式～」を参照することにより，効果的な学校運営のための研修として位置づく．

5　学校保健計画作成と立案（表7-1，表7-2）

1）作成の手順（学校安全計画も同様の手順）

　学校保健計画の策定は，前述したように法的根拠を持つものである．しかも，当該学校の児童生徒等や教職員の健康の保持増進を担保することを目的にした年間計画であることから，最も配慮しなければならないことは，その学校の実態に即した計画を立案することが重要になる．換言すると，自校の学校保健計画は，その学校独自の計画であり，現状の健康課題を解決することや，その学校のさらなる健康の保持増進が求められるものである．

　そのためには，自校の学校保健に関する実態把握となる情報収集からはじめなければならない．具体的に提示すると，前年度の学校保健活動の評価や問題点，児童生徒の健康（生活）状態，学校環境衛生の実態，保健教育における実施と課題，組織活動の運営状況，保健室利用状況等が挙げられる．

　各種の情報収集から得た内容を検討した後，学校保健計画の作成過程としては，一般的に次のような手順で行われる．

(1)　学校保健計画目標の決定

　当該学校が掲げる教育目標に即した心身の健康に関

する重点目標の設定

(2) 原案の作成

　保健目標達成のための事項及び内容と方法，実施時期，役割分担，評価方法を提示

(3) 全教職員による共通理解と協議

　原案に関する意見聴取（学校三師・保護者等）後の再検討があり，職員会議での原案についての協議と最終調整

(4) 学校保健委員会での協議

　学校保健委員会において，構成員による協議と承認

(5) 学校長による決定

　以上のように，各段階を経た学校保健計画（P）が全教職員により実施（D）され，その過程や総括としての評価（C）がなされ，次年度に見出された課題や改善点を基にして，新たな計画（A）が策定されるというP⇒D⇒C⇒Aサイクルの円環が効果的な学校保健活動の推進となる．

2）作成上の留意点

① 自校の実情を考慮し，地域や児童生徒の実態，学校種別，学校規模，教職員組織等に即して作成する．

② 収集した健康情報や調査結果を活かし，学校の実態を把握した上で適切かつ効果的な計画を立てる．

③ 自校の教育目標や方針，学校行事等を考慮することから，重点事項を精選し，それらの内容に対して有機的な関連をもたせる．

④ 保健教育（安全教育）と保健管理（安全管理）との関連を明確にしておく．

⑤ 学校保健活動に対して，関係教職員の理解と関心を深めるとともに，責任分担を明確にする．

⑥ 校務分掌と学校保健分掌との一貫性をもたせる．

⑦ 学校内関係者だけの一方的な計画にならないように，市町村教育委員会はもちろん各種保健関係機関との連絡調整を十分に図る．

（p.80 へ続く）

学校保健計画作成ワークシート（保健管理　1学期分）

☆　学校保健計画を作成しましょう．

月	保健目標	学校保健関連行事	保健管理	
			対人管理	対物管理
4	自分の体の発育状態や健康状態について知ろう	・定期健康診断 ・大掃除		
5	体を清潔にしよう	・定期健康診断 ・修学旅行6年 ・新体力テスト		
6	歯や口腔を大切にしよう 梅雨時の健康に気をつけよう	・歯と口の健康週間 ・宿泊学習5年 ・プール開き ・心肺蘇生法		
7・8	夏を元気に過ごそう	・大掃除 ・学校保健委員会		

（本ワークシートは，保健管理のみを立案するための練習用資料である．）

<h2>表7-1 学校保健計画の具体例（小学校）</h2>

月	保健目標	学校保健 関連行事	保健管理	
			対 人 管 理	対 物 管 理
4	自分の体の発育状態や健康状態について知ろう	・定期健康診断 ・大掃除	・保健調査 ・健康観察の確認と実施　・健康相談 ・健康診断の計画と実施と事後措置（身体計測，内科検診，歯科検診，視力検査，聴力検査等）・結核検診の問診 ・疾病管理者の生活指導 ・手洗い・うがいの指導 ・職員の健康診断	・清掃計画配布 ・大掃除の実施の検査 ・飲料水等の水質及び施設・設備の検査 ・雑用水の水質及び施設・設備の検査 ・机，いすの高さ，黒板面の色彩の検査
5	体を清潔にしよう	・定期健康診断 ・修学旅行6年 ・新体力テスト	・健康観察の実施（強化）・健康相談 ・健康診断の実施と事後措置（結核検診，耳鼻咽喉科検診，眼科検診，尿検査，運動器検診等） ・疾病管理者の生活指導 ・1年生の歯みがき指導 ・修学旅行前の健康調査と健康管理	・照度・まぶしさ，騒音レベルの検査
6	歯や口腔を大切にしよう 梅雨時の健康に気をつけよう	・歯と口の健康週間 ・宿泊学習5年 ・プール開き ・心肺蘇生法	・健康観察の実施　・健康相談 ・歯みがき指導 ・水泳時の救急体制と健康管理 ・宿泊前の健康調査と健康管理 ・食中毒・感染症予防 ・熱中症予防	・水泳プールの水質及び施設・設備の衛生状態の検査
7・8	夏を元気に過ごそう	・大掃除 ・学校保健委員会	・健康観察の実施　・健康相談 ・水泳時の救急体制と健康管理 ・夏休みの健康生活指導と健康管理 ・歯みがき指導	・大掃除の実施の検査 ・換気，温度，相対湿度，浮遊粉じん，気流，一酸化炭素及び二酸化窒素の検査 ・ネズミ，衛生害虫等の検査 ・水泳プールの水質検査 ・揮発性有機化合物の検査 ・ダニ又はダニアレルゲンの検査
9	安全を考えて運動しよう	・身長・体重測定 ・プール納め ・避難訓練 ・運動会	・健康観察の実施（強化）・健康相談 ・夏休みの健康調査 ・疾病治療状況の把握 ・手洗い・うがいの励行 ・運動会前の健康調査と健康管理	・運動場の整備 ・日常点検の励行
10	目を大切にしよう	・目の愛護デー ・視力検査 ・就学時の健康診断	・健康観察の実施　・健康相談 ・目の健康について ・正しい姿勢について ・就学時の健康診断の協力	・照度・まぶしさ，騒音レベルの検査 ・雑用水の水質及び施設・設備の検査
11	寒さに負けない体をつくろう	・個人懇談 ・学校保健委員会	・健康観察の実施　・健康相談 ・屋外運動の奨励と運動後の汗の始末 ・かぜやインフルエンザの予防	
12	室内の換気に注意しよう	・健康診断 ・大掃除	・健康観察の実施　・健康相談 ・かぜの罹患状況把握 ・室内の換気及び手洗い・うがいの励行 ・冬休みの健康生活指導と健康管理	・大掃除の実施の検査
1	外で元気に遊ぼう	・身長・体重測定	・健康観察の実施（強化）・健康相談 ・冬休みの健康調査 ・屋外運動の奨励と運動後の汗の始末 ・かぜの罹患状況把握	・日常点検の励行 ・換気，温度，相対湿度，浮遊粉じん，気流，一酸化炭素及び二酸化窒素の検査 ・雨水の排水溝等，排水の施設・設備の検査
2	かぜをひかないように健康管理をしよう	・避難訓練 ・一日入学 ・学校保健委員会	・健康観察の実施　・健康相談 ・屋外運動の奨励 ・かぜの罹患状況把握 ・室内の換気及び手洗い・うがいの励行	・ストーブ管理
3	健康生活の反省をしよう	・耳の日 ・大掃除	・健康観察の実施 ・一年間の健康生活の反省 ・春休みの健康生活指導と健康管理 ・新年度の計画	・保健室の整備 ・学校環境衛生検査結果等のまとめと次年度への課題整理 ・大掃除の実施の検査

※学校保健の重点，役割分担等の総括的な部分は略す.
※縦書き又は横書きでもよいし，保健管理，保健教育，組織活動の順番を入れ替えたり，必要な項目を加えたりする場合も考えられる.
※保健教育の題材名等は平成21年度現在のものである.

月	保健教育				組織活動
	保健体育科等と関連教科	特別活動等における指導			
		学級活動	個別・日常指導	児童会活動	
4	・家庭「日常着の快適な着用」（6年） ・生活「がっこうたんけん」（1年） ・道徳「まさるの花火」（3年） ・道徳「ひまわり」（2年）	・健康診断の目的・受け方 ・保健室の利用の仕方	・健康診断の受け方 ・保健室の利用の仕方 ・身体・衣服の清潔 ・トイレの使い方 ・手洗いうがいの仕方	・組織づくりと年間計画作成 ・係分担	・組織づくり（職員保健部，PTA保健部，学校保健委員会等）と校内研修（学校感染症の予防と対策） ・保健だより等の発行（毎月）
5	・体育「心の健康」（5年） ・理科「人の体のつくり運動」（4年） ・道徳「からすとはと」（1年）	・大きくなるわたしたち（3年）	・歯みがきの仕方 ・基本的な生活 ・遊具の正しい遊び方 ・光化学スモッグ	・歯と口の健康週間について	・職員保健部会
6	・体育「病気の予防」（6年） ・社会「公害から国民の健康や生活環境を守る」（5年）	・歯ならびにあったみがきかた（3年）	・むし歯の予防 ・手洗いうがいの仕方 ・雨の日の過ごし方 ・食中毒の予防 ・体の清潔，プール ・光化学スモッグ	・歯と口の健康週間について ・梅雨時の健康 ・保健集会①	・職員保健部会 ・PTA保健部会 ・心肺蘇生法講習会 ・保健統計のまとめ
7・8	・体育「毎日の生活と健康」（3年） ・家庭「夏の快適な住まいを工夫しよう」（5年） ・総合的な学習の時間「からだの不思議見つけよう」（3年）	・薬物乱用絶対ダメ！（6年）	・望ましい食生活 ・夏に多い病気の予防 ・歯みがきについて ・夏の健康	・1学期の反省 ・保健集会②	・職員保健部会 ・第1回学校保健委員会の開催
9	・社会「人々の健康な生活や良好な生活環境」（4年） ・生活「じぶんですること」（1年）	・男女仲良く（4年） ・アルコールってなあに？（4年）	・積極的な体力つくり ・運動後の汗の始末 ・歯みがき指導	・2学期の活動計画 ・目の愛護デーの計画	・職員保健部会 ・夏休みの健康状況把握
10	・理科「動物の誕生」（5年） ・道徳「ぼくの生まれた日」（4年）	・清けつなからだ（2年）	・目の健康 ・正しい姿勢 ・けがの防止 ・積極的な体力つくり	・目の健康について ・保健集会③	・職員保健部会 ・学校保健に関する校内研修
11	・体育「育ちゆく体とわたし」（4年） ・家庭「冬の快適な住まいを工夫しよう」（6年）	・体をきれいに（1年）	・かぜの予防 ・手洗い・うがい	・かぜ予防ポスター作成	・職員保健部会 ・個人懇談 ・地域の健康祭りへの参加 ・第2回学校保健委員会の開催
12	・理科「人の体のつくりと働き」（6年） ・道徳「たまご焼き」（5年）	・男女の理解と協力（5年）	・かぜの予防 ・冬の健康生活 ・冬休みの健康生活 ・手洗い・うがい	・2学期の反省	・職員保健部会 ・地区懇談会
1	・道徳「ふくらんだリュックサック」（6年） ・家庭「食生活を見つめよう」（5年）	・外であそぼう（1年）	・かぜの予防 ・外遊びについて ・歯みがきについて ・手洗い・うがい	・かぜ予防	・職員保健部会 ・冬休みの健康状況把握
2	・体育「けがの防止」（5年） ・道徳「二ねんせいになっても」（1年）	・きれいな空気（2年）	・外遊びについて ・歯みがきについて ・手洗い・うがい	・耳の日について ・保健集会④	・職員保健部会 ・第3回学校保健委員会の開催
3	・生活「大きくなったよ」（2年） ・道徳「水飲み場」（3年） ・総合的な学習の時間「健康はすばらしい」（4年）	・何でも食べよう（1年）	・耳の病気と予防 ・1年間の健康生活の反省	・耳の健康 ・1年間の反省	・職員保健部会 ・1年間のまとめと反省

表7－2　学校安全計画の具体例　（小学校）

項目 ＼ 月	4	5	6	7・8	9
月 の 重 点	通学路を正しく歩こう	安全に休み時間を過ごそう	梅雨時の安全な生活をしよう	自転車のきまりを守ろう	けがをしないように運動をしよう
道徳	規則尊重	生命の尊重	思いやり・親切	勤勉努力	明朗誠実
安全教育 — 生活	・地域巡り時の交通安全 ・遊具の正しい使い方	・野外観察の交通安全 ・移植ベラ，スコップの使い方	・公園までの安全確認	・虫探し・お店探検時の交通安全	・はさみの使い方
理科	・野外観察の交通安全 ・アルコールランプ，虫めがね，移植ごての使い方	・カバーガラス，スライドガラス，フラスコの使い方	・スコップ，ナイフの使い方	・夜間観察の安全 ・試験管，ビーカーの使い方	・観察中の安全 ・フラスコ，ガラス管の使い方
図工	・はさみ，カッター，ナイフ，絵の具，接着剤の安全な使い方	・写生場所の安全 ・コンパスの安全な使い方	・糸のこぎり，小刀，金槌，釘抜きの使い方	・木槌，ゴム，糸のこぎり，ニスの使い方	・作品の安全な操作
家庭	・針，はさみの使い方	・アイロンのかけ方	・食品の取扱い方	・包丁の使い方	・実習時の安全な服装
体育	・固定施設の使い方 ・運動する場の安全確認	・集団演技，行動時の安全	・水泳前の健康観察 ・水泳時の安全		・鉄棒運動の安全
総合的な学習の時間	「○○大好き～町たんけん」（3年）「交通安全ポスターづくり」（4年）				
学級活動 — 低学年	●通学路の確認 ◎安全な登下校 ●安全な給食配膳 ●子ども110番の家の場所	●休み時間の約束 ◎防犯避難訓練の参加の仕方 ●遠足時の安全 ●運動時の約束	●雨天時の約束 ●プールの約束 ●誘拐から身を守る	●夏休みの約束 ◎自転車乗車時の約束 ●落雷の危険	◎校庭や屋上の使い方のきまり ●運動時の約束
中学年	●通学路の確認 ●安全な登下校 ●安全な清掃活動 ●誘拐の起こる場所	●休み時間の安全 ◎防犯避難訓練への積極的な参加 ●遠足時の安全 ●運動時の約束 ◎防犯教室（3年生）	●雨天時の安全な過ごし方 ◎安全なプールの利用の仕方 ●防犯にかかわる人たち	●夏休みの安全な過ごし方 ◎自転車乗車時のきまり ●落雷の危険	◎校庭や屋上の使い方のきまり ●運動時の安全な服装
高学年	●通学路の確認 ◎安全な登下校 ●安全な委員会活動 ●交通事故から身を守る ◎身の回りの犯罪	●休み時間の事故とけが ◎防犯避難訓練の意義 ●交通機関利用時の安全 ●運動時の事故とけが	●雨天時の事故とけが ●救急法と着衣泳 ●自分自身で身を守る ◎防犯教室（4，5，6年生）	●夏休みの事故と防止策 ●自転車の点検と整備の仕方 ●落雷の危険	◎校庭や屋上で起こる事故の防止策 ●運動時の事故とけが
児童会活動等	・新1年生を迎える会 ・クラブ活動・委員会活動開始			・児童集会	
主な学校行事等	・入学式 ・健康診断 ・交通安全運動	・運動会・遠足 ・防犯避難訓練	・自然教室 ・プール開き		・防災引き取り訓練 ・交通安全運動 ・防災避難訓練（地震）
安全管理 — 対人管理	・安全な通学の仕方 ・固定施設遊具の安全な使い方	・安全のきまりの設定	・プールでの安全のきまりの確認 ・電車・バスの安全な待ち方及び乗降の仕方	・自転車乗車時のきまり，点検・整備 ・校舎内での安全な過ごし方	・校庭や屋上での安全な過ごし方
対物管理	・通学路の安全確認 ・安全点検年間計画の確認（点検方法等研修含む）	・諸設備の点検及び整備	・学校環境の安全点検及び整備	・夏季休業前や夏季休業中の校舎内外の点検	・校庭や屋上など校舎外の整備
学校安全に関する組織活動	・登下校時，春の交通安全運動期間の教職員・保護者の街頭指導	・校外における児童の安全行動把握，情報交換	・地域ぐるみの学校安全推進委員会 ・学区危険箇所点検	・地域パトロール	・登下校時，秋の交通安全運動期間の教職員・保護者の街頭指導地域パトロール
研修	・遊具等の安全点検方法に関する研修 ・通学路の状況と安全指導に関する研修	・熱中症予防に関する研修	・防犯に関する研修（緊急時の校内連絡体制，マニュアルの点検） ・心肺蘇生法（AED）研修（PTA含む）		・防災に関する研修（訓練時）

※学級活動の欄　◎…1単位時間程度の指導　●…短い時間の指導

10	11	12	1	2	3
乗り物の乗り降りに気をつけよう	けがをしないように運動をしよう	安全な冬の生活をしよう	災害から身を守ろう	道路標識を守ろう	安全な生活ができるようにしよう
思いやり親切	家庭愛	勇気	勤勉努力	節度節制	愛校心
・たけひご，つまようじ，きりの使い方	・郵便局見学時の安全	・はさみ，ステープラーの使い方	・はさみの使い方	・昔遊びの安全な行い方	・移植ごての使い方
・太陽観察時の注意	・ポリ袋，ゴム風船の使い方	・鏡，凸レンズ，ガラス器具の使い方	・スコップ，ナイフの使い方	・夜間観察の安全 ・試験管，ビーカーの使い方	・観察中の安全 ・フラスコ，ガラス管の使い方
・彫刻刀の管理の仕方と使い方	・水性ニスの取扱い方	・竹ひご，細木の使い方	・糸のこぎり，小刀，金槌，釘抜きの使い方	・木槌，ゴム，糸のこぎり，ニスの使い方	・作品の安全な操作
・熱湯の安全な取扱い方	・ミシンの使い方	・油の安全な取扱い方	・食品の取扱い方	・包丁の使い方	・実習時の安全な服装
・用具操作の安全	・けがの防止（保健）	・ボール運動時の安全	・持久走時の安全	・跳躍運動時の安全	・器械運動時の安全
「安全マップづくり」（5年）「社会の一員として活動しよう」（6年）					
◎乗り物の安全な乗り降りの仕方 ●廊下の安全な歩行の仕方	◎誘拐防止教室 ●安全な登下校	●安全な服装 ◎冬休みの安全な過ごし方	◎「おかしも」の約束 ●危ないものを見つけたとき	◎身近な道路標識 ●暖房器具の安全な使用	●1年間の反省 ◎けがをしないために
◎車内での安全な過ごし方 ●校庭・遊具の安全な遊び方	◎校庭や屋上の使い方のきまり ●安全な登下校	◎冬休みの安全な過ごし方 ●凍結路の安全な歩き方	●「おかしも」の約束 ◎安全な身支度	◎自転車に関係のある道路標識 ●暖房器具の安全な使用	●1年間の反省 ◎けがをしやすい時間と場所
◎乗車時の事故とけが ●校庭・遊具の安全点検	◎校庭や屋上で起こる事故の防止策 ●安全な登下校	◎冬休み中の事故やけが ●凍結路の安全な歩き方	◎災害時の携行品 ●安全な身支度，衣服の調節	◎交通ルール ●暖房器具の安全な使用	●1年間の反省 ◎けがの種類と応急処置
		・児童集会			
・地区別運動会 ・収穫祭と子ども祭り	・修学旅行 ・防災避難訓練（火災）			・学校安全集会	・卒業式
・校外学習時の道路の歩き方 ・電車・バスの安全な待ち方及び乗降の仕方	・安全な登下校	・凍結路や雪道の歩き方	・災害時の身の安全の守り方	・道路標識の種類と意味	・1年間の評価と反省
・駅・バス停周辺の安全確認	・通学路の確認	・校内危険箇所の点検	・防災用具の点検・整備	・学区内の安全施設の確認	・通学路の安全確認 ・安全点検の評価・反省
・学校安全委員会（学校保健委員会）	・地域教育会議	・年末年始の交通安全運動の啓発	・地域パトロール	・学校安全委員会（学校保健委員会）	・地域ぐるみの学校安全推進委員会
	・防災に関する研修（訓練時）	・応急手当（止血等）			・校内事故等発生状況と安全措置に関する研修

3）学校保健計画の内容

　学校保健計画は，学校保健安全法に関連する内容を踏まえるとともに，自校の健康実態に基づく年間を見通した総合的な基本計画である．さらに，それを具現化するためには，月間計画が必要となる．その月ごとの活動内容が明確に位置づき，計画化されることによって，教職員相互の学校保健に関する意識の喚起と行動化が促される．

6　学校保健計画に関する評価

　学校保健計画の評価については，学校全般の評価の中に組み入れ，評価の結果は，学校保健活動全体の中で総合的に改善する必要がある．

　学校保健計画の作成及び改善のための観点（評価項目例）

① 学校保健計画が「保健教育」「保健管理」「組織活動」を含む総合的な基本計画になっているか．

② 「保健教育」「保健管理」及び「組織活動」に関する内容がもれなく盛り込まれているか．

③ 教職員の意見が反映されているか．

④ 児童生徒の実態や地域社会の実態が反映されているか．

⑤ 前年度の学校保健に関する評価の結果が活かされているか．

II　学校安全計画

1　学校安全計画の目的と意義

　学校管理下での事故災害や通学路における被害者となるような交通事故，地震・津波等の自然災害や校内外での深刻な犯罪被害の発生等，生活上における子どもの安全をめぐる状況は，近年，深刻化しつつある．加えて，いじめや暴力行為の発生数の増加等による生徒指導上の問題も少なくない．これらの背景には，家庭や地域社会の教育力の低下，少子化，生活や遊びの変化等によることが指摘され，子どもの日常生活や学校生活に与える影響が懸念されている．

　子どもの安全をめぐる状況が大きく変化している社会環境において，学校・家庭・地域社会が連携し，様々な災害から，子どもを守り育てるための具体的な取り組みを推進する必要があり，その一翼を担うことが養護教諭にも求められている．

　このような校内外の現状を踏まえ，学校安全の推進に関して，生活安全・交通安全・災害安全に対応した安全管理や安全教育の必要性から，総合的な基本計画となる学校安全計画を講じる必要がある．

2　学校安全計画策定の法的根拠

　学校においては，以下の法に基づき，学校安全計画の策定と実施が義務付けられている．学校安全計画は，学校保健安全法第27条（学校安全計画の策定等）に，「学校においては，児童生徒等の安全の確保を図るため，当該学校の施設及び設備の安全点検，児童生徒等に対する通学を含めた学校生活その他の日常生活における安全に関する指導，職員の研修その他学校における安全に関する事項について計画を策定し，これを実施しなければならない．」と規定されている．

　次に，同法第28条（学校環境の安全の確保）には，「校長は，当該学校の施設又は設備について，児童生徒等の安全の確保を図る上で支障となる事項があると認めた場合には，遅滞なく，その改善を図るために必要な措置を講じ，又は当該措置を講ずることができないときは，当該学校の設置者に対し，その旨を申し出るものとする．」となっている．このことから，学校環境における安全管理の方法として，安全点検の実施とその事後措置を行う必要性が述べられている．

　学校安全計画は，全校的な立場から年間を見通した学校安全活動の総合的な基本計画である．機能的には，1年間を通じ毎月様々な場面で行われる安全教育と安全管理に関する諸活動の統合と調整の意味を持つ．そのためには，校内外の関係者との連携により，組織的に進められるような構成にする必要性がある．

3　学校安全計画に盛り込む内容

　学校安全計画を作成するに当たり，上記の法を基にすれば，その計画に必須の内容として，「①施設設備の

安全点検」「②日常生活における安全に関する指導」「③職員の研修」「④その他学校における安全に関する指導」の4事項に留意する必要がある.

さらに, 危険等発生時の対処要領を作成し, 事故等により児童生徒等に危害が生じた場合, 心身の健康の回復のために必要な支援を行うことが求められていることにも留意したい事項である（学校保健安全法第29条）.

各学校では, 学校安全計画を策定し, PDCAサイクルを重視した管理を行う必要がある. その際, 中心となる教職員（安全主任等）を明確にし, 学校長がリーダーシップを発揮して, 全教職員が役割を分担して組織的に取り組む体制づくりが重要である.

4　学校安全計画に関する評価

学校安全計画の評価については, 学校全般の評価の中に組み入れ, 評価の結果は, 学校安全活動全体の中で総合的に改善する必要がある.

学校安全計画の作成及び改善のための観点（評価項目例）

① 学校安全計画が「安全教育」「安全管理」「組織活動」を含む総合的な基本計画になっているか.

② 「安全教育」「安全管理」及び「組織活動」に関する内容がもれなく盛り込まれているか.

③ 学級担任等教職員の意見, 地域の関係機関や保護者等の意見が反映されているか.

④ 養護教諭の情報や意見を反映し, 共に協力して作成しているか.

⑤ 児童生徒の実態や地域社会の実態等が反映されているか.

⑥ 前年度の学校安全に関する評価の結果が活かされているか.

引用・参考文献

1）公益財団法人日本学校保健会：保健室経営計画作成の手引き　平成26年度改訂, 公益財団法人日本学校保健会, 東京, 2015

2）文部科学省：学校保健安全法, 同施行規則, 2009

3）中央教育審議会（平成20年1月17日）：「子どもの心身の健康を守り, 安全・安心を確保するために学校全体としての取組を進めるための方策について」（答申）, 2008

4）財団法人日本学校保健会編：保健主事の手引き, ぎょうせい, 東京, 1999

5）財団法人日本学校保健会：養護教諭研修プログラム作成委員会報告書, 財団法人日本学校保健会, 東京, 2009

6）出井美智子, 采女智津江他共著：養護教諭のための学校保健第10版, 少年写真新聞社, 東京, 2009

7）学校保健・安全実務研究会編著：新訂版学校保健実務必携第3次改訂版, 第一法規, 東京, 2014

8）采女智津江編著：新養護概説, 少年写真新聞社, 東京, 2008

9）文部科学省：保健主事のための実務ハンドブック, 財団法人日本学校保健会, 東京, 2010

10）文部科学省：学校における新型コロナウイルス感染症に関する衛生管理マニュアル〜「学校の新しい生活様式」〜, 2020

表7-1
学校保健計画の具体例（小学校）　新訂版学校保健実務必携第4次改訂版, 第一法規, 東京, 2017

表7-2
学校安全計画の具体例（小学校）　新訂版学校保健実務必携第4次改訂版, 第一法規, 東京, 2017

第 8 章　健康観察

　中央教育審議会答申「子どもの心身の健康を守り，安全・安心を確保するために学校全体としての取り組みを進めるための方策について」（2008（平成20）年1月17日）において，健康観察の重要性について次のように述べられている．

> ■　健康観察は，学級担任，養護教諭などが子どもの体調不良や欠席・遅刻などの日常的な心身の健康状態を把握することにより，感染症や心の健康問題などの心身の変化について早期発見・早期対応を図るために行われるものである．また，子どもに自他の健康に興味・関心を持たせ，自己管理能力の育成を図ることなどを目的として行われるものである．日常における健康観察は，子どもの保健管理などにおいて重要であるが，現状は，小学校96.4%，中学校92.3%，高等学校54.3%で実施されており，学校種によって取組みに差が生じている．
>
> ■　学級担任等により毎朝行われる健康観察は特に重要であるため，全校の子どもの健康状態の把握方法について，初任者研修をはじめとする各種現職研修などにおいて演習などの実践的な研修を行うことやモデル的な健康観察表の作成，実践例の掲載を含めた指導資料作成が必要である．
>
> 出典：「中央教育審議会答申」文部科学省，2008（平成20）.1.17（一部抜粋）

　さらに，学校保健安全法第9条において，「養護教諭その他の職員は連携して，相互に健康相談又は児童生徒等の健康状態の日常的な観察により，児童生徒等の心身の状況を把握し，健康上の問題があると認めるときは，遅滞なく，当該児童生徒等に対して必要な指導を行うとともに，必要に応じ，その保護者（学校教育法第16条に規定する保護者をいう）に対して必要な助言を行

うものとする」と，養護教諭が他の職員と連携し，学校全体で児童生徒の健康観察を行うことが明確に示された．

　また，文部科学省「教職員のための子どもの健康観察の方法と問題への対応」（2009（平成21）年3月）においては，健康観察の機会・内容などが詳細に示されるとともに実際の事例を用いて説明がされた．

　その後，「現代的健康課題を抱える子どもたちへの支援〜養護教諭の役割を中心として〜」（2017（平成29）年3月）では，全ての教職員は緊急時に状況の判断と働きかけを適切にできるようにするため，日頃の児童生徒をよく観察し関わりをもっておくことや，養護教諭と学級担任は児童生徒の状況を必ず記録に残し，学年の移行期，校種間の移行期など，確実に引き継ぎを行うよう努力することが留意点として示された．組織で情報共有するためであるが，引き継ぎについては，本人・保護者の同意を得ることが原則である．

　2020（令和2）年2月末〜5月末までの4か月間，新型コロナウイルス感染症対策として全国の学校が一斉休校となった．その後，学校は様々な感染対策をとりながら，模索・工夫しながら学校生活が続けられている．文部科学省「学校における新型コロナウイルス感染症に関する衛生管理マニュアル〜学校の新しい生活様式〜」（2020（令和2）年9月）において，新しい生活様式を実践するための学校の役割として，朝の検温から始まり在学中の見守り（健康観察），家庭との情報共有などが示された．これらは従来，日常的に行われてきた健康観察の徹底がさらに重要視されたと考えられる．

I　健康観察の目的

　健康観察の目的は，児童生徒の心身の異常を早期に

発見し，日常生活における健康の保持増進と学習能率の向上を図ることである.

① 日々の児童生徒の心身の健康状態を把握することにより，健康で安全な学校生活を保障し，円滑な教育活動ができる.

② 日々の継続的な実施により，児童生徒に自他の健康状態に興味・関心を持たせ，自己管理能力の育成を図る.

③ 児童生徒の保健管理，保健指導の資料として活用する.

④ 学校における感染症発生の早期発見につながり，感染の拡大防止および予防対策を容易にする.

⑤ 児童生徒の心身の変化からいじめや不登校傾向，虐待等の早期発見につながり，迅速な対応ができる.

Ⅱ　健康観察の機会と内容

学校における健康観察は，教職員が行うものと，児童生徒が自己の健康状態を観察し，変化や異常に気づくなどを自覚するものとがある. また，登校前の健康状態については保護者等からの情報を得，高学年の児童や生徒の場合は，他者の健康状態を観察することができるので，そこからの情報を得る場合も考えられる. 児童生徒を中心に関係を持つすべての者が，健康観察を行う必要がある. そのためには，健康観察について教職員および児童生徒（保健係など）に対する研修が必要であり，養護教諭はその指導的立場にある.

1　健康観察の機会・内容・主な実施者（図8-1）

学校における健康観察は，教育活動全体を通して行われなければならない. また，家庭における健康観察も大切で，保護者などの理解と協力を得ながら情報収集を行う.

2　健康観察事項（表8-1）

養護教諭が中心となって，健康観察時の観察事項について教職員間での共通理解をしておくことが大切である. 養護教諭は教職員に示す観察の視点を季節ごと，または月ごとに少し変化させ，体調の変化に気づく

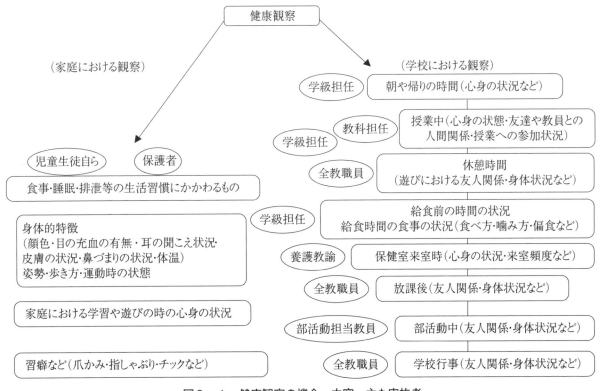

図8-1　健康観察の機会・内容・主な実施者

能力をつけられるように援助する必要がある.

また, 心と体は密接に関係しており, 児童生徒は自分の気持ちを言葉でうまく表現できないことが多く, 心にもつ問題が表情や行動に現れることや, 頭痛や腹痛などの身体症状に現れることが多い. できる限り対象の児童生徒の発達, 障害や特性などに合わせた, きめ細やかな観察が必要である. 児童生徒の「いつもと違うこと」に気づくことが大切である.

3 朝の健康観察（図8-2）

児童生徒の前日の家庭での健康状態の把握と, その日を元気に活動できるかの判断資料となる朝の健康観察は大切である. この朝の健康観察は, 全校一斉に実施することが望ましい. 1日の始まりに名前を呼び, 声かけすることは, 教職員と児童生徒の信頼関係構築の基盤となり, そこに安心感を育むことにつながる. 各学級で実施された健康観察結果は担任を経て, 高学年の児童や生徒の場合は保健係などを通じて, 最終的には養護教諭（保健室）に集め, 養護教諭は結果を把握して適切に対応することが大切である.

4 特別なニーズがある児童生徒

特別なニーズがある児童生徒の健康状態は非常に変動しやすいので, 健康観察は朝のみでなく, 1日を通して注意を払うことが大切である. さらに, 複数の目で観察し, 提出場所についても一カ所だけでなく, 数カ所設けるなど工夫する必要がある.

5 学校生活全体の健康観察

学校生活全体においての健康観察が大切である. 異

表8-1　健康観察の項目と観点について

		観察事項	観察内容 全項目において「いつからか」と問うことが必須	
欠席		日数, 曜日, 理由	継続的な欠席, 散発的な欠席, 限定した曜日などのパターンはないか. 欠席理由の確認	
遅刻		回数, 理由	継続的な遅刻, 散発的な遅刻, 限定した曜日などのパターンはないか. 遅刻理由の確認	
心身の健康状態	外見からわかる他覚的症状	いつもと変わった様子がある	視線は, 落ち着きは	
		元気がない	疲れていないか, よく眠れたか	
		顔色が赤い, 青い	熱は, 吐き気は, 便通は, 疲労は, 食欲は	
		皮膚の異常	痛みは, 痒みは, 発疹は, 熱は, 場所は, 部位は	
		目の異常	痛みは, 目やには, 充血は, 眠れたか	
		咳やくしゃみをする	熱は, アレルギーはあるか	
		鼻汁を出している	頭痛は, 熱は, 痛みは	
		けがをしている	痛みは, 腫れは	
		姿勢が悪い	背骨の曲がりは, 痛みは, 部位は	
	本人の訴えによる自覚症状	頭が痛い	風邪は, 疲労は, 睡眠は, 打撲は, 視力異常は, 精神不安定は, 息苦しさは, 部屋の喚気不足は	
		腹が痛い	便秘は, 下痢は, 部位は, 意欲は, 過食は, 吐き気は, 尿は	
		気持ちが悪い	吐き気は, 頭痛は, 腹痛は, 下痢は, 熱は, 疲れは, 眠れたか	
		風邪をひいている	熱は, 咳は, のどは, 鼻汁は, 頭痛は	
		耳・鼻・のどに異常がある	熱は, 痛みは, 部位は	
		歯に異常がある	痛みは, 部位は, 熱は	
		目に異常がある	見え方は, 痛みは, 部位は, 熱は	
		四肢に異常がある	痛みは, 部位は, 可動域は	
	特別ニーズ	バイタルサイン （聴診器, パルスオキシメーター, 血圧計などを活用して行う）	体温は, 呼吸は, 脈拍は, 血圧は	普段とどのように違うのか
			意識は, 皮膚の温度と発汗の状態は	
			排尿・排便は	

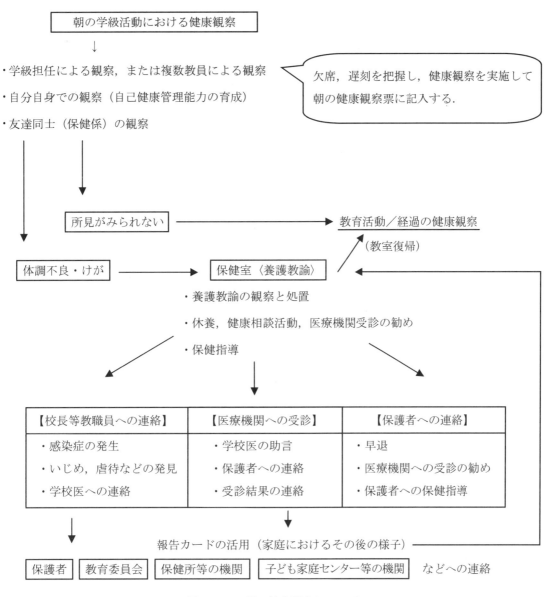

図8-2　朝の健康観察について

常時の変化に早く気づくためには，普段から児童生徒の様子を十分に把握することに努める必要がある．健康観察の状況や結果は，担当する教職員はもちろんのこと，全教職員で共有する．また，全教職員で継続して健康観察を続けることが大切である．

さらに，学校種および児童生徒の特性により，寄宿舎職員・施設等の職員・保護者には的確に健康観察情報を申し送る必要がある．

朝の健康観察に加え，学校生活全般（授業中，休憩時間，保健室，給食時間，放課後，学校行事等）を通じて行う健康観察の視点について，体・行動・態度・対人関係に現れるサインに注意する．サインの現れ方は，発達の段階によって変化することを考慮する必要がある．

サインを見逃さないための着眼点は，まず，生育状況として既往症や過去のトラウマ体験の有無である．次に，心身面の変化として病気にかかる頻度（風邪を引きやすくなった，発熱や腹痛が多くなった等），アレルギー症状（症状の悪化，新たな症状の出現等），下校後の過ごし方（友達と遊ばなくなった，帰宅が遅い等）や家庭での様子（ふさぎこむ，学習に取り組まない，好きな遊びをやらない等），睡眠の様子（寝つきが悪くなった，眠りが浅い，よく眠れない，怖い夢を見る等）など

である．最後に環境面として家族構成の変化（弟妹の誕生，父親の単身赴任，家族の死去，保護者の離婚・再婚，兄姉の自立等），家庭環境の変化（新築，転居，一人部屋への移行等）や学校外の活動（習い事を始めたりやめたりした，習い事でのトラブルの有無等）などに着眼して観察する必要がある．

これらのサインの推測される背景要因の例としては，内科・小児科疾患，発達障害，精神疾患，てんかん，心身症，いじめ，虐待，生活環境の問題などがあげられる．疾患や障がいが原因となっている場合は，専門機関との連携が必要となるので留意する．

Ⅲ　健康観察の事後措置

健康観察実施後の事後措置において，以下に示す事項について，特に留意する必要がある．

1　家庭との連絡

家庭との連絡が必要な場合は，学校における児童生徒の状況を伝え，家庭での様子を聞き，適切な対応を図るようにする．早退の措置が必要な場合，保護者などと連絡を取り，安全の確保が図られるようにする．

2　医療機関の受診

医療機関の受診が必要な場合には，児童生徒の状態や受診先などの情報を保護者に伝え，保護者による該当の医療機関の受診を勧める．学校から直接医療機関を受診した場合だけでなく，保護者などと連絡を必ず取り，その結果は校内関係者に報告して共通理解を図るようにする．

3　感染症の発生

インフルエンザや新型コロナなどのウイルス感染症や食中毒の発生の場合またはその疑いがある場合には，該当する児童生徒の学級はもとより，他の学級においても状況把握に努める．校内での状況把握を行った後，速やかに学校医に報告して対応について指導を受ける．その後，校内の関係者と共通理解を図りながら適切な対応に努め，必要な場合は校外の関係機関と連携を図りながら，適切な対応に努める．

食中毒の発生の場合には，1週間前までの状況把握が必要となり，健康観察およびその集計結果が重要な資料となる．

新型コロナウイルス感染症の場合には，感染経路不明な感染者数が増加している地域では，休日における友人同士や家族ぐるみの外出・行き来・接触などを控えるなど，学校を通じた人間関係の中での感染を防ぐことが必要である．

4　個別の健康相談

症状が続く場合は，個別の健康相談を行うように努める．

Ⅳ　健康観察記録簿の作成

学級ごとに健康観察記録簿を作成し，同時に欠席状況の記録も行うようにする．欠席，遅刻が記入でき，その日の天気，気温，湿度が記入できる学級健康観察表（資料8－1）や個人の健康観察表（資料8－2）の作成が必要である．いずれの健康観察記録簿にも，学校において予防すべき感染症情報を貼付することが望ましい．この場合，季節により流行する感染症などの一覧表を提示する工夫があるとよい．また，学校全体の集計を行う際に必要な集計用記録表の作成も必要である．

さらに，特別な支援が必要な個別対応できる健康観察表（資料8－3）の作成，感染症（例：インフルエンザ，新型コロナ感染症）発生時に対応できる健康観察表（資料8－4）（資料8－5）（資料8－6）などの作成の必要がある．

いずれも各学校の実状に合わせて工夫が必要である．

Ⅴ　健康観察の記録の活用方法

① 児童生徒の集団および個々の健康問題を把握する資料
② 健康診断・健康相談・保健指導等の際の資料

③　感染症や食中毒等の集団発生の早期発見やその予防，発生原因確定の資料

④　いじめ，不登校傾向，虐待等の早期発見やその予防の資料

⑤　家庭訪問時・保護者面談時の資料

⑥　児童生徒を理解するための資料

⑦　部活動や学校行事への参加および休業中の計画などの資料

⑧　学校保健計画立案時の資料

⑨　学校安全計画立案時の資料

⑩　児童生徒の保健委員会の資料

VI　健康観察の評価

　健康観察を実施する際には，その計画，実施，事後措置などの対応および記録などは必ず評価しなければならない．また評価は学期ごとや学年末に行い，次年度の実施に評価結果を必ず活かすことが重要である．

　評価観点について以下に示す．

①　全職員が健康観察の必要性を理解しているか

②　学級担任による朝の健康観察は適切に行われたか

③　すべての教育活動において常時実施されたか

④　健康観察事項は適切だったか

⑤　心身の健康問題の早期発見に活かされているか

⑥　健康観察の事後措置は適切に行われたか

⑦　児童生徒に自己健康管理能力が育まれたか

⑧　児童生徒の健康づくりが推進されたか

⑨　必要な事項が記録され，次年度の計画に活用できるか

⑩　保護者等の理解や協力が得られたか

引用・参考文献

1）文部科学省：中央教育審議会答申，2008.

2）文部科学省：学校保健安全法，2009.

3）文部科学省：学校保健法施行規則，2009.

4）文部科学省：教職員のための子どもの健康観察の方法と問題への対応，2009.

5）文部科学省：学校における子供の心のケア－サインを見逃さないために－（平成26年3月），2014.

6）日本学校保健会：児童生徒の健康診断マニュアル〈平成27年度改訂〉，2015.

7）文部科学省：現代的健康課題を抱える子供たちへの支援～養護教諭の役割を中心として～，2017.

8）文部科学省：学校における新型コロナウイルス感染症に関する衛生管理マニュアル～「学校の新しい生活様式」～（2020.9.3Ver.4），2020.

資料8－1　欠席および健康観察表　（クラス用）

令和○○年○月　　　　　欠席および健康観察表　　　　　○年○組　担任名　○○○○

		1	2	3	4	5	6	7	8	9	10	11	12	13	14	15	16	17	18	19	20	21	22	23	24	25	26	27	28	29	30		備考
		水	木	金	土	日	月	火	水	木	金	土	日	月	火	水	木	金	土	日	月	火	水	木	金	土	日	月	火	水	木		
	天候																																
	気温・湿度																																
	行事																																
1	児童生徒名																																
2																																	
3																																	
41																																	
42																																	
	担任のサイン																																

> 1　健康観察の結果状況を記号で記入する.
> 　欠席は理由を○で囲む，事故欠 /，遅刻は理由を△で囲む，早引きは理由を□で囲む.
> 　（理由：出停テ，頭痛ア，腹痛フ，胃痛イ，風邪カ，発熱ネ，外科ケ，耳鼻科ミ，眼科メ，歯科シ，皮膚科ハ，その他ソ）
> 2　その他の理由は備考欄に入れる.
> 3　1時間目の休み時間までに保健室（職員室）に提出する.

資料8－2　欠席および健康観察表（個別用）

令和○○年○月　　　　　欠席および健康観察表　　　　　○年○組　氏名　○○○○

		1	2	3	4	5	6	7	8	9	10	11	12	13	14	15	16	17	18	19	20	21	22	23	24	25	26	27	28	29	30		備考
		水	木	金	土	日	月	火	水	木	金	土	日	月	火	水	木	金	土	日	月	火	水	木	金	土	日	月	火	水	木		
	欠席																																
	遅刻																																
	いつもと違う様子																																
登校時の様子	発熱																																
	風邪症状																																
	頭痛																																
	腹痛																																
	嘔吐																																
	けが																																
	湿疹・かゆみ																																
	顔色（赤，青）																																
	声かけに反応																																
	大声を出す																																
	四肢の動き悪い																																
保護者からの情報	朝食食べず																																
	排便なし																																
	睡眠不十分																																
	発作が多い																																
	その他																																
	備考																																

> 1　健康観察の結果状況を記号で記入する.
> 　欠席は理由を○で囲む，事故欠 /，遅刻は理由を△で囲む，早引きは理由を□で囲む.
> 　（理由：出停テ，頭痛ア，腹痛フ，胃痛イ，風邪カ，発熱ネ，外科ケ，耳鼻科ミ，眼科メ，歯科シ，皮膚科ハ，その他ソ）
> 2　登校時の様子で該当する項目に○をつけ，その様子は備考欄に入れる.
> 3　保護者からの情報がある場合に○をつけ，その様子は備考欄に入れる.
> 4　1時間目の休み時間までに保健室（職員室）に提出すること.

資料8-3　支援学校における健康観察表例

✿ 令和XX年度　X月　健康観察カード　○年○組（クラス）✿

給食の時間までに所定の場所へ提出
記載内容に変更がある場合は
直接保健室に連絡・報告してください

☆お願い☆　確認したら日付に○を付けてください

名　前	記入欄	1 月	2 火	3 水	4 木	5 金	6 土	7 日	8 月	9 火	10 水	11 木	12 金	13 土	14 日	15 月	16 火	17 水	18 木	19 金	20 土	21 日	22 月	23 火	24 水	25 木	26 金	27 土	28 日	29 月	30 火	31 水
○○　△●	出欠																															
	体調																															
	欠席理由																															
	特記事項																															
○×　△●	出欠																															
	体調																															
	欠席理由																															
	特記事項																															
△△　●○	出欠																															
	体調																															
	欠席理由																															
	特記事項																															
■□　△○	出欠																															
	体調																															
	欠席理由																															
	特記事項																															
	出欠																															
	体調																															
	欠席理由																															
	特記事項																															

【記入方法】
1. **上段**に，出欠状況を記入
2. **下段**に，出席の場合は登校時の体調①~⑧，欠席の場合は欠席理由Ⓐ~Ⓗを記入する

出欠状況
出席　空欄
欠席
　事故欠⊠
　病欠⊡　忌引き・出停

体調
①咳が出ている　②鼻水，くしゃみ　③熱っぽい
④下痢　⑤嘔吐　⑥湿疹・かゆみ　⑦顔色悪い
⑧四肢の動き悪い　⑨奇声を発する
⑩言葉かけに反応悪い
その他の事項は【体調を直接記入】する

欠席理由
病　欠
Ⓐ体調不良（自宅療養）Ⓑ体調不良による受診 Ⓒ入院【理由記入】
Ⓓ感染症【疾患名記入】
事故欠　Ⓔ検診　Ⓕ訓練
Ⓖ家事都合Ⓗその他【理由記入】

（吉田純子作成を著者改変）

資料8-4　インフルエンザ発生時の健康観察表（中学校・高等学校用）

朝の健康チェック

年　組　番　＿＿＿＿＿　　　氏名　＿＿＿＿＿＿＿＿＿

　　　　　　　　　　　　　　　　部活動名　＿＿＿＿＿＿＿

1. 現在の健康状態について，以下の症状で該当するものに○印を記入し，症状がない場合は
「ない」と記入してください．

症　状	熱感あり （熱っぽい感じ）	鼻水または 鼻づまりあり	咽頭痛あり （のどの痛み）	咳あり	その他の症状 （あれば書く）
「○」 または 「ない」					

体温（　　　　　℃）

2. 以下の質問について該当するものに○印つけ，（　　　　）内に答えられる範囲で内容を
記入してください．
　　1）家族や身近な人に体調不良（上記症状）を訴える人はありましたか？
　　　　（1）　　　ない
　　　　（2）　　　あった　→　誰ですか？　　　（　　　　　　　　　　　）
　　　　（3）　　　いつ頃ですか？　　　　　　　（　　　　　　　　　　　）
　　　　（4）　　　どんな症状でしたか？　　　　（　　　　　　　　　　　）
　　2）学校外でインフルエンザと診断された人や，インフルエンザの疑いのある人と
　　　　接触がありましたか？
　　　　（1）　　　ない
　　　　（2）　　　あった　→　誰ですか？　　　（　　　　　　　　　　　）
　　　　（3）　　　いつ頃ですか？　　　　　　　（　　　　　　　　　　　）
　　　　（4）　　　どんな症状でしたか？　　　　（　　　　　　　　　　　）

［中島敦子作成］

第8章　健康観察

資料8−5　新型コロナウイルス感染症対応の健康観察チェックシート

健康観察個人チェックシート（9月）

年	組	番	生徒名

登下校の方法 　スクールバス（　　　　　　　線） 　その他（徒歩・自転車・　　　　　）	クラブ活動	基礎疾患の有無　なし・あり

毎日の健康観察の記録⇒　保護者の確認⇒　登校時持参　➡　担任へ提出・確認してもらう

月/日（　曜）	今朝の体温 37.0℃以上注意！	今日の体調		いつから？　どんな症状？ 咽頭痛・咳・くしゃみ・鼻水・鼻づまり・強いだるさ(倦怠感)息苦しさ(呼吸困難) **相談・受診の有無？** 月/日　〇時にかかりつけ医に相談受診	保護者㊞又はサイン
		良い	悪い ※少しも含む		
9 月1 日（火）	．　℃	良い	悪い		㊞
9 月2 日（水）	．　℃	良い	悪い		㊞
9 月3 日（木）	．　℃	良い	悪い		㊞
9 月4 日（金）	．　℃	良い	悪い		㊞
9 月5 日（土）	．　℃	良い	悪い		㊞
9 月6 日（日）	．　℃	良い	悪い		㊞
9 月7 日（月）	．　℃	良い	悪い		㊞

（西巻裕子作成）

資料8−6　新型コロナウイルス感染症対応の健康観察カード　特別支援学校（11月）

健康観察カード

　　　　　部　　年　　組　名前　　　　　　　

平熱_____℃

登校しない日も毎日必ず記入してください！

※検温時間と体温は数字で記入してください。それ以外の項目は該当する欄に〇を付けてください。

日付	検温時間	体温	咳		のどの痛み		体のだるさ		息苦しさ		鼻水鼻づまり		その他(におい・味がしない、嘔吐・下痢など)	保護者印またはサイン
			あり	なし	あり	なし	あり	なし	あり	なし	あり	なし		
【 記入例 】	8:15	36.3℃	〇		〇		〇		〇		〇		頭痛	AB
10/ 1 （木）	：	℃												
10/ 2 （金）	：	℃												
11/ 3 （火）	：	℃												
11/ 4 （水）	：	℃												
11/ 5 （木）	：	℃												
11/ 6 （金）	：	℃												
11/ 7 （水）	：	℃												
11/ 8 （土）	：	℃												
11/ 9 （日）	：	℃												
11/10 （月）	：	℃												
11/11 （日）	：	℃												
11/12 （月）	：	℃												
11/13 （火）	：	℃												

体温の記載がない場合は、学校にて検温

・免疫抑制剤服用中の児童生徒や気管切開、酸素ボンベ常用、心臓疾患でカテーテルの入っている場合等は、6月からの登校前に主治医の登校許可を得て登校
・この表に1つでも〇があれば「健康観察簿」に担任が転記（欠席理由を記入）
・発熱等での体調不良者は原則待機室で待機

・花粉症等での鼻水等の症状も考えられるため、〇が一つあるから即早退ではなく、保健調査や連絡帳等から総合的に判断する旨を職員会議で保健部より書類にて周知

次のような場合は、新型コロナ受診相談センターへ連絡してください。
A.息苦しさ（呼吸困難）、強いだるさ（倦怠感）、高熱等の強い症状のいずれかがある場合
B.重症化しやすい方＊で、発熱や咳などの比較的軽い風邪症状がある場合
D.それ以外の方で、発熱や咳など比較的軽い風邪症状が4日以上続く場合
　（強い症状や解熱剤を飲み続けている方はすぐに相談）。

＊重症化しやすい方：糖尿病・心不全・呼吸器疾患等の基礎疾患がある、透析を受けている、
　　免疫抑制剤や抗がん剤等を用いている

　　学校で発熱や咳などの風邪症状がある場合はお迎えをお願いします。

このカードは必ず連絡帳に挟んで持参してください！

（鍵本由子作成）

令和４年度（令和３年度実施）養護教諭採用試験問題

① 教職員が行う健康観察について，次の各問いに答えなさい.

(1) 健康観察の目的について，次の（　）に当てはまる語句を答えなさい.

　ア　児童生徒等の心身の健康問題の早期発見・（　①　）を図る.

　イ　感染症や食中毒などの（　②　）状況を把握し，感染の拡大防止や予防を図る.

　ウ　日々の継続的な実施によって，児童生徒等に自他の健康に興味・関心をもたせ，（　③　）の育成を図る.

(2) 健康観察の留意点について，次の（　）に当てはまる語句を下の選択肢からそれぞれ１つ選び，記号で答えなさい.

　ア　学校における健康観察は，（　①　）や養護教諭が中心となり，全教職員が意義と重要性を理解し，共通認識のもとに実施できるようにする.

　イ　心の健康課題が疑われる場合でも，まず，（　②　）な疾患があるかないかを見極めてから対応する.

　ウ　「体に現れるサイン」・「（　③　）や態度に現れるサイン」・「（　④　）に現れるサイン」の３観点から健康観察ができるようにする.

A　行動	B　学習面	C　管理職	D　精神的
E　学級担任	F　身体的	G　言葉	H　対人関係

（宮崎県）

② 「学校における子供の心のケア　－サインを見逃さないために－」（平成26年３月　文部科学省）の第１章　健康観察の進め方のうち，サインを見逃さないための着眼点の下線部①～⑤について，適切でないものはいくつあるか．下の１～５のうちから一つ選べ.

〈生育状況〉
・①既往症
・過去の②トラウマ体験の有無

〈心身面の変化〉
・③病気にかかる頻度
・④アレルギー症状
・下校後の過ごし方
・家庭での様子
・⑤睡眠の様子

〈環境面〉
・家族構成の変化
・家庭環境の変化
・学校外の活動

　　１　なし　　　　２　１つ　　　　３　２つ　　　　４　３つ　　　　５　４つ

（大分県）

3 次の文章は，「子どもの心のケアのために　－災害や事件・事故発生時を中心に－（平成22年７月文部科学省）」の第３章　危機発生時における健康観察の進め方の一部である．（　①　）～（　③　）に入る最も適切な語句を下の**【語群】**からそれぞれ一つずつ選び，記号で答えなさい．

(1) 危機発生時における健康観察のポイント

　　　子どもは，自分の気持ちを自覚していないことや，言葉でうまく表現できないことが多く，心の問題が行動や態度の変化，頭痛・腹痛などの身体症状となって現れることが多いため，きめ細かな観察が必要である．

　　（中略）

　　　災害等に遭遇した後に現れることが多い反応や症状には，不安感，絶望感，ひきこもり，頭痛，腹痛，（　①　）などがある．そのほとんどは，数週間以内で軽快するが，命にかかわるような状況に遭遇したり，それを目撃したりした場合などには，強いストレス症状が現れ，（中略）（　②　）（ASD）や（　③　）（PTSD）になることがある．

　　　自然災害などによるPTSDの症状は，被災後まもなく（　②　）（ASD）の症状を呈し，それが慢性化してPTSDに移行するケースのほかに，最初は症状が目立たないケースや被災直後の症状が一度軽減した後の２～３カ月後に発症するケースもある．このため，被災後の健康観察はなるべく長期にわたって実施することが肝要である．

【語群】				
（ア）急性ストレス障害	（イ）予算	（ウ）家庭訪問	（エ）質問紙	（オ）実態
（カ）外傷後ストレス障害	（キ）保護者	（ク）体重	（ケ）遺伝	（コ）虐待
（サ）表面化	（シ）内在化	（ス）食欲不振	（セ）特性	（ソ）いじめ
（タ）学校生活全般	（チ）観察項目	（ツ）早期発見	（テ）サイン	（ト）病気

(鳥取県)

4 「教職員のための子どもの健康観察の方法と問題への対応」（平成21年　文部科学省）の中で，子どもの心の健康つくりにかかわる教職員の主な役割が述べられている．次の①～⑤のうち，養護教諭の役割のポイントとして適切なものはどれか．正しい組み合わせを下のａ～ｅから一つ選びなさい．

①　子どものメンタルヘルスをめぐる緊急事態への見立てを行う．
②　常に情報収集に心がけ，問題の背景要因の把握に努める．
③　校内委員会（教育相談部等）に参加し共通理解を図る．
④　子どもの心身の健康状態を日ごろから的確に把握し，問題の早期発見・早期対応に努める．
⑤　子どもの訴えを受け止め，心の安定が図れるように配慮する．

a	b	c	d	e
①②④	①③④	②③④	②③⑤	②④⑤

(高知県)

I　健康診断の意義と法的位置付け

1　法的位置付け

　健康診断については, 学校教育法および学校保健安全法に規定されている. 学校教育法第12条において, 「学校においては, 別に法律で定めるところにより, 幼児, 児童, 生徒及び職員の健康の保持増進を図るため, 健康診断を行い, その他その保健に必要な措置を講じなければならない. 」とされ, また, 児童生徒等の定期健康診断については, 学校保健安全法第13条第1項に, 「学校においては, 毎学年定期に, 児童生徒等（通信による教育を受ける学生を除く. ）の健康診断を行わなければならない. 」とされ, 第2項には臨時健康診断について「学校においては, 必要があるときは, 臨時に, 児童生徒等の健康診断を行うものとする. 」とされている. その他, 学校保健安全法には, 第11条に就学時健康診断, 第14条に事後措置, 職員の健康診断及び事後措置については, 第15条, 第16条に規定されている.
　さらに, 学習指導要領による教育課程上では, 「特別活動」の健康安全・体育的行事に位置付けられ, 保健管理の中核としてのみでなく, 教育活動としても実施されている.

2　健康診断の意義

　健康診断は, 学校における児童生徒等及び職員の健康の保持増進を図り, 学校教育の円滑な実施とその成果の確保に資するという学校保健における保健管理のための中核としての活動であるとともに, 児童生徒等の生涯にわたる健康の保持増進のために必要な実践力を育成するための教育活動でもある. また, 学校における健康診断は, 家庭における健康観察を踏まえて, 学校生活を送るに当たり支障があるかどうかについて, 疾病をスクリーニング（選別）（健康であるか, 健康上問題があるか, 疾病や異常の疑いがあるかという視点で選び出す）し, 児童生徒等の健康状態を把握するという役割と, 学校における健康課題を明らかにすることで, 健康教育の充実に役立てるという役割がある.

II　学校で行われる健康診断

1　健康診断の種類

表9－1　学校における健康診断の種類・実施主体・実施時期・規定法及び条項

種類	実施主体	実施時期	規定している法及び条項		
			学校保健安全法	学校保健安全法施行令	学校保健安全法施行規則
就学時健康診断	市（特別区を含む）町村教育委員会	学齢簿が作成された後翌学年の初めから4月前（就学の手続きの実施に支障がない場合にあっては, 3月前）までの間	第11条（就学時の健康診断の実施） 第12条（事後措置の実施）	第1条（実施時期） 第2条（検査項目） 第3条（保護者への通知） 第4条（就学時健康診断）	第3条（方法及び技術的基準） 第4条（就学時健康診断票）
児童生徒の健康診断 1. 定期健康診断 2. 臨時健康診断	学校	1. 毎学年定期（6月30日までに） 2. 必要時	第13条（児童生徒等の健康診断, 臨時の健康診断の実施） 第14条（事後措置の実施）		第5条（実施時期） 第6条（検査項目） 第7条（方法及び技術的基準） 第8条（健康診断票） 第9条（事後措置） 第10条（臨時の健康診断） 第11条（保健調査）
職員の健康診断 1. 定期健康診断 2. 臨時健康診断	学校の設置者	1. 毎学年定期（規則第5条の規定を準用する. この場合において, 同条第1項中「6月30日までに」とあるのは, 「学校の設置者が定める適切な時期に」と読み替えるものとする） 2. 必要時	第15条（職員の健康診断の実施） 第16条（事後措置）		第12条（実施時期） 第13条（検査項目） 第14条（方法及び技術的基準） 第15条（健康診断票） 第16条（事後措置） 第17条（臨時の健康診断）

2　検査の項目および実施学年

表9-2　定期健康診断の検査項目及び実施学年

平成28年4月1日現在

項目	検診・検査方法	幼稚園	小1年	小2年	小3年	小4年	小5年	小6年	中1年	中2年	中3年	高1年	高2年	高3年	大学
保健調査	アンケート	○	◎	◎	◎	◎	◎	◎	◎	◎	◎	◎	◎	◎	○
身長		◎	◎	◎	◎	◎	◎	◎	◎	◎	◎	◎	◎	◎	◎
体重		◎	◎	◎	◎	◎	◎	◎	◎	◎	◎	◎	◎	◎	◎
栄養状態		◎	◎	◎	◎	◎	◎	◎	◎	◎	◎	◎	◎	◎	◎
脊柱・胸郭 四肢 骨・関節		◎	◎	◎	◎	◎	◎	◎	◎	◎	◎	◎	◎	◎	△
視力	視力表　裸眼の者　裸眼視力	◎	◎	◎	◎	◎	◎	◎	◎	◎	◎	◎	◎	◎	△
視力	視力表　眼鏡等をしている者　矯正視力	◎	◎	◎	◎	◎	◎	◎	◎	◎	◎	◎	◎	◎	△
視力	視力表　眼鏡等をしている者　裸眼視力	△	△	△	△	△	△	△	△	△	△	△	△	△	△
聴力	オージオメータ	◎	◎	◎	◎	△	◎	△	◎	△	◎	◎	◎	△	△
眼の疾病及び異常		◎	◎	◎	◎	◎	◎	◎	◎	◎	◎	◎	◎	◎	◎
耳鼻咽喉頭疾患		◎	◎	◎	◎	◎	◎	◎	◎	◎	◎	◎	◎	◎	
皮膚疾患		◎	◎	◎	◎	◎	◎	◎	◎	◎	◎	◎	◎	◎	◎
歯及び口腔の疾患及び異常		◎	◎	◎	◎	◎	◎	◎	◎	◎	◎	◎	◎	◎	△
結核	問診・学校医による診察		◎	◎	◎	◎	◎	◎	◎	◎	◎				
結核	エックス線撮影											◎			◎ 1学年(入学時)
結核	エックス線撮影 ツベルクリン反応検査 喀痰検査等		○	○	○	○	○	○	○	○	○				
結核	エックス線撮影 喀痰検査・聴診・打診											○			○
心臓の疾患及び異常	臨床医学的検査 その他の検査	◎	◎	◎	◎	◎	◎	◎	◎	◎	◎	◎	◎	◎	◎
心臓の疾患及び異常	心電図検査	△	◎	△	△	△	△	△	◎	△	△	◎	△	△	△
尿	試験紙法　蛋白等	◎	◎	◎	◎	◎	◎	◎	◎	◎	◎	◎	◎	◎	△
尿	試験紙法　糖	△	◎	◎	◎	◎	◎	◎	◎	◎	◎	◎	◎	◎	△
その他の疾病及び異常	臨床医学的検査 その他の検査	◎	◎	◎	◎	◎	◎	◎	◎	◎	◎	◎	◎	◎	◎

(注)　◎　ほぼ全員に実施されるもの
　　　○　必要時または必要者に実施されるもの
　　　△　検査項目から除くことができるもの

[出典：児童生徒等の健康診断マニュアル（平成27年度改訂版）日本学校保健会, p19, 2015]

　定期健康診断の項目および実施学年については，学校保健安全法施行規則第6条に定められているが，「学校保健安全法施行規則の一部を改正する省令（平成26年文部科学省令第21号）」が公布され，職員の健康診断及び就学時健康診断票に係る改正規定については同日に，児童生徒等の健康診断に係る改正規定等に ついては平成28年4月1日から施行されることとなった．また，平成27年9月11日付けで「児童，生徒，学生，幼児及び職員の健康診断の方法及び技術的基準の補足事項及び健康診断票の様式例の取扱いについて」が，文部科学省スポーツ・青少年局学校健康教育課から発せられ，これらに基づき実施しなければならない．

3　定期健康診断実施の流れ

　学校における定期健康診断は，概ね1）～8）のような流れで実施される.

1）実施計画の作成
- ・前年度の評価や反省をもとに，学校三師（学校医・学校歯科医・学校薬剤師）の指導・助言を踏まえ，学校保健委員会などで原案作成.
- ・実施計画・実施要項の決定.
- ・関係者と共通理解を図り，確認する.
- ・検診・検査会場の確保と準備.

2）準備
- ・検診・検査機器・用具・使用物品などの点検及び必要数の確認.
- ・学校医・学校歯科医・検査機関等との打ち合わせ.
- ・健康診断票や必要書類の確認・準備.

3）事前準備
- ・健康診断の実施に関する資料作成（指導資料・保護者への通知など）.
- ・児童生徒等への事前指導の実施（健康診断の意義や受け方など）.

4）保健調査
- ・問診票やアンケート等の実施（資料9-1：調査内容，資料9-2：小・中学校の児童生徒に対する定期健康診断における結核検診の流れ，資料9-3：結核健康診断の問診票）.

5）打ち合わせ
- ・学校医・学校歯科医等との打ち合わせ（検診時の留意事項・事後措置・未受検者への対応など）.

6）健康診断の実施（6月30日までに）
- ・教職員の役割分担の再確認.
- ・検診・検査用機器や器具の配置.
- ・健康診断票等必要書類の準備.
- ・学校医・学校歯科医等による健康診断.
- ・学校医・学校歯科医からの指導.
- ・学校医による総合判定.

7）事後措置・事後の活動
- ・検診・検査で使用した器機・器具の片付け（適切な管理・保管）.
- ・結果通知（21日以内）.
- ・事後措置の実施.
- ・未受検者への指導と対応.
- ・管理が必要な児童生徒等への対応.
- ・学校医・学校歯科医・学校薬剤師による健康相談の実施.
- ・養護教諭による健康相談の実施.
- ・必要時，地域の関係機関との連携.
- ・健康診断結果のまとめと統計処理（児童生徒等の健康課題の把握・教育計画の改善）.
- ・健康診断結果の健康教育への活用.
- ・健康診断票等の整理・保管.

8）評価
- ・学校保健活動および健康診断に関する評価（次年度の計画・実施に活かす）.

　令和2年度の定期健康診断の実施については，令和2年3月19日付で，「新型コロナウイルス感染症の影響により実施体制が整わない等，やむを得ない事由によって当該期日までに健康診断を実施することができない場合には，当該年度末日までの間に，可能な限りすみやかに実施すること.」等の事務連絡がなされた. 今後の動向を注視する必要がある.

4　臨時の健康診断

　児童生徒等の臨時の健康診断については，学校保健安全法第13条第2項に「学校においては，必要があるときは，臨時に，児童生徒等の健康診断を行うものとする.」と規定されており，また，学校保健安全法施行規則第10条に，次に掲げるような場合で必要があるときに，必要な検査の項目について行うものとすることが規定されている.

1）感染症又は食中毒の発生したとき.

2）風水害等により感染症の発生のおそれのあるとき.

3）夏季における休業日の直前又は直後.

4）結核，寄生虫病その他の疾病の有無について検査を行う必要のあるとき.

5）卒業のとき.

これらの場合以外でも修学旅行や宿泊研修前など,学校医・学校歯科医と相談の上,臨時健康診断を実施している.

5　その他の健康診断

1）職員の健康診断

学校保健安全法第15条第1項において,「学校の設置者は,毎学年定期に,学校の職員の健康診断を行わなければならない.」と規定され,第2項に臨時健康診断,第16条に事後措置,また,学校保健安全法施行規則において実施時期,検査項目など具体的に規定されている（表9−1）.学校保健安全法施行規則の一部を改正する省令（平成26年文部科学省令第21号）により,平成28年4月1日から,方法及び技術的基準（第14条関係）では,血圧の検査の方法について,水銀血圧計以外の血圧計が利用できるようになり,胃の検査の方法について,胃部エックス線検査に加えて,医師が適当と認める方法が新たに認められることとなった.関連法規では,労働安全衛生法第66条,健康増進法第9条などがある.

2）就学時の健康診断

就学時の健康診断は,就学予定の子どもたち（学校教育法第17条第1項の規定により翌学年の初めから同項に規定する学校に就学させるべき者で,当該市町村の区域内に住所を有するもの）を対象として実施し,心身の状況を把握し,保健上適切な就学についての指導を行い,義務教育の円滑な実施をするために行われるものである.

学校保健安全法第11条において,市（特別区を含む.）町村の教育委員会が実施することが規定されており,第12条において「健康診断の結果に基づき,治療を勧告し,保健上必要な助言を行い,及び学校教育法第17条第1項に規定する義務の猶予若しくは免除又は特別支援学校への就学に関し指導を行う等適切な措置をとらなければならない.」ことが規定されている.また,学校保健安全法施行令に,実施時期,検査項目,保護者への通知など,学校保健安全法施行規則に,方法及び技術的基準,就学時健康診断票について規定され

ている（表9−1）.

なお,学校保健安全法施行規則の一部改正により,就学時健康診断の様式については,平成25年4月1日より予防接種法の一部を改正する法律（平成25年法律第8号）が施行されたことを受けて,第一号様式（就学時健康診断票）の予防接種の欄に,Hib感染症と肺炎球菌感染症の予防接種が加えられた.

※健康診断の方法及び技術的基準については,「児童,生徒,学生,幼児及び職員の健康診断の方法及び技術的基準の補足的事項及び健康診断票の様式例の取扱いについて」（平成27年9月11日付　文部科学省スポーツ・青少年局学校健康教育課事務連絡）も参照のこと.

III　定期健康診断の実際

1　保健調査

学校保健安全法施行規則第11条では,「法第13条の健康診断を的確かつ円滑に実施するため,健康診断を行うに当たっては,小学校,中学校,高等学校及び高等専門学校においては全学年において,幼稚園及び大学においては必要と認めるときに,あらかじめ児童生徒等の発育,健康状態等に関する調査を行うものとする.」と規定されている.

保健調査は,事前に個々の児童生徒の健康情報を把握したり,健康状態を総合的に評価するための補助的資料としたり,健康診断の際に参考とするために実施する.また,調査結果で得られた生活習慣などの情報は保健管理や保健指導にも活用できる.

具体的な保健調査項目については,保健調査内容（資料9−1）に例を示す.なお,結核検診の問診項目を統合させた保健調査票例については,学校における結核対策マニュアルを参照のこと.

児童生徒等が自身の色覚の特性を知らないまま不利益を受けることがないよう,保健調査に色覚に関する項目を追加するなど,より積極的に保護者等への周知を図る必要がある.

資料9-1　保健調査内容（例）

児童生徒保健調査票（内科・眼科）

　この票は，健康診断にあたって，児童・生徒の健康状態を正しく理解するためのものです．個人のプライバシー保護に十分配慮しますので，ありのまま正確に記入してください．なお，記入にあたっては，ペンまたはボールペンを使用してください．どうしてもわかりにくい点には，？をつけてください．**裏面の眼科の欄（小学1年生は予防接種の欄）へも必ずご記入ください．**

学　校　名				
氏名（性別）		（男・女）	生年月日	R　　年　　月　　日
学年・組・番号	1 -　・ 2 -　・ 3 -　・ 4 -　・ 5 -　・ 6 -　・		I -　・ Ⅱ -　・ Ⅲ -　・	

Ⅰ　1　過去1年間にかかった病気および以前にかかって今も続いている病気については，現在の学年欄に〇を記入する．
　　2　過去1年間にかかっていない病気および以前かかったが，今はなおっている病気については，現在の学年欄に／を記入する．
　　3　初めてこの票を使うときは，入学前の状況についてかかった病気があればそのときの年齢を，なければ／を該当欄に記入する．
　　4　「1　心臓病またはその疑い」に〇，または年齢を記入した場合は，**裏面にも記入する．**
　　5　「18　アレルギー」については，病名または，原因となるものを（　）の中に記入する．
　　6　その他，注意を要する病気があれば記入する．

病気 ＼ 学年	入学前（歳）	小学校						中学校			病気 ＼ 学年	入学前（歳）	小学校						中学校		
		1	2	3	4	5	6	I	Ⅱ	Ⅲ			1	2	3	4	5	6	I	Ⅱ	Ⅲ
1 心臓病またはその疑い											12 手足，せなかの痛みや運動障害										
2 川崎病，リウマチ熱，不整脈											13 麻しん（はしか）										
3 腎臓病（腎炎，ネフローゼ等）											14 風しん（三日ばしか）										
4 腎う炎，ぼうこう炎											15 水痘（みずぼうそう）										
5 ぜんそく，慢性気管支炎等											16 流行性耳下腺炎（おたふくかぜ）										
6 糖尿病（　　型）											17 熱を伴う「へんとう炎」（年，数回くり返す）										
7 肝障害（肝炎等）											18 アレルギー　皮膚科										
8 けいれん											19 アレルギー　耳鼻科										
9 貧血											20 アレルギー　眼科										
10 脳炎，ずい膜炎											21 食物アレルギー（　　）										
11 頭のけが（脳の損傷が疑われる程度の）											22 その他（　　）										

Ⅱ　過去1年間ほどふりかえって，あてはまるものには〇，あてはまらないものには／を各項目ごとに学年欄に記入する．

項目 ＼ 学年	小学校						中学校		
	1	2	3	4	5	6	I	Ⅱ	Ⅲ
1 走ったり，階段を昇ったり，または少し運動をしても「どうき」「息切れ」がして，苦しくなったり，胸が痛んだりする．									
2 少し長い距離を歩いたり，または走ったりすると，苦しくなりうずくまって休むことがある．									
3 ふだんでも，くちびる，つめ，ほほなどが，むらさき色がかっている．									
4 強い運動をすると，くちびる，つめ，ほほなどが，むらさき色になる．									
5 ふだんでも脈拍が早すぎたり，おそすぎたり，または不規則であるように思う．									
6 朝起きたとき，顔やまぶたがむくんでいることがある．									
7 足が，むくむことがある．									
8 夜中に「せき」や「たん」が多く，急に息苦しくなってすわりこむことがある．									
9 「かぜ」をひくと「気管支炎」や「肺炎」になりやすい．									
10 「せき」と「たん」が，1年のうち3ヶ月以上続くことがある．									
11 はげしく怒ったり，泣いたりすると，気を失うことがある．									
12 「立ちくらみ」や「めまい」がしたり，または長く立っていると気分が悪くなったり，倒れたりすることがある．									
13 はっきりした病気ではなく「頭痛」「めまい」「だるさ」などで特に午前中に調子が悪いことがたびたびある．									
14 乗物に酔いやすい．									
15 よくおなかが痛くなる．									

Ⅲ　児童・生徒の健康状態から考えて，特に学校に希望すること，配慮してほしいことがあれば記入する．	小・中別	学年

〈次頁へ続く〉

Ⅳ おもてのⅠの「1 心臓病またはその疑い」に記入したときは，下のそれぞれの該当欄に必要事項を記入する．

<table>
<tr><td colspan="3">1 「心臓に異常がある」と医師に言われてから今までに受けた精密検査や手術があれば，順次記入し，診断された病名も記入する．</td><td colspan="4">2 現在の状況について，該当する項目の学年欄に〇を記入する．</td><td colspan="3"></td></tr>
<tr><td rowspan="5">精密検査</td><td colspan="2">1．H　年　月　日　歳（　）病院・医院</td><td colspan="2">学年
項目</td><td colspan="2">小学校
1 2 3 4 5 6</td><td>中学校
Ⅰ Ⅱ Ⅲ</td></tr>
<tr><td colspan="2">2．H　年　月　日　歳（　）病院・医院</td><td rowspan="8">精密検査の結果</td><td>まだ精密検査を受けていないので，わからない．</td><td></td><td></td></tr>
<tr><td colspan="2">3．H　年　月　日　歳（　）病院・医院</td><td>1．心配ない．</td><td></td><td></td></tr>
<tr><td colspan="2">4．H　年　月　日　歳（　）病院・医院</td><td>2．病気はあるが手術は不要である．</td><td></td><td></td></tr>
<tr><td colspan="2">5．H　年　月　日　歳（　）病院・医院</td><td>3．今後の様子をみる．または検査を進める．</td><td></td><td></td></tr>
<tr><td colspan="3">診断された病名</td><td>4．手術の必要がある．</td><td></td><td></td></tr>
<tr><td rowspan="3">手術</td><td>受けたとき</td><td>H　　年　　月　　歳のとき</td><td>5．手術をすることは困難である．</td><td></td><td></td></tr>
<tr><td>病院名</td><td>病院</td><td rowspan="3">手術の結果</td><td>1．運動その他，ほかの人と同じでよい．</td><td></td><td></td></tr>
<tr><td>病名</td><td></td><td>2．軽い運動程度なら，さしつかえない．</td><td></td><td></td></tr>
</table>

〈眼　科〉　※検診日に「目やにがでる」「目がかゆい」の症状がある場合，またご家族に感染性の眼の疾病にかかっておられる方がいる場合は，当日担任に必ず申し出て下さい．

<table>
<tr><td colspan="2">Ⅰ 日頃の児童・生徒の目の健康状態について，あてはまるものには〇，あてはまらないものには／を各項目ごとに学年欄に記入する．</td><td colspan="2">小学校</td><td>中学校</td></tr>
<tr><td colspan="2">学年
項目</td><td colspan="2">1 2 3 4 5 6</td><td>Ⅰ Ⅱ Ⅲ</td></tr>
<tr><td colspan="2">1．現在，眼科専門医で治療または定期検診を受けている．</td><td colspan="2"></td><td></td></tr>
<tr><td colspan="2">（1で〇を記入した人のみ記入）
受診している病名を番号で該当学年に記入する．
{①近視　②遠視　③斜視　④弱視　⑤結膜炎　⑥その他}　（⑥その他の場合は，下段Ⅱの欄に病名または症状名を記入する）</td><td colspan="2"></td><td></td></tr>
<tr><td colspan="2">2．視力が以前にくらべて低下しているようだ．</td><td colspan="2"></td><td></td></tr>
<tr><td colspan="2">3．物を見るとき，視線の状態が気になることがある．（斜視などの疑い）</td><td colspan="2"></td><td></td></tr>
<tr><td colspan="2">4．「目やに」が出ることがある．</td><td colspan="2"></td><td></td></tr>
<tr><td colspan="2">5．目をかゆがる．</td><td colspan="2"></td><td></td></tr>
</table>

児童保健調査票（耳鼻咽喉科）

<table>
<tr><td colspan="8" align="center">この欄は家庭で記入してください．</td></tr>
<tr><td colspan="2">平素の状態を考えて，あてはまることがあれば，右の学年欄に〇印をつけ，なければ該当学年欄に／を記入する．</td><td>小1</td><td>小2</td><td>小3</td><td>小4</td><td>小5</td><td>小6</td></tr>
<tr><td colspan="2">1．耳のきこえがわるい．</td><td></td><td></td><td></td><td></td><td></td><td></td></tr>
<tr><td colspan="2">2．耳なりがつづく．</td><td></td><td></td><td></td><td></td><td></td><td></td></tr>
<tr><td colspan="2">3．よく鼻汁をだす．（鼻汁がたまる）</td><td></td><td></td><td></td><td></td><td></td><td></td></tr>
<tr><td colspan="2">4．よく鼻がつまる．（口を開けている）</td><td></td><td></td><td></td><td></td><td></td><td></td></tr>
<tr><td colspan="2">5．つづけざまに，くしゃみが出る．</td><td></td><td></td><td></td><td></td><td></td><td></td></tr>
<tr><td colspan="2">6．いつもいびきをかく．</td><td></td><td></td><td></td><td></td><td></td><td></td></tr>
<tr><td colspan="2">7．たびたび鼻血が出る．</td><td></td><td></td><td></td><td></td><td></td><td></td></tr>
<tr><td colspan="2">8．よくのどがはれて痛くなる．</td><td></td><td></td><td></td><td></td><td></td><td></td></tr>
<tr><td colspan="2">9．声がかれている．</td><td></td><td></td><td></td><td></td><td></td><td></td></tr>
<tr><td rowspan="3">10．現在耳鼻咽喉科の病気のある場所</td><td>耳</td><td></td><td></td><td></td><td></td><td></td><td></td></tr>
<tr><td>鼻</td><td></td><td></td><td></td><td></td><td></td><td></td></tr>
<tr><td>のど</td><td></td><td></td><td></td><td></td><td></td><td></td></tr>
<tr><td rowspan="3">11．今までに入院して手術を受けたことのある場所</td><td>耳</td><td></td><td></td><td></td><td></td><td></td><td></td></tr>
<tr><td>鼻</td><td></td><td></td><td></td><td></td><td></td><td></td></tr>
<tr><td>アデノイド
扁桃</td><td></td><td></td><td></td><td></td><td></td><td></td></tr>
<tr><td rowspan="3">12．耳鼻咽喉科以外の病気</td><td>喘息</td><td></td><td></td><td></td><td></td><td></td><td></td></tr>
<tr><td>アトピー</td><td></td><td></td><td></td><td></td><td></td><td></td></tr>
<tr><td>その他</td><td></td><td></td><td></td><td></td><td></td><td></td></tr>
</table>

2　定期健康診断の具体的な実施方法

　健康診断の方法や技術的基準は，学校保健安全法，学校保健安全法施行令及び学校保健安全法施行規則に基づき，学校及び個々の児童生徒の実情に配慮して実施される．また，会場設営や準備物等は，学校・地域の実情に合わせて行われる．

　検査・検診項目は以下のとおりである．

1）身体計測（身長・体重）の実施

(1)　目的

・児童生徒の発育状態を正しく知り，評価する．

・発育の経過を把握し，疾病や異常を早期に発見する．

(2)　対象

　全学年．

(3)　事前準備

・実施計画，配布物（実施要項，保健だよりなど）作成

・職員打ち合わせ（順序，方法，記録など）

・会場確保（広さ，経路，動線，騒音など配慮）

・会場の環境整備（照度，温度など）

・測定器具の点検整備

・公簿・記録用紙の準備

・指導資料の準備

・保護者への連絡

・児童生徒への指導　など

(4)　必要物品

・身長計，体重計，貼り紙，記録用机，椅子，記録用紙，筆記用具など

(5)　事前指導

・自分の体の発育に関心を持たせる．発育に個人差があることを理解させる．

・検査の種類とその目的，正しい受け方を発達段階に応じた方法により理解させる．

・検査までに伝えること

　計測時の服装，髪型，衣服等への名前の記入，測定前に用便は済ませる　など

(6)　事後指導

・発育曲線等により各自の発育の状況を把握させる．

・肥満ややせ傾向等の対象児童・生徒に対する食事・運動・生活等の指導及び学校医の助言も含め，保護者に連絡する　など

(7)　検査方法の実際

身　長

眼耳水平

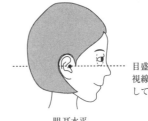

目盛は必ず視線を水平にして読む

眼耳水平

・靴下を脱ぎ，両踵をつけ，膝を伸ばし顎を引き（眼耳水平），両踵，背，臀部を身長計の尺柱につけ，直立し，上肢を体側に垂れる．後頭部は身長計に接触しなくても差し支えない．

・正面から見たとき，体の正中線と尺柱とが重なっていること．

・目盛を読む時，検査者の目が目盛と同じ高さになるようにする．

・横規を数回上下させ，2回ないし3回同じ値が得られたら身長として読みとる．単位はcm，小数点第1位まで記録する．

体　重

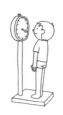

・実施に先だち体重計を水平に保ち，移動したり振動したりしないようにくさび等によって安定を図り，指針を零点に調整しておく．

・測定前に用便を済ませる．

・体重計の中央に静かに立たせ，測定者は，体重計の針が静止した時の目盛を読む．（足形が有る場合は，足形の中に立たせる）

・測定値は，単位はkg，小数点第1位まで記録する．

・測定後は静かに体重計から降りる．

(8) 会場設営（例）

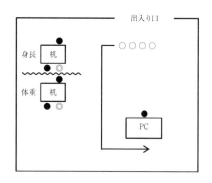

（補足）左側の机三脚は上から身長，体重の各測定を行う場所．各机の間にはスクリーンを置くなど配慮すること．

○　児童生徒
●　測定・記録者
◎　計測器具
PC　記録入力用パソコン
〜〜　スクリーン

* — * — * — * — * — * — * — * — * — * — * — * — * — * — * — *

２）栄養状態の検査

(1)　目的

・食物の栄養摂取バランスが適切で，体内の組織・器官での代謝が円滑に行われているかどうかを把握する．

(2)　対象

　全学年

(3)　事前準備

・学校医と日程などを調整

・肥満度の算出，成長曲線・肥満度曲線の作成

・日常の健康観察の情報の整理

・記録用紙の準備　など

(4)　必要物品

・保健調査票

・身長・体重測定・貧血検査結果記録

・成長曲線・肥満度曲線を記入した成長曲線基準図と肥満度曲線基準図　など

　栄養状態の検査は，視診によって行い，貧血の有無なども含めて学校医により総合的に判定される．栄養不良又は肥満傾向を発見するために必要な場合には，次の観点も参考にすることを考慮する．

身長別標準体重から算出される肥満及びやせ傾向

$$肥満度 = \frac{実測体重（kg）- 身長別標準体重（kg）}{身長別標準体重（kg）} \times 100$$

※身長別標準体重（kg）= a × 実測身長（cm）- b（a および b は性別年齢別係数）

　また，児童生徒等の成長曲線や肥満度曲線について，パーセンタイル値を用いた成長曲線基準図と肥満度曲線基準図を用いて作成しておくと，一人一人の児童生徒等特有の成長特性を評価すること，病気等を早期に発見すること，児童生徒等及び保護者がその変化を理解すること，肥満ややせの状態を分かりやすく評価することなどができる．

(5)　事後指導

・異常の疑いがあった児童生徒に対して学校医の指導助言を受け，必要時受診するなど適切な対応を行うよう指導する．

・必要時，個別に学級担任，栄養教諭等と連携して食生活，運動，生活時間等を含めた具体的指導を実施する．

・学校医，学級担任等と連携し，必要時，保護者に対しても必要な助言を行う．

* — * — * — * — * — * — * — * — * — * — * — * — * — * — * — *

3）脊柱及び胸郭の疾病及び異常の有無並びに四肢の
　状態

（1）目的

・成長発達の過程にある児童生徒等の脊柱・胸郭・四
　肢・骨・関節の疾病及び異常を早期に発見する.

（2）対象

　全学年. ただし, 大学においては検査項目から除くこ
とができる.

（3）事前準備

・運動器検診保健調査票（資料9－6参照）の整形外
　科のチェックがある項目の整理およびその項目の観察
　と情報整理

・日常の健康観察の情報を整理

・学校医と日程・検査の進め方等を調整

・実施計画, 配布物（実施要項, 運動器検診保健調査
　票）作成

・職員打ち合せ（順序, 方法, 記録など）

・会場確保（広さ, 経路, 動線, 騒音, 照度など配慮）

・会場の環境整備（脱衣ができる場所が必要である）

・記録用紙の準備

・保護者への連絡

・児童生徒への指導　など

（4）必要物品

・保健調査票, 記録用紙, ペーパータオル, 使い捨て手
　袋, 消毒液, スクリーン, 椅子（医師用, 記録者用な
　ど）, 貼り紙, 記録用机, 記録用紙, 筆記用具　など

（5）検査例（運動器検診保健調査票（資料9－6）を
　参照）

・脊柱の形態については, 前後及び側方から観察し, 側
　わん等の異常わん曲に注意する.

　　特に, 側わん症の発見にあたっては, 次の要領で行
　う.

　　①被検査者を後ろ向きに直立させ, 両上肢は自然に
　　　垂れた状態で, 両肩の高さの左右不均衡の有無,
　　　肩甲骨の高さと位置の左右不均衡の有無及び身体
　　　の曲線の左右不均衡の有無を観察する.

　　②被検査者に, 身体の前面で手のひらを合わせさ
　　　せ, 肘と肩の力を抜いて両上肢と頭が自然に垂れ
　　　下がるようにしながら上体をゆっくり前屈させた状

態で, 被検査者の前面及び必要に応じ背面から,
背部及び腰部の左右の高さの不均衡の有無を観察
する.

・四肢の状態については, 保健調査票の記載内容, 学校
　における健康観察の情報等を参考に, 入室時の姿勢・
　歩行の状態等に注意して, 学業を行うのに支障がある
　疾病及び異常の有無等を確認する.

（6）事後指導

・学校医による視触診等で, 学業を行うのに支障がある
　ような疾病・異常等が疑われる児童生徒に対して, 学
　校医の指導助言を受け, 必要時受診するなど適切な
　対応を行うよう指導する.

・学校医, 学級担任等と連携し, 必要時, 保護者に対し
　ても必要な助言を行う.

4）視力検査の実施

（1）目的

　学習に支障がない見え方であるかどうかを知る.

（2）対象

　全学年. ただし, 大学においては検査項目から除くこ
とができる.

（3）事前準備

・実施計画, 配布物（実施要項, 保健だよりなど）作成

・職員打ち合わせ（順序, 方法, 記録など）

・会場確保（広さ, 経路, 動線, 騒音など配慮）

・会場の環境整備（照度・・・視標面は500から1,000ル
　クス, 室内は視力表の照度基準を超えず, その基準の
　10分の1以上であることが望ましい. 直射日光が入ら
　ないよう注意, 被検査者の視野にまぶしさがないこと
　が望ましい）

・国際標準ランドルト環使用の視力表や視力検査器の
　点検整備（汚損, 変色, しわなど）

・記録用紙の準備

・指導資料の準備

・保護者への連絡

・児童生徒への指導　など

（4）必要物品

・視力表（視力検査器）, 遮眼器, 遮眼器消毒用アル
　コール綿, 指示棒, 巻尺, 貼り紙, 記録用机, 椅子,

記録用紙，筆記用具など

(5) 事前指導

・眼の健康に関心を持たせる．

・学習や学校生活に支障がない見え方かどうかを調べる検査であることを理解させる．

・眼鏡やコンタクトレンズ使用者に検査当日持参させる．

・検査の受け方を理解させる．

　検査の順序，矯正視力の検査について，遮眼器の使い方，ランドルト環の見方など

(6) 事後指導

・視力が低下傾向の児童生徒に対して姿勢，テレビ・ビデオ・DVD・PC等の視聴時間，テレビゲーム実施時間，食生活などについて指導する．

・視力Bの者の再検査の指示．また再検査結果，B以下の者については眼科受診を勧奨する．

・心因性の場合，専門医受診勧奨，不安の軽減や支援などを行なう．

(7) 検査方法の実際

・原則として国際標準に準拠したランドルト環を使用した視力表を用いて左右別に裸眼視力を検査する．

・視力表から眼までの距離は5mとし床上にテープを貼るなど明示し，立たせるか椅子にかけさせる．（ただし，5mの距離が取れない場合は，3m用視力表を使用しても良い）

・視力表の照度は，概ね500ルクスから1,000ルクスとする．

・検査場の照度は，視力表の照度の標準を超えず，また その基準の10分の1以上であることが望ましい．なお，被検者の視野の中に明るい窓や裸の光源等，まぶしさがないこと．

・検査は，検査場に被検査者が入ってから2分以上経過した後，検査を開始する．

・検査は，まず右眼から開始する．両眼を開かせたまま遮眼器等をもって左眼を圧迫しないよう，遮蔽し，右眼で目を細めることなく視力表の指標を見させる．

・ランドルト環の切れ目の向きを答えさせ，同一視力の指標4方向のうち3方向が正しく判別できれば，その視力はあるものとする．

・視力は1.0以上：A，1.0未満0.7以上：B，0.7未満0.3以上：C，0.3未満：Dの区分を用いて判定する．

・右眼の検査が終わった後，左眼について同様の方法により検査する．

・眼鏡（コンタクトレンズを含む）を使用している者については，当該眼鏡（コンタクトレンズを含む）を使用している場合の矯正視力についても検査する．ただし，眼鏡・コンタクトレンズを使用している者の裸眼視力の検査はこれを除くことができる．

・コンタクトレンズを使用している者に裸眼視力検査を行う場合は，検査を始める30分前までにコンタクトレンズを外させておくこと．

・被験者の表現力不足によって生ずる判定誤差を避けるため，小学校低学年以下においてはランドルト環の切れ目が上下左右にあるものにとどめ，小学校高学年以上においては斜めの方向も加える配慮が望ましい．

(8) 会場設営（例）

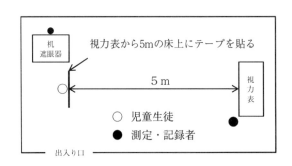

——*—*—*—*—*—*—*—*—*—*—*—*—*—*—*—*—*

5）聴力検査の実施

(1)　目的

・難聴の有無やその程度を知り，難聴の早期発見やすでに分かっている難聴を確かめ，その後の変化を見極める．

(2)　対象

　全学年．ただし，小学校（特別支援学校の小学部を含む．）第四学年・第六学年，中学校（中等教育学校の前期課程及び特別支援学校の中学部を含む．）及び高等学校（中等教育学校の後期課程及び特別支援学校の高等部を含む．）の第二学年並びに高等専門学校の第二学年・第四学年及び大学においては検査の項目から除くことができる．

(3)　事前準備

・実施計画，配布物（実施要項，保健だよりなど）作成

・職員打ち合わせ（順序，方法，記録など）

・会場確保（広さ，経路，動線，騒音など配慮）

・会場の環境整備（正常聴力者が1,000Hz25dBの音を明瞭に聞きうる場所であること）

・測定器具の点検整備（検査者自身がオージオメータの受話器で聞いて音を確かめる）

・公簿・記録用紙の準備

・指導資料の準備

・保護者への連絡

・児童生徒への指導　など

(4)　必要物品

・オージオメータ（平成12年8月1日制定以後のJISによるもの），記録用机，椅子，記録用紙，筆記用具など

(5)　事前指導

・聴力障害，難聴の有無を明らかにし，その程度を知るための検査であることを理解させる．

・聴力検査前日に耳垢をとるよう指導する．

・検査の受け方を理解させる．小さな音が聞こえるかを検査するため静かにすることを指導する．（特に廊下待機時及び検査終了後）．

・レシーバーの使い方やボタンの押し方を指導する　など

(6)　事後指導

・難聴が疑われた場合，耳鼻科校医の指示の下，再検査を実施する．

・既往歴やこれまでの経過を確認し，必要時耳鼻科受診を指示する．

・心因性の場合，専門医受診勧奨，不安の軽減や支援などを行なう．

・難聴（伝音難聴，感音難聴）や聴力異常について指導する．

・耳掃除や中耳炎の予防などについて指導する．

・聴力低下の自覚がある場合は随時検査することや受診について指導する　など

(7)　検査方法の実際

・検査場は，正常聴力者が1,000Hz，25dBの音を明瞭に聞きうる場所にする．

・検査は聞こえのよい方の耳から始める．どちらがよく聞こえるか分からない場合は右耳から始める．

・オージオメータの聴力レベルデシベルダイアルを30dBに固定し，レシーバーを被検査者の耳にきっちりとあてさせる．

・まず，1,000Hz30dBの音を聞かせ，音を継続し，聞こえるかどうか応答させる．

・応答は応答ボタンを押すか手をあげるなどの合図で行わせる．

・1,000Hz30dBの応答が不明確な場合は，断続音を用いて音を切ったり，出したりすることにより応答を確認する．

・1,000Hz30dBに明確な応答が得られたら，4,000Hz25dBに切り替え，同様に音を継続し，不明確な場合は，断続音により確認する．

・聞こえのよい方の耳（あるいは右耳）の検査が済んだら，反対側の聴力を検査する．

・このような方法で，1,000Hz30dBあるいは4,000Hz25dBの音を両方又は片方いずれでも聴取できない者を選び出す．

・検査の結果は健康診断票の聴力欄に応答がなければ○を記入し，難聴疑いとして，耳鼻科校医の指導の下にプライバシーに配慮しながら再検査を行う．

［再検査について］

① 1,000Hzで十分に聞こえる強さの音を聞かせる.

② 次第に音を弱め, 全く聞こえなくなった時点の音の強さから再び音を強めていき, 初めて聞こえた音の強さ（dB）を聴力レベルデシベルとする. 音を強めるときは, 1ステップを1秒から2秒の速さで強くする. 断続器を使用できない場合には, 聴力レベルダイアルを一度左に戻してから再び強めることを繰り返し, その認知を確認する.

③ 同様に2,000Hz（cdB）, 4,000Hz, 再度1,000Hz（bdB）, 500Hz（adB）を測定する.

④ 聴力レベルデシベルを算出する. $聴力レベルデシベル = \dfrac{a+2b+c}{4}$

| a : 500Hz |
| b : 1,000Hz |
| c : 2,000Hz |

⑤ 4,000Hzの聴力レベルデシベルは（　）内に記入する.

※旧規格によるオージオメータを用いて行う検査の場合

・検査場は, 正常聴力者が1,000Hz, 15dB（聴力損失表示による）の音を明瞭に聞きうる場所とする.

・オージオメータの聴力損失ダイアルを20dBに固定し, レシーバーを被検査者の耳にきっちりとあてさせ, まず, 1,000Hz, 20dBの音を聞かせ, 音を断続し, 合図が確実であれば, 4,000Hz, 20dBに切り替え, 同様に音を断続し, 確実に聞こえたら反対側の耳に移る. このような方法で, 1,000Hzあるいは4,000Hz, 20dBの音を両方または片方いずれでも聴取できない者を選び出し, その者に対しては, 次のように再検査を行う.

・検査音の種類は, 少なくとも500Hz, 1,000Hz, 2,000Hz, 4,000Hzとする.

・被検査者を眼を閉じて楽に座らせ, 耳にオージオメータのレシーバーをよくあてさせ, 1,000Hz, 2,000Hz, 4,000Hzと進み, 次いで1,000Hz, 500Hzの順とする. これらの検査音のそれぞれについて, あらかじめ十分聞こえる音の強さを聞かせ, 次いで音の強さを弱めていき, 全く聞こえないところまで下げ, 次に検査音をだんだん強めていき, 初めて聞こえた音の強さ（dB）を聴力損失デシベルとする. 音を強めるときは, 1ステップを1秒から2秒の速さで強くするようにする.

・検査音の認知が明瞭でないときには, 断続音を用いて音を断続させて聞かせ, その認知を確かめる. 断続音を使用できない場合には, 聴力損失ダイアルを一度左に戻してから再び強めることを繰り返し, その認知を確かめる.

・聞こえのよい耳を先に検査し, 左右とも同じときは, 右耳を先に検査する.

・この検査による聴力損失デシベルを次の式により算出する.

$$聴力損失デシベル = \frac{a+2b+c}{4}$$

（上の式のうち, aは500Hz, bは1,000Hz, cは2,000Hzの聴力損失デシベルを示す.）

健康診断票の聴力の欄の記入に当たっては, 次の換算式により聴力レベルデシベルに換算して記入する.

聴力レベルデシベル＝聴力損失デシベル＋10dB

なお, 4,000Hzの聴力損失デシベルは, 次の換算式により聴力レベルデシベルに換算し, 健康診断票の聴力の（　）内に記入する.

聴力レベルデシベル＝聴力損失デシベル＋5dB

(8) 会場設営（例）

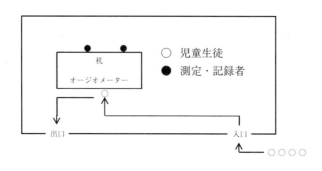

* ─ * ─ * ─ * ─ * ─ * ─ * ─ * ─ * ─ * ─ * ─ * ─ * ─ * ─ * ─ * ─ *

6）心電図検査の実施

（1）目的

・心疾病の早期発見と心疾患児に日常生活の適切な指導を行い，子どものQOLを高め，生涯を通じて，できるだけ健康な生活を送ることができるように援助する.

（2）対象

　全学年．ただし，幼稚園（特別支援学校の幼稚部を含む．）の全幼児，小学校（特別支援学校の小学部を含む．）の第二学年以上の児童，中学校（中等教育学校の前期課程及び特別支援学校の中学部を含む．）及び高等学校（中等教育学校の後期課程及び特別支援学校の高等部を含む．）の第二学年以上の生徒，高等専門学校の第二学年以上の学生並びに大学の全学生については，心電図検査を除くことができる.

（3）事前準備

・検査機関と日程を調整

・実施計画，配布物（実施要項，保健だよりなど）作成

・職員打ち合わせ（順序，方法，記録など）

・会場確保（広さ，経路，動線，騒音，照度など配慮）

・会場の環境整備（温度調節が可能でカーテンがある会場）

・検査に必要な器具の点検整備

・公簿・記録用紙の準備

・指導資料の準備

・保護者への連絡

・児童生徒への指導　など

（4）必要物品

・心臓検診票，名簿，椅子（児童生徒用，測定者用），貼り紙，記録用机，筆記用具，スクリーン，延長コードなど

（5）事前指導

・検診の目的を理解させる.

・検査の受け方（内容・方法含む）を理解させ，不安や緊張感を取り除く　など

（6）事後指導

・異常の疑いがあった児童生徒に対して学校医の指導助言を受け，必要時早急に受診するなど適切な対応を行うよう指導する.

・主治医・学校医からの指導・助言・指示により，学校生活管理指導表に基づき必要な指導支援を行うなど

（7）検査方法の実際

・個人情報が他の児童生徒に見えたり，聞こえないようプライバシーの保護に配慮する.

・事前に保健調査を実施し，児童生徒の既往歴，現症等を把握しておく.

・体育授業やスポーツ活動の直後は検査を避ける.

・検査会場では，児童生徒を静かにさせる.

（8）会場設営（例）

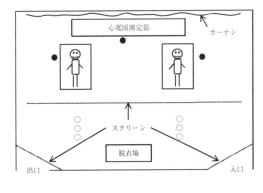

* ー * ー * ー * ー * ー * ー * ー * ー * ー * ー * ー * ー * ー *

7）尿検査の実施

（1） 目的

　尿中の蛋白，糖（潜血）について検査し，腎炎，ネフローゼ，糖尿病などの早期発見につとめる．

（2） 対象

　全学年．ただし，幼稚園においては糖の検査を，大学においては尿検査を検査の項目から除くことができる．

（3） 事前準備

・検査機関と日程を調整

・実施計画，配布物（実施要項，保健だよりなど）作成

・職員打ち合わせ（順序，方法など）

・提出場所確保（広さ，経路，動線など配慮）

・検査容器，採尿袋，提出用袋（検尿容器を入れる）の準備

・指導資料の準備

・保護者への連絡

・児童生徒への指導　など

（4） 必要物品

・検尿容器，採尿袋，提出用袋（検尿容器を入れる），各クラス毎の回収用袋，提出者名簿など

（5） 事前指導

・検診の目的を理解させる．

・検査の受け方（内容・方法含む）を理解させる　など

（6） 事後指導

・異常の疑いがあった児童生徒に対して学校医の指導助言を受け，必要時早急に受診するなど適切な対応を行うよう指導する．

・主治医・学校医からの指導・助言・指示により，学校生活管理指導表に基づき必要な指導支援を行うなど

（7） 検査方法の実際

・提出日の早朝尿を提出させる．その尿は出はじめの尿ではなく中間尿を10ml採尿させる．

・尿は，配布した採尿コップに採尿し，検査容器に吸い上げ，栓をしっかり締めさせ，検尿容器を提出用袋に入れ提出日の決められた時間に提出させる．

・月経中の女子は，後日提出させる．

・学校では提出された検尿容器をクラス毎に回収し，検査機関に提出する．検査機関に提出するまで検体は涼しい場所で保管する．

（8） 検査の流れ（例）

・全員に対し一次検査実施→該当者に二次検査実施→該当者に対し，学校医の指導・助言により，医療機関の受診指示．

・該当者は，受診後，医療機関（主治医）より，学校生活管理指導表（資料10-1，10-2，10-3参照）を学校へ提出．

＊—＊—＊—＊—＊—＊—＊—＊—＊—＊—＊—＊—＊—＊—＊—＊—＊—＊—＊

8）結核検診の実施

（1） 目的

・結核の有無について知り，結核患者を早期に発見する．

・結核の発生を予防し，また，蔓延を防止する．

（2） 対象

　小学校（特別支援学校の小学部を含む）の全学年，中学校（中等教育学校の前期課程及び特別支援学校の中学部を含む）の全学年，高等学校（中等教育学校の後期課程及び特別支援学校の高等部を含む）及び高等専門学校の第一学年，大学の第一学年．

（3） 事前準備

・実施計画，配布物（実施要項，保健だよりなど）作成

・職員打ち合わせ（順序，方法，記録など）

・会場確保（広さ，経路，動線など配慮）

・会場の環境整備（脱衣ができる場所が必要である）

・公簿・記録用紙の準備

・指導資料の準備

・保護者への連絡

・児童生徒への指導

（4） 結核健康診断の問診及び流れ

（資料9-2，9-3参照）

（5） 検査方法の実際（学校保健安全法施行規則第7条）

　結核の有無は，問診，胸部X線検査，喀痰検査，聴診，打診その他必要な検査によって検査するものとし，その技術的基準は次の各号に定めるとおりとする．

1．小学校（特別支援学校の小学部を含む）の全学年及び中学校（中等教育学校の前期課程並びに特別支援学校の中等部を含む）の全学年に該当する者に対しては，問診を行う．

2．高等学校（中等教育学校の後期課程並びに特別支援学校の高等部を含む），高等専門学校の第一学年及び大学の第一学年に該当する者（結核患者及び結核発病のおそれがあると診断されている者を除く）に対しては，胸部エックス線検査を行うものとする．

3．1．の問診を踏まえて，学校医その他の担当の医師において必要と認める者であって，当該者の在学する学校の設置者において必要と認める者に対しては，胸部エックス線検査，喀痰検査その他の必要な検査を行う．

4．2．の胸部エックス線検査によって病変の発見された者及びその疑いのある者，結核患者並びに結核発病のおそれがあると診断されている者に対しては胸部エックス線検査及び喀痰検査を行い，さらに必要に応じ聴診，打診その他必要な検査を行う．

(6)　その他

　その他，学校における結核対策マニュアルを参照のこと．

指導区分

生活規正の面	A（要休業）	授業を休む必要のあるもの
	B（要軽業）	授業に制限を加える必要のあるもの
	C（要注意）	授業をほぼ平常に行ってよいもの
	D（健　康）	全く平常の生活でよいもの
医療の面	1（要医療）	医師による直接の医療行為を必要とするもの
	2（要観察）	医師による直接の医療行為を必要としないが，定期的に医師の観察指導を必要とするもの
	3（健　康）	医師による直接，間接の医療行為を全く必要としないもの

＊ー＊ー＊ー＊ー＊ー＊ー＊ー＊ー＊ー＊ー＊ー＊ー＊ー＊ー＊ー＊

資料9－2　小・中学校の児童生徒に対する定期健康診断における結核検診の流れ

【概要】

 問診による情報の把握　　対象：全学年

　　　　①本人の結核罹患歴
　　　　②本人の予防投薬歴
　　　　③家族等の結核罹患歴
　　　　④高まん延国での居住歴
　　　　⑤自覚症状、健康状態（特に、2週間以上の長引く咳や痰）
　　　　⑥BCG接種歴

　　　　　　　↓

 学 校 医 に よ る 診 察

　　　上記①～⑥の問診結果及び学校医の診察の結果、必要と認められた者

　　　　　　　↓

 教 育 委 員 会 へ の 報 告

　　　教育委員会は必要に応じて、地域の保健所や結核の専門家等の助言を受ける

　　　　　　　↓

精 密 検 査

　　　　　　　↓

事 後 措 置

【学校での流れ】

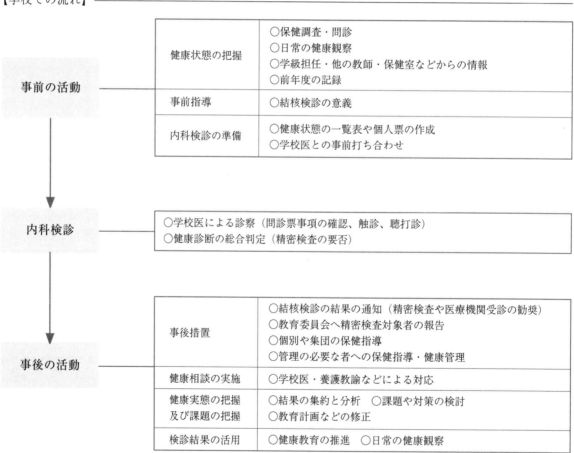

資料9－3　結核健康診断の問診票

《様式例1・単独の問診票の例》

保護者の皆様方へのお願い

　子どもたちが楽しく意義ある学校生活を送るには、健康に気をつけなくてはなりません。結核についての健康管理は大切であり、学校においては定期健康診断の中で実施していきます。この問診調査は結核に関する健康診断が正しく行われるために是非必要ですので、保護者の方々の正確なご記入をお願いします。なお、この問診調査は定期健康診断の結核に関する健康診断以外には使用されません。

学校長

　記入上の注意：各質問の該当する空欄に〇を記入してください。

　　記入日　　　年　　　月　　　日

学校　　　年　　　組　　　番　　　氏名

調　査　内　容		どちらかに〇をつけて下さい	
質問1	このお子様が、いままでに結核性の病気（例　肺浸潤、胸膜炎またはろくまく炎、頸部リンパ腺結核）にかかったことがありますか？	はい 　　　年　　　月　頃	いいえ
質問2	このお子様が、いままでに結核に感染を受けたとして予防のお薬を飲んだことがありますか？	はい 　　　年　　　月　頃	いいえ
質問3	このお子様が、生まれてから家族や同居人で結核にかかった人がいますか？	はい 　　　年　　　月　頃	いいえ
質問4	このお子様が、過去3年以内に通算して半年以上、外国に住んでいたことがありますか？	はい	いいえ
補問	※　質問4で「はい」と答えた方へ		
4－1	それはどこの国ですか？		
質問5	このお子様は、この2週間以上「せき」や「たん」が続いていますか？	はい	いいえ
補問	※　質問5で「はい」と答えた方へ		
5－1	このお子様は、その「せき」や「たん」で医療機関において、治療や検査を受けていますか？	はい	いいえ
5－2	このお子様は、ぜんそく、ぜんそく性気管支炎などといわれていますか？	はい	いいえ
質問6	このお子様は、いままでBCGの接種（スタンプ式の予防接種）を受けたことがありますか？	はい	いいえ

9）眼科検診の実施

（1）目的

・眼の疾病及び異常について，感染性眼疾患その他の外眼部疾患，睫毛，結膜，角膜などの異常の有無，及び眼位の異常等有無を検査し，感染や視機能の低下を予防する．

・アレルギー性結膜炎などについての指導・助言や眼鏡，コンタクトレンズ装用者に対して装用状態を検査し，指導する．

（2）対象

　全学年

（3）事前準備

・学校医と日程などを調整

・実施計画，配布物（実施要項，保健だよりなど）作成

・職員打ち合わせ（順序，方法，記録など）

・会場確保（広さ，経路，動線，騒音，照度など配慮）

・会場の環境整備（部屋の明暗を調節できる場所が望ましい）

・検査に必要な器具の点検整備（照明灯，ペンライトなど）

・公簿・記録用紙の準備

・指導資料の準備

・保護者への連絡

・児童生徒への指導　など

（4）必要物品

・ペーパータオル，使い捨て手袋，消毒液，ペンライト，ペンライト用予備電池，椅子（児童生徒用，医師用，記録者用），記録用机，記録用紙，筆記用具その他眼科を専門とする学校医が指示するもの，照明器具，延長コード，保健調査結果や視力検査結果の用紙など

（5）事前指導

・眼の健康に関心を持たせる．

・検診の目的を理解させる．

・検査の受け方（内容・方法含む）を理解させる　など

（6）事後指導

・異常の疑いがあった児童生徒に対して学校医の指導助言を受け，必要時受診するなど適切な対応を行うよう指導する．

・特に感染性疾患が疑われる場合は，早急に受診するよう指導する．

・主治医・学校医からの指導・助言・指示により，学校生活について必要な指導をする　など

（7）検査方法の実際

・事前に保健調査を実施し，自覚症状の有無等を把握する．

・コンタクト装着者は申し出させる．

・視診：医師が被検査者の目の周囲，睫毛，眼瞼，結膜，角膜，前房及び水晶体の一部などを診る（ルーペ等を用いる場合もある）．

・眼位検査：医師と被検査者がほぼ同じ高さで相対し，医師がペンライトなどを使用して診る．

【保健調査項目（例）】

・眼が見えにくい，眼を細めてみる

・眼鏡，コンタクトを使っている

・最近視力が急に下がった

・視力について専門医の指導を受けている

・ものを斜めに見たり，斜視ではないかと思うことがある

・まぶしかったり，涙が出ることがよくある

・眼がかゆいことがある

・昨年の眼科検診で，受診指示が出て専門医を受診した

　受診した方のみ・・・　①治療が完了した②治療中③治療指示が出たが放置している④放置してよいといわれた

・昨年度の眼科検診で，受診指示が出たが受診しなかった　など

(8)　会場設営（例）

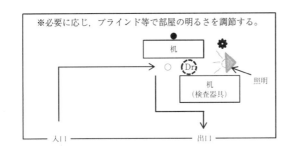

＊ — ＊ — ＊ — ＊ — ＊ — ＊ — ＊ — ＊ — ＊ — ＊ — ＊ — ＊ — ＊ — ＊ — ＊ — ＊ — ＊ — ＊

10）耳鼻科検診の実施

(1)　目的

・耳，鼻，咽喉頭疾患の発見および日常の健康観察を踏まえ，耳鼻咽喉科領域の感覚の発達の程度をチェックする.

(2)　対象

全学年

(3)　事前準備

・学校医と日程などを調整

・実施計画（聴力検査後が望ましい），配布物（実施要項，保健だよりなど）作成

・職員打ち合わせ（順序，方法，記録など）

・会場確保（広さ，経路，動線，騒音，照度など配慮）

・会場の環境整備（部屋の明暗を調節できる場所が望ましい）

・検査に必要な器具の点検整備（検診器具は煮沸消毒20分以上もしくはオートクレーブにより滅菌消毒されたもので児童生徒数分確保）

・公簿・記録用紙の準備

・指導資料の準備

・保護者への連絡

・児童生徒への指導　など

(4)　必要物品

・鼻鏡，耳鏡，舌圧子，ペーパータオル，使い捨て手袋，消毒液，ペンライト，ペンライト用予備電池，照明器具，椅子（児童生徒用，医師用，記録者用），記録用机，記録用紙，筆記用具，延長コード，保健調査結果や聴力検査結果の用紙など

(5)　事前指導

・前日，耳垢を除去しておくこと.

・検診の目的を理解させる.

・検査の受け方（内容・方法含む）を理解させる.

・音声言語異常を検出するため，検診中の私語を慎むよう指導する　など

(6)　事後指導

・異常の疑いがあった児童生徒に対して学校医の指導助言を受け，必要時受診するなど適切な対応を行うよう指導する.

・水泳指導開始までに治療を済ませるよう指導する.

・主治医・学校医からの指導・助言・指示により，学校生活について必要な指導をする.

・耳鼻咽喉頭の健康に関心を持たせる　など

(7)　検査方法の実際

・事前に保健調査，聴力検査を実施し，児童生徒の耳，鼻，咽喉頭の状況を把握しておく.

・検診前に，保健調査結果をもとに検診の進め方について学校医と養護教諭が打合せておき，検診がより効果的に実施され，また精度が高い検診となるようにする.

【保健調査項目（例）】

・聞こえが悪い

・耳だれが出る

・耳鳴りがする

・耳がかゆい

・鼻汁が出る

・鼻がつまる

・たびたび鼻血が出る

・においがわからない

・頭が重い，または頭が痛い

・鼻にかさぶたがつく

・1年に数回へんとう炎にかかる

・声がかすれている

・現在耳鼻咽喉科の病気がある（耳，鼻，のど）

・今まで入院して手術を受けたことがある（耳，鼻，のど）

・オージオメータによる聴力測定結果　など

(8)　会場設営（例）

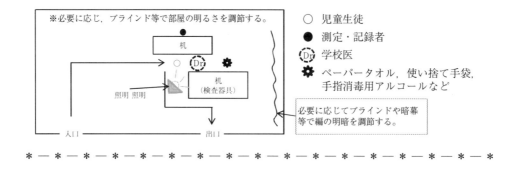

＊ー＊ー＊ー＊ー＊ー＊ー＊ー＊ー＊ー＊ー＊ー＊ー＊ー＊ー＊ー＊ー＊ー＊ー＊

11)　内科検診の実施

(1)　目的

・内科的な疾患有無，また成長・発達段階に即したバランスのとれた発育をしているかを検査する．具体的には栄養状態，脊柱及び胸郭の疾病及び異常の有無，皮膚疾患の有無，心臓の疾病及び異常の有無，結核その他の疾病及び異常の有無等である．

(2)　対象

　全学年

(3)　事前準備

・学校医と日程などを調整

・実施計画，配布物（実施要項，保健だよりなど）作成

・職員打ち合わせ（順序，方法，記録など）

・会場確保（広さ，経路，動線，騒音，照度など配慮）

・会場の環境整備（脱衣ができる場所が必要である）

・検査に必要な器具の点検整備（検診器具の消毒は煮沸消毒20分以上もしくはオートクレーブによる滅菌消毒）

・記録用紙の準備

・指導資料の準備

・保護者への連絡

・児童生徒への指導　など

(4)　必要物品

・保健調査票，各種検査結果一覧，舌圧子，ペンライト，ペンライト用予備電池，血圧計，聴診器，ペーパータオル，使い捨て手袋，消毒液，照明器具，椅子（児童生徒用，医師用，記録者用），貼り紙，記録用机，記録用紙，筆記用具，スクリーン，延長コードなど

(5)　事前指導

・衣服に名前を書いてくること．

・検診の目的を理解させる．

・検診の受け方（内容・方法含む）を理解させる．

・学校医が体の中の小さな音を聞いているため，検診中の私語を慎むよう指導する．

・「息を吸って，吐いて，後ろを向いて」など学校医の指示に従うこと．

・学校医の質問に正直にはっきり答えること　など

(6)　事後指導

・異常の疑いがあった児童生徒に対して学校医の指導助言を受け，必要時受診するなど適切な対応を行うよう指導する．

・特に感染性疾患が疑われる場合は，早急に受診するよう指導する．

・主治医・学校医からの指導・助言・指示により，学校

生活について必要な指導をする.

・受診の指示を受けた場合, 決められた期限内に受診するよう指導する　など

(7)　検査方法の実際

・個人情報が他の児童生徒に見えたり, 聞こえないようプライバシーの保護に配慮する.

・事前に保健調査を実施し, 児童生徒の状況を把握しておく.

・検診前に, 保健調査結果や各種検査結果をもとに検診の進め方について学校医と養護教諭が打合せておき, 検診がより効果的に実施され, また精度が高い検診となるようにする.

・栄養状態は, 皮膚の色沢, 皮下脂肪の充実, 筋骨の発達, 貧血の有無等について検査し, 栄養不良又は肥満傾向で特に注意を要する者の発見につとめる. (p.100参照)

・脊柱の疾病及び異常の有無は, 形態等について検査し, 側わん症等に注意する. (p.101参照)

・胸郭の異常の有無は, 形態及び発育について検査する.

・皮膚疾患の有無は, 感染性皮膚疾患, アレルギー性疾患などによる皮膚の状態に注意する.

・その他の疾病及び異常の有無は, 知能及び呼吸器, 循環器, 消化器, 神経系等について検査するものとし, 知能については適切な検査によって知的障害の発見につとめ, 呼吸器, 循環器, 消化器, 神経系などについては臨床医学的検査その他の検査によって結核疾患, 心臓疾患, 腎臓疾患, ヘルニア, 言語障害, 精神神経症その他の精神障害, 骨, 関節の異常及び四肢運動障害などの発見につとめる.

・保健調査項目 (例)・・・資料9-1参照

(8)　会場設営 (例)

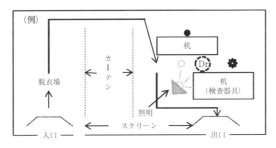

(例)

机

カーテン

脱衣場

照明

スクリーン

机 (検査器具)

Dr

入口

出口

○　児童生徒
●　測定・記録者
Dr　学校医
✿　ペーパータオル, 使い捨て手袋, 手指消毒用アルコールなど

＊ー＊ー＊ー＊ー＊ー＊ー＊ー＊ー＊ー＊ー＊ー＊ー＊ー＊ー＊ー＊ー＊

12)　歯科検診の実施

(1)　目的

・児童生徒などの発達段階に即した歯及び口腔の発育の状態を把握する.

・疾病や異常の有無とそれらの疾病・異常が口腔の機能の発達に影響を及ぼしていないか, また, それらが児童生徒の学習上及び学校生活に支障をきたしていないか, 歯科医学的立場から判断する.

・「生きる力をはぐくむ歯と口の健康つくり」を目標に, 「8020運動」の達成を目指し, 健全な口腔機能の発達と疾病予防に必要な健康管理と保健教育の充実を図るため, 子どもの歯及び口腔の状況を知る.

(2)　対象

　全学年. ただし, 大学においては検査の項目から除くことができる.

(3)　事前準備

・学校歯科医と日程等を調整

・実施計画, 配布物 (実施要項, 保健だよりなど) 作成

・職員打ち合わせ (順序, 方法, 記録など)

・会場確保 (広さ, 経路, 動線, 騒音, 照度など配慮)

・会場の環境整備 (脱衣ができる場所が必要である)

・検査に必要な器具の点検整備 (検診器具の消毒は煮沸消毒20分以上もしくはオートクレーブによる滅菌消毒)

・公簿・記録用紙の準備

・指導資料の準備

・保護者への連絡

・児童生徒への指導　など

(4)　必要物品

・歯鏡（消毒済のものを児童生徒数分），探針，ペーパータオル，使い捨て手袋，消毒液，照明器具，椅子（児童生徒用，医師用，記録者用），貼り紙，記録用机，記録用紙，保健調査票，筆記用具，延長コードなど

(5)　事前指導

・検診の目的を理解させる．

・検査の受け方（内容・方法含む）を理解させる　など

(6)　事後指導

・異常の疑いがあった児童生徒に対して学校歯科医の指導助言を受け，必要時早急に受診するなど適切な対応を行うよう指導する．

・主治医・学校歯科医からの指導・助言・指示により，学校生活について必要な指導をする．

・歯垢付着やCO，GOの所見があった者に対して，個別のブラッシング指導を行う．

・むし歯や歯周疾患の予防について指導する（むし歯・歯周疾患・咀嚼について，原因，ブラッシング法，食事や間食のとり方などの食生活のあり方など）．

・歯垢付着，CO，GOの所見があった者に対して，経過観察の必要性を理解させ，継続的な指導を行い，必要時健康相談や臨時の歯科検診を実施する．　など

(7)　検査方法の実際

・被験者と歯科医師が向かい合い，顔貌全体を観察し，次に閉口，開口状態とその顔貌変化を観察する．次いで口を大きく開口させ，歯及び口腔を観察する．検診は，視診を中心に歯鏡を用いて行い，必要時探針を用いる場合もある．

・歯列・咬合，顎関節の状態・・・判定は，「異常なし」「定期的観察が必要」「歯科医師による精査が必要」の3区分で，それぞれ「0」，「1」，「2」の記号で示す．

・歯垢の状態・・・判定は，「ほとんど付着なし」「若干の付着あり」「相当の付着あり」の3区分で，それぞれ「0」，「1」，「2」の記号で示す．

・歯肉の状態・・・判定は，「異常なし」「定期的観察が必要」「歯科医師による診断が必要」の3区分で，それぞれ「0」「1」「2」の記号で示す．なお，歯科医による診断と治療が必要な場合は「G」と記入し，歯垢があり，歯肉に軽度の炎症症候が認められているが，歯石沈着は認められず，注意深いブラッシング等を行うことによって炎症症候が消退するような歯肉の保有者については「1」とし，歯周疾患要観察者「GO」と記入する．

・歯の状態・・・現在歯，要観察歯，むし歯，喪失歯，要注意乳歯は，歯式の該当歯に該当記号を記入する．それぞれ現在歯（／，＼），要観察歯（CO），むし歯の未処置歯（C），むし歯の処置歯（○），喪失歯（△），要注意乳歯（×）の記号で示す．

(8)　会場設営（例）

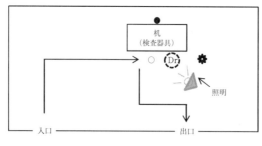

○　児童生徒
●　測定・記録者
Dr　学校医
✿　ペーパータオル，使い捨て手袋，手指消毒用アルコールなど

* ― * ― * ― * ― * ― * ― * ― * ― * ― * ― * ― * ― * ― * ― *

感染予防のための配慮

感染予防のため，ペーパータオル，使い捨て手袋，手指消毒用アルコールなど，また，学校医，学校歯科医等と相談の上，必要であれば，フェイスシールド，ゴーグルなどを準備する．

【注意事項】

［文部科学省HP参照：https://www.mext.go.jp/a_menu/coronavirus/mext_00033.html#q3（2021.2.18アクセス）］

※健康診断を実施する場合は，3つの条件（換気の悪い密閉空間，多くの人が密集，近距離での会話や発声）が同時に重ならないよう，

　例えば，

　・児童生徒等及び健康診断に関わる教職員については，事前の手洗いや咳エチケット等に努めること

　・部屋の適切な換気に努めること

　・密集しないよう，部屋には一度に多くの人数を入れないようにすること

　・会話や発声をできる限り控えるよう児童生徒等に指導すること

　等の工夫が考えられるほか，検査に必要な器具等を適切に消毒する．

［参照：日本学校保健会「児童生徒等の健康診断マニュアル」］

　また，日程を分けて実施する等，学校の実情に応じて実施する．

※健康診断の実施時期の判断や実施の方法等については，学校医，学校歯科医，関係機関等と十分連携し，共通理解を図っておくことが重要である．

学校における健康診断の実施に当たっては，「児童生徒等の健康診断マニュアル 平成27年度改訂」（（公財）日本学校保健会）において示されているとおり，児童生徒等のプライバシーの保護や男女差等への配慮を行い，児童生徒等の心情も考慮して実施することが大切である．併せて，適切，正確な診察や検査等を実施することが児童生徒等の健康のために重要であり，疾患を発見できず治療の機会を逸すること，ひいては学校生活に支障をきたすことがあってはならない．そのため，以下を参考に健康診断を実施する．

脱衣を伴う検査における留意点

1．健康診断を実施するに当たっては，児童生徒等の心情への配慮と正確な検査・診察の実施を可能にするため，学校医と十分な連携の下，実施方法（脱衣を含む）について共通認識を持ち，必要に応じて事前に児童生徒等及び保護者の理解を得るなど，円滑な健康診断実施のための環境整備に努めること．

2．診察や検査等に支障のない範囲で，発達段階に合わせた児童生徒等のプライバシーの保護に十分な配慮を行うこと．また，検査を待つ間の児童生徒等のプライバシーの保護にも配慮すること．

3．衣服を脱いで実施するものは，すべての校種・学年で男女別に実施するなど，発達段階を踏まえた配慮を行うこと．

4．検査の際には，個別の診察スペースの確保や，実情に応じて教職員の役割分担（補助や記録）についても配慮すること．

5．脱衣を伴う検査に限らず，保健調査票等が正確に記入されることで健康診断の精度も上がることから，保護者の適切な協力を得るよう努めること．

（参考）学校健康診断を行う場合の工夫例

・児童生徒等や保護者への事前の対応については，保健だよりや学年通信等を活用し，正しく検査を受け，疾病等を早期に発見することの重要性について理解を得るとともに，脱衣を伴う場合はその必要性やプライバシーへの配慮を含む実施方法について，丁寧に説明し，理解を得る．

・検査時の服装については，事前に学校医と共通認識を図り，検査を受けやすい服装で実施する．

・ついたて（囲い）やカーテン等の配慮を工夫し，個別の診察スペースを確保する．

・検査の会場（保健室や教室等）内では，待機する人数を最小限にするなど，プライバシーの保護に配慮した環境づくり等に努める．

・特に配慮が必要な児童生徒等に対しては，検査の時間を他の児童生徒等とずらすなど，個別に対応する．

［出典：文部科学省初等中等教育局健康教育・食育課（2021）児童生徒等の健康診断時の脱衣を伴う検査における留意点について
別紙 https://www.mext.go.jp/content/20210422-mext_kenshoku-100000617_1.pdf（2021.11.18アクセス）］

（p.117へ続く）

第9章　健康診断

資料9−4

記 入 例

児 童 生 徒 健 康 診 断 票
（一 般）

学年								
区分								
学級	C							
番号	15							

氏　　　名		異常のない例	異常のある例	記入にあたっての注意
学校の名称		異常のない例	異常のある例	
年　　　齢		6歳	6歳	定期の健康診断が行われる学年の始まる前日に達する年齢を記入する．
年　　　度		23	23	実施年度を記入する．
身　長 (cm)		116.6	106.3	測定単位は，小数第1位までを記入する．
体　重 (kg)		21.3	25.5	
栄 養 状 態			+40% 要注意（肥）	校医により栄養不良又は肥満傾向で特に注意を要すと認めたものを「要注意」と記入する．
脊柱・胸郭・四肢			脊柱側わん	病名又は異常名を記入する．
視力	右	A（　）	D（B）	裸眼視力を（　）の左側に記入し，矯正視力を検査した時はこれを（　）に記入する．この場合において，視力の検査結果が1.0以上であるときは「A」，1.0未満〜0.7以上であるときは「B」，0.7未満〜0.3以上であるときは「C」，0.3未満であるときは「D」と記入して差し支えない．裸眼視力を測定しない場合は，矯正視力だけを（　）内に記入する．
	左	A（　）	C（A）	
目の疾病及び異常			充　血	病名または異常名を記入する．
聴力	右		○40（50）	1000HZ，30dB 又は 4000HZ，25dB（聴力レベル表示による）を聴取できない者は，○印を記入する．更に聴力レベルを検査した時は，併せて聴力レベルデシベルを記入する．その場合の算出方法は，$$聴力レベルデシベル = \frac{a + 2b + c}{4} \quad \left[\begin{array}{l}aは500HZ、bは1000HZ、c：2000HZの\\聴力レベルデシベルを示す。\end{array}\right]$$なお，4000HZ の聴力レベルデシベルは，（　）をして記入する．※旧規格のオージオメータ使用時の算出方法は別に示す．（P.98 参照）
	左		○40（50）	
耳鼻咽頭疾患			鼻汁過多	異常ない場合は斜線を引き，異常のある場合は疾病又は異常を記入する．
皮膚疾患			アトピー性皮膚炎	疾病又は異常名を記入する．
結核	疾病及び異常		○月○日，○○病院 X線直接撮影，肺炎後疑い	受診月日，病院名，検査項目，結果，疾病又は異常名を記入する．
	指導区分	D3	D2	規則第9条第2項の規定により決定した措置区分を記入する．
心臓	臨床医学的検査（心電図等）		Ⅱ音の分裂	心電図等の臨床医学的検査の結果及び病名又は異常名を記入する．
	疾病及び異常		心室中隔欠損症	

尿	蛋白	一次	二次	＋±−	＋±−	＋±−	＋±−	検査結果を○で囲む．
	糖	一次	二次	＋±−	＋±−			
	その他の検査							
	潜血	一次	二次	＋±−	＋±−	＋±−	＋±−	
	疾病及び異常				腎臓病・糖尿病			精密検査結果等を記入する．

その他の疾病及び異常			ぜん息	その他の疾病又は異常名を記入する．
学校医	所　見	印	所見（印）	規則第9条の規定により学校においてとるべき事後措置に関連して学校医が必要と認める所見を記入し押印する．
	月　　日	6．30	6．30	押印した月日を記入する．
事 後 措 置			耳鼻科治療指示 アレルギー性鼻炎 治療済	規則第9条の規定により学校においてとるべき事後措置を具体的に記入する．（歯科以外）
備　　考			「ぜん息」による欠席のため，眼科検診は未検 問診票：予防内服 H19.4から（6ヶ月間）BCG未接種	結核検診で，要検討者としてあげた際は，その理由を記入するなど，健康診断に関し必要のある事項を記入する．

＊疾病異常等記入事項のない欄は，斜線を引き空欄としないこと．

116

資料9－5

| 記入例 |

児 童 生 徒 健 康 診 断 票 （ 歯 ・ 口 腔 ）

| 氏名 | | | | | | 性　別 | 男 | 女 | 生年月日 | | 年 | 月 | 日 |

歯式
- 現在歯　　　　　　　　　　　（例－、／、＼）
- むし歯　　　　　　┌未処置歯　C
- 　　　　　　　　　└処置歯　　○
- 喪失歯（永久歯）　　　　　　　△
- 要注意乳歯　　　　　　　　　　×
- 要観察歯　　　　　　　　　　　CO（シーオー）

歯の状態
- 乳歯：現在歯数／未処置歯数／処置歯数
- 永久歯：現在歯数／未処置歯数／処置歯数／喪失歯数

年齢	年度	顎関節	歯列・咬合	歯垢の状態	歯肉の状態	歯　　式	乳歯 現在歯数	乳歯 未処置歯数	乳歯 処置歯数	永久歯 現在歯数	永久歯 未処置歯数	永久歯 処置歯数	永久歯 喪失歯数	その他の疾病及び異常	学校歯科医 所見	学校歯科医 月日	事後措置
歳	平成 年度	⓪①②	⓪①②	0 1 ②	0 ① 2	上右下／左	1	0	0	27	1	2	0	要注意乳歯有	むし歯要受診⑪ CO要相談・GO	4月21日	むし歯治療済 歯みがき指導 5/10
歳	平成 年度	0 1 2	0 1 2	0 1 2	0 1 2												
歳	平成 年度	0 1 2	0 1 2	0 1 2	0 1 2												
歳	平成 年度	0 1 2	0 1 2	0 1 2	0 1 2												
歳	平成 年	0 1	0 1	0 1	0 1												

13）その他

色覚

(1) 目的
- 定期健康診断の項目には含まれていないが，児童生徒等が自身の色覚の特性を知らないまま進学・就職等で不利益を受けることがないように，児童生徒等が自身の色覚の特性を知る．

(2) 対象
- 学校医と相談し，色覚検査の希望があり，児童生徒等や保護者の検査の実施に対する同意が得られた者を対象とし，学校医の健康相談において，必要に応じ個別に検査・指導などを行う．

(3) 事前準備
- 学校医と実施について日程及び検査の進め方等を相談調整
- 色覚検査の希望調査（児童生徒等本人及び保護者の同意書含む）の実施
- 希望調査結果の整理
- 会場確保（広さ，経路，動線，騒音，照度など配慮）
- 会場の環境整備（検査者や被検査者の姿や声が他の児童生徒等に見えたり，聞こえたりしない場所を選ぶ．着色した壁やカーテンは検査に影響があるので避ける．十分な明るさがある自然光の下で行う．ただし，直射日光は避け，北側の窓からの採光が得られる場所を選ぶ）
- 部屋の確保が困難な場合は，カーテンやつい立等で囲

（p.119 へ続く）

保健調査票例

(別紙1)

運動器検診保健調査票

年　　　組　　　番　名前　　　　　　　　　　　　　　男・女

※保護者の方へ：太枠の中のみ記入してください。当てはまる番号に○を付けてください。

現在取り組んでいるスポーツ（バレエ、ダンス等を含む）：なし　あり（　　　　）

※保護者の方へ：太枠の中のみ記入してください。早めの発見を

項目	保護者記入欄	学校医記入欄
1) 脊柱側彎症…	4つのチェックポイント ① 両肩の高さに差がある ② 両肩甲骨の高さ・位置に差がある ③ 左右の脇線の曲がり方に差がある ④ 前屈した左右の背面の高さに差がある	① 疑い ② 経過観察
2) 次に気が付くことがありましたら、チェックしてください。 身体をそらしたり、曲げたりしたときに腰に痛みが出ませんか。	【前屈】 ① 痛む ② 痛まない 【後屈】 ① 痛む ② 痛まない	【異常所見】 前屈 ① あり ② 疑い 後屈 ① あり ② 疑い
片脚立ち（左右交互にやってです） 片脚立ちすると体が傾いたり、ふらついたりしませんか。	【左脚立ち】 ① 立てない ② ふらつく ③ 異常なし 【右脚立ち】 ① 立てない ② ふらつく ③ 異常なし	【異常所見】 左 ① あり ② 疑い 右 ① あり ② 疑い
しゃがみこみ 足の裏を全部床につけて完全にしゃがめますか。	① しゃがめる ② しゃがめない	【異常所見】 ① あり ② 疑い

手のひらを上に向けて腕を伸ばした時、完全に伸びない、完全に曲がらない（指が肩につかない）ことはありませんか

左肘	右肘
① 完全に伸びない ② 完全に曲がらない ③ 異常なし	① 完全に伸びない ② 完全に曲がらない ③ 異常なし

左肘	右肘
① 屈曲異常 ② 伸展異常 ③ 内反あり ④ 外反あり	① 屈曲異常 ② 伸展異常 ③ 内反あり ④ 外反あり

バンザイした時、両腕が耳につきますか

左腕	右腕
① つかない ② つく	① つかない ② つく

左腕	右腕
① つかない ② つく	① つかない ② つく

3) からだのどこかに痛いところや気になるところはありませんか。
骨・関節・筋肉などについて、症状のある部位に○をつけ、その症状について具体的に書いてください。

【症状】

【所見】

4) その他からだや手・足で気になることがありましたら、自由にお書きください。

保護者署名

学校医署名　　　　　　　　　　　㊞

※本書をコピーして学校健診に使用されることは問題ありませんが、販売等はしないでください。
※本書を研究発表等に使用する場合には千葉県医師会に御一報ください。

※　「運動器検診保健調査票」千葉県医師会作成

［出典：公益財団法人　日本学校保健会（2015）］

資料9−7　児童生徒等の月経随伴症状等の早期発見及び保健指導等の実施について（部分）

（冒頭の部分略）今般，政府の「女性活躍・男女共同参画の重点方針2021」において，女性の生理と妊娠等に関する健康について，生理に伴う様々な困難を相談しやすい環境整備の推進に関する項目が盛り込まれ，必要に応じ，より迅速かつ適切に産婦人科等の受診につなぐことの重要性が示されました．このため，婦人科的診療は健康診断の必須検査項目ではありませんが，児童生徒等が自身の不調を訴えることに心理的な負担を感じたり，心身の成長や健康に関して十分理解していなかったりすることにより，適切な助言や指導が受けられないことも考えられますので，毎年度定期の健康診断を実施する際の保健調査票等に女子の月経随伴症状を含む月経に伴う諸症状について記入する欄を設け，保護者にもその記入について注意を促すなどにより，所見を有する児童生徒等を的確に把握し，健康相談や保健指導を実施したり，必要に応じて産婦人科医への相談や治療につなげたりするなど，適切に対応いただくようお願いします．その際，健康診断マニュアルにおいて，健康診断時に注意すべき疾病及び異常として，産婦人科関連の内容が記載されていますので，引き続き御活用ください．（以下略）

[出典：令和3年12月13日付事務連絡（文部科学省初等中等教育局健康教育・食育課）児童生徒等の月経随伴症状等の早期発見及び保健指導等の実施について（一部を抜粋）

　　https://www.mext.go.jp/content/20211223-mxt_kenshoku-100000618_1.pdf（2021.12.25アクセス）]

むなどしてプライバシーの保護に十分配慮する．

・児童生徒への検査の目的を理解させる

・検査の受け方の指導　など

(4)　必要物品

・医学的に認められている色覚検査表　例：石原色覚検査表Ⅱコンサイス版（14表）

・検査台：読書で普通の姿勢がとれる机（教室の学習机でよい）

・記録用紙

・自然光で十分な照度が得られない場合は昼光色の蛍光灯

(5)　検査方法の実際

・実施する時間は，午前10時から午後3時が最もよいとされている．

・使用する検査表の使用方法を遵守する．

・検査は，本人・保護者の同意を得て実施する．

・検査表を机上に置く．この際，検査表が光源の光を照り返さないように注意する．

・眼鏡等の所有者には使用させて検査する．

・答えた内容について訂正したり，念を押したりしてはいけない．また，検査者の態度で答えの正否が被検査者に知られないように配慮する．

・検査室には一人ずつ入れ，前の被検査者の検査が済んでから次の児童生徒棟を入れる．

(6)　判定

・使用する検査表の判定方法を遵守する．

・学校での色覚検査はスクリーニングであり，診断せず「色覚異常の疑い」とする．

　例えば，石原色覚検査表Ⅱコンサイス版（14表）では第1表から第8表及び第11表から第14表の計12表のうち誤読が2表以上であれば「色覚異常の疑い」とする．

(7)　事後指導

・判定の結果，「色覚異常の疑い」となった者については，学校医と連携し，眼科受診を勧める．

・保護者への検査結果の通知は封書を用いるなど，プライバシーに十分配慮すること．

※留意事項

・学校医による健康相談において，児童生徒や保護者の事前の同意を得て個別に検査，指導を行うなど，必要に応じ，適切な対応ができる体制を整えること．

・教職員が，色覚異常に関する正確な知識を持ち，学習指導，生徒指導，進路指導等において，色覚異常について配慮を行うとともに，適切な指導を行うよう取り

計らうこと等を推進すること．

・特に，児童生徒等が自身の色覚の特性を知らないまま不利益を受けることのないよう，保健調査に色覚に関する項目を新たに追加するなど，より積極的に保護者等への周知を図る必要があること．

参考：平成26年4月30日付26文科ス第96号　学校保健安全法施行規則の一部改正等について（通知）（抄）

寄生虫卵の有無

　寄生虫検査の検出率には地域性があり，一定数の陽性者が存在する地域もあるため，それらの地域においては，今後も検査の実施や衛生教育の徹底などを通して，引き続き寄生虫への対応に取り組む必要がある．

3　健康診断結果の記録

　健康診断の結果については，健康診断票（一般）及び健康診断票（歯・口腔）に記入する．記入例及び記入上の注意については，資料9－4，資料9－5に示す．

　学校保健安全法施行規則の一部を改正する省令（令和2年文部科学省令第三十九号）が令和2年11月13日に公布され，令和3年4月1日から施行されることとなった（令和2年11月13日付2文科初第1188号文部科学省初等中等局長通知）．就学時健康診断票（第一号様式関係）では，予防接種法施行令の一部を改正する政令が平成28年10月1日から施行され，平成28年4月1日以降に生まれた者について，B型肝炎の項目が追加された．また，就学時健康診断票の予防接種の欄のワクチンの記載およびその記載順について，母子健康手帳の様式（母子保健法施行規則（昭和40年厚生省令第55号）様式第三号）に合わせて改められた．さらに，就学時健康診断票の欄外（注）の13における，担当医師または担当歯科医師（以下，「担当医師等」という．）が「『担当医師所見』及び『担当歯科医師所見』の欄」に押印する旨の規定は，担当医師等の氏名を記入する旨の規定に併せて改められた．職員の健康診断票（第二号様式関係）についても，職員健康診断票の欄外（注）の1にトにおける，指導区分を決定した医師が，「指導区分」の欄に押印する旨の規定は，担当医師が氏名を記入する旨の規定に改められた．また，第三号様式から第七号様式関係では，教育委員会の押印を求める「印」が削除

された．改正後の様式については，文部科学省のホームページから入手できるため，適宜参照されたい．

https://www.mext.go.jp/a_menu/kenko/hoken/1383897.htm

Ⅳ　健康診断の総合評価・事後措置

1）総合評価

　学校保健安全法施行規則第7条第9項では，「身体計測，視力及び聴力の検査，問診，胸部エックス線検査，尿の検査，寄生虫卵の有無の検査その他の予診的事項に属する検査は，学校医又は学校歯科医による診断の前に実施するものとし，学校医又は学校歯科医は，それらの検査の結果及び第11条の保健調査を活用して診断に当たるものとする．」と規定されており，全ての健診項目が終了した後，児童生徒等の健康状態を総合的に把握し，学校医及び学校歯科医により健康診断票の学校医の所見欄に記入され，総合評価を行う．

2）事後措置

　学校保健安全法第14条において，学校においては，前条の健康診断の結果に基づき，疾病の予防処置を行い，又は治療を指示し，並びに運動及び作業を軽減する等適切な措置をとらなければならないとされている．

(1)　健康診断結果の通知及び事後措置

　学校保健安全法施行規則第9条において，「学校においては，法第13条第1項の健康診断を行ったときは，21日以内にその結果を幼児，児童又は生徒にあっては当該幼児，児童又は生徒及びその保護者（学校教育法（昭和22年法律第26号）第16条に規定する保護者をいう．）に，学生にあっては当該学生に通知するとともに，次の各号に定める基準により，法第14条の措置をとらなければならない．」と規定されている．

① 疾病の予防措置を行うこと．

② 必要な医療を受けるよう指示すること．

③ 必要な検査，予防接種等を受けるよう指示すること．

④ 療養のため必要な期間学校において学習しない

よう指導すること.
⑤　特別支援学校への編入について指導及び助言を行うこと.
⑥　学習又は運動・作業の軽減, 停止, 変更を行うこと.
⑦　修学旅行, 対外運動競技等への参加を制限すること.
⑧　机又は腰掛けの調整, 座席の変更及び学級の編制の適正を図ること.
⑨　その他発育, 健康状態等に応じて適当な保健指導を行うこと.

・生活規正, 医療の指導区分が指示される疾病及び異常については学校生活管理指導表を医師に作成してもらうようにする.
・これらの事後措置は, それぞれの疾病及び異常に生活規正の面, 医療の面の区分を組み合わせた指導区分により, 学校医または主治医の指導・助言に基づいて実施する.
・健康診断の結果, 心身に疾病・異常が認められず, 健康と認められる児童生徒等についても, 事後措置として健康診断の結果を通知し, 当該児童生徒等の健康の保持増進に役立てる必要がある.

3）健康診断結果のまとめと活用

健康診断終了後, 結果をすみやかにまとめ, 発育状況や疾病・異常の被患率などを全国・都道府県・市町村などと比較する（国では毎年, 学校保健統計調査を実施）.

また, 健康診断結果は, 児童生徒等の個々の健康診断票に記録するが, 年次統計としてまとめ, 経年的に推移を観察するなど, 学校としての健康課題を把握することにより, 保健管理, 保健指導および組織活動などに活かす.

なお, 健康診断票は, 学校保健安全法施行規則第8条により, 5年間保存しなければならず, 校長は, 児童又は生徒が進学した場合においては, 進学先の校長に送付しなければならない（送付を受けた場合は, 進学前の学校を卒業した日から5年間保存する）.

引用・参考文献
1）学校保健・安全実務研究会編著:「新訂版　学校保健実務必携（第3次改訂版）」, 第一法規, 東京, 2014
2）采女智津江編著:「新養護概説」〈第7版〉, 少年写真新聞社, 東京, 2013
3）文部科学省:学校における結核対策マニュアル, 平成24年
4）文部科学省スポーツ・青少年局学校健康教育課監修:児童生徒等の健康診断マニュアル　平成27年度改訂, 日本学校保健会, 東京, 2015
5）文部科学省:平成27年9月11日付文部科学省スポーツ・青少年局学校健康教育課事務連絡「児童, 生徒, 学生, 幼児及び職員の健康診断の方法及び技術的基準の補足事項及び健康診断票の様式例の取扱いについて」

令和4年度（令和3年度実施）養護教諭採用試験問題

① 「児童生徒等の健康診断マニュアル」（平成27年度改訂　公益財団法人　日本学校保健会）に示されている内容について，各問いに答えよ．

(1) 次の各文は，「第1章　児童，生徒，学生及び幼児の健康診断の実施　7　総合評価・事後措置　②事後措置の法的根拠」から一部抜粋したものである．（　A　）～（　E　）に当てはまる語句を，それぞれ下の1～5から一つ選べ．ただし，（　）内の同じ記号には，同じ語句が入るものとする．

（　A　）

（児童生徒等の健康診断）

第14条　学校においては，前条の健康診断の結果に基づき，（　B　）を行い，又は治療を指示し，並びに運動及び作業の軽減をする等適切な措置をとらなければならない．

（　C　）

（事後措置）

第9条　学校においては，法第13条第1項の健康診断を行ったときは，（　D　）にその結果を幼児，児童又は生徒にあっては当該幼児，児童又は生徒及びその保護者に，学生にあっては当該学生に（　E　）するとともに，次の各号に定める基準により，法第14条の措置をとらなければならない．

　1　（　B　）を行うこと．

　2　必要な医療を受けるよう指示すること．

　3　必要な検査，予防接種等を受けるよう指示すること．〈以下，4～9省略〉

（　A　）

　　1　教育基本法　　　　　　2　学校教育法　　　　　　3　学校教育法施行規則

　　4　学校保健安全法　　　　5　学校保健安全施行令

（　B　）

　　1　疾病の予防処置　　　　2　感染症の予防対策　　　3　傷病発生の防止

　　4　傷病の悪化対策　　　　5　疾病の重症化防止

（　C　）

　　1　学校教育法　　　　　　2　学校教育法施行規則　　3　学校保健安全法

　　4　学校保健安全施行令　　5　学校保健安全法施行規則

（　D　）

　　1　3日以内　　　2　7日以内　　　3　14日以内　　　4　21日以内　　　5　1か月以内

（　E　）

　　1　連絡　　　　2　通知　　　　3　指示　　　　4　指導　　　　5　告知

(2)　次の表は，「第2章　健康診断時に注意すべき疾病及び異常　6　内科関連　①心臓関連及び②腎臓関連」に示されている疾病及び疾患の説明である．（　A　）～（　E　）に当てはまる語句を，それぞれ下の**1～5**から一つ選べ．

心臓関連	先天性心疾患	先天性心疾患の頻度は，出生1,000人に対して10人位であるが，治療若しくは自然経過で治癒したり死亡したりして，学童期では大体1,000人に対して5～6人である．もっとも多いのが（　A　）である．
	（　B　）	主として，4歳以下の乳幼児に起こる原因不明の疾患で，発熱，発疹，結膜の充血，口唇及び口の粘膜の発赤，リンパ節の腫脹等を認める．心臓に後遺症を残すことがあり問題となる．後遺症として冠動脈瘤，冠動脈の狭窄などを認める場合は，継続した管理，治療が必要である．
	不整脈	危険性のない不整脈が大部分であるが，一部に危険な不整脈が存在する．注意すべき不整脈としては（　C　），頻脈発作を伴うWPW症候群，カテコラミン誘発多形性心室頻拍などがある．
腎臓関連	急性腎炎症候群	（　D　）が急に出現する腎炎を指す．多くのものはA群β溶血性連鎖球菌感染後に発症する．適切な治療を受けることで，子供の急性腎炎は治りがよく，多くは数か月以内で治癒する．
	（　E　）	学校検尿で最も多く発見される症候群で，血尿以外に症状のないものを指す．学校検尿では1パーセント程度の児童生徒等に認められるが，腎炎などの病気が発見される頻度はそれらの5パーセント程度である．

（　A　）

1　心室中隔欠損症　　　　2　心房中隔欠損症　　　　3　動脈管開存症

4　ファロー四徴症　　　　5　大動脈弁狭窄症

（　B　）

1　心筋症　　2　心筋炎　　3　川崎病　　4　感染性心内膜炎　　5　リウマチ熱

（　C　）

1　洞不整脈　　2　冠静脈同調律　　3　左房調律　　4　上室期外収縮　　5　QT延長症候群

（　D　）

1　むくみやたんぱく尿　　2　高血圧やたんぱく尿　　3　低血圧や血尿

4　むくみや血尿　　5　むくみや高血圧

（　E　）

1　慢性腎炎症候群　　2　無症候性血尿症候群　　3　無症候性蛋白尿

4　遺伝性腎炎　　5　ネフローゼ症候群

(奈良県)

② 学校保健安全法施行規則について，次の各問いに答えなさい．

(1)　次の文章は，学校保健安全法施行規則の第2章第2節「児童生徒等の健康診断」の一部である．（　①　）～（　⑮　）に入る最も適切な語句または数字を答えなさい．

（事後措置）

第9条　学校においては，法第13条第1項の健康診断を行ったときは，（　①　）日以内にその結果を幼児，児童又は生徒にあっては当該幼児，児童又は生徒及びその（　②　）（学校教育法（昭和22年法律第26号）第16条に規定する（　②　）をいう．）に，学生にあっては当該学生に通知するとともに，次の各号に定める基準により，法第14条の措置をとらなければならない．

1　（　③　）の（　④　）処置を行うこと．

2　必要な（　⑤　）を受けるよう指示すること．

3　必要な検査，（　⑥　）等を受けるよう指示すること．

4　（　⑦　）のため必要な期間学校において（　⑧　）しないよう指導すること．

5　（　⑨　）への編入について指導及び助言を行うこと．

6　（　⑧　）又は（　⑩　）・作業の軽減，停止，変更等を行うこと．

7　（　⑪　），対外運動競技等への参加を制限すること．

8　（　⑫　）又は腰掛の調整，（　⑬　）の変更及び学級の編制の適正を図ること．

9　その他（　⑭　），健康状態等に応じて適当な（　⑮　）を行うこと．

(2)　次の文は，学校保健安全法施行規則第18条及び第19条に記載されている感染症の種類及び出席停止期間の基準に照らして書かれたものである．①〜⑤のそれぞれの文について，正しいものには○を，誤っているものには×を書きなさい．

①　腸管出血性大腸菌感染症，急性出血性結膜炎は，第三種感染症で，結核は第二種感染症である．

②　インフルエンザ（鳥インフルエンザ（H5N1）及び新型インフルエンザ等感染症を除く）の出席停止となる期間の基準は，「発症した後5日を経過し，かつ解熱した後2日（幼児にあっては3日）を経過するまで」である．

③　流行性耳下腺炎（おたふくかぜ）の出席停止となる期間の基準は，「耳下腺，顎下腺又は舌下腺の腫脹が発現した後4日を経過し，かつ，全身状態が良好になるまで」である．

④　咽頭結膜熱の出席停止となる期間の基準は，「主要症状が消退した後7日を経過するまで」である．

⑤　出席停止となる期間の基準は，第一種感染症は「病状により学校医その他の医師において感染のおそれがないと認めるまで」で，第三種感染症は，「治癒するまで」である．

（鳥取県）

③　「食に関する指導の手引　第二次改訂版（平成31年3月文部科学省）第6章　個別的な相談指導の進め方　第5節　具体的な指導方法」について，各問いに答えなさい．

問1　次の記述は，「3　肥満傾向にある児童生徒」の説明である．記述ア〜エについて，その内容の正誤の組合せとして最も適切なものを，後の①〜⑥のうちから選びなさい．

ア　肥満とは，体脂肪が多く蓄積した状態をいい，児童生徒の肥満や肥満傾向については，高血圧，高脂血症などが危惧されるとともに，特に皮下脂肪型肥満により，将来の糖尿病や心疾患などの生活習慣病につながることが心配される．

イ　体重測定で重要なことは，毎回同じ状態で測定することである．起床時，排尿後又は入浴時に裸になったときの体重

測定が望ましい.

ウ　児童生徒の肥満・肥満傾向の判定においては,性別,年齢別の身長別標準体重を活用し,肥満度を算出(肥満度:＝〔実測体重(kg)－身長別標準体重(kg)〕／身長別標準体重(kg)×100)し,30%以上を高度の肥満と判定する.

エ　極端な低身長の児童生徒については,肥満度が実際より大きく判定されることがあるので,必ず成長曲線と肥満度曲線を比較して検討する.

①	ア－正	イ－誤	ウ－正	エ－誤
②	ア－誤	イ－正	ウ－誤	エ－正
③	ア－誤	イ－正	ウ－正	エ－誤
④	ア－誤	イ－誤	ウ－正	エ－正
⑤	ア－正	イ－誤	ウ－誤	エ－正
⑥	ア－正	イ－正	ウ－誤	エ－誤

(神奈川県)

4　児童虐待の対応について次の問いに答えよ.

1　下記の表は「子供たちを児童虐待から守るために　－養護教諭のための児童虐待対応マニュアル－」(公益財団法人日本学校保健会)」に示された健康診断時における早期発見の視点である.(　①　)～(　④　)にあてはまる語句を答えよ.

	早期発見の視点
身体計測	(　①　)不良,不潔な皮膚,(　②　)な傷・あざ等
耳鼻科検診(聴力検査)	(　③　)の放置,心因性難聴等
眼科検診(視力検査)	(　③　)の放置,心因性視力低下等
内科検診	(　②　)な傷・あざ,衣服を脱ぐ事や診察を怖がる等
歯科検診(歯科健康診断)	ひどい(　④　),歯の萌出の遅れ,口腔内の(　③　)(歯の破折や粘膜の損傷等)の放置,口腔内の不衛生等
事後措置状況	精密検査を受けさせない,何度受診勧告しても受診させない等

2　学校が速やかに市町村又は児童相談所に情報提供しなければならないのは,理由の如何にかかわらず,要保護児童が休業日を除き引き続き何日以上欠席した場合か答えよ.

(滋賀県)

5　健康診断について,「児童生徒等の健康診断マニュアル」(平成27年度改訂日本学校保健会)に照らして次の(1)～(8)の問いに答えよ.

(1)　児童生徒等の健康診断は,学校保健安全法と何の規定に基づいて行われているか.その法律名を書け.

(2)　視力検査に関する記述として,次の文を読み,(　①　)～(　④　)に当てはまる数値をそれぞれを書け.

ア 視力表は国際標準に準拠したランドルト環を使用した視力表を使用し，視標面の照度は（ ① ）～1,000ルクスとする．

イ 並列（字づまり）視力表の場合は，（ ② ）の視標ができるだけ目の高さになるよう配慮する．

ウ 視力判定で「正しく判別」とは，上下左右４方向のうち（ ③ ）方向以上を正答した場合をいう．

エ 0.3の視標を正しく判別し，（ ④ ）の視標を判別できなかった場合の判定結果は「C」である．

(3) 小学校における聴力検査について，検査項目から除くことができる学年を全て書け．

(4) 脊柱側わん症を早期発見するための，立位検査と前屈検査における四つのポイントのうち二つ書け．

(5) 肥満度に基づく判定について，正しい組み合わせを一つ選び，その記号を書け．

ア	肥満度	－10％	判定「やせ」	イ 肥満度 40％ 判定「高度肥満」	
ウ	肥満度	15％	判定「普通」	エ 肥満度 －25％ 判定「高度やせ」	
オ	肥満度	25％	判定「中等度肥満」		

(6) 次の表は，色覚異常の色彩感覚について「見分けにくい色の組み合わせ」の一部を示したものである．例にならい，表中の（ ① ），（ ② ）に当てはまる言葉をそれぞれ書け．

例） 赤と緑	茶色と（ ① ）	青と（ ② ）

(7) 次の表は，歯科検診の結果について，児童生徒健康診断票（歯・口腔）の歯式の該当歯に記入する該当記号の一部を示したものである．例にならい，表中の（ ① ），（ ② ）に当てはまる該当記号をそれぞれ書け．

歯科検診結果	例） う歯（未処置歯）	喪失歯	要注意乳歯
該当記号	C	（ ① ）	（ ② ）

(8) 学校保健安全法施行規則（昭和33年文部省令第18号）の第９条には，健康診断を行ったときは，何日以内に，その結果を児童生徒等及び保護者に通知することになっているか．

(愛媛県)

6 「児童生徒などの健康診断マニュアル 平成27年度改訂」（公益財団法人日本学校保健会 平成27年８月）に関する次の(1)の問に答えよ．

(1) 定期健康診断における，脊柱及び胸郭の疾病及び異常の有無並びに四肢の状態の検査に関する記述として最も適切なものは，次の１～４のうちではどれか．

1 背骨が曲がっていることを重点的に診る場合，両腕を胸の前で組んだ状態で前屈させながら，背中の肋骨の高さに左右差があるかどうか，腰椎部の高さに左右差があるかどうか確認する．

2　腰を曲げたり，反らしたりすると痛みがあることを重点的に診る場合，かがんだり，反らしたりしたときに，腰に痛みが出るか否かをたずね，後ろに反らせることにより腰痛が誘発されるかどうか確認する．

3　肩関節に痛みや動きの悪いところがあることを重点的に診る場合，両肘関節を伸展された状態で上肢を前方挙上させて異常の有無を検査する．このとき，肩関節の可動性は児童・生徒の正面より観察する．

4　肘関節に痛みや動きの悪いところがあることを重点的に診る場合，両前腕を回外させて，手掌を上に向けた状態で肘関節を屈曲・伸展させて異常の有無を検査する．屈曲では手指が耳につくか否かを観察する．

（東京都）

7　下の表は，学校における各健康診断の法的根拠，実施主体についてまとめたものである．空欄A〜Dに当てはまる語句を，それぞれ1〜5から一つ選べ．

健康診断の種類	法的根拠	実施主体
児童生徒等の健康診断	学校保健安全法第 A 条	B
就学時の健康診断	学校保健安全法第 C 条	D
職員の健康診断	学校保健安全法第十五条	学校の設置者

	A	B	C	D
1	八	国	三	国
2	九	都道府県	五	都道府県の教育委員会
3	十	市（特別区を含む）町村	七	市（特別区を含む．）町村
4	十二	都道府県の教育委員会	十一	市（特別区を含む．）町村の教育委員会
5	十三	学校	十六	学校

（大阪府・大阪市・堺市・豊能地区）

8　公益財団法人日本学校保健会冊子「児童生徒等の健康診断マニュアル〔平成27年度改訂〕」（平成27年8月）に記載されている内容について，次のア〜ウの問いに答えよ．

ア　次の各文は，眼の疾病及び異常の有無の検査の方法及び眼科関連の注意すべき疾病及び異常について述べたものである．空欄A・Bに当てはまる語句を，それぞれ1〜5から一つ選べ．

○　ペンライトを両眼に見せながら顔に近づけて　A　センチまで輻輳できれば正常である．

○　無調節状態で，平行光線が網膜の1点に像を結ばない状態を　B　という．

	A	B
1	2	近視
2	5	乱視
3	10	遠視
4	15	不同視
5	20	調節緊張

（大阪府・大阪市・堺市・豊能地区）

第10章　疾病管理

I　疾病管理における養護教諭の役割

1　疾病管理の目的

　学校における疾病管理の目的は，就学時の健康診断，保健調査票，日々の健康観察，健康診断，健康相談，保健室来室状況から疾病の早期発見や疾病治療中の児童生徒が適切な治療を受けながら成長発達し，よりよい学校生活が送れるよう組織的に支援することである．

2　養護教諭の役割

1）疾病の早期発見をめざした自主的健康管理能力の育成

　養護教諭の役割は疾病のある児童生徒の管理をするのみではなく，すべての児童生徒が健やかに成長発達し，自主的健康管理能力を育てることを支援することである．そのためには日々の健康観察や健康診断，保健教育などの養護活動を通して，自分の健康への関心を深めさせ，疾病の早期発見ができるよう教育支援する．さらに疾病治療中の児童生徒にはセルフケア能力を高めるよう教育支援しなければならない．

2）チームケアと養護教諭のコーディネーション

　退院後においても，通院しながら，継続した内服・化学療法，必要なケア，給食や活動の制限が必要な児童生徒の病状が悪化しないよう，学校生活を支援しなければならない．その際には，病状に合わせて，可能な限り，制限を最小限にして，教育を受ける権利を保障するために，全教職員の共通理解のもと，保護者，主治医，学校医や地域の社会資源の活用など多くの関係機関と連携して，多職種とチームケアを行い，サポートシステムを構築しなければならない．特に疾病の管理のチームアプローチは，学校内で最も医療や看護の知識を有する養護教諭がキーパーソンとなり，コーディネーション機能を果たすことが求められる．その際には保護者を通して伝えられる「学校生活管理指導表」（日本学校保健会）や主治医による学校生活に関する指示に基づいて共通理解を図り，管理・指導する．

　また，疾病のある児童生徒の病弱教育制度を理解しておき，必要に応じて特別支援学校（病弱教育），病院内学級，小・中学校の病弱・身体虚弱特別支援学級との連携を行う．

3）保健室の機能を生かした養護教諭の支援

　慢性疾患の治療は長期間にわたり，長い経過をたどって治癒，または軽快する場合もあるが，一生涯，疾病や障害をかかえながら生活を送っていくこともあり，児童生徒や家族の身体的・精神的負担は大きいものである．病気のためにさまざまな規制や自己管理が必要なために，かなりのストレスを感じている．例えば，運動や給食の制限，欠席・遅刻・早退から学習の遅れへの不安，病気について先生や友人が理解してくれない，体調が悪く苦しいことがある，体格や容姿をからかわれたり，虐められる，保健室で処置をしたり，服薬しなければならない，病気のことを知られたくない，進学への不安などの悩みが挙げられる．養護教諭は保健室という癒させる環境で，悩みを受容し，心に寄り添うヘルスカウンセリングを行って支援する．その際には本人の意向だけでなく，保護者の意向を確かめ，児童生徒本人が自分の病気をどのように理解しているのか把握しておかなければならない．さらに，服薬・薬液吸入・インシュリン自己注射・導尿などのケア環境や休養のための環境を整えておくなど保健室の機能を最大限に生かすことが必要である．

　宿泊を伴う修学旅行やスポーツ大会などの学校行事の際には，保護者・医療関係者・管理職・教員・栄養士

や宿泊を伴う場合には現地の関係者などとの細やかな情報交換によって個別の支援体制を整えていくことも重要である．その際には「学校生活管理指導表」などや主治医による指示書を活用して共通理解を図ることが必要である．

病名，治療，処置，服薬などの情報交換がなされるため，プライバシーの保護に気をつけなければならない．また，学校生活管理指導表・管理手帳などの個人情報の管理に十分気をつけ，守秘義務を厳守する体制が必須条件となる．

II　疾病のある児童生徒の学校生活管理指導

1　学校生活管理指導表

疾病のある児童生徒が学校生活を過ごす上で，治療上必要とする適切な制限と安全で健やかな教育を保障することは大きな責務である．必要な活動制限を行わなかったために，病状の悪化や事故の発生する事態は絶対に避けなければならない．しかし，事故の発生を恐れるあまり，必要以上の制限を行うことは児童生徒の教育の機会を逸し，心身の発達にも影響を及ぼすことが危惧される．

昭和40年代には感染症が減少し，小児慢性疾患の増加をみた．その当時，学校生活の「管理指導表」の原型が作成された．その後，「腎臓病管理指導表」「心臓病管理指導表」「糖尿病管理指導表」が別々に作成されたが，数回の改訂を経て，2002（平成14）年には，新しく「学校生活管理指導表」（小学生用，中学・高校生用）（日本学校保健会発行）を学校において活用している．この改定の要点は，医療区分を廃止し，①心臓疾患，腎臓疾患，糖尿病の管理指導表を統一して，疾病の種類を問わず，学校生活の運動に関する指導区分のみになった，②医療区分を廃止して，生活指導区分を8段階から5段階に簡素化している，③小学生用と中学・高校生用の2種類になった．その後においても改訂され，最新のものが次の項にあげられている．

運動の強度区分は①「軽い運動」とは，同年齢の平均的児童生徒にとって，ほとんど息がはずまない程度の運動，②「中等度の運動」とは，同年齢の平均的児童生徒にとって，少し息がはずむが，息苦しくない程度の運動でパートナーがいれば楽に会話ができる程度，③「強い運動」とは，同年齢の平均的児童生徒にとって，息がはずみ，息苦しさを感じる程度の運動と定義している．

糖尿病のある児童生徒の学校での生活等について，主治医と学校との連絡には，各疾患共通の「学校生活管理指導表」と「糖尿病児の治療・緊急連絡法等の連絡表」などを用いる．

2　学校生活管理指導表の種類

主治医や学校医と連携を図り，学校で活用されている管理指導表（日本学校保健会）として，以下のものがある．

① 「学校生活管理指導表」（幼稚園用）2020年度改訂　資料10-1

② 「学校生活管理指導表（小学生用）」2020年度改訂　資料10-2

③ 「学校生活管理指導表（中学・高校生用）」2020年度改訂　資料10-3

④ 「学校生活管理指導表（アレルギー疾患用）」令和元年度改訂　資料10-4

⑤ 「糖尿病児の治療・緊急連絡法等の連絡表」資料10-5

これらの他に，各都道府県ごとに発行されている「小児慢性特定疾患児手帳」や疾患ごとに発行されている手帳がある．これらの学校生活管理指導表や手帳は児童生徒の個々の情報を主治医が記載し，保護者を通じて，学校教職員が共有して，児童生徒の教育に活用するものである．

III　慢性疾患の理解と学校生活

小児慢性特定疾病とは，児童又は児童以外の満20歳に満たない者（以下児童等という）が当該疾病にかかっていることにより，長期にわたり療養を必要とし，及びその生命に危険が及ぶおそれがあるものであって，療養のために多額の費用を要するものとして厚生労働

大臣が社会保障審議会の意見を聴いて定める疾病をいう．認定されている疾患群は以下のとおりである（令和3年11月版）．

1. 悪性新生物
2. 慢性腎疾患
3. 慢性呼吸器疾患
4. 慢性心疾患
5. 内分泌疾患
6. 膠原病
7. 糖尿病
8. 先天性代謝異常
9. 血液疾患
10. 免疫疾患
11. 神経・筋疾患
12. 慢性消化器疾患
13. 染色体又は遺伝子に変化を伴う症候群
14. 皮膚疾患群
15. 骨系統疾患
16. 脈管系疾患
    成長ホルモン治療

これらの疾患のうち，「学校生活管理指導表*」（日本学校保健会作成）等が発行され，学校において活用されている疾患（心臓病，腎臓病，糖尿病）の理解と学校生活について，以下に述べる．

*学校生活管理指導表は，学校の生活において特別な配慮や管理が必要となった場合に医師が作成するものです．

1　心臓疾患のある児童生徒
1）疾病の理解
　児童生徒の心疾患は先天性心疾患，心臓弁膜症，心筋症，不整脈，川崎病による心血管合併症などである．先天性心疾患や川崎病は就学前に検査や治療を受けており，医療機関で経過観察されていることが多いが，一部の先天性心疾患や不整脈，心筋症は学校の健康診断（内科検診・心電図検診）で初めて発見される場合もある．また，突然死の可能性もあることから，疲れやす

さ，ぐったりしている，息切れ，動悸，チアノーゼ，胸痛，呼吸困難，意識消失などの症状について，教職員に周知し，症状の観察や迅速な対応ができるように，救急支援体制を整えておく必要がある．
　日常の自覚症状が強くない場合，小学校低学年では，まだ自分の疾病について理解できていないこともあり，周りの教職員が上記の症状を早期に気づき対応できることが求められる．

2）学校生活
　友人と同じように「動きたい」，「学びたい」，「遊びたい」と無理をして身体的負担がかかることがある．発達段階にあわせて疾病や疾病に応じた運動強度を理解させ，症状と本人の希望を聞きながら，安全で楽しい学校生活を送れるよう本人と保護者，医療機関と教職員が連携して支援していかなければならない．また，AEDについても教職員や学校保健委員などを対象にした校内研修会を実施し，定期的に使用方法や設置場所を教職員全体で確認し，緊急時に適切な使用ができるように養護教諭が指導的役割を担う．
　「学校生活管理指導表」（資料10-1，10-2，10-3）を活用し，本人，保護者，医療機関と連携し，教職員の共通理解を図り，児童生徒の安全で充実した学校生活を保障できるよう，養護教諭は中心的役割を担う．

2　腎臓疾患のある児童生徒
1）疾病の理解
　腎臓疾患には，急性糸球体腎炎や慢性糸球体腎炎，ネフローゼ症候群，IgA腎症，無症候性蛋白尿などがある．治療は，疾病や重症度によっても異なるが，安静や食事療法，水分・塩分制限，薬物療法などである．食事に対しては，症状により主治医の指示が必要な場合もあり，養護教諭は保護者や担任，栄養教諭とも連携して，給食等への配慮をしなければならない．薬物療法はステロイド剤や免疫抑制剤を継続して服用することによる抵抗力の低下やムーンフェイス，多毛，低身長などの外観上の変化に対しても継続した配慮が求められる．腎臓疾患は急性期以外では自覚症状が少なく病識に乏しいため，学校生活の管理だけでなく，疾病や自己管理の必要性につ

いても時間をかけて指導していくことが求められる.

　養護教諭は, 血圧測定（必要時）や体重測定, 浮腫の増減や排泄状態の観察を行い, 早期発見や症状が悪化しないよう指導する. また, 活動量などに注意し, 状態悪化の早期発見に努める.

2）学校生活

　学童期は心身の発達が著しく, 1日の活動量が多くなってくる. 運動制限や食事制限を必要とする腎臓疾患のある児童生徒にとって, 水分や給食制限, 運動の制限・安静は疎外感を感じることもある. また, 薬を継続する児童生徒も多く, 学校生活を安心して過ごすために学校での生活管理を適切に行うことが必要となる. 自宅で腹膜透析や病院に通院して血液透析を受けている児童生徒に対しては, 透析治療に対する十分な配慮が求められる.

　心臓疾患と同様, 「学校生活管理指導表」（資料10-1, 10-2, 10-3）を活用し, 本人, 保護者, 医療機関と連携し, 教職員の共通理解を図り, 児童生徒の安全で充実した学校生活を保障できるよう, 養護教諭は中心的役割を担う.

3　糖尿病のある児童生徒

1）疾病の理解

　糖尿病の分類は, 1型糖尿病と2型糖尿病の2つの種類に分けられる. 糖尿病の診断基準は①空腹時血糖値126mg/dl以上, 随時血糖値200mg/dl以上, ②75gOGT 2時間値200mg/dl以上であったが, 2010年の糖尿病学会の改正で, ③HbA1c（JDS値）が6.5以上という項目が加わった.

(1)　1型糖尿病

　生活習慣や肥満にかかわりなく, 膵臓ランゲルハンス島でのインスリン分泌欠乏を原因とする疾患である. 毎日のインスリン注射を必須とし, 低血糖症状や高血糖性ケトアシドーシスへの配慮を必要とする. 長期的には, 眼, 腎臓, 神経, 血管などへの糖尿病性合併症の予防にも注意する必要がある.

　また, 1型糖尿病の発病は中学生ぐらいまでの時期に多い. 突然のどが渇く, 尿量が多くなる, 体重減少,

身体がだるいなどの症状が現れる. 特徴の1つとして, 嘔吐, 下痢で食事摂取ができない場合や発熱や風邪などの感染症や外傷などにより身体のストレスが高まっている状態（Sick day）では高血糖になりやすいため, 養護教諭は担任や保護者と連携して, Sick dayの対応について確認しておく. 食事摂取量に注意し, 十分に水分摂取を促す. 食事量が低下していても, インスリン注射を中断しないよう指導し, 食事摂取ができない場合は早めに医療機関への受診をすすめる.

(2)　2型糖尿病

　以前は, 小児期の糖尿病の多くはインスリンの絶対的不足である1型糖尿病であったが, 最近は, 小児期の肥満の増加や生活習慣の変化などで, インスリンの相対的不足である2型糖尿病が増加傾向にあり, 今後, 更なる増加が憂慮される.

　養護教諭は, 1型糖尿病と同様, 疾病への適切な対応を行うとともに, 生活習慣病予防の観点から, 児童生徒が生涯を通じて健康で安全な生活を送れるように, 規則正しい生活習慣の確立を目指した集団や個別の保健指導をしていく必要がある.

2）低血糖対策

　低血糖は, インスリンが相対的に過剰になることで生じる. 低血糖の症状であるあくび, 空腹感, 無気力, 発汗, 見当識の低下, 震え, 意志喪失, 痙攣, 昏睡等の症状があらわれた場合は, ブドウ糖（グルコース）か糖分の多いビスケット, クッキーなどを補食させる. 小学校低学年では自分で低血糖に気がつかない児童もいるので, 周囲にいる人が, 状態を把握して早めに糖分摂取を促す必要がある. 学年が上がると, 児童生徒自身で血糖測定ができるようになっている者もおり, 「おかしい」と感じたら早めに血糖測定を促す. 養護教諭は低血糖時に早めに補食が摂れるように, 日頃から補食の携帯を促し, 症状出現時には早めに周囲の人に伝えられるよう指導しておく.

3）血糖測定, インスリン自己注射

　給食前のインスリン注射が確実にできるように指導していく. 教室で注射する児童生徒も多いが, 中にはトイ

レで注射や血糖測定を行っている児童生徒もおり，清潔面やプライバシーに配慮した空間の確保が必要である．教室以外の場所としては，職員室や保健室で注射する場合もあるが，給食をとる場所との距離が遠くなりすぎないよう配慮が必要である．速効型のインスリン注射の場合，注射後から食事摂取までの時間が長くなるとその間に低血糖を起こす危険性がある．そこで，給食当番などで自己注射と給食の間隔が長くなりすぎないように，児童生徒や担任・教科担任への指導が必要である．また，針を使用するため，血糖測定や自己注射前には必ず手洗いを促し，注射後は針の後始末まできちんとできるよう指導を徹底する．

4）学校生活

基本的には他の児童生徒と同じ学校生活を送るが，低血糖をおこす可能性があり，本人，保護者の了解を得て，教職員で情報を共有し，糖尿病の概要や低血糖の症状と緊急時の対応について共通理解と協力を得るなど体制を整えておくことが必要である．授業が延長して，昼食時間がずれた場合など，低血糖になることもあるので，担任や教科担任との連携が求められる．小学校は担任の授業であるため常に観察できるが，中学・高校になると教科担任になるため，低血糖予防やその対応，補食についてすべての教科担任，部活顧問に共有理解ができるよう研修が必要になってくる．

また，学校で血糖測定，自己注射，補食をしていると，からかいの対象となったり，特別視されることがある．必要に応じて周囲の理解を求める場合もあるが，クラスメートへの疾病の公開は本人や保護者の意向を確認し，慎重な対応が必要である．

学校と保護者，主治医をつなぐ連絡表として，「学校生活管理指導表」（資料10-1，10-2，10-3）に加え，学校生活一般に関する事項については，「糖尿病患児の治療・緊急連絡法等の連絡表」（資料10-5），さらに地域連携パスに利用可能な「糖尿病連携手帳」を活用し，本人，保護者，医療機関と連携し，教職員の共通理解を図り，児童生徒の安全で充実した学校生活を保障できるよう，養護教諭は中心的役割を担う．

4　アレルギー疾患のある児童生徒

1）疾病の理解

アレルギー疾患には，気管支喘息，アトピー性皮膚炎，アレルギー性鼻炎，アレルギー性，結膜炎，食物アレルギー，アナフィラキシーなどの疾患が含まれる．

(1) 気管支喘息

喘鳴を伴う呼吸困難を繰り返す症状であり学校で発作が起こった場合には，発作の程度を判断し，適切な対応が必要である．小発作の時には起坐位をとり，ゆっくりと大きな呼吸をさせ，水分を摂取させることで治まることもあるが，発作に対しては適切な治療を受けることが大切である．大発作で激しかった喘鳴が小さくなったり，急に興奮して泣き叫んだり，意識が朦朧となったり，ぐったりしたり，失禁が認められたりするような時には救急搬送の必要があることを教職員が理解しておかなければならない．

学校での発作時の対応としては，ネブライザーによる吸入や経皮吸収型テープの貼用，気管支拡張薬，抗アレルギー薬の経口内服などであるが，児童生徒が持参するのを忘れないように保護者への依頼や緊急時の対応について確認しておく必要がある．発作の状態や時間を記録し，持参した薬の吸入・内服をさせ，起坐位をとって休養させ，症状改善がみられない場合には保護者に連絡し，医療機関の受診をすすめる．日常生活では，アレルギーを誘発しないように生活環境を整え，体力づくり（水泳や喘息体操など）をし，発作時に落ち着いて吸入や服薬ができるように指導しておく必要がある．また，喘息発作の目安となるピークフロー値を自己測定し，喘息日誌をつけるなどして，セルフケア能力を高めるように児童生徒の理解度に応じた指導をしていく．

(2) アナフィラキシー

アナフィラキシーの病型には，食物，食物依存性運動誘発アナフィラキシー，運動誘発アナフィラキシー，昆虫，医薬品，ラテックス（天然ゴムなど）によるアナフィラキシーがある．よくみられる症状として，じん麻疹，嘔吐，腹痛，下痢，呼吸困難，意識障害および狭窄による窒息や血圧低下を伴うショックなど生命を脅かすような危険な状態に陥ってしまうこともある．アレルゲンによって症状が出現する時間は異なる．発症が非常に急

激な，ハチ毒のアレルゲンが体内に入った時には，刺された数分〜15分以内には症状がでてくる．学校においては，蜂に刺された後は軽視せず，しっかり経過観察し，上記症状が現れたらすぐに救急搬送する必要がある．

食物アレルギーによる症状への対応として，点眼，内服薬を持参している児童生徒がいるが，即時型アレルギーに対する薬を学校に携帯している児童生徒もいるので，把握が必要である．アナフィラキシーショックをおこしたが，児童生徒自らが自己注射が可能なアドレナリン（エピネフリン）製剤（エピペン®）を注射できない場合，教職員が人命救助のために注射したことが認められれば医師法違反にはならないことになった．しかし事前に主治医，保護者，本人と教職員が情報を共有して，助言が受けられる体制を構築しておくことが要である．また発症時の救命救急支援体制のシステム構築が求められる．

（文部科学省「救急救命処置の一部改正」平成21年を参照）

2）学校生活

環境汚染や住居環境の変化などでアレルギー疾患の児童生徒が増加している．アレルギー疾患は，長期にわたり，治療や管理を必要とし，生命の危険を伴う場合もあり，養護教諭は個別の指導や管理を必要とする．学校においても教職員が疾病の概要や対応について理解し，緊急時の体制を整えておかなければならない．

緊急時に迅速な対応ができるよう，アレルギー疾患別に病型や治療，学校生活上の留意，また，食物アレルギーの場合は，食材を把握した上で調理実習に臨んだり，給食も個別に対応するなどの配慮を必要とするため，養護教諭は担任，教科担任，栄養士などとも連携を必要とする．また，宿泊を伴う学校行事などにおいても

寝具や食事の工夫が必要となり，養護教諭は教職員への疾病の周知や情報提供などの役割を担う．

「学校生活管理指導表（幼稚園用，小学校用，中学・高校用）」（資料10−1，10−2，10−3）に加えて，「学校生活管理指導表（アレルギー疾患用）」（資料10−4）を活用し，本人，保護者，医療機関と連携し，教職員の共通理解を図り，児童生徒の安全で充実した学校生活を保障できるよう，養護教諭は中心的役割を担う．

（文部科学省「学校のアレルギー疾患に対する取り組みガイドライン」平成20年を参照）

引用・参考文献

1）兼松百合子，天野洋子他：学校関係者のための糖尿病児童生徒支援マニュアル，青山社，相模原，2007.
2）丹羽　登監修：病気の子どもの理解のために，全国特別支援学校病弱教育校長会，東京，2008.
3）津島ひろ江：医療的ケアを要する子どものトータルケアとサポートに関する研究，小児保健研究　Vol.59　No1，2001.
4）津島ひろ江：医療的ケアのチームアプローチと養護教諭のコーディネーション，学校保健研究第48巻第5号，2006.
5）（財）日本学校保健会ホームページ　http://www.hokenkai.or.jp/（2022.1.31 アクセス）
6）（財）日本学校保健会：心疾患児　新・学校生活管理指導のしおり　学校・学校医用，（財）予防医学事業中央会，東京，2002.
7）（財）日本学校保健会：腎疾患児　新・学校生活管理指導のしおり　学校・学校医用，（財）予防医学事業中央会，東京，2002.
8）日本糖尿病協会ホームページ：http://www.nittokyo.or.jp（2022.1.31 アクセス）

［コラム］

文部科学省は，中学校，高校の新しい『学習指導要領改訂2020』に〈がん教育〉について盛り込んでいる．中学校の保健体育科保健分野では2021年度，高等学校保健では2022年度から「がんについて取り扱う」ことになり，全国展開を目指している．実施にあたっては養護教諭の生活習慣や疾病予防からの教材提供や指導，さらには治療中の子どもや周囲の子どもに配慮した関わりが求められてくる．

（津島ひろ江・関西福祉大学）

学 校 生 活 管 理 指 導 表 （幼稚園用）

〔2020年度作成〕

氏名　　　　　　　　　　　男・女　　　　　年　　月　　日生（　　）才

診断名（所見名）

【指導区分　A…在宅医療・入院が必要　B…登園はできるが運動は不可　C…軽い運動は可　D…中等度の運動まで可　E…強い運動も可】

②指導区分 要管理：A・B・C・D・E 管理不要	③延長保育 可（ただし　　　　　）茶	④次回受診（　　）年（　　）ヵ月後 または異常があるとき	幼稚園・保育園・こども園

注：本表は保育園・こども園でも使用可能である

医療機関　　　　　　　　　　　　　　医師　　　　　　　　　　印または自署　　　年　　月　　日

運動強度	軽い運動（C・D・Eは"可"） 同年齢の平均的園児にとって、ほとんど息がはずまない程度の運動	中等度の運動（D・Eは"可"） 同年齢の平均的園児にとって、少し息がはずむが息苦しくない程度の運動。パートナーがいれば楽に会話が出来る程度の運動	強い運動（Eのみ"可"） 同年齢の平均的園児にとって、息がはずみ息苦しさを感じるほどの運動
体育活動			
体ほぐしの運動遊び（伝承遊び、集団での運動遊びを含む）多様な動きをつくる運動遊び	・体のバランスをとる運動遊び（寝転ぶ、起きる、座る、立つなどの動きで構成される遊びなど）・新聞紙を使った簡単な遊び（前転び、後ろ転び、カニ歩きなど）	・トランポリン・ボールルーフ、竹馬、大型積み木、三輪車、スクーター、玉入れ	・なわとび、長なわ・綱引き・帽子取り・しっぽ取り
走の運動遊び／跳の運動遊び	・自分のペースで歩く	・幅跳び遊び、ケンパー跳び遊び、ゴム跳び遊び・片足ケンケン、足じゃんけん、かくれんぼ、フルーツバスケット	・全力でのかけっこ、折り返しリレー遊び・マラソン、ジョギング・低い障害物を用いてのリレー遊び・全力の鬼遊びなど（高鬼、水鬼）、だるまさんが転んだ
ボールゲーム	・その場でボールを投げけたり、ついたり、捕ったりしながら行う的当て遊び	・転がしドッジボール	・ボールゲーム（サッカーなど）
固定施設を使った運動遊び マット、跳び箱、鉄棒を使った運動遊び	・マットの上を歩く、転がる、寝転ぶなどの基本的な動作	・遊具遊び（登り棒、ブランコ、トンネル、巧技台、登り棒、ジャングルジム、太鼓橋、滑り台 ネット登り）	・鉄棒、跳び箱を使った運動遊び
水遊び	・水に入らない簡単な水遊び（シャワー、水かけっこ、水を使ったままごとなど）	・水につかっての遊び（アヒル歩き、ワニ歩き、電車ごっこなど）	・もぐる、浮く運動遊び（水中じゃんけん、にらめっこ、石拾い、輪くぐり、クラゲ浮き、伏し浮き、大の字浮き、フープくぐり）・水につかっての鬼遊び
表現リズム遊び	・まねっこ遊び（鳥、昆虫、忍竜、動物など）・リズム遊び（手拍子、足踏みなど）	・まねっこ遊び（飛行機、造園他の乗り物など）	・リズム遊び（弾む、回る、ねじる、スキップなど）
雪遊び、水上遊び、スケート、水辺の遊び	雪遊び、水上遊び	スケートの歩行、水辺の遊び、そりあそびなど	スキー・スケートの滑走など 雪合戦など
学校行事、その他の活動	▼運動会などは上記の運動強度に準ずる。 ▼指導区分"E"以外の児童の園外保育、近隣散策、お泊り保育などの参加については主治医と相談する。 ▼陸上運動系の活動については園医・主治医と相談する。		
その他注意すること			

※ 本表の対象年齢はおおむね3歳以上の幼児を想定しています。また運動・遊びはあくまでも例示であり、実際に活用する際には幼児の年齢や発達、日常の活動の実態に応じて内容を取捨選択するなど検討してください。

〔出典：（公財）日本学校保健会 Web サイト https://www.hokenkai.or.jp/kanri/kanri_kanri.html （2022.2.25 アクセス）〕

学校生活管理指導表　（小学生用）

[2020年度改訂]

氏名 _____
①診断名（所見名）
男・女　　　　年　月　日生（　）才

②要管理：A・B・C・D・E　指導区分
③運動クラブ活動（　　　　　クラブ）　可（ただし、　　　　　）・禁
④次回受診　　　　　年（　　）ヵ月後　または異常があるとき

小学校　　　年　　　組
医療機関 _____
医師 _____ 印
年　月　日

［指導区分：A…在宅医療・入院が必要　B…登校はできるが運動は不要　C…軽い運動は可　D…中等度の運動まで可　E…強い運動も可］

体育活動	運動領域等	学年	運動強度 軽い運動（C・D・Eは"可"）	中等度の運動（D・Eは"可"）	強い運動（Eのみ"可"）
体つくり運動	体ほぐしの運動遊び／多様な動きをつくる運動遊び	1・2年生	体のバランスをとる運動遊び（寝転ぶ、起きる、立つなどの動きで構成される遊びなど）	用具を操作する運動遊び（用具を持つ、降ろす、転がす、くぐるなどの動きで構成される遊びなど）	体を移動する運動遊び（這う、走る、跳ぶ、はねるなどの動きで構成される遊び）
	体ほぐしの運動／多様な動きをつくる運動	3・4年生	体のバランスをとる運動（寝転ぶ、起きる、座る、立つ、ケンケンなどの動きで構成される運動など）	用具を操作する運動（用具をつかむ、持つ、降ろす、回す、なわなどの動きで構成される運動など）	体を移動する運動（這う、走る、跳ぶ、はねるなどの動きで構成される運動）、力試しの運動（人を押す、引く動きや力比べをする運動）、基本的な動きを組み合わせる運動
	体ほぐしの運動／体力を高める運動	5・6年生	体の柔らかさを高めるための運動（ストレッチングを含む）、軽いウォーキング	巧みな動きを高めるための運動（リズムに合わせての運動、ボール・輪・棒を使った運動）	動きを持続する能力を高める運動（短なわ、長なわ跳び、持久走）、力強い動きを高める運動
運動領域	陸上運動系 走・跳の運動遊び	1・2年生	いろいろな歩き方、ゴム跳び遊び	ケンパー跳び遊び	全力でのかけっこ、折り返しリレー遊び、低い障害物を用いてのリレー遊び
	走・跳の運動	3・4年生	ウォーキング、軽い立ち幅跳び	ゆっくりとしたジョギング、軽いジャンプ動作（幅跳び・高跳び）	全力でのかけっこ、周回リレー、小型ハードル走
	陸上運動	5・6年生		短い助走での幅跳び及び高跳び	全力での短距離走、ハードル走、助走をした走り幅跳び
	ボール運動系 ゲーム、ボールゲーム・鬼遊び（低学年）、ゴール型・ネット型・ベースボール型ゲーム（中学年）	1・2年生	その場でボールを投げたり、ついたり、捕ったりしながら行う当て遊び	ボールを蹴ったり止めたりして行う的当て遊びや蹴り合い、陣地を取り合うなどの簡単な鬼遊び	
	ボール運動	3・4年生	基本的な操作（パス、キャッチ、キック、ドリブル、シュート、バッティングなど）	簡易ゲーム（場の工夫、用具の工夫、ルールの工夫を加え、基本的操作を踏まえたゲーム）	ゲーム（試合）形式
		5・6年生			
	器械運動系 器械・器具を使っての運動遊び	1・2年生	ジャングルジムを使った運動遊び	雲梯、ろくぼを使った運動遊び	マット、鉄棒、跳び箱を使った運動遊び
	器械運動、マット・跳び箱、鉄棒	3・4年生	基本的な動作（マット（前転、後転、開脚前転・後転、壁倒立、ブリッジなどの部分的な動作）、跳び箱（開脚跳びなどの部分的な動作）、鉄棒（前回りなどの部分的な動作））	基本的な技（マット（前転、後転、開脚前転・後転、壁倒立、補助倒立など）、跳び箱（短い助走での開脚跳び、抱え込み跳び、台上前転など）、鉄棒（補助逆上がり、転向前下り、前方支持回転、後方支持回転など））	連続技や組合せの技
		5・6年生			
領域等	水泳系 水遊び	1・2年生	水に慣れる遊び（水かけっこ、水につかっての電車ごっこなど）	浮く・もぐるなどの運動遊び（壁につかまっての伏し浮き、水中でのジャンケン・にらめっこなど）	水につかっての鬼遊び、バブリング・ボビングなど
	水泳運動	3・4年生	浮く運動（伏し浮き、背浮き、くらげ浮きなど）	浮く動作（け伸びなど）	補助具を使ったクロール、平泳ぎの初歩
	水泳運動	5・6年生		泳ぐ動作（連続したボビングなど）	クロール、平泳ぎ
	表現運動系 表現リズム遊び	1・2年生	まねっこ遊び（鳥、昆虫、恐竜、動物など）	まねっこ遊び（飛行機、遊園地の乗り物など）	リズム遊び（弾む、回る、ねじる、スキップなど）
	表現運動	3・4年生	その場での即興表現	軽いリズムダンス、フォークダンス、日本の民踊の簡単なステップ	変化のある動きをつなげた表現（ロック、サンバなど）、強い動きのある日本の民踊
	表現運動	5・6年生			
文化的活動	雪遊び、氷上遊び、スキー、スケート、水辺活動		雪遊び、氷上遊び	スキー・スケートの歩行、水辺活動	スキー・スケートの滑走など
	文化的活動		体力の必要な長時間の活動を除く文化活動	右の強い活動を除くほとんどの文化活動	体力を相当使って吹く楽器（トランペット、トロンボーン、オーボエ、バスーン、ホルンなど）、リズムのかなり速い曲の演奏や指揮、行進を伴うマーチングバンドなど
	学校行事、その他の活動				

その他注意すること

定義：
《軽い運動》同年齢の平均的児童にとって、ほとんど息がはずまない程度の運動。
《中等度の運動》同年齢の平均的児童にとって、少し息がはずむが息苦しくない程度の運動。パートナーがいれば楽に会話ができる程度の運動。
《強い運動》同年齢の平均的児童にとって、息がはずみ息苦しさを感じるほどの運動。
*新体力テストで行われるシャトルラン・持久走は強い運動に属する。

▼運動会、体育祭、球技大会、新体力テストなどは上記の運動強度に準ずる。
▼指導区分「E」以外の児童の遠足、登山、宿泊学習、修学旅行、林間学校、臨海学校などへの参加については不明な点は学校医・主治医と相談する。心疾患では体温下などの運動の場合は、動作中や動作後に顔面の紅潮、発汗、動作中や動作後に息づかいを伴ったり、大きな掛け声を伴ったり、呼吸促迫を伴うほどの運動。
▼陸上運動系・水泳系の距離（学習指導要領参照）については、学校医・主治医と相談する。

第10章　疾病管理

学校生活管理指導表 （中学・高校生用）

資料10－3 〔2020年度改訂〕学校生活管理指導表（中学・高校生用）

(2020年度改訂)

氏名 _____ 男・女 _____ 年 月 日生（ ）：

① 診断名（所見名）

② 指導区分
要管理：A・B・C・D・E　管理不要

③ 運動部活動
（ ）部
可（ただし、 ）・禁

④ 次回受診
（ ）年（ ）ヵ月後
または異常があるとき

中学校・高等学校 _____ 年 _____ 組

医療機関 _____ 　医師 _____ 印　年 月 日

[指導区分：A…在宅医療・入院が必要　B…登校はできるが運動は不要　C…軽い運動は可　D…中等度の運動までも可　E…強い運動も可]

体育活動		運動強度	軽い運動（C・D・Eは"可"）	中等度の運動（D・Eは"可"）	強い運動（Eのみ"可"）
*体つくり運動	体ほぐしの運動 体力を高める運動		仲間と交流するための手軽な運動、律動的な運動	基本の運動（投げる、打つ、捕る、蹴る、跳ぶ）	体の柔らかさおよび巧みな動きを高める運動、力強い動きを高める運動、動きを持続する能力を高める運動
運動領域等	器械運動	（マット、跳び箱、鉄棒、平均台）	準備運動、簡単なマット運動、バランス運動、簡単な跳躍	簡単な技の練習、助走からの支持、ジャンプ・基本的な技系の技を含む	演技、競技会、発展的な技
	陸上競技	（競走、跳躍、投てき）	基本動作、立ち幅跳び、負荷の少ない投てき、軽いジャンピング（走ることは不可）	ジョギング、短い助走での跳躍	長距離走、短距離走の競走、競技、タイムレース
	水泳	（クロール、平泳ぎ、背泳ぎ、バタフライ）	水慣れ、浮く、伏し浮き、け伸びなど	ゆっくりな泳ぎ	競泳、遠泳（長く泳ぐ）、タイムレース、スタート・ターン
	球技	ゴール型（バスケットボール、ハンドボール、サッカー、ラグビー）ネット型（バレーボール、卓球、テニス、バドミントン）ベースボール型（ソフトボール、野球）ゴルフ	基本動作（パス、シュート、ドリブル、フェイント、リフティング、トラッピング、スローイング、キャッチング、ハンドリングなど）基本動作（パス、サービス、レシーブ、トス、フェイント、ストローク、ショットなど）基本動作（投球、捕球、打撃など）基本動作（軽いスイングなど）	ゆるいコントロール球のない運動を伴う運動	基本動作を生かした簡易ゲーム（ゲーム時間、コートの広さ、用具の工夫などを取り入れた連携プレー、攻撃・防御）クラブで球を打つ練習	試合・競技 簡易ゲーム・応用練習・競技
	武道	柔道、剣道、相撲	礼儀作法、基本動作（受け身、素振り、さばきなど）	基本動作を生かした簡単な技・形の練習	応用練習、試合
	ダンス	創作ダンス、フォークダンス 現代的なリズムのダンス	基本動作（手ぶり、ステップ、表現など）	基本動作を生かした動きの激しさを伴わないダンスなど	各種のダンス発表会など
	野外活動	雪遊び、氷上遊び、スキー、スケート、水上遊び、登山、遠泳、キャンプ、登山、遠泳、水辺活動	水・雪・氷上遊び	スキー、スケートの歩行やゆっくりな滑走平地歩きのハイキング、水に浸かるなど	登山、遠泳、潜水、カヌー、ボート、サーフィン、ウインドサーフィンなど
文化的活動			体力の必要な長時間の活動を除くほとんどの文化活動	右の強い活動を除くほとんどの文化活動	体力を相当使って吹く楽器（トランペット、トロンボーン、オーボエ、バスーン、ホルンなど）、リズムのかなり速い曲の演奏や指揮、行進を伴うマーチングバンドなど
学校行事、その他の活動			▼運動会、体育祭、球技大会、新体力テストなどは上記の運動強度に準ずる。 ▼指導区分、"E"以外の生徒の遠足、宿泊学習、修学旅行、林間学校、臨海学校などの参加については不明な場合は学校医・主治医と相談する。		

その他注意すること _____

《軽い運動》同年齢の平均的生徒にとって、ほとんど息がはずまない程度の運動。
《中等度の運動》同年齢の平均的生徒にとって、少し息がはずむが息苦しくない程度の運動。パートナーがいれば楽に会話ができる程度の運動。
《強い運動》同年齢の平均的生徒にとって、息がはずみ息苦しさを感じるほどの運動。心疾患では等尺運動の場合は、動作時に息をこらえたり、大きな掛け声を伴ったり、動作中や動作後に顔面の紅潮、呼吸促迫を伴うほどの運動。
＊新体力テストで行われるシャトルラン・持久走は強い運動に属することがある。

定義

136　[出典：（公財）日本学校保健会 Web サイト https://www.hokenkai.or.jp/kanri/kanri_kanri.html （2022.2.25 アクセス）]

資料 10 － 4 （1）〔令和元年度改訂〕学校生活管理指導表（アレルギー疾患用）（表）

表　学校生活管理指導表（アレルギー疾患用）

名前＿＿＿＿＿＿（男・女）＿＿＿年＿＿月＿＿日生＿＿＿年＿＿組

※この生活管理指導表は、学校の生活において特別な配慮や管理が必要となった場合に医師が作成するものです。

提出日＿＿＿年＿＿月＿＿日

アナフィラキシー／食物アレルギー

病型・治療

Ａ 食物アレルギー病型（食物アレルギーありの場合のみ記載）
1. 即時型
2. 口腔アレルギー症候群
3. 食物依存性運動誘発アナフィラキシー

Ｂ アナフィラキシー病型（アナフィラキシーの既往ありの場合のみ記載）
1. 食物（原因：　　　）
2. 食物依存性運動誘発アナフィラキシー
3. 運動誘発アナフィラキシー
4. 昆虫
5. 医薬品
6. その他（　　　）

Ｃ 原因食物・除去根拠　該当する食品の番号に○をし、かつ〔　〕内に除去根拠を記載

〔除去根拠〕該当するものを全て〔　〕内に記載
① 明らかな症状の既往　② 食物経口負荷試験陽性
③ IgE抗体等検査結果陽性　④ 未摂取

1. 鶏卵　（　）
2. 牛乳・乳製品　（　）
3. 小麦　（　）
4. ソバ　（　）
5. ピーナッツ　（　）
6. 甲殻類　（すべて・エビ・カニ）
7. 木の実類　（すべて・クルミ・カシュー・アーモンド）
8. 果物類　（　）
9. 魚類　（　）
10. 肉類　（　）
11. その他1　（　）
12. その他2　（　）

Ｄ 緊急時に備えた処方薬
1. 内服薬（抗ヒスタミン薬、ステロイド薬）
2. アドレナリン自己注射薬（「エピペン®」）
3. その他（　　　）

学校生活上の留意点

Ａ 給食
1. 管理不要　2. 管理必要

Ｂ 食物・食材を扱う授業・活動
1. 管理不要　2. 管理必要

Ｃ 運動（体育・部活動等）
1. 管理不要　2. 管理必要

Ｄ 宿泊を伴う校外活動
1. 管理不要　2. 管理必要

Ｅ 原因食物を除去する場合により厳しい除去が必要なもの
　該当する場合は除去根拠の欄に○がついたもののうち、除去の必要性の高いものにチェック。
※本欄に○がついた場合、該当する食品を使用した料理については、給食対応が困難となる場合があります。

鶏卵：卵殻カルシウム
牛乳・乳糖・乳清焼成カルシウム
小麦：醤油・酢・麦茶
大豆：大豆油・醤油・味噌
ゴマ：ゴマ油
魚類：かつおだし・いりこだし・魚醤
肉類：エキス

Ｆ その他の配慮・管理事項（自由記述）

【緊急時連絡先】

★保護者
電話：

★連絡医療機関
医療機関名：
電話：

記載日　　　年　　月　　日
医師名　　　　　　　　　㊞
医療機関名

気管支ぜん息

病型・治療

Ａ 症状のコントロール状態
1. 良好　2. 比較的良好　3. 不良

Ｂ-1 長期管理薬（吸入）
1. ステロイド吸入薬
2. ステロイド吸入薬／長時間作用性吸入ベータ刺激薬配合剤
3. その他（　　　）

Ｂ-2 長期管理薬（内服）
1. ロイコトリエン受容体拮抗薬
2. その他（　　　）

Ｂ-3 長期管理薬（注射）
1. 生物学的製剤

Ｃ 発作時の対応
1. ベータ刺激薬吸入
2. ベータ刺激薬内服

薬剤名（　　　）　　投与量／日（　　　）
薬剤名（　　　）
薬剤名（　　　）　　投与量／日（　　　）

学校生活上の留意点

Ａ 運動（体育・部活動等）
1. 管理不要　2. 管理必要

Ｂ 動物との接触やホコリ等の舞う環境での活動
1. 管理不要　2. 管理必要

Ｃ 宿泊を伴う校外活動
1. 管理不要　2. 管理必要

Ｄ その他の配慮・管理事項（自由記述）

【緊急時連絡先】

★保護者
電話：

★連絡医療機関
医療機関名：
電話：

記載日　　　年　　月　　日
医師名　　　　　　　　　㊞
医療機関名

（公財）日本学校保健会　作成

[出典：（公財）日本学校保健会Web サイト https://www.gakkohoken.jp/book/ebook/ebook_R010100/R010100.pdf（2022.2.25 アクセス）]

資料 10 − 4（2）〔令和元年度改訂〕学校生活管理指導表（アレルギー疾患用）（裏）

■裏 学校生活管理指導表（アレルギー疾患用）

名前＿＿＿＿＿＿（男・女）＿＿年＿＿月＿＿日生＿＿年＿＿組　　　　提出日　＿＿年＿＿月＿＿日

アトピー性皮膚炎（あり・なし）

病型・治療

A 重症度のめやす（厚生労働科学研究班）
1. 軽症：面積に関わらず、軽度の皮疹のみ見られる。
2. 中等症：強い炎症を伴う皮疹が体表面積の10%未満に見られる。
3. 重症：強い炎症を伴う皮疹が体表面積の10%以上、30%未満に見られる。
4. 最重症：強い炎症を伴う皮疹が体表面積の30%以上に見られる。
＊軽度の皮疹：軽度の紅斑、乾燥、落屑主体の病変
＊強い炎症を伴う皮疹：紅斑、丘疹、びらん、浸潤、苔癬化などを伴う病変

B-1 常用する外用薬
1. ステロイド軟膏
2. タクロリムス軟膏（「プロトピック®」）
3. 保湿剤
4. その他（　　　　）

B-2 常用する内服薬
1. 抗ヒスタミン薬
2. その他（　　　　）

B-3 常用する注射薬
1. 生物学的製剤

学校生活上の留意点

A プール指導及び長時間の紫外線下での活動
1. 管理不要
2. 管理必要

B 動物との接触
1. 管理不要
2. 管理必要

C 発汗後
1. 管理不要
2. 管理必要

D その他の配慮・管理事項（自由記述）

記載日　　年　　月　　日
医師名　　　　　　　　㊞
医療機関名

アレルギー性結膜炎（あり・なし）

病型・治療

A 病型
1. 通年性アレルギー性結膜炎
2. 季節性アレルギー性結膜炎（花粉症）
3. 春季カタル
4. アトピー性角結膜炎
5. その他（　　　　）

B 治療
1. 抗アレルギー点眼薬
2. ステロイド点眼薬
3. 免疫抑制点眼薬
4. その他（　　　　）

学校生活上の留意点

A プール指導
1. 管理不要
2. 管理必要

B 屋外活動
1. 管理不要
2. 管理必要

C その他の配慮・管理事項（自由記載）

記載日　　年　　月　　日
医師名　　　　　　　　㊞
医療機関名

アレルギー性鼻炎（あり・なし）

病型・治療

A 病型
1. 通年性アレルギー性鼻炎
2. 季節性アレルギー性鼻炎（花粉症）
主な症状の時期：春、夏、秋、冬

B 治療
1. 抗ヒスタミン薬・抗アレルギー薬（内服）
2. 鼻噴霧用ステロイド薬
3. 舌下免疫療法（ダニ・スギ）
4. その他（　　　　）

学校生活上の留意点

A 屋外活動
1. 管理不要
2. 管理必要

B その他の配慮・管理事項（自由記載）

記載日　　年　　月　　日
医師名　　　　　　　　㊞
医療機関名

学校における日常の取組及び緊急時の対応に活用するため、本票に記載された内容を学校の全教職員及び関係機関等で共有することに同意します。

保護者氏名＿＿＿＿＿＿＿＿

［出典：（公財）日本学校保健会 Web サイト https://www.gakkohoken.jp/book/ebook/ebook_R010100/R010100.pdf （2022.2.25 アクセス）］

資料 10 － 5

糖尿病患児の治療・緊急連絡法等の連絡表

| 学校名 | | 年 | 組 | 記載日　令和 | 年 | 月 | 日 |

医療機関

| 氏名 | 男・女 | 医師名 | 印 |

| 生年月日　平成・令和　　年　　月　　日 | 電話番号 |

要管理者の現在の治療内容・緊急連絡法

診断名　　　　① 1型（インスリン依存型）糖尿病　　　② 2型（インスリン非依存型）糖尿病

現在の治療　　1. インスリン注射：　　1日　　回　　　　　　　　昼食前の学校での注射（有・無）
　　　　　　　　　学校での自己血糖値測定　　（有・無）
　　　　　　　2. 経口血糖降下薬：　　薬品名（　　　　　　　　　　）　学校での服用　　　（有・無）
　　　　　　　3. 食事・運動療法のみ
　　　　　　　4. 受診回数　　　回／月

緊急連絡先　保護者　氏名 ....　自宅TEL ....
　　　　　　　　　　勤務先（会社名　　　　　　　　　　　TEL　　　　　　　　　　　）

　　　　　　　主治医　氏名　　　　　　　　施設名　　　　　　　TEL

学校生活一般:基本的には健常児と同じ学校生活が可能である

1. **食事に関する注意**
   学校給食　　　　　①制限なし　②お代わりなし　③その他（　　　　　　　　　　　　　　）
   宿泊学習の食事　　①制限なし　②お代わりなし　③その他（　　　　　　　　　　　　　　）
   補食　　　　　　　①定時に（　　　時　食品名　　　　　　　　　　　　　　　　　　　）
   　　　　　　　　　②必要なときのみ　（どういう時　　　　　　　　　　　　　　　　　　）
   　　　　　　　　　　　　　　　　　　（食品名　　　　　　　　　　　　　　　　　　　　）
   　　　　　　　　　③必要なし

2. **日常の体育活動・運動部活動について**
   「日本学校保健会　学校生活管理指導表」を参照のこと

3. **学校行事（宿泊学習、修学旅行など）への参加及びその身体活動**
   「日本学校保健会　学校生活管理指導表」を参照のこと

4. **その他の注意事項** ....
   ....

低血糖が起こったときの対応＊

程度	症状	対応
軽度	空腹感、いらいら、手がふるえる	グルコース錠2個 （40kcal＝0.5単位分。入手できなければ、スティックシュガー10g）
中等度	黙り込む、冷汗・蒼白、異常行動	グルコース錠2個 （あるいは、スティックシュガー10g） さらに多糖類を40〜80kcal（0.5〜1単位分）食べる。 （ビスケットやクッキーなら2〜3枚、食パンなら1/2枚、小さいおにぎり1つなど） 上記補食を食べた後、保健室で休養させ経過観察する。
高度	意識障害、けいれんなど	保護者・主治医に緊急連絡し、救急車にて主治医または近くの病院に転送する。救急車を待つ間、砂糖などを口内の頬粘膜になすりつける

＊軽度であっても低血糖が起こったときには、保護者・主治医に連絡することが望ましい。

［出典：（公財）日本学校保健会 Web サイト https://www.hokenkai.or.jp/kanri/pdf/kanri_03.pdf（2022.2.25 アクセス）］

第10章　疾病管理

Ⅳ　学校における看護ケア技術

1　気管支喘息

1）日常の看護ケア

(1) 喘息発作の予防

① 保健室の環境調整：アレルゲンが特定されている場合は，なるべく回避する．

② 病院で指示された薬剤（抗アレルギー薬の経口内服・経皮吸収型テープ・吸入）を確認して，喘息が起こりやすい季節には，内服状況を確認する．

③ 過剰の疲労や興奮を避けるように，伝える．

④ 発作の前駆症状を早期に発見する（呼吸状態の変化，喀痰の量，ピークフローの値）．

(2) セルフケア促進に向けた支援

① 薬物と疾患，治療についての理解を促す．
吸入気管支拡張薬の使用方法，吸入ステロイド薬の使用方法．

② 日常の運動によって鍛錬する．

③ 発作時の対応を教育する．
喘息発作時の体内のしくみや対応方法をパンフレットなどを利用して勉強する．

④ 喘息日記の付け方を教える．

⑤ ピークフロー値の測定方法を教える．

⑥ 食事・栄養の教育：喫煙は気道粘膜に刺激を与え炎症を引き起こすため，家族の喫煙者には協力をお願いする．

2）発作時の看護ケア

(1) 喘息発作の緩和

① 安楽な呼吸のための体位：横隔膜や補助呼吸筋を効率的に活用するために，起座位になる．

② 安楽な呼吸法：ゆっくりしたリズムの腹式呼吸，口すぼめ呼吸により，気道内圧を高め，気道の虚脱・閉塞を防ぐことができ，細気管支からも空気が呼出されやすくなる．

③ 安静：酸素消費量の増加に伴う呼吸困難が増強する動作（会話・更衣等）を避ける．

④ 呼吸状態の観察と悪化徴候を早期発見する．

⑤ 指示薬剤の確実な与薬とその効果，副作用のチェックをする．

▶ネブライザー吸入は吸入器にマスクをつけて薬剤を確実に投与する（吸入前後の呼吸音の聴診）．

⑥ 気道内分泌物の喀出を援助する．

ネブライザー吸入

・マウスピースやマスクのタイプやサイズは児童生徒の発達に合うものを選択する．

・児童生徒の腹部に手をあて，吸気時にお腹を膨らませるように指導し，ゆっくり腹式呼吸で吸入させる．

・吸入終了後は，不快感を和らげるため，含嗽を促す．

ピークフローの測定の仕方

起床時と夕方または夜の1日2回，測定する

① 立って，背中をのばして行う．

② マウスピースが大小あれば口に合ったサイズのものをとりつける
　（マウスピースはしっかりと口にくわえる．口をすぼめたりしない）．

③ メーターの目盛りが一番下にある（ゼロを指している）
　ことを確認する．

④ できる限り深呼吸する．

⑤ できる限り強く速く息を吐き出す．

⑥ 3回測定を行い，一番高い数値を記録する．

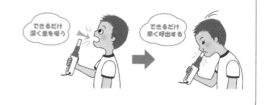

表 10 － 1　小児気管支喘息の発作強度の判定基準

		小発作	中発作	大発作	呼吸不全
呼吸の状態	喘鳴	軽度	明らか	著名	減少または消失
	陥没呼吸	なし～軽度	明らか	著名	著名
	呼気延長	なし	あり	明らか*	著名
	起座呼吸	横になれる	座位を好む	前かがみになる	
	チアノーゼ	なし	なし	可能性あり	あり
	呼吸数	軽度増加	増加	増加	不定
呼吸困難感	安静時	なし	あり	著名	著名
	歩行時	急ぐと苦しい	歩行時著名	歩行困難	歩行不能
SpO_2**（大気中）		$\geqq 96\%$	$92 \sim 95\%$	$\leqq 91\%$	$< 91\%$

判定のためにいくつかのパラメーターがあるが，全部を満足する必要はない.

注）発作強度が強くなると乳児では肩呼吸ではなくシーソー呼吸を呈するようになる．呼気，吸気時に胸部と腹部の膨らみと陥没がシーソーのように逆の動きになるが，意識的に腹式呼吸を行っている場合はこれに該当しない.

*　多呼吸の時には判定しにくいが，大発作時には呼気相は吸気相の 2 倍以上延長している.

**　saturation of percutaneous oxygen：経皮的動脈血酸素飽和度

［出典：日本小児アレルギー学会（2012）小児気管支喘息治療・管理ガイドライン 2012, p20, 表 2 - 3（一部を抜粋）］

(2)　脱水の予防

経口摂取が可能な時は，分泌物除去促進と脱水予防のために水分摂取を促す.

(3)　環境整備

室温，湿度を適切に維持し，必要時は加湿器を使用する．濡れたタオルをベッド周りに置く.

(4)　不安の緩和

声をかける．背中をさする.

(5)　緊急時の準備：保護者に連絡して，病院に搬送する.

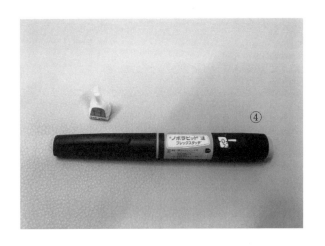

2　1型糖尿病

1）日常の看護ケア

(1)　測定場所の確保

児童生徒と相談して，安心して給食前に血糖値を測定できる場所を一緒に決める.

①血糖値を図るための道具　②針（血糖値測定）

③血糖測定器　④ペン型インスリン注射

⑤インスリン注射の針　⑥アルコール綿

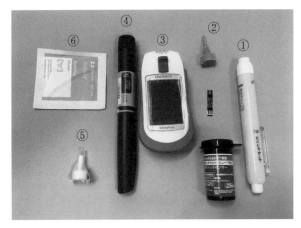

> **インスリン製剤の保管場所**
>
> 　使用中のインスリンは，学校のカバンの中など，室温で保管する（適温：1℃～30℃）．
>
> 　高温になると，インスリンの効果が失われるため，夏は，直射日光が当たる教室の窓側には置かないようにする．

（2）周囲への理解を促す

　学校の教員やクラスメイトに対して，1型糖尿病のことを正しく知ってもらい，血糖測定やインスリン注射，補食の必要性を理解してもらう．

（3）セルフケア促進に向けた支援

　① 血糖測定の必要性，低血糖や高血糖になる理由，低血糖や高血糖になった時の対処方法を本人が理解できているかを確認し，正しい知識を持つように支援する．

　② 自分の体調と血糖の関係について，記録しておくように指導する．
　　例えば，生理の時，下痢の時，おう吐した時，発熱が出た時など．

（4）発作の早期発見

　発作の前駆症状を早期に発見し，対応する．

　低血糖の前駆症状：発汗，不安感，顔面蒼白，頻脈，手指震戦，動悸，生あくび，頭痛

　高血糖の前駆症状：口渇，多飲・多尿，体重減少，易疲労感，易感染

（5）低血糖時に備えた補食の管理

　① 低血糖時に備えて，飴や栄養補助食品のような補食を預かり，保管しておく．

　② 主治医の指示に沿って，体育の前に補食をとり，低血糖予防をする．

2）低血糖時の看護ケア

（1）経口摂取が可能な場合

　ブドウ糖やブドウ糖を含む清涼飲料水を飲む．

（2）経口摂取が不可能な場合

　① 保護者，主治医に連絡し，病院へ搬送する．

　② ブドウ糖や砂糖を唇や歯肉に塗り付ける．

3）高血糖時の看護ケア

（1）水分摂取

　水やお茶などの水分を多めに取る．

（2）血糖チェックとインスリン注射

　早めに血糖値を測定して，主治医の指示に沿って，インスリン注射を行う．

（3）緊急に病院受診を行う

　保護者に連絡して，病院へ搬送する．

3　食物アレルギー

1）日常の看護ケア

（1）軽症，中等症，重症によって，治療方針が異なるため，児童生徒の状態と治療薬の把握を行う．

（2）過去に起きたアナフィラキシー症状の聞き取りをする．

　① アナフィラキシーを起こした年月日

　② 症状の引き金：食後の運動，風邪，花粉の季節，疲れ，睡眠不足，下痢，環境温度の変化，口内炎等

　③ 具体的症状：皮膚・粘膜症状，消化器症状，呼吸器症状，循環器症状，神経症状

　④ 他のアレルギーの既往：気管支喘息，花粉症，アトピー性皮膚炎

（3）児童生徒の各自に対応した個人用のアナフィラキシー専用の救急セットを保健室に用意する．

　例：エピペン®，エピペン®の使用手順，緊急時の対応マニュアル，緊急薬，水，コップ，携帯用酸素，症状チェックリスト（アナフィラキシーかどうかをチェックする表），緊急対応経過記録表，タオル，ビニール袋，レジャーシート

> **エピペン®の保管方法**
>
> 　15～30℃での保管が適しているため，冷蔵庫や直射日光が当たる場所には置かない．
>
> 　薬液が変色していたり，沈殿物が見つかったりした場合は交換してもらう．
>
> 　校外学習の時は，先生が持ち歩くなど，携帯しておく．

(4) 保健室に，緊急時の対応マニュアルを作成して，教員間でロールプレイング研修を行う．

> **緊急時の対応マニュアルの内容**
> 発見時からの緊急対応や救急搬送依頼が順番で分かるチャート式のマニュアル
> ① 保護者に連絡して，救急車（タクシー）を要請し，救急搬送するまでの方法，アナフィラキシーショック時の初期対応
> ② 病院に持参する物のチェックリスト
> ③ 保護者および通院している病院・主治医の連絡先

２）アナフィラキシーショック時の看護ケア

緊急時の対応マニュアルに沿って，行う．

(1) 子どもの身体を横にして，安楽な姿勢にする．子どもから目を離さない．

(2) 他の教員に応援を依頼する．施設内での役割分担を行う．

→準備：エピペン®と内服薬，AEDを持ってくる

→連絡：救急車，管理職，保護者への連絡

→記録：症状，処置の記録

→その他：他の子どもへの対応

(3) 緊急性が高いアレルギー症状かどうかをアナフィラキシー症状をチェック表で確認する．（5分以内）

(4) 緊急性が高い場合
同時に，
① エピペン®を使用する．エピペン®を児童生徒の大腿の外側にゆっくり押しあてた後，強く押し付けて4〜5秒間保持する．（図10-1参照）
② 救急車を呼び，保護者，主治医に連絡する．
③ 呼吸停止が認められた場合，心肺蘇生を行う．

(5) 緊急性がない場合，内服薬を飲ませて，安静にできる場所へ移動．
→5分ごとに症状を観察して，症状をチェックする．

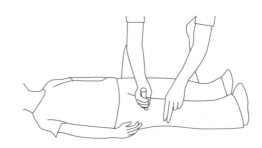

図 10 - 1　エピペン® の使用方法

> **エピペン® が処方されている患者でアナフィラキシーショックを疑う場合，下記の症状が一つでもあれば使用すべきである．**

消化器の症状	・繰り返し吐き続ける	・持続する強い（がまんできない）おなかの痛み	
呼吸器の症状	・のどや胸が締め付けられる ・持続する強い咳込み	・声がかすれる ・ゼーゼーする呼吸	・犬が吠えるような咳 ・息がしにくい
全身の症状	・唇や爪が青白い ・意識がもうろうとしている	・脈を触れにくい・不規則 ・ぐったりしている	・尿や便を漏らす

図 10 - 2　一般向けエピペン® の適応（日本小児アレルギー学会）

[出典：日本小児アレルギー学会アナフィラキシー対応ワーキンググループ（2013.7.24），https://www.jspaci.jp/gcontents/epipen/（2022/1/30 アクセス）]

第10章　疾病管理

引用・参考文献

1）加藤愛香：気管支喘息，見てわかる呼吸器ケア，呉屋朝幸・青鹿由紀編集，道又元裕監修，pp142-145，照林社，東京，2013.

2）小島崇嗣：手あてをする・救急車を呼ぶ・保護者へ連絡する，兵庫食物アレルギー研究会編集，伊藤節子監修：いざというとき学校現場で役に立つ食物アナフィラキシー対応ガイドブック，p14，診断と治療社，東京，2015.

3）医療情報科学研究所編集，看護技術がみえる vol.2 臨床看護技術，pp190-209，メディックメディア，東京，2013.

4）東京都アレルギー疾患対策検討委員会 食物アレルギー緊急時対応マニュアル https://www.fukushihoken.metro.tokyo.lg.jp/allergy/pdf/pri06.pdf （2022/1/30アクセス）

5）長澤恵子：インスリン注射の実施，猪又克子・清水芳監修：臨床看護技術パーフェクトナビ，pp139-143，学習研究社，東京，2008.

6）西田有正：気管支喘息，イメカラ，医療情報科学研究所編集，pp164-169，メディックメディア，東京，2011.

7）文部科学省スポーツ・青少年局学校健康教育課監修（財）日本学校保健会：学校のアレルギー疾患に対する取り組みガイドライン，東京，2008.

8）濱崎雄平，河野陽一，海老澤元宏，近藤直実監修：pp26-27，p76，pp124-127，小児気管支喘息治療・管理ガイドライン，2012，協和企画，東京，2011.

9）藤本保：小児の薬の選び方・使い方，横田俊平・田原卓浩・橋本剛太郎編集，pp221-229，南山堂，東京，2010.

10）森口清美：まるごと！疾患別看護過程 気管支喘息，プチナース23（1），pp1-20，2014.

11）柳田紀之：症状出現時の対応，海老澤元宏監修・佐藤さくら・柳田紀之編集：小児食物アレルギーQ＆A，pp142-143，日本医事新報社，東京，2016.

[第10章関連]

令和４年度（令和３年度実施）養護教諭採用試験問題

[1]　「学校のアレルギー疾患に対する取り組みガイドライン　令和元年度改訂」（令和２年３月　公益財団法人　日本学校保健会）に示されている内容について，以下の問いに答えなさい.

1　次のグラフは，「第１章　総論～「学校生活管理指導表（アレルギー疾患用）」に基づく取組～」の「１.すべての児童生徒等が安心して学校生活を送ることのできる環境作り」に示されている「学校生活における健康管理に関する調査」（平成25年度）におけるアレルギー疾患の罹患者の割合を示したものである.　グラフ中の　1　～　4　に当てはまる語句を①～⑩の中からそれぞれ一つ選びなさい.

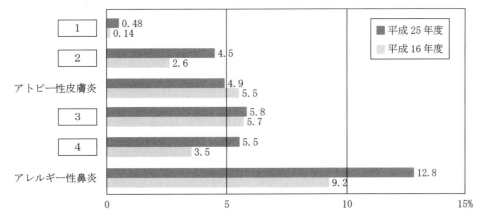

文部科学省委託事業「学校生活における健康管理に関する調査」（平成25年度）

① 食物アレルギー	② ぜん息	③ てんかん	④ う歯
⑤ アレルギー性結膜炎	⑥ 貧血	⑦ 扁桃腺炎	⑧ 中耳炎
⑨ アナフィラキシー	⑩ 副鼻腔炎		

（三重県）

[2]　学校生活管理指導表指導区分のうち，「Ｂ」に当てはまるものとして適切なものは，次の１～４のうちのどれか.

1　同年齢の平均的児童生徒にとっての軽い運動にのみ参加可.

2　同年齢の平均的児童生徒にとっての中等度の運動にまで参加可.

3　登校はできるが運動は不可.

4　入院または在宅医療が必要なもので，登校はできない.

（東京都）

3 アからオについて, 正しいものを○, 誤っているものを×としたときの正しい組み合わせを, ①から⑥までの中から一つ選び番号で答えよ.

(1) 次の文は,「学校におけるがん教育の在り方について（報告）」（平成27年3月「がん教育」の在り方に関する検討会）における, 学校でのがん教育の留意点について述べたものの一部である.

・　がん教育の実施に当たっては, がん教育がア　健康教育の一環として行われることから, 学習指導要領総則1の3を踏まえ, イ　道徳を中心に学校の実情に応じて教育活動全体を通じて適切に行うことが大切である.

・　がんに関する科学的根拠に基づいた理解については, ウ　小学校・中学校において取り扱うことが望ましいと考えられる.

・　健康や命の大切さの認識については, 小学校を含むそれぞれの校種でエ　発達の段階を踏まえた内容での指導が考えられる.

・　がんに関する科学的根拠に基づいた知識などの専門的な内容を含むがん教育を進めるに当たっては, 地域や学校の実情に応じて, オ　学校医やがんの専門医等の外部講師の参加・協力を推進するなど, 多様な指導方法の工夫を行うよう配慮する.

	ア	イ	ウ	エ	オ
①	○	×	×	○	○
②	×	○	×	×	×
③	×	×	○	○	×
④	○	×	○	×	○
⑤	×	○	○	×	○
⑥	○	○	×	○	×

（沖縄県）

4 アレルギー疾患について, 次の(1)〜(2)の問いに答えなさい.

(1) 次の①〜⑤の各文が正しければ○を, 間違っていれば×を書け.

① アレルギー性鼻炎の舌下免疫療法を行っている児童生徒等では, 投与後2時間程度は激しい運動を避ける.

② アレルギー管理指導表は, 症状等に変化がない場合であっても, 配慮や管理が必要な間は, 2年に1回の提出を求める.

③ 「エピペン®」は10℃以下の冷所で保存する.

④ アレルギー性鼻炎の病型は, 通年性アレルギー性鼻炎と季節性アレルギー性鼻炎に分類される.

⑤ 「エピペン®」を使用した後, 症状が回復した場合は, 医療機関を受診しなくてもよい.

(2) 気管支ぜん息の児童生徒が修学旅行に参加する際に, 事前に保護者と協議しておくべき内容を2つ書け.

（香川県）

146

⑤　「学校のアレルギー疾患に対する取り組みガイドライン《令和元年度改訂》」（令和 2 年 3 月　公益財団法人　日本学校保健会）に関する次の問いに答えなさい.

(1)　次の各文は，アレルギー症状を認めたり，原因食物を食べてしまった等の場合の緊急時対応について述べたものである．文中の下線部①〜⑤のうちから適当でないものを一つ選びなさい.

・　その場で安静にする場合の体位の基本は，①仰向けに寝かせて足の下にランドセルやかばんなどを入れて高くする．これは②血圧低下への対応である.
・　ショックまたはそれに準ずる状態の時は③体位変換をしないで，その場から移動させず安静を保ち対応することが重要である.
・　児童生徒等が呼びかけに反応がなく，呼吸がなければ④心肺蘇生法を行う.
・　緊急性の高いアレルギー症状があるかどうかの判断を⑤10分以内に行う.

（千葉県）

⑥　次の文章は，鳥取県「学校における食物アレルギー対応基本方針（改訂版）（令和 3 年 2 月鳥取県教育委員会）」の緊急時の対応（例）の一部である.

(1)　次の①〜③の場合についての，最も適切な体位変換を（ア）〜（エ）から 1 つずつ選び，記号で答えなさい.
①　ぐったりしている，意識がもうろうとしている場合
②　吐き気や嘔吐がある場合
③　呼吸が苦しい場合

（ア）仰向けに寝かせ，足を15〜30cm高くする.	（イ）体と顔を横に向ける.
（ウ）風通しのよい所に寝かせ，頸部と脇の下を氷で冷やす.	（エ）上半身を起こし後ろに寄りかからせる.

(2)　学校において児童生徒が食物アレルギーを発症した場合の対応として，次の①〜④について，正しいものには〇を，誤っているものには×を書きなさい.

①　繰り返し吐き続ける，声がかすれるの 2 つの症状が出ている場合は緊急性が高いと判断し，救急車を要請するが，どちらか一方の症状の場合は，保健室で休養させて経過を注意深く観察する.
②　周囲の児童生徒や教職員を通じて，管理職や養護教諭など，できるだけ多くの教職員に協力を要請する.
③　アナフィラキシーが起こっている場合は，第一発見者は該当の児童生徒の側を離れない.
④　ゼーゼーする呼吸をしている児童生徒について，医師からアドレナリン自己注射薬を処方されている場合は，直ちに使用する.

（鳥取県）

第11章 感染症の予防

I 学校感染症と学校における感染症予防の意義

「学校保健法等の一部を改正する法律（2008（平成20)年6月18日法律第73号)」によって，2009（平成21)年4月1日，学校保健法から学校保健安全法に改定され，その際に学校保健安全法施行規則の第18条では，「学校において予防すべき感染症」と表記された．これに伴い，「学校伝染病」から「学校感染症」の表現が用いられるようになり，学校において予防すべき感染症を通常「学校感染症」と呼んでいる（以下，学校感染症という）．学校感染症は，「感染症の予防及び感染症の患者に対する医療に関する法律（以下，感染症予防法という)」の改正に伴って内容が変更された．具体的には学校保健安全法施行規則の第18条から第21条に規定されている．

感染症の中でも近年新型インフルエンザが問題であるが，さらに新型のウイルスによる感染症も発生し問題となっている．2019年12月に中華人民共和国武漢市で新型コロナウイルス（SARS-CoV-2）による感染症が発生した．新型コロナウイルスは，感冒から致死的な肺炎に至るまでの様々な重症度の呼吸器疾患を引き起こす．この感染症発症では中国は武漢市を封鎖するなど対策を講じたが，世界的規模の感染（パンデミック）を引き起こした．WHO（世界保健機関）では，2020年1月30日に緊急事態を宣言した．国内外で対策が講じられているにもかかわらず，今後の感染症の動向は見通せない状況で，2021年11月においても収束の気配はいまだない．この新型コロナウイルス（SARS-CoV-2）による感染症は，新型コロナウイルス感染症（COVID-19）と命名された．

日本では，新型コロナウイルス感染症（COVID-19）は，2020年2月に「指定感染症」として決定された．「指定感染症」とされた感染症は，過去には，2003年の重症急性呼吸器症候群（SARS；SARS-CoV)，2006年と2013年の鳥インフルエンザA（H7N9)，2014年の中東呼吸器症候群（MERS；MERS-CoV感染症）の4例がある．指定感染症に指定されたため，新型コロナウイルス感染症は，感染症法上の2類，学校保健安全法では，第一種感染症とみなされる（学校保健安全法施行規則（昭和33年文部省令第18号）第18条第2項)．このため，学校長は，新型コロナウイルス感染症に罹患した児童生徒等があるときは，治癒するまで出席を停止させることができる．

感染症は免疫を持たないヒトの間で感染，流行するものであるため，感染症発生予防の観点から学校では十分な情報収集や対策が必要である．

学校保健安全法において「学校感染症」は，第一種から第三種に分類している．第一種の感染症は，新型コロナウイルス感染症，第一種の特定鳥インフルエンザ（H5N1，H7N9）などであり，感染症予防法により基本的に入院が義務付けられているので，当然学校は欠席し治療に専念することとなる．

第二種の百日咳・麻しんにおいても高校生や大学生の罹患症例が出ており，学校保健上の重要な課題となっている．さらに，第三種の腸管出血性大腸菌感染症は，幼稚園の井戸水を原因としたO-157集団発生での園児死亡事件や，学校給食あるいは仕出し弁当による集団食中毒発生事件が起こっていることからも注意を要する．しかし，学校で実際に毎年多く発生する疾患は，季節性のインフルエンザ，麻しんや流行性耳下腺炎，溶連菌感染症，咽頭結膜熱，感染性胃腸炎などである．

学校においては児童生徒が集団生活をすることが前提であるため，感染症が発生するとたちまち感染が広がってしまう．感染が拡大することにより学校行事等教育に関わる全般に影響を及ぼすため，適切で迅速な対応が求められ，特に注意が必要である．

表 11 － 1　学校感染症の種類と出席停止期間基準

	分類の特徴	疾病の種類	出席停止の期間の基準
第一種	感染力の重篤性から危険性が極めて高い感染症 感染症予防法の一類感染症及び二類感染症（結核を除く）	エボラ出血熱	治癒するまで
		クリミア・コンゴ出血熱	
		痘そう	
		南米出血熱	
		ペスト	
		マールブルグ病	
		ラッサ熱	
		急性灰白髄炎	
		ジフテリア	
		重症急性呼吸器症候群（病原体がベータコロナウイルス属 SARS コロナウイルスであるものに限る）	
		中東呼吸器症候群（病原体がベータコロナウイルス属 MERS コロナウイルスであるものに限る）	
		特定鳥インフルエンザ（病原体の血清亜型が H5N1 および H7N9 であるものをいう）	
第二種	感染症のうち飛沫感染するもので，学校において流行を広げる可能性が高い感染症	インフルエンザ（特定鳥インフルエンザを除く）	発症した後 5 日を経過し，かつ解熱した後 2 日を経過するまで（ただし，幼稚園に通う幼児については，発症した後 5 日を経過し，かつ，解熱した後 3 日を経過するまで）
		百日咳	特有の咳が消失するまで又は 5 日間の適正な抗菌性製剤による治療が終了するまで
		麻しん	解熱した後 3 日を経過するまで
		流行性耳下腺炎	耳下腺，顎下腺又は舌下腺の腫脹が発現した後 5 日を経過し，かつ全身状態が良好になるまで
		風しん	発疹が消失するまで
		水痘	すべての発疹が痂皮化するまで
		咽頭結膜熱	主要症状が消退した後 2 日を経過するまで
		＊病状により学校医その他の医師において感染のおそれがないと認めたときは，この限りでない	
		結核	病状により学校医その他の医師において感染のおそれがないと認めるまで
		髄膜炎菌性髄膜炎	
第三種	感染症のうち学校教育活動を通じ，学校において流行を広げる可能性がある感染症	コレラ	病状により学校医その他の医師において感染のおそれがないと認めるまで
		細菌性赤痢	
		腸管出血性大腸菌感染症	
		腸チフス	
		パラチフス	
		流行性角結膜炎	
		急性出血性結膜炎	
		その他の感染症	
指定感染症		新型コロナウイルス感染症	治癒するまで

＊学校保健安全法施行規則の一部改正等について（通知）　文部科学省スポーツ・青少年局長　平成 27 年 1 月 21 日による
　文部科学省；新型コロナウイルス感染症の「指定感染症」への指定を受けた学校保健安全上の対応について　令和 2 年 1 月 28 日

II　学校感染症の種類と出席停止期間基準

　感染症予防法が2008（平成20)年5月に改正されたことに伴い，学校保健安全法施行規則も改正された．また2012（平成24）年4月1日に学校保健安全法施行規則の改正に伴い「学校において予防すべき感染症の種類及び出席停止の期間」について見直しがおこなわれた．現在の学校感染症の種類と出席停止の期間の基準は，学校保健安全法施行規則第19条に指定されている（表11-1）．

　学校感染症の種類は第一種から第三種まで分類され，第一種には感染力の強さから危険性が極めて高い感染症として，感染症予防法の一類感染症であるエボラ出血熱やクリミヤ・コンゴ出血熱などと感染症予防法の二類感染症の結核を除いた急性灰白髄炎やジフテリアなどの計12種類が指定されている．第二種には，鳥インフルエンザ（H5N1）を除く，インフルエンザや麻しん，風しんなど飛沫感染または飛沫核感染する9種類が，第三種にも8種類とその他の感染症が，それぞれ指定されている．第三種のその他の感染症には，主に接触感染，経口感染する溶連菌感染症，伝染性紅斑，マイコプラズマ感染症，流行性嘔吐下痢症などがある．学校感染症第二種及び第三種には，感染症のうち児童生徒が学校教育活動において特に流行を広げてしまう恐れがあるものが指定されている．

　学校感染症第二種は，百日咳と結核，髄膜炎菌性髄膜炎が細菌感染症であるほかは，すべてウイルス感染症である．学校感染症第三種のうち，コレラ，細菌性赤痢，腸管出血性大腸菌感染症，腸チフス，パラチフスの病原体はいずれも細菌で，患者保菌者の便などの排泄物に存在する．消化器系感染症と称され経口感染の形式をとり，患者との接触によって感染することが多いが，水や食物を介して集団発生を起こした例もしばしば見られる．さらに，感染症の予防及び感染症の患者に対する医療に関する法律第六条第七項から第九項までに規定する新型インフルエンザ等感染症，指定感染症及び新感染症は，第一種から第三種の規定にかかわらずすべて第一種の学校感染症とみなされている．

　感染症予防法では疾病の分類が変更され，それに伴い感染症法の一類感染症および結核を除く二類感染症が学校感染症では第一種感染症となるため，重症急性呼吸器症候群（SARS）は，感染症予防法では二類感染症に変わったが，学校保健安全法施行規則により学校では第一種感染症となっている．他にも，学校感染症では第一種感染症である，中東呼吸器症候群，特定鳥インフルエンザも感染症予防法では二類感染症である．感染症予防法と学校感染症との分類の違いを知っておくことも必要である．また，感染症は，重症急性呼吸器症候群（SARS），中東呼吸器症候群（MERS），クリミア・コンゴ出血熱やエボラ出血熱などのいわゆる新興感染症の他，再興感染症といって発症が一時期は減少していたが，再び注目されるようになったマラリア，結核，デング熱，狂犬病などの感染症があり，常に新しい情報を得るよう心掛けることが求められる．

III　学校感染症発生時の対応

　学校感染症の全般的な対応としては，まず早期発見である．児童生徒の健康観察や保健室の利用状況などから，流行の兆しなどの早期発見に努めることである．さらに，教育委員会や保健所が発信する情報から通学地域や居住地域の健康情報を収集することも必要である．また，感染した児童生徒が他者に感染させないことと，本人が体力的に通常授業に出席できる状態になるまで十分休養させることが大切である．児童生徒は早く復帰したいという思いから，主治医の登校許可を確認しないで登校する場合もある．学校の出席停止期間の基準は，それぞれの疾病がヒトからヒトへ感染する程度に病原体が排出されている期間を基準としているが，体力や体調には個人差があるため主治医に登校可能かどうかの相談をしてから登校することが望まれるため，事前に保健指導をしておくことが必要である．感染症が発生したら，学校内の欠席者の集約，健康調査の実施・確認も大切である．さらに，教職員を媒介とした感染拡大を防止するためにも，情報交換をこまめにする．

　また，感染症発症時に備え，誰とどこで会ったか，外

出した場所と日時を日頃からメモしておくように指導しておく必要もある.

　出席停止については学校保健安全法第19条で学校長が出席を停止させることができる旨を, 第20条で学校の設置者が臨時に, 学校の全部又は一部の休業を行うことができる旨を規定している.

　保護者からそれらの疾病罹患の連絡があった場合の対応については,

① 　学校感染症であることを確認し, 「出席停止」となることを説明する.
② 　出席停止に関する手続きについて説明する.
③ 　登校開始に際しては, 主治医に他の児童生徒に感染しないか, 本人の体力は十分であるかを確認してもらう

などである.

　感染症, 食中毒が発生した場合には, 学校医, 教育委員会, 保健所に連絡し, 適切な措置をし, 指示を仰ぐことも必要である. また, 日頃から学校医と連絡を取り合っておくとよい. 学校は独自の対応チェックリストを作成し, 地域管内の保健所に指導助言を得ておくなどの対応もしておくとよい.

　国立感染症情報センター, 県感染症情報センター, 県教育委員会, 保健所がまとめている地域の発生者状況などを把握しておくことも必要である. 感染症や食中毒が発生した際には, 各県において, 県衛生福祉部, 教育委員会などで, 独自のホームページを作成していることが多い. そこから提供される地域の感染症発生情報を随時取り入れ活用することが望ましい.

　また, 全校の発生状況を早期に把握するため, 学校感染症の一覧を職員室や事務室の目に付く場所に掲示し, 保護者から電話連絡などがあり, 感染症の罹患が確認された, あるいは疑わしい際には, 養護教諭・保健主事に連絡をするように職員会議などで周知徹底しておくとよい. 担任・副担任が情報を得た時にも, 速やかに養護教諭へ連絡するように連携を密にし, 学校としての体制を整えておく. また, 罹患の連絡を受けた際には, 教職員の誰もが, 児童生徒本人の現在の状況, 発症日, 医療機関名, 医療機関からの指示などを確認するように共通認識をしておくことが必要である.

Ⅳ　学校感染症の予防・対策

　感染の成立には, 感染源（病原体）, 感染経路, 感受性宿主（個体）の3つが関連している. そのため, 感染源の除去, 感染経路の遮断, 宿主の抵抗力の増強が感染予防の三原則になる.

　感染源対策としては, 学校環境衛生活動を強化し, 飲料水の衛生的管理, 汚染しやすい便所やごみ処理場, 手洗い場等を清潔にし, 必要に応じ消毒を強化する. 学校給食の安全, 清潔のため調理従事者の健康管理, 施設設備の衛生的管理等を徹底する. 教室の換気を十分にするなどし, 病原体の除去に努める.（なお, 換気回数とは1時間に部屋に入る外気量（㎥）を室容積（㎥）で割ったものであり, 例えば, 換気回数2回／時は1時間に2度窓を開けることではない.）「学校環境衛生基準」では, 教室等における換気の基準として, 二酸化炭素濃度は1,500ppm以下であることが望ましいとしているため, 1,500ppm以下を保つように換気する. 換気の方法としては, 空気の流れを作るため, 複数の窓がある場合には, 二方向の壁の窓を開放する. 窓が一つしかない場合はドアを開けるなどをし, 部屋の空気がすべて外気と替わるように工夫することが必要である. 窓がない場所では入り口を開け, 換気扇やサーキュレーター等を使用する. エアコン使用時や体育館でも換気は必要である.

　感染経路には, 飛沫, 空気（飛沫核）, 接触, 経口などによる感染経路がある. 飛沫感染とは, 咳やくしゃみなどが飛び散りウイルスなどを含んだ飛沫から感染するものである. 空気（飛沫核）感染とは, 罹患者が飛散させたウイルスなどの病原体が空気中においても感染力を維持するもので, 長時間浮遊し, 空気の流れにより拡散し感染するものである. 接触感染には, 皮膚と皮膚とが接触することにより伝播する直接接触感染と手袋, 器械器具, 環境などと接触し, 間接的に伝播する間接接触感染がある. そのため, 感染経路による予防対策が必要となる. また, 媒介動物がいる感染症は, 媒介する動物の駆除をする. 基本的な対策としては, 手洗いやうがいの徹底, 咳エチケット, マスクの着用である. 手洗いは, 咳やくしゃみの後, 給食や食事の前, トイレ使用

の後，体育・外遊びの後など，頻回に行う．石鹸を使用し，両手をこすり合わせよく洗い，流水で十分流し清潔な乾燥したハンカチ・タオル，ペーパータオルで拭く．咳エチケットとは，咳など症状のある人が他者にうつさないために，咳やくしゃみをする際にティッシュで口元を覆うか，マスクを着用することである．また，嘔吐物や排泄物の処理には直接触れないように注意を促す．学校内で共有して使用する物品は，必要に応じ洗浄，消毒などをするなどをし，特に把持するものについては適切に消毒する必要がある．感染症を学校内で広げないことが必要である．

　宿主対策としては，抵抗力の増強が求められる．栄養摂取，睡眠，休養，適度な運動やストレスの緩和など健康の保持増進に努めることである．又，予防接種をするなどの対応が求められる．予防接種は，個人免疫，集団免疫を獲得し感染症をコントロールすることが目的である．予防接種には，MR（麻しん風しん混合），日本脳炎ワクチンなどの定期接種と3種混合，A型肝炎ワクチンなどの任意接種がある．定期接種は計画的に実施することが望ましい．また，抗体がつくまでの期間は，年齢や個人差がある．

　これらの感染の連鎖を断つことが，もっとも感染拡大を防止する手立てである．日頃からの予防指導が万一の発生時の有効な対策をとりやすくする．日常の健康観察を通した学校感染症の早期発見，早期治療の勧告，感染源の遮断，感染経路の消毒，うがい・手洗い・咳エチケット・物を共有使用しない・飲物等の回し飲みをしないなどの生活習慣指導やワクチン接種などの勧奨が大切である．

　外出はできるだけ控え，公共の交通機関の利用は避ける．体調不良や発熱がみられる場合には，登校させない．症状等ある場合や感染症流行時にはイベントやスポーツ大会など集団で集まるような場には参加しないように指導する．

　また，児童生徒が罹患する感染症には，季節的・地域的な流行をおこすものもある．季節的には，冬のインフルエンザ，ロタウイルスやノロウイルスによる感染性胃腸炎，夏のアデノウイルスによる咽頭結膜炎（プール病），エンテロウイルスによるヘルパンギーナ，手足口

病などがある．感染性胃腸炎は季節性インフルエンザと同様に毎年冬期には注意すべきである．地域的なものには，風しん，流行性耳下腺炎，流行性角結膜炎，水痘，麻しんなどがある．特に麻しんは，2001年，2006年に大流行した．2006年の流行で，厚生労働省では，「麻疹に関する特定感染症予防指針」を策定し，予防接種法に基づく定期の予防接種対象者に中学1年生と高校3年生に相当する年齢の者を，平成20年から5年間時限的に追加することにし，その5年間の追加措置が終了した．そのため，生徒の多くは2回の予防接種が済んでいると推測されるが，引き続き接種するよう喚起することが必要であろう．学校では，学校医と連携を図り，予防接種を受けやすい環境を整えることも望まれる．インフルエンザ予防接種は，任意接種であるが，インフルエンザシーズンが始まる2〜4週間前に接種しておくとよい．

　さらに，感染症に罹患した結果，出席停止になり，精神的にダメージを受けケアが必要な児童生徒も出現することも予想される．身体的な健康へのダメージばかりではなく，心の健康にも影響することもあるので注意し観察することが望まれる．速やかに状況を把握し，相談できるようなシステムを校内に設置しておくことも望まれる．そのような際にも，養護教諭は関係する教職員と連携をはかり，専門性を活かし助言できるようにしておくことが必要である．また，感染した児童生徒とその家族に対しての差別や偏見がおきないよう正しい情報を発信する必要がある．情報リテラシー教育も重要になってくる．

　学校感染症の中でも特に最近注視されている疾病について，予防・対策を表11-2に示している．

表11-2　主な学校感染症の予防・対策

学校感染症	予防・対策
第一種 特定鳥インフルエンザ	衰弱又は死亡した野鳥又はその排泄物を見つけた場合は直接触れず，もし触れた場合には速やかに手洗いやうがいが必要である．特に海外で流行している地域に行く時は，不用意に鳥類に近寄ったり触れたりしないことが大切である． 発熱・咳・くしゃみ等がある時は必ずマスクを着用する．鼻をかんだティッシュは，ティッシュでくるみ，蓋つきのごみ箱に捨てる．咳やくしゃみをおさえたり，鼻をかんだ手は直ちに洗う．流水と石けんによる手洗い，またはアルコール製剤により手指を消毒する．外出後の手洗い・うがいの励行を日常的に行い，流行時は外出を控え感染の機会を減らすことが大切である．日用品や食器などの共有はしない． 消毒剤は70%イソプロパノールか消毒用エタノールを用い，スプレーはウイルスを巻上げる恐れもあるので使用せず，雑巾やペーパータオルなどで拭く．消毒後の手袋や雑巾などはビニール袋にいれ，口を閉じて捨てる．
指定感染症（第一種） 新型コロナウイルス感染症	軽度から重症までの幅広い症状がみられる．発熱・咳・くしゃみ等がある時は必ずマスクを着用する．症状のない場合でもマスク着用は予防に有効である．使用したマスクや鼻をかんだティッシュは，ティッシュでくるみ，さらにビニール袋等にいれ蓋つきのごみ箱に捨てる．咳やくしゃみをおさえたり，鼻をかんだ手は直ちに洗う．トイレ使用後水を流す際には，蓋を閉める．「換気の悪い密閉空間」「人の密集」「密接した近距離での会話や発声」の「3密」は避ける．把持する物品，ドアノブや水洗トイレの取手など，消毒用エタノールや次亜塩素酸ナトリウムを用いて消毒する．界面活性剤も有効だとされている．一定以上の濃度があれば，次亜塩素酸水も使用できる．消毒後の手袋やペーパータオル，雑巾などはビニール袋にいれ，口を閉じて捨てる．人と人とが対面する場所は，アクリル板やビニールシートなどで仕切る．ワクチンによる予防接種も有効である．
第二種 インフルエンザ	発熱・咳・くしゃみ等がある時は必ずマスクを着用し，咳やくしゃみをおさえた手・鼻をかんだ手は直ちに洗う．外出後の手洗い・うがいの励行を日常的に行い流行時の外出を控え，ワクチン接種の勧奨を行うことが大切である．これらの対策は新型インフルエンザへの個人としての感染予防策ともなる．ワクチンによる予防接種も効果的．
第二種 百日咳	ワクチンによる予防が最も効果的であり，DPT 三種混合ワクチン（ジフテリア・百日咳・破傷風）あるいはDPT-IPT 四種混合ワクチン（ジフテリア・百日咳・破傷風・不活化ポリオ）の接種が行われている．近年では，ワクチン効果が減弱した青年・成人も百日咳に罹患することが明らかとなり，新たな対策が必要となっている．学校においては普通のかぜ症状で始まるので発見しにくいが，次第に咳の回数が増えて程度も激しくなるので速やかに受診を促すことが必要である．百日咳の疑いがあるまま登校してくる場合もあるので，学校医と連絡を取り対策を講じることが大切である．小児科学学会は，小学入学前の任意のワクチン追加接種を勧めている．また，2018 年から，小児科定点把握疾患から成人を含む検査診断例の全数把握疾患となった．
第二種 麻しん	感染力及び重篤性が高いことから確実に予防するには2回の予防接種が必要であり，2006 年4月に予防接種に関する制度が改正された．2007 年に国内で高校・大学を中心とする学校などでの麻しん流行を経験し，2008 年4月より第3期・第4期として向こう5年間，それぞれ中学1年生と高校3年生相当年齢の人に麻しん風しん混合ワクチン（MR ワクチン）が定期接種の対象に追加された経過がある．現在は，定期接種では1歳と小学校入学前に2回受けることになっている．2015 年に日本は麻疹排除状態にあると認定された．しかし，海外からの輸入例を発端とする集団発生が全国各地でみられたため，注意が必要である．保護者から麻しんまたはその疑いと連絡を受けた場合は，管理職に報告の上，学校の設置者・学校医及び地域の保健機関などと緊密に連携することが必要である．
第三種 腸管出血性 大腸菌感染症	O157 をはじめとするベロ毒素産生性の腸管出血性大腸菌で汚染された食物などを経口摂取することによっておこり，ヒトからヒトへの二次感染も問題となる．その症状は無症候性から軽度の下痢，激しい腹痛，頻回の水様便，さらに著しい血便とともに重篤な合併症をおこし死に至るものまで様々である．家族内発生と二次感染が多い．下痢の原因が腸管出血性大腸菌であるかどうかを確認するために，必ず医師の診断を受けさせることが必要である．ドアノブや水洗トイレの取手など，菌の汚染されやすい場所を逆性石鹸や消毒用アルコールなどを使って消毒する．二次感染予防のため手洗いの励行を指導する．食品は加熱調理し，洗える食材は十分に洗う．生肉の調理に使用した包丁やまな板は，他の食材の調理には使用しない．
第三種 ノロウイルス感染症	特に冬季，12月から3月をピークに流行する．ノロウイルスはヒトに対して嘔吐，下痢などの急性胃腸炎症状を起こすが，その多くは数日の経過で自然に回復する．感染者の糞便・吐物およびこれらに直接または間接的に汚染された物品類，食中毒としての食品類が感染源の代表的なものであり，少ないウイルス量で感染する．嘔吐，下痢の原因がノロウイルス感染症であるかどうかを確認するために，必ず医師の診断を受けさせることが必要である．床などに飛び散った吐物の処理は，使い捨てのエプロン・マスク・手袋を着用し汚物中のウイルスが飛び散らないようペーパータオルなどで静かに拭き取り，その後次亜塩素酸ナトリウム（塩素系の漂白剤）の濃度約 200ppm で浸すように床を拭き取り，さらに水拭きする．使用後のペーパータオルは廃棄物が十分に浸る量の濃度約 1,000ppm の次亜塩素酸ナトリウムが入ったビニール袋に密閉して廃棄する．ノロウイルスは乾燥すると容易に空中に漂い，口に入って感染することがあるので糞便・吐物は乾燥しないうちに床などに残らないよう速やかに処理し，その後ウイルスが屋外に出て行くよう空気の流れに注意しながら十分に換気を行うことが重要である．エタノールや逆性石鹸による消毒はあまり効果がない．二次感染予防のため手洗いの励行を指導する．出席停止扱いとするかどうかは主治医・学校医と連絡を取り，相談する．

[厚生労働省・国立感染症研究所の Web サイトを参考にして著者作成]

引用・参考文献

1）文部科学省：学校保健安全法, 同施行規則, 2009

2）杉浦守邦監修：新版学校保健第6版, 東山書房, 東京, 2008

3）采女智津江：新養護概説, 少年写真新聞社, 東京, 2008

4）国立感染症研究所感染症情報センター：学校における麻しん対策ガイドライン第二版, 2018

5）大阪府学校保健会：～いざというときに役立つ～危機管理マニュアル, 2006

6）文部科学省：学校保健法施行規則の一部を改正する省令の施行について（通知）, 文部科学省スポーツ・青少年局20文科ス第278号, 2008

7）日本学校保健会：学校保健の動向, 令和元年度版, 東京, 2019

8）東京都教育委員会：平成30年度　東京都公立学校における学校感染症による出席停止者の状況, 2019

9）日本学校保健会：学校において予防すべき感染症の解説, 東京, 2018

10）文部科学省：学校環境衛生管理マニュアル「学校環境衛生基準」の理論と実践［平成30年度改訂版］, 2018

11）厚生労働省：新型インフルエンザ対策行動計画・ガイドライン
https://www.mhlw.go.jp/bunya/kenkou/kekkaku-kansenshou04/13.html（2021/10/23アクセス）

12）厚生労働省：インフルエンザ（総合ページ）
https://www.mhlw.go.jp/stf/seisakunitsuite/bunya/kenkou_iryou/kenkou/kekkaku-kansenshou/infulenza/index.html（2021/10/23アクセス）

13）厚生労働省：鳥インフルエンザに関するQ&A
https://www.mhlw.go.jp/bunya/kenkou/kekkaku-kansenshou02/qa.html（2021/12/3アクセス）

14）国立感染症研究所：インフルエンザとは
https://www.niid.go.jp/niid/ja/kansennohanashi/219-about-flu.html（2021/10/23アクセス）

15）国立感染症研究所：麻疹
https://www.niid.go.jp/niid/ja/kansennohanashi/518-measles.html（2021/12/3アクセス）

16）国立感染症研究所：百日咳
https://www.niid.go.jp/niid/ja/diseases/ha/pertussis.html（2021/12/3アクセス）

17）国立感染症研究所：ノロウイルス感染症
https://www.niid.go.jp/niid/ja/kansennohanashi/452-norovirus-intro.html（2021/12/3アクセス）

18）厚生労働省：ノロウイルスに関するQ&A
https://www.mhlw.go.jp/stf/seisakunitsuite/bunya/kenkou_iryou/shokuhin/syokuchu/kanren/yobou/040204-1.html（2021/12/3アクセス）

19）国立感染症研究所：腸管出血性大腸菌感染症
https://www.niid.go.jp/niid/ja/diseases/ta/ehec.html（2021/12/3アクセス）

20）厚生労働省：腸管出血性大腸菌感染症Q&A
https://www.mhlw.go.jp/stf/seisakunitsuite/bunya/0000177609.html（2021/12/3アクセス）

21）厚生労働省：健康, 結核・感染症に関する情報
https://www.mhlw.go.jp/bunya/kenkou/kekkaku-kansenshou04/03-00.html（2019/12/3アクセス）

22）日本呼吸器学会：COVID-19に関する一般的な質問に対する現時点での文献的考察
https://www.jrs.or.jp/uploads/uploads/files/information/20200325v1.220200323.pdf（2022/3/3アクセス）

23）国立国際医療研究センター研究所：新興・再興感染症
http://www.ri.ncgm.go.jp/info/infectious.html（2022/4/3アクセス）

24）文部科学省：感染症対策
https://www.mext.go.jp/a-menu/kenko/hoken/1353635.htm（2022/3/3アクセス）

25）厚生労働省：感染症情報
https://www.mhlw.go.jp/stf/seisakunitsuite/bunya/kenkou_iryou/kenkou/kekkaku-kansenshou/index.html（2021/11/3アクセス）

26）日本環境感染学会：新型コロナウイルス感染症（COVID-19）への対応について
http://www.kankyokansen.org/modules/news/index.php?content_id=328（2021/10/23アクセス）

27）日本感染症学会：新型コロナウイルス感染症
https://www.kansensho.or.jp/modules/topics/index.php?content_id=31（2021/11/3アクセス）

28）国立感染症研究所：ヒトに感染するコロナウイルス

https://www.niid.go.jp/niid/ja/from-idsc/2482-corona/
9303-coronavirus.html（2021/10/17アクセス）

29）国立感染症研究所：感染・伝播性の増加や抗原性の変化
が懸念される新型コロナウイルス（SARS-CoV-2）の新規
変異株について（第13報）
https://www.niid.go.jp/niid/ja/2019-ncov/2484-
idsc/10623-covid19-57.html（2021/11/7アクセス）

30）国立感染症研究所：感染・伝播性の増加や抗原性の変化
が懸念される新型コロナウイルス（SARS-CoV-2）の新規
変異株について（第14報）
https://www.niid.go.jp/niid/ja/2019-ncov/2551-cepr/
10743-covid19-62.html（2021/11/7アクセス）

31）坂井建雄代表：系統看護学講座　解剖生理学，医学書院，
東京，2019

32）植田正・前仲勝実編集：薬系免疫学，南山堂，東京，2019

　2020年に日本政府・自治体が実施した新型コロナ感染症対応のうち学校に関するものを資料11-2にまとめた．2020年以降，政府が発した新型コロナ感染症対応等に関連した通知のうち，学校に関するものを資料11-3に掲載した．

　コロナウイルスに関することを資料11-4に，新型コロナウイルス感染症の予防接種について資料11-5に示した．

資料11－1　様式の例

令和　　年　　月　　日

保護者様

　　　　　　　　　　　　　　　　　　　　　　　　○　○　○　○　○学校
　　　　　　　　　　　　　　　　　　　　　　　　校長　　○　○　○　○

出　席　停　止　証　明　書

　本校では，この証明書をもって<u>出席停止扱いとします</u>．医療機関を受診の上，医師に記入していただきますよう，よろしくお願いいたします．

保護者様

年　　　組　　　番　生徒名前

病名

─────────────────────────────────────

　上記の者は，　　月　　　日から　　月　　　日まで，上記疾病により登校を禁止しました．
　　　月　　　日をもって感染の心配もないので，登校を許可します．

令和　　年　　月　　日

住所

医師

名前　　　　　　　印

※最初に保健室に提出してください

資料 11 － 2　新型コロナウイルス感染症（COVID-19）の拡大に伴う学校対応の経緯

2020.2.26　北海道知事が小中学校に休校を要請

2020.2.27　首相が全国の小中高校などに春休みまでの一斉休校を要請

2020.3.20　政府が一斉休校の要請を延長しないことを決定

2020.3.24　文部科学省が新学期からの学校運営に関する指針を公表

2020.3.28　学校再開について，首相が記者会見にて「専門家会議の意見を聞く」と発言

2020.4.1　専門家会議が「感染拡大警戒地域」では一斉休校も選択肢としてありと提言．文部科学省は指針を改訂する（1回目）

2020.4.7　政府が緊急事態宣言を8都道府県を対象に発表．文科省は知事が学校施設の使用制限を要請した場合には「原則休校」と指針を改訂する（2回目）

2020.4.16　首相が全都道府県に緊急事態宣言を発令

2020.4.17　文科省は指針の変更をする（3回目）．自治体など学校設置者の判断で一律休校とはしない選択肢を残す．（学校設置者に判断を委ね感染者の少ない県は休校にしないことも有り）

資料 11 － 3　新型コロナウイルス感染症（COVID-19）関連通知等

発番等	日付	発出	題
事務連絡	令和2年1月28日	文部科学省総合教育政策局生涯学習推進課 文部科学省初等中等教育局健康教育・食育課 文部科学省高等教育局高等教育企画課	新型コロナウイルス感染症の「指定感染症」への指定を受けた学校保健安全上の対応について
事務連絡	令和2年1月31日	厚生労働省子ども家庭局家庭福祉課 厚生労働省子ども家庭局母子保健課 厚生労働省社会・援護局保護課 厚生労働省社会・援護局福祉基盤課 厚生労働省社会・援護局障害保健福祉部企画課 厚生労働省社会・援護局障害保健福祉部障害福祉課 厚生労働省老健局総務課認知症施策推進室 厚生労働省老健局高齢者支援課 厚生労働省老健局振興課 厚生労働省老健局老人保健課	社会福祉施設等における新型コロナウイルスへの対応について
健感発 0204 第 1 号	令和2年2月4日	厚生労働省健康局結核感染症課長	感染症の予防及び感染症の患者に対する医療に関する法律第12条第1項及び第14条第2項に基づく届出の基準等について（一部改正）
事務連絡	令和2年2月18日	文部科学省総合教育政策局生涯学習推進課 文部科学省初等中等教育局健康教育・食育課 文部科学省高等教育局高等教育企画課	児童生徒等に新型コロナウイルス感染症が発生した場合の対応について
事務連絡	令和2年2月25日	文部科学省総合教育政策局生涯学習推進課 文部科学省初等中等教育局健康教育・食育課 文部科学省高等教育局高等教育企画課	児童生徒等に新型コロナウイルス感染症が発生した場合の対応について（第二報）
事務連絡	令和2年2月25日	文部科学省総合教育政策局生涯学習推進課 文部科学省初等中等教育局健康教育・食育課 文部科学省高等教育局高等教育企画課	学校の卒業式・入学式等の開催に関する考え方について（令和2年2月25日時点）
事務連絡	令和2年2月28日	厚生労働省医政局地域医療計画課 厚生労働省医政局医事課 厚生労働省医政局歯科保健課 厚生労働省医政局看護課	新型コロナウイルス感染症の発生に伴う医療関係職種等の各学校，養成所及び養成施設等の対応について（周知）
元文科初第 1585 号	令和2年2月28日	文部科学事務次官　藤原誠	新型コロナウイルス感染症対策のための小学校，中学校，高等学校及び特別支援学校等における一斉臨時休業について（通知）
事務連絡	令和2年3月2日	文部科学省高等教育局高等教育企画課	新型コロナウイルス感染症対策のための小学校，中学校，高等学校及び特別支援学校等における一斉臨時休業の要請に係る留意事項について（周知）
事務連絡	令和2年3月4日	文部科学省初等中等教育局健康教育・食育課 文部科学省初等中等教育局児童生徒課 文部科学省総合教育政策局男女共同参画共生社会学習・安全課	新型コロナウイルス感染症対策のための小学校，中学校，高等学校及び特別支援学校等における一斉臨時休業中の児童生徒の外出等について（3月4日時点）
事務連絡	令和2年3月6日	厚生労働省社会・援護局障害保健福祉部障害福祉課 文部科学省初等中等教育局特別支援教育課	新型コロナウイルス感染症防止のための学校の臨時休業に関連しての重症心身障害児や医療的ケア児等の受入れについて
事務連絡	令和2年3月13日	文部科学省初等中等教育局健康教育・食育課	新型コロナウイルス感染症対策のための小学校，中学校，高等学校及び特別支援学校等における一斉臨時休業に関するQ＆Aの送付について（3月13日時点）
事務連絡	令和2年3月17日	文部科学省初等中等教育局健康教育・食育課	新型コロナウイルス感染症対策のための小学校，中学校，高等学校及び特別支援学校等における一斉臨時休業及び春季休業期間に関するQ＆Aの送付について（3月17日時点）

発番等	日 付	発 出	題
事務連絡	令和2年3月19日	文部科学省初等中等教育局健康教育・食育課	新型コロナウイルス感染症の状況を踏まえた学校保健安全法に基づく児童生徒及び職員の健康診断の実施等に係る対応について
元文科初第1780号	令和2年3月24日	文部科学事務次官　藤原誠	令和2年度における小学校，中学校，高等学校及び特別支援学校等における教育活動の再開等について（通知）
事務連絡	令和2年3月26日	文部科学省初等中等教育局健康教育・食育課	新型コロナウイルス感染症に対応した小学校，中学校，高等学校及び特別支援学校等における教育活動の再開等に関するQ＆Aの送付について（3月26日時点）
2文科初第3号	令和2年4月1日	文部科学事務次官　藤原誠	「Ⅱ．新型コロナウイルス感染症に対応した臨時休業の実施に関するガイドライン」の改訂について（通知）
2文科初第57号	令和2年4月7日	文部科学事務次官　藤原誠	「Ⅱ．新型コロナウイルス感染症に対応した臨時休業の実施に関するガイドライン」の改訂について（通知）
事務連絡	令和2年4月15日	文部科学省初等中等教育局健康教育・食育課	新型コロナウイルス感染症に対応した小学校，中学校，高等学校及び特別支援学校等における教育活動の再開等に関するQ＆Aの送付について（4月15日時点）
2初健食第3号	令和2年4月16日	文部科学省初等中等教育局健康教育・食育課長　平山直子	新型コロナウイルス感染症の感染者等に対する偏見や差別の防止等の徹底について（通知）
2文科初第137号	令和2年4月17日	文部科学事務次官　藤原誠	「Ⅱ．新型コロナウイルス感染症に対応した臨時休業の実施に関するガイドライン」の変更について（通知）
事務連絡	令和2年4月17日	文部科学省総合教育政策局教育人材政策課	令和2年度における大学・専門学校等の教職課程等の実施に関するQ＆Aの送付について（4月17日時点）
事務連絡	令和2年4月23日	文部科学省初等中等教育局健康教育・食育課	新型コロナウイルス感染症に対応した小学校，中学校，高等学校及び特別支援学校等における教育活動の再開等に関するQ＆Aの送付について（4月23日時点）
事務連絡	令和2年4月23日	文部科学省初等中等教育局幼児教育課　文部科学省初等中等教育局健康教育・食育課	新型コロナウイルス感染症対策のために幼稚園において臨時休業を行う場合の留意事項及び幼児や職員が新型コロナウイルス感染症に罹患した場合の関係者への情報提供について
2文科初第241号	令和2年5月13日	文部科学省初等中等教育局長　丸山洋司	中学校等の臨時休業の実施等を踏まえた令和3年度高等学校入学者選抜等における配慮事項について（通知）
事務連絡	令和2年5月13日	文部科学省初等中等教育局健康教育・食育課	臨時休業等に伴い学校に登校できない児童生徒の食に関する指導等について
2文科初第265号	令和2年5月15日	文部科学省初等中等教育局長　丸山洋司	新型コロナウイルス感染症の影響を踏まえた学校教育活動等の実施における「学びの保障」の方向性等について（通知）
事務連絡	令和2年5月21日	スポーツ庁政策課学校体育室	学校の体育の授業におけるマスク着用の必要性について
事務連絡	令和2年5月22日	文部科学省初等中等教育局健康教育・食育課	学校における新型コロナウイルス感染症に関する衛生管理マニュアル
事務連絡	令和2年5月22日	スポーツ庁政策課学校体育室　文部科学省初等中等教育局幼児教育課	今年度における学校の水泳授業の取扱いについて
事務連絡	令和2年5月27日	文部科学省初等中等教育局	新型コロナウイルス感染症の影響を踏まえた学校教育活動等の実施における「学びの保障」のための人的・物的体制整備（令和2年度第2次補正予算案の概要等）について
2教参学第1号	令和2年5月27日	文部科学省総合教育政策局男女共同参画共生社会学習・安全課長　三好圭　文部科学省初等中等教育局教育課程課長　滝波泰	熱中症事故の防止について（依頼）
事務連絡	令和2年6月4日	文部科学省初等中等教育局健康教育・食育課	学校における消毒の方法等について
2初教課第5号	令和2年6月5日	文部科学省初等中等教育局教育課程課長　滝波泰　文部科学省初等中等教育局教科書課長　中野理美	学校の授業における学習活動の重点化に係る留意事項等について（通知）
事務連絡	令和2年6月16日	文部科学省初等中等教育局健康教育・食育課	「学校における新型コロナウイルス感染症に関する衛生管理マニュアル～「学校の新しい生活様式」～」の改訂について
事務連絡	令和2年6月22日	文部科学省初等中等教育局児童生徒課　特別支援教育課　参事官（高等学校担当）	令和3年度高等学校入学者選抜等の実施に当たっての留意事項について（通知）
事務連絡	令和2年8月6日	文部科学省初等中等教育局健康教育・食育課	「学校における新型コロナウイルス感染症に関する衛生管理マニュアル～「学校の新しい生活様式」～」の改訂について
2文科教第403号	令和2年8月11日	文部科学省総合教育政策局長　浅田和伸	教育職員免許法施行規則等の一部を改正する省令の施行について（通知）
事務連絡	令和2年9月3日	文部科学省初等中等教育局健康教育・食育課	学校における新型コロナウイルス感染症に関する衛生管理マニュアル～「学校の新しい生活様式」～（2020.9.3 Ver.4）

発番等	日付	発出	題
2文科初第809号	令和2年9月3日	文部科学省初等中等教育局長　瀧本寛 文部科学省高等教育局長　伯井美徳 スポーツ庁次長　藤江陽子	運動部活動に参加する学生等の集団における新型コロナウイルス感染症対策の徹底について（通知）
事務連絡	令和2年10月7日	スポーツ庁政策課学校体育室	今年度の体育における学習活動の取扱いについて
事務連絡	令和2年10月30日	文部科学省初等中等教育局児童生徒課　特別支援教育課　参事官（高等学校担当）総合教育政策局生涯学習推進課	令和3年度高等学校入学者選抜等における無症状の濃厚接触者の取扱いについて
事務連絡	令和2年12月3日	文部科学省初等中等教育局健康教育・食育課	「学校における新型コロナウイルス感染症に関する衛生管理マニュアル〜「学校の新しい生活様式」〜」の改訂について（Ver.5）
2文科初第1344号	令和2年12月10日	文部科学省初等中等教育局長　瀧本寛 文化庁次長　矢野和彦	小学校，中学校，高等学校及び特別支援学校において合唱等を行う場面での新型コロナウイルス感染症対策の徹底について（通知）
2文科初第1445号	令和3年1月5日	文部科学省初等中等教育局長　瀧本寛 スポーツ庁次長　藤江陽子 文化庁次長　矢野和彦	小学校，中学校及び高等学校等における新型コロナウイルス感染症対策の徹底について（通知）
2文科初第1462号	令和3年1月8日	文部科学省初等中等教育局長　瀧本寛 スポーツ庁次長　藤江陽子 文化庁次長　矢野和彦	新型インフルエンザ等対策特別措置法に基づく緊急事態宣言を踏まえた小学校，中学校及び高等学校等における新型コロナウイルス感染症への対応に関する留意事項について（通知）
事務連絡	令和3年1月8日	文部科学省総合教育政策局地域学習推進課地域学校協働活動推進室	緊急事態宣言の発出による地域学校協働活動の実施に関する留意点について
2文科初第1493号	令和3年1月14日	文部科学省初等中等教育局長　瀧本寛 スポーツ庁次長　藤江陽子 文化庁次長　矢野和彦	新型インフルエンザ等対策特別措置法に基づく緊急事態宣言の対象区域拡大を踏まえた，小学校，中学校及び高等学校等における新型コロナウイルス感染症対策の徹底について（通知）
事務連絡	令和3年2月5日	文部科学省初等中等教育局教育課程課 文部科学省初等中等教育局健康教育・食育課	年度末に向けて行われる行事等の留意事項等について
3文科教第19号	令和3年4月13日	文部科学省総合教育政策局長　義本博司	教育職員免許法施行規則等の一部を改正する省令の施行について（通知）
事務連絡	令和3年4月28日	文部科学省初等中等教育局健康教育・食育課	「学校における新型コロナウイルス感染症に関する衛生管理マニュアル〜「学校の新しい生活様式」〜」の改訂について（Ver.6）
事務連絡	令和3年5月14日	文部科学省初等中等教育局健康教育・食育課	「学校における新型コロナウイルス感染症に関する衛生管理マニュアル〜「学校の新しい生活様式」〜（2021.4.28 Ver.6）」の一部追記について
事務連絡	令和3年5月14日	文部科学省初等中等教育局健康教育・食育課	新型インフルエンザ等対策特別措置法に基づく緊急事態宣言等を踏まえた小学校，中学校及び高等学校等における新型コロナウイルス感染症への対応に関する留意事項について
事務連絡	令和3年5月18日	文部科学省初等中等教育局初等中等教育企画課	新型コロナウイルス感染症等により登校できない児童生徒等の出席等の取扱いについて（周知）
事務連絡	令和3年5月21日	文部科学省初等中等教育局健康教育・食育課	新型インフルエンザ等対策特別措置法に基づく緊急事態宣言等を踏まえた小学校，中学校及び高等学校等における新型コロナウイルス感染症への対応に関する留意事項について
事務連絡	令和3年5月28日	文部科学省初等中等教育局健康教育・食育課	「学校における新型コロナウイルス感染症に関する衛生管理マニュアル〜「学校の新しい生活様式」〜（2021.4.28 Ver.6）」の一部修正について
3文科初第407号	令和3年6月4日	文部科学省初等中等教育局長　瀧本寛 文部科学省総合教育政策局長　義本博司	新型コロナウイルス感染症の影響等を踏まえた令和4年度以降の高等学校入学者選抜等における配慮等について（通知）
事務連絡	令和3年6月22日	文部科学省初等中等教育局健康教育・食育課 厚生労働省健康局健康課予防接種室	新型コロナウイルス感染症に係る予防接種を生徒に対して集団で実施することについての考え方及び留意点等について
事務連絡	令和3年7月9日	文部科学省初等中等教育局健康教育・食育課	小学校，中学校及び高等学校等における夏季休業に向けた新型コロナウイルス感染症対策の徹底について
事務連絡	令和3年7月30日	文部科学省初等中等教育局健康教育・食育課	新型インフルエンザ等対策特別措置法に基づく緊急事態宣言等を踏まえた小学校，中学校及び高等学校等における新型コロナウイルス感染症への対応に関する留意事項について
事務連絡	令和3年8月5日	文部科学省初等中等教育局健康教育・食育課	新型インフルエンザ等対策特別措置法に基づく緊急事態宣言等を踏まえた小学校，中学校及び高等学校等における新型コロナウイルス感染症への対応に関する留意事項について
事務連絡	令和3年8月17日	文部科学省初等中等教育局健康教育・食育課	新型インフルエンザ等対策特別措置法に基づく緊急事態宣言等を踏まえた小学校，中学校及び高等学校等における新型コロナウイルス感染症への対応に関する留意事項について

発番等	日付	発出	題
事務連絡	令和3年8月20日	文部科学省初等中等教育局健康教育・食育課	小学校，中学校及び高等学校等における新学期に向けた新型コロナウイルス感染症対策の徹底等について
事務連絡	令和3年8月25日	文部科学省初等中等教育局健康教育・食育課	新型インフルエンザ等対策特別措置法に基づく緊急事態宣言等を踏まえた小学校，中学校及び高等学校等における新型コロナウイルス感染症への対応に関する留意事項について
事務連絡	令和3年8月27日	文部科学省初等中等教育局健康教育・食育課	学校で児童生徒等や教職員の新型コロナウイルスの感染が確認された場合の対応ガイドラインの送付について
事務連絡	令和3年9月9日	文部科学省初等中等教育局健康教育・食育課	新型インフルエンザ等対策特別措置法に基づく緊急事態宣言等を踏まえた小学校，中学校及び高等学校等における新型コロナウイルス感染症への対応に関する留意事項について
事務連絡	令和3年9月10日	文部科学省初等中等教育局初等中等教育企画課	新型コロナウイルス感染症等により登校できない児童生徒等の出席等の取扱いについて（周知）
事務連絡	令和3年9月14日	文部科学省初等中等教育局健康教育・食育課 厚生労働省健康局健康課予防接種室	地方公共団体における受験生に配慮したワクチン接種の取組事例について（情報提供）
事務連絡	令和3年9月14日	文部科学省高等教育局高等教育企画課	大学・高校等の受験生に対するワクチン接種の協力について（依頼）
事務連絡	令和3年9月28日	文部科学省初等中等教育局健康教育・食育課	新型インフルエンザ等対策特別措置法に基づく緊急事態宣言等の終了を踏まえた小学校，中学校及び高等学校等における新型コロナウイルス感染症への対応に関する留意事項について
事務連絡	令和3年9月29日	文部科学省総合教育政策局生涯学習推進課	新型コロナウイルス感染症対策の基本的対処方針の変更等について（周知）
3文科初第1150号	令和3年10月1日	文部科学省初等中等教育局長　伯井美徳 文部科学省総合教育政策局長　藤原章夫	現下の新型コロナウイルス感染症の影響を踏まえた令和4年度の高等学校入学者選抜等における調査書の取扱いについて（通知）

資料11－4　ヒトに感染するコロナウイルス

	HCoV-229, HCoV-OC43 HCoV-NL63, HCoV-HKU1	HCoV-HKU1 SARS-CoV （サーズ）	MERS-CoV （マーズ）	SARS-CoV-2 （新型コロナウイルス）
感染症名	風邪	SARS （重症急性呼吸器症候群）	MERS （中東呼吸器症候群）	COVID-19 （新型コロナウイルス感染症）
発生年	毎年	2002－2003	2012－現在	2019－現在
発生地域	世界中	中国広東省	アラビア半島	中国武漢市
宿主動物	ヒト	コウモリ	ヒトコブラクダ	不明
主な症状	鼻炎，咳，上気道炎，下痢	咳，高熱，肺炎，下痢	咳，高熱，肺炎，下痢	咳，高熱，肺炎

資料11－5　予防接種　SARS-CoV-2ワクチン

	ファイザー	モデルナ	アストラゼネカ
ワクチンの種類	mRNAワクチン	mRNAワクチン	ウイルスベクターワクチン
ワクチンの形状	スパイクタンパク質のmRNA	スパイクタンパク質のmRNA	スパイクタンパク質のDNA
対象	12歳以上	12歳以上	40歳以上
接種	3週間の間隔で2回	4週間の間隔で2回	4～12週間の間隔で2回
有効性	2回目の接種から7日程度以降	2回目の接種から14日程度以降	2回目の接種から15日程度以降

[コラム]

免疫について

　免疫には，「自然免疫」と「獲得免疫」がある．

　「自然免疫」は，身体に侵入した異物を排除する機構で，異物に対し特異性は低く，持続期間は短い．生まれたときから先天的に備わっている．感染を繰り返すことにより，抵抗力が高まることはない．

　また，大部分の異物は自然免疫により排除されるが，自然免疫を逃れた異物に対し強力に排除に働くのが「獲得免疫」である．免疫の成立に数日程度かかるが，高い特異性および免疫記憶がある．すなわち，感染を繰り返すことにより，抵抗力が高まる．

抗体とは

　免疫グロブリンIg（immunoglobulin）とよばれるタンパク質のことで，5種類（IgG，IgA，IgM，IgD，IgE）がある．

　抗体を産出する引き金となった抗原と特異的に結合することができるという特徴がある．結合することによって抗原の毒性を減弱，無毒化し，生体の防御にあたる（抗原抗体反応）．

　血清中に存在する．

抗原とは

　ウイルスや細菌，カビ，微生物，原虫（単細胞生物），寄生虫，花粉，卵，小麦など，生体に免疫応答を引き起こす物質．抗体を産出する能力がある物質のこと．

抗原抗体反応とは

　ある病原体に感染すると，生体にはその病原体と特異的に結合できる「抗体」を産生し，病原体を無毒化することによって生体を防御する作用がある．この抗体の産生を誘発するものが「抗原」であり，抗原がこの産生された抗体と反応することを抗原抗体反応という．

予防接種

　免疫の原理を利用し予防接種の基礎をJennerが作った．

　生体のもつ抗体産生を利用して病原菌による発病を防ぐことを利用したのがワクチンで，抗原を接種する．ワクチンを接種することで免疫を獲得し，感染症の予防を図る．

　個人の感染予防を目的とするものと集団の感染予防を目的とするものがある．集団に予防接種を行うことで，集団免疫を獲得することは公衆衛生学的に重要である．

（廣原　紀恵・茨城大学教育学部）

令和4年度（令和3年度実施）養護教諭採用試験問題

1 次の〔表1〕から読み取ることができる感染症について，(1)～(4)の問いの（ア）～（コ）にあてはまる語句の正しい組合せを一つ選び，番号で答えよ．

〔表1〕

累積報告数の推移2013～2020年（第1～42週）								
年	2013年	2014年	2015年	2016年	2017年	2018年	2019年	2020年
報告数	14,344	319	163	126	91	2,946	2,306	92

【出典】「感染症発生動向調査」※2020年10月21日現在

(1) この感染症の病原体を（ア）といい，発熱，（イ），（ウ）を主症状とする．登校（園）の基準として，出席停止の期間は（イ）が消失するまでとする．

1	ア 麻しんウイルス	イ 発疹	ウ コプリック斑
2	ア 麻しんウイルス	イ 眼球結膜の充血	ウ コプリック斑
3	ア 風しんウイルス	イ 発疹	ウ リンパ節腫脹
4	ア 風しんウイルス	イ リンパ節腫脹	ウ 眼球結膜の充血

(2) 感染経路は（エ）感染，（オ）感染である．

1	エ 飛沫	オ 接触
2	エ 飛沫	オ 経口
3	エ 接触	オ 経口
4	エ 接触	オ 垂直

(3) 免疫のない女性が，妊娠（カ）週頃までに感染することにより，胎児にも感染し，出生児が脳，（キ），眼，（ク）の異常や精神運動発達遅滞を有するCRSを発症することがある．

1	カ 30	キ 耳	ク 心臓
2	カ 20	キ 鼻	ク 腎臓
3	カ 30	キ 鼻	ク 腎臓
4	カ 20	キ 耳	ク 心臓

(4) 有効な予防法は，（ケ）ワクチンの接種であり，（コ）歳時に第1期の定期接種，小学校入学前1年間に第2期の定期接種を励行する．

1	ケ MRワクチン	コ 2
2	ケ BCGワクチン	コ 2
3	ケ MRワクチン	コ 1
4	ケ BCGワクチン	コ 1

（愛知県）

2　「学校において予防すべき感染症の解説」（平成30年3月発行　公益財団法人　日本学校保健会）に示されている内容について，各問いに答えよ.

(1)　次の文は，「Ⅱ　学校における感染症への対応　1．感染症に関する基本的理解　1）感染経路と予防の方法【参考】標準予防策（standard precautions：スタンダード・プリコーション）」に示されている内容である.（ A ）～（ E ）に当てはまる語句を，それぞれ下の1～5から一つ選べ. ただし，（ ）内の同じ記号には，同じ語句が入るものとする.

> 　糞便・血液・体液・（ A ）等には（ B ）が含まれていることが多く，これらに接するときには，素手で扱うことは避け，手袋をすること，必要に応じて（ C ）をつけること，接した後は（ D ）をより丁寧に行うことなどが，感染症予防の基本である. これらを標準予防策といい，従来は（ E ）内の感染予防策として用いられてきたが，近年は（ E ）内に限らず，学校を含め，感染の可能性があるものを取り扱う場合に必要な基本的な感染予防策とみなされるようになってきている.

（ A ）
1　粘液　　　2　分泌物　　　3　吐物　　　4　呼気　　　5　老廃物
（ B ）
1　病原菌　　　2　有害物質　　　3　感染性病原体　　　4　ウイルス　　　5　細菌
（ C ）
1　マスクやゴーグル　　　2　フェイスシールド　　　3　マウスシールド　　　4　マスク　　　5　ゴーグル
（ D ）
1　手洗い　　　2　消毒　　　3　殺菌　　　4　滅菌　　　5　換気
（ E ）
1　保健所　　　2　国立感染症研究所　　　3　老人ホーム　　　4　介護施設　　　5　病院

(2)　次の各文は，「Ⅱ　学校における感染症の対応　1．感染症に関する基本的理解　2）清掃，消毒，滅菌等　③消毒・滅菌について」に示されている内容である.（A）～（E）の内容で正しいものは1，誤っているものは2を選べ.

> (A)　消毒は，病原微生物の数を減らすために用いられる処置法で，感染症を引き起こさないように，病原微生物を完全に殺すことをさす.
> (B)　消毒には，煮沸消毒や熱水消毒などの熱や紫外線を用いる生物学的消毒法と，消毒薬を用いる化学的消毒法がある.
> (C)　各消毒薬の特性や，病原微生物の消毒抵抗性にも違いがあるため，消毒薬と病原微生物の組み合わせによっては効果が期待できない場合もある.
> (D)　滅菌は，全ての微生物を殺滅または除去する方法で，皮膚や器具等に対して行われる.
> (E)　芽胞（胞子）を作る病原体は，乾熱滅菌で十分に滅菌できないことがある.

（奈良県）

③ 次の表は，「学校における新型コロナウイルス感染症に関する衛生管理マニュアル～「学校の新しい生活様式」～」（2021.4.28 Ver.6　文部科学省）の第1章　4　地域ごとの行動基準に示されている「新しい生活様式」を踏まえた学校の行動基準である．下線部①～⑤の記述について，正誤の組合せとして最も適切なものを，下の1～6のうちから一つ選べ．

地域の感染レベル	身体的距離の確保	感染リスクの高い教科活動	部活動（自由意思の活動）
レベル3	できるだけ①2m程度（最低1m）	行わない	③行わない
レベル2	1mを目安に学級内で最大限の間隔を取ること	収束局面 感染リスクの低い活動から徐々に実施 拡大局面 ②行わない	感染リスクの低い活動から徐々に実施し，教師等が④活動状況の確認を徹底
レベル1	1mを目安に学級内で最大限の間隔を取ること	適切な感染症対策を行った上で実施	⑤十分な感染症対策を行った上で実施

1	①	正	②	誤	③	正	④	正	⑤ 誤
2	①	誤	②	正	③	誤	④	正	⑤ 誤
3	①	正	②	誤	③	誤	④	正	⑤ 正
4	①	誤	②	正	③	正	④	誤	⑤ 正
5	①	正	②	正	③	正	④	誤	⑤ 誤
6	①	誤	②	誤	③	誤	④	誤	⑤ 正

（大分県）

④　次の各問に答えよ．

問1　次の文章は，感染症の予防に関する関係法令について述べたものである．次の各問に答えよ．

学校は学校保健安全法第19条において，感染症予防のため出席停止等の措置を講じることとされている．（　①　）では，出席停止の指示や報告等が規定されており，出席停止の期間はa省令で定める基準によること等が規定されている．これらを受け，（　②　）では，学校において予防すべき感染症の種類を第1種から第3種に分けて規定した上で，b出席停止の期間の基準等を規定している．

(1)　文章中の①・②にあてはまる法令の正式名称を答えよ．

(2)　下線部aの省令とは何か．次の語群ア～エから選び，記号で答えよ．

《語群》
　　ア　厚生労働省令　　　イ　文部科学省令　　　ウ　法務省令　　　エ　環境省令

(3)　下線部bについて，次の（ア），（イ）の場合，登校が可能になる曜日はいつか答えよ．
　　（ア）　水曜日に高熱が出てインフルエンザと診断された．内服薬が処方され金曜日に解熱した．
　　（イ）　木曜日に耳下腺が腫脹し流行性耳下腺炎と診断された．日曜日に腫脹が軽減し全身状態も良好となった．

問2　新型コロナウイルス感染症などの感染症が契機となり，炎症細胞から分泌されるたんぱく質が多量に血液中に放出されることで過剰な炎症反応が引き起こされ，さまざまな臓器に致命的な障害を生じることがある．この病態を何と呼ぶか答えよ．

問3　『学校における新型コロナウイルス感染症に関する衛生管理マニュアル～「学校の新しい生活様式」～（2021.4.28 Ver.6）』について，次の各問に答えよ．

(1)　基本的な感染症対策である「感染源を絶つこと」「感染経路を絶つこと」「抵抗力を高めること」の三つの視点における具体的な保健指導をそれぞれ一つずつ答えよ．

(2)　児童生徒の感染が判明したと連絡を受けた後の養護教諭の対応を，「消毒」「体調不良者への対応」「心のケア」について，それぞれ具体的に答えよ．

（鹿児島県）

5　次の表は，5つの感染症の潜伏期間と感染経路，感染期間について説明したものである．①～⑤の各感染症についての説明が正しいものには○，誤りがあるものには×をつけた場合，正しい組み合わせはどれか．下のa～eから一つ選びなさい．

感染症の種類	潜伏期間	感染経路，感染期間
①　インフルエンザ（特定鳥インフルエンザ及び新型インフルエンザ等感染症を除く．）	平均2日（1－4日）	飛沫感染．接触感染もある．感染期間は発熱1日前から3日目をピークとし7日目頃まで．しかし低年齢患児では長引くという報告がある．
②　流行性耳下腺炎	主に7－14日	接触感染．耳下腺などの唾液腺が腫脹した日から腫脹3日後までが最もウイルス排出量が多く，他への感染の可能性が高い．
③　咽頭結膜熱	16－18日	経口感染．塩素消毒が不十分なプールでの目の結膜からの感染もある．ウイルス排出は初期数日が最も多いが，その後，便からは数か月排出が続くこともある．
④　結核	2年以内，特に6か月以内が多い．感染後，数十年後に症状が出現することもある．	主として感染症の患者からの空気感染（飛沫核感染）．喀痰の塗抹検査で陽性の間は感染力が強い．
⑤　サルモネラ感染症	2－3日	飛沫感染，接触感染，経口（糞口）感染．鶏卵などの食品を介しての感染もある．便中に多量のウイルスが排出されており，感染源となる．吐物にもウイルスは多量に含まれており，感染源となる．感染力も強い．乾燥してエアロゾル化した吐物が感染源となる空気感染（塵埃感染）もある．感染力は急性期が最も多く，便中にウイルスが3週間以上排出されることもある．

	①	②	③	④	⑤
a	○	○	○	×	×
b	×	×	○	○	○
c	○	×	×	○	×
d	○	×	×	×	○
e	×	○	×	○	○

（高知県）

6 次のア～オは，予防接種が可能な疾病について示したものである．ア～オのうち，予防接種法施行令（第1条の3）で規定される定期の予防接種を行う疾病ではないものを一つ選びなさい．

ア　Ｈｉｂ感染症　　　　　　イ　流行性耳下腺炎　　　　　　　　ウ　破傷風

エ　水痘　　　　　　　　　　オ　ヒトパピローマウイルス感染症

① ア	② イ	③ ウ	④ エ	⑤ オ

（福岡県）

7 新型コロナウイルス感染症について，「学校における新型コロナウイルス感染症に関する衛生管理マニュアル～「学校の新しい生活様式」～」（2021.4.28Ver.6文部科学省）から，次の場合の学校の対応について答えなさい．

(1) 第2章「5．出席停止等の取扱い」について，学校保健安全法第19条の規定に基づく出席停止となる場合を4つ答えなさい．

(2) 児童生徒が濃厚接触者に特定された場合の出席停止期間の基準を答えなさい．

(3) 学校教育活動においては，身体的距離が十分とれないときはマスクを着用するべきと考えられているが，マスクを外すよう指導しなければいけない場面はどんなときか答えなさい．

(4) 子供たちの心のケアが重要な課題となっているが，どのように対応すべきか3つ答えなさい．

(5) 部活動について，感染状況レベル1地域では，可能な限り感染症対策を行った上で通常の活動を行うことになっている．そこで，部活動の顧問から感染対策のポイントを生徒に伝えることになった．その際に参考となる保健指導用資料を下のように作成するとき，②の観点について具体的な内容で4つ示しなさい．

「新型コロナウイルス感染症を予防しよう！」　　　　○○○○○部

 対策のポイント！！

①感染源を絶つ「外からウイルスを持ち込まない！」

　○毎朝，検温をして，健康観察をする．

　○発熱などの風邪の症状がある場合は，自宅で休養する．

　　　（医療機関を受診するときは，事前に電話連絡をする．）

　○部活動が始まる前にも，健康観察をして，体調を確認する．

　○部活動中に，具合が悪くなった場合は，顧問に必ず伝える．

②感染経路を絶つ「飛沫感染，接触感染に気をつける！」

　○

　○

　○

　○

③抵抗力を高める「「十分な睡眠」「適度な運動」「バランスの取れた食事」を！」

（福井県）

8 　学校における感染症対策及び環境衛生管理について述べた各文のうち，正しいものを○，誤っているものを×とした場合，正しい組合せはどれか．1〜5から一つ選べ．

A 　新型コロナウイルス感染症における物の表面の消毒には，消毒用エタノール，家庭用洗剤（新型コロナウイルスに対する有効性が認められた界面活性剤を含むもの），0.05％の次亜塩素酸ナトリウム消毒液，一定の条件を満たした，次亜塩素酸水や亜塩素酸水を使用する．

B 　家庭用塩素系漂白剤を使用して作った有効な濃度の次亜塩素酸ナトリウム消毒液は，1週間程度であれば作製時の濃度が保たれる．

C 　机上やイスの座席面の消毒に当たって，次亜塩素酸ナトリウム消毒液を使用する場合，スプレーボトル等で消毒液を噴霧した後，必ず清潔な布等で水拭きし乾燥させる．

D 　石けんやハンドソープで手を10秒もみ洗い後，流水で15秒すすぐことを1回行えば，約100万個の残存ウイルスは，約0.01％の数百個に減少する．

E 　文部科学省冊子「学校環境衛生管理マニュアル『学校環境衛生基準』の理論と実践〔平成30年度改訂版〕」（平成30年5月）において，教師1人及び児童・生徒等40人が在室している容積180m³の教室で，授業開始から1時間経過後に二酸化炭素濃度を1500ppm以下に保持するために必要な換気回数は，小学校よりも高等学校の方が多いと算出されている．

	A	B	C	D	E
1	×	○	○	○	×
2	○	×	×	○	○
3	○	×	○	×	○
4	○	○	×	○	×
5	×	×	○	×	○

（大阪府・大阪市・堺市・豊能地区）

9 　次の各文は，ウイルスについて述べたものである．文中の空欄A〜Dに当てはまる語句を，それぞれ1〜5から一つ選べ．

○ 　ウイルスは極めて単純な構造をしており，　A　とタンパク質の殻によって構成されている．なお，タンパク質の殻の外側に，さらに　B　で覆われた構造をもつウイルスも存在し，このウイルスをウイルスの表面構造から大別して　C　という．

○ 　一定濃度を保った消毒用アルコールは，　C　の　B　を壊すことによって感染力を失わせることができる．

○ 　ウイルスの変異とは，ウイルスの　D　が変化することであり，ウイルスの変異が起こるとウイルスの性質に変化が起こり，感染力が高まるといった変化が起こることもある．

	A	B	C	D
1	カプソマー	細胞壁	ヌクレオカプシド	遺伝子情報
2	カプシド	細胞膜	エンベロープウイルス	レセプター
3	核	脂肪の膜	ノンエンベロープウイルス	脂肪の膜
4	核様体	レセプター	RNAウイルス	核
5	核酸	スパイク	DNAウイルス	核様体

（大阪府・大阪市・堺市・豊能地区）

第12章　保健教育−教科「体育科」及び「保健体育科」での保健教育

I　学校における保健教育の意義

1　「生きる力」を育む保健教育

　保健教育は，「生きる力」を児童生徒に身に付けるための強力なアプローチの1つとなる．児童生徒の「健やかな体」の向上に貢献するばかりでなく，児童生徒自身が，保健教育で身に付けた資質や能力を活用して，生涯にわたって主体的に健康や体力を保持増進するために，自らの課題について考え，行動することができる「確かな学力」の育成を目指している．また，保健教育では，年齢に伴う心の発達への理解，良好な人間関係の構築等の心の健康，けがや病気のある他者を思いやる心の醸成など，「豊かな心」の育成につながる指導の実践も求められる[1]．

2　心身ともに健康な国民の育成を目指す基礎を築く保健教育

　保健教育は，教育基本法（平成18年公布・施行）の第1条（教育の目的）に明示されている「心身ともに健康な国民の育成」において極めて重要な役割を果たしており，その基礎を築くものである．小学校からの保健教育の積み重ねが，より確かな児童生徒の健康及び健全な発育・発達につながることを認識し，保健教育に取り組んでいくことが求められている．

> 教育基本法（第1条）：教育は，人格の完成を目指し，平和で民主的な国家及び社会の形成者として必要な資質を備えた心身ともに健康な国民の育成を期して行われなければならない．

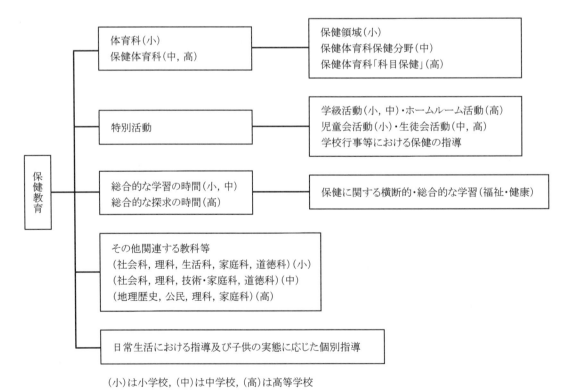

(小)は小学校, (中)は中学校, (高)は高等学校

図12−1　保健教育の体系

[改定「生きる力」を育む小学校保健教育の手引[2]　平成31年文部科学省，改定「生きる力」を育む中学校保健教育の手引[3]
令和2年文部科学省，改定「生きる力」を育む高等学校保健教育の手引[4]　令和3年文部科学省をもとに著者作成]

3　保健教育の構造

学校における保健教育は，教科の体育科，保健体育科，特別活動，総合的な学習の時間，総合的な探究の時間，その他関連する教科等，日常生活における指導及び子供の実態に応じた個別指導において実施される．体育科，保健体育科など教科における保健教育は，健康・安全についての科学的認識の発達を目指し，基礎的・基本的事項を理解させ，思考力，判断力を高め，適切な意思決定や行動選択ができるようにするものである．特別活動における保健教育は，当面する健康課題を中心に取り上げ，具体的な課題解決ができる資質や能力，さらには望ましい習慣の形成を目指すものである．また，健康相談や健康観察から分かった児童生徒の健康課題を解決するための日常生活における指導及び子供の実態に応じた個別指導も保健教育の中に位置付けられている．

これらの保健教育は，学校の教育活動全体を通じて適切に行うことが学習指導要領の総則に規定され，保健体育科教諭や養護教諭だけではなく，学級担任も含めた全教職員によって日常生活の中の教育活動として行われる．そのため各教科の内容と学校行事等の特別活動や健康に関する指導を関連づける教科横断的な視点を持つことが重要である[5]．

II　ヘルスプロモーション

1　学校教育とヘルスプロモーション

児童生徒が自分自身や他者の健康課題に気づき，生涯にわたり主体的に自らの健康課題を解決できる資質や能力を高めさせることは，保健教育の大きな目的である．しかし，社会環境・生活環境の急激な変化から，生活習慣の乱れ，いじめ，不登校，児童虐待，メンタルヘルスの問題，アレルギー疾患，性の問題行動など，問題は多様化，複雑化している．このように児童生徒を取り巻く環境は厳しく，個人だけの努力では対応が困難である．そのため1997（平成9）年，保健体育審議会答申「生涯にわたる心身の健康の保持増進のための今後の健康に関する教育及びスポーツの振興の在り方につい

て」において，ヘルスプロモーションの理念を学校教育に取り入れることが示された．現在，養護教諭は，学校におけるヘルスプロモーション活動の担い手であると考えられている．

2　ヘルスプロモーションとは何か

ヘルスプロモーション[6]とは，1986（昭和61）年，WHO（世界保健機関）オタワ憲章で示された，「人々が自らの健康をコントロールし，改善することができるようにするプロセス」とする健康づくりの考え方である（図12-2）．従来の健康づくりでは，健康は個人の責任が大きいとされていたが，ヘルスプロモーションの考え方では，健康を個人の責任にするのではなく，健康に過ごせる知識や技術，人々のサポートなどの教育や健康を支援する環境づくりが必要であるとされている．そして，健康は目的ではなく，自己実現や生きがい，QOL（Quality of Life：人生の質）を高めるための個人的，社会的資源であると示されている．

○具体的な活動原則は以下の通りである．

①健康を重視した公共政策づくり
②健康を支援する環境づくり
③地域活動の強化
④個人技術の開発
⑤ヘルスサービスの方向転換

これは，日本において健康日本21，健康増進法，健やか親子21などの政策の核となった考え方である．

3　ヘルスプロモーティングスクール／ヘルシースクール

WHOは，1995（平成7）年，全ての学校にヘルスプロモーションの取り組みを進めるにあたり，健康な人々，健康的な生活習慣，健康的な生活環境の3つを挙げた．そしてこれらを展開するため，ヘルスプロモーティングスクール（Health Promoting School, HPS, HPSは，ヘルシースクールともいう）が始められた．ヘルスプロモーティングスクールは，学校の場を，健康的な生活環境という視点から捉えた取り組みであり，児童・生徒，教職員，保護者，地域構成員が相互交流を通

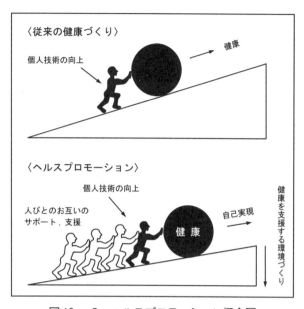

図12－2　ヘルスプロモーション概念図

［藤内修二，公衆衛生61巻9号を改変］

して連携，協力のもとに取り組む総合的健康づくり運動のことである[7]．1992（平成4）年には，ヨーロッパ地域のヘルスプロモーティングネットワークが形成され，1995（平成7）年にはカナダ，アメリカ合衆国，1997（平成9）年には東南アジア及びアジア地域で推進されるようになった[8]．WHOのヘルスプロモーティングスクールの定義は以下である．

ヘルスプロモーティングスクール

A Health Promoting School can be characterized a school constantly strengthening its capacity as a healthy settings for living, learning and working.

　ヘルスプロモーティングスクールは，そこで過ごしたり，学んだり，あるいは働いたりする環境をどのように健康的なものにしていくかについて，絶えずそのもてる力を強化し続けるような学校である．

衛藤隆 他，Health Promoting Schoolの概念と実践[9] より

4　日本におけるヘルスプロモーション

　日本においては，1997年に保健体育審議会答申の中で，ヘルスプロモーションの考え方を取り入れる方針が示された．そこでは，急速に変化する社会の中で，時代の変化に対応し健康の保持増進を図っていくため，ヘルスプロモーションの理念に基づき，適切な行動をとる

実践力を身につけることがますます重要になっているとされている．

　ヘルスプロモーションの考え方は，その後の学校保健及び保健教育の指針とされ，2003（平成15）年，高等学校学習指導要領の改定で科目保健の内容にヘルスプロモーションの理念が取り上げられた．さらに，2008（平成20）年に中央教育審議会答申「子どもの心身の健康を守り，安全・安心を確保するために学校としての取組を進めるための方策について」においてヘルスプロモーションの理念を踏まえた学校づくりとしてのヘルスプロモーティングスクールが明確に位置付けられ，その取り組みが増えている．

5　ヘルスプロモーティングスクールを推進する6つの基本要素

　日本の学校におけるヘルスプロモーションを推進する基本要素として6つの項目*が挙げられている[10], [11]．

① 健康についての学校の方針（健康に関する学校の方針が文書または実践の中に明確に示されること）

② 学校の物理的環境（安全で衛生的で快適な学校環境）

③ 学校の社会的環境（健康づくりに必要な人間関係の改善と促進，特別な配慮が必要な児童生徒への対応）

④ 保護者・地域との連携（総合的な健康づくりに必要な学校と保護者や地域の機関，人々との連携）

⑤ 個人の健康に関するスキルと実践力（児童生徒が自分自身と他者の健康を向上させる力を育むための健康教育と安全教育）

⑥ ヘルスサービスなど（地域と学校が連携したヘルスサービス，保健管理）

6つの基本要素*：ヘルスプロモーション健康教育国際連合IUHPEが発表した「学校におけるヘルスプロモーションの基本要素」をもとに千葉大学教育学部ヘルス・プロモーティング・スクール・プロジェクト[11] が日本の学校向けに作成した．

6　養護教諭とヘルスプロモーション

　養護教諭とは，学校教育法で規定されている「養護をつかさどる」教育職員であり，学校における全ての教育活動を通して，ヘルスプロモーションの理念に基づく健康教育と健康管理によって児童生徒の発育・発達の支援を行う特別な免許を持つ教育職員であると定義されている[12]．このことは，学校におけるヘルスプロモーションを推進するために，児童生徒が主体的に健康づくりを行う保健教育を充実させることと，それらを支える健康的な学校環境づくりを行うことを意味する．さらに学校におけるヘルスプロモーションを家庭，地域へと広めることで，社会全体の健康づくりに貢献することも期待されている．

　従来の健康づくりに関する施策では，健康の保持増進を国や学校，専門職が先導するとなっているが，ヘルスプロモーションでは，人々が自らの健康を管理改善し，そのプロセスを支援し，エンパワーメントする（やる気を起こさせる）者が，専門職であると位置付けている．よって，ヘルスプロモーションを推進する養護教諭には，児童生徒が主体的に健康づくりを行うヘルスプロモーションを支援するファシリテーター*としての役割と学校と地域を結ぶコーディネータとしての役割が求められている[13]．

> ファシリテーター*：当事者全てが参画できる場づくりと，自由に話しやすい雰囲気を作り，取り組む課題や問題を確かめ，当事者によって取り組みがなされるように媒介的な働きをする．

日本におけるヘルシースクールの一例

> 　現代の子どもたちは，体位は向上しているものの，体力・運動能力については低下してきていると言われています．また，「食生活の乱れ」「運動不足」による生活習慣病の低年齢化，子どもたちを取り巻く健康問題が山積しています．市川市においてもこれまでの「スポーツライフプラン」をはじめとする各学校での取組により運動好きな子どもが増加する傾向が見られるものの，やはり「投力（投げる力）等の不足」，「朝食を食べてこない子どもの増加」「就寝時刻の遅れ」などの課題が見られます．そこで，平成17年度よりすべての公立幼稚園，小・中・特別支援学校で包括的な健康教育である「ヘルシースクール」を推進しています．
> 千葉県　市川市ホームページ[14] より

7　ヘルスプロモーションのこれから

　2015年，中央教育審議会答申「チームとしての学校の在り方と今後の改善方策について」以下のことが述べられている．学校や教員の基本的な役割は，子供に必要な資質・能力を育むことであることから，学校と家庭や地域との連携・協働によって，共に子供の成長を支えていく体制を作っていくことが重要である．このことは，児童生徒が主体的に取り組むヘルスプロモーション活動を保護者や地域，専門機関と連携・協働して行うことは，学校教育の基本であることを意味する．そのため，今後はヘルスプロモーションの担い手としての養護教諭の役割が益々重要となっていく．

8　ヘルスプロモーションと持続可能な開発目標SDGs[15] (Sustainable Development Goals)

　2015年9月に国連で2030年までに世界が目指す持続可能な開発目標，SDGs（Sustainable Development Goals）が採択された．持続可能な開発とは，すべての人の暮らしや地球を守りながら問題を解決し，豊かで幸せな世界を作るということである．SDGsでは，貧困や環境など17のゴール（目標）と169のターゲット（下位目標）が掲げられている．そしてこのSDGsの中心にヘルスプロモーションの考え方を置くよう各国政府は要請

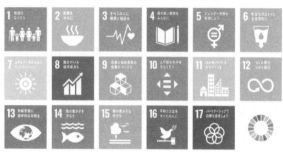

図12-3　持続可能な開発目標（SDGs）と日本の取組

[出典：国連総合広報センター（2019）https://www.unic.or.jp/files/sdg_poster_ja_2021.pdf（2021/12/7 アクセス）]

されている．SDGsの目標や課題は，全ての人々の健康や安全，環境についてであり，これらは保健教育で学ぶ内容に関連している．学校において児童生徒の健康の保持増進を担う養護教諭は，その専門性を活かしSDGsの目標達成に向けての教育活動に貢献することが求められている．

Ⅲ　教育課程における保健教育の基本的位置付け

保健教育は，学習指導要領において基本的な考え方が示されている．体育・健康に関する指導については，例えば小学校学習指導要領（平成29年3月告示）第1章総則第1の3に次のように示されている．

> 学校における体育・健康に関する指導を，児童の発達の段階を考慮して，学校の教育活動全体を通じて適切に行うことにより，健康で安全な生活と豊かなスポーツライフの実現を目指した教育の充実に努めること．特に，学校における食育の推進並びに体力の向上に関する指導，安全に関する指導及び心身の健康の保持増進に関する指導については，体育科，家庭科及び特別活動の時間はもとより，各教科，道徳科，外国語活動及び総合的な学習の時間などにおいてもそれぞれの特質に応じて適切に行うよう努めること．またそれらの指導を通して家庭や地域社会との連携を図りながら，日常生活において適切な体育・健康に関する活動の実践を促し，生涯を通じて健康・安全で活力ある生活を送るための基礎が培われるよう配慮すること．

保健教育は，体育科・保健体育科，家庭科や理科などの関連教科，特別な教科道徳，特別活動，総合的な学習の時間など学校における教育活動全体を通じて行うものであり，教職員間の相互理解と家庭・地域社会との連携を重視した保健教育の充実が求められている．中学校や高等学校学習指導要領総則にも，こうした指導について示されている．

その趣旨に基づき，小学校，中学校，高等学校を通じて，学校における保健教育の目標は，生活環境の変化に伴う新たな健康課題を踏まえつつ，生涯にわたって自分や周りの人の健康課題を自覚し，その課題を解決するために必要な意志決定や行動選択，さらに健康な環境づくりを行うことができるように，児童生徒の発達の段階に応じた実践力等の資質や能力及び態度を育成することである[1]．

「児童生徒の養護をつかさどる」養護教諭は，学校，地域の実態をふまえ，児童生徒の発達段階の特徴を考慮しながら，心身両面の健康課題を的確に捉えた保健教育を進めていくことが求められている．

保健教育には，学習指導要領による各教科（体育科，保健体育科，生活科，理科，家庭科，技術・家庭科，道徳科等）および総合的な学習の時間，特別活動等での健康に関する指導，保健室における個別指導や日常生活での指導がある．

Ⅳ　教科「体育科」及び「保健体育科」での保健教育の基本的な考え方

1）学習指導要領による教科「体育科」及び「保健体育科」での保健教育の目標と内容

教科「体育科」及び「保健体育科」での保健教育は，学習指導要領の目標の実現を目指し，学習指導要領で指導すべき内容が示されている．教科「体育科」及び「保健体育科」での保健教育の目的は，健康・安全についての科学的認識の発達をめざして基礎的・基本的事項を理解し，思考力，判断力を高め，働かせることによって，適切な意思決定や行動選択ができるよう心身の健康の保持増進のための実践力の育成を図るものであ

り，教科保健だけではなく，関連教科でも年間計画に基づいて実施される.

2017（平成29）年3月に小学校及び中学校学習指導要領，2018（平成30）年に高等学校及び特別支援学校学習指導要領が改訂された. 教科の目標と内容については，学習指導要領に示されており（資料12−2），小学校，中学校，高等学校という3つの校種の系統性をもって明示されている. 各校種の基本方針は表12−1のとおりである[16]. なお，新学習指導要領は，小学校が2020（令和2）年度，中学校が2021（令和3）年度より完全実施，高等学校は2018（平成30）年に告知され，2022（令和4）年から年次進行で実施される予定である.

また，健康な生活を送る資質や能力の基礎を培う観点から，教科「体育科」及び「保健体育科」での保健教育において，小・中・高等学校で系統性のある指導ができるよう健康に関する内容を明確にすることの必要性が示されている（図12−4）.

2）教科「体育科」及び「保健体育科」での保健教育における効果的な指導方法

(1) 教職員の共通理解のもとでの指導計画の立案

教科での保健教育の特質は，「系統的・体系的な知識の学習を通して保健認識の系統的発達を図るとともに，国民の共通教養（健康リテラシー）としての保健能力を育て，公共的責任を担い得る人間を形成すること」である. そうした観点からも，教科での保健教育においては，健康の大切さを認識し，自他の命を大切にするという視点や生涯を通じて自らの健康を管理，改善し，他者の健康について理解するといった次の世代につなが

表12−1　教科「体育科」及び「保健体育科」での保健教育の体系と目標

小学校 より実践的に	体育や保健の見方・考え方を働かせ，課題を見付け，その解決に向けた学習過程を通して，心と体を一体として捉え，生涯にわたって心身の健康を保持増進し豊かなスポーツライフを実現するための資質・能力を次のとおり育成することを目指す. (1) その特性に応じた各種の運動の行い方及び身近な生活における健康・安全について理解するとともに，基本的な動きや技能を身に付けるようにする. (2) 運動や健康についての自己の課題を見付け，その解決に向けて思考し判断するとともに，他者に伝える力を養う. (3) 運動に親しむとともに健康の保持増進と体力の向上を目指し，楽しく明るい生活を営む態度を養う. →身近な生活における健康・安全に関する基礎的な内容を実践的に理解すること
中学校 より科学的に	体育や保健の見方・考え方を働かせ，課題を発見し，合理的な解決に向けた学習過程を通して，心と体を一体として捉え，生涯にわたって心身の健康を保持増進し豊かなスポーツライフを実現するための資質・能力を次のとおり育成することを目指す. (1) 各種の運動の特性に応じた技能等及び個人生活における健康・安全について理解するとともに，基本的な技能を身に付けるようにする. (2) 運動や健康についての自他の課題を発見し，合理的な解決に向けて思考し判断するとともに，他者に伝える力を養う. (3) 生涯にわたって運動に親しむとともに健康の保持増進と体力の向上を目指し，明るく豊かな生活を営む態度を養う. →個人生活における健康・安全に関する内容を科学的に理解すること
高等学校 より総合的に	保健や体育の見方・考え方を働かせ，課題を発見し，合理的，計画的な解決に向けた学習過程を通して，心と体を一体として捉え，生涯にわたって心身の健康を保持増進し豊かなスポーツライフを継続するための資質・能力を次のとおり育成することを目指す. (1) 各種の運動の特性に応じた技能等及び社会生活における健康・安全について理解するとともに，技能を身に付けるようにする. (2) 運動や健康についての自他や社会の課題を発見し，合理的，計画的な解決に向けて思考し判断するとともに，他者に伝える力を養う. (3) 生涯にわたって継続して運動に親しむとともに健康の保持増進と体力の向上を目指し，明るく豊かで活力ある生活を営む態度を養う. →個人生活のみならず社会生活との関わりを含めた健康・安全に関する内容を総合的に理解すること

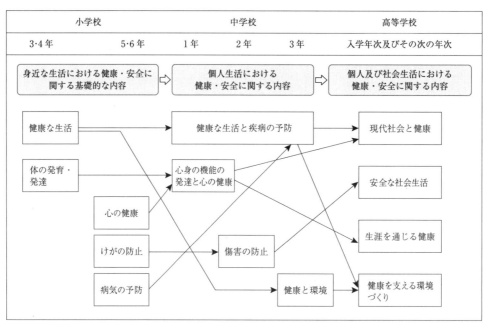

小学校		中学校			高等学校
3・4 年	5・6 年	1 年	2 年	3 年	入学年次及びその次の年次

身近な生活における健康・安全に関する基礎的な内容 ⇒ 個人生活における健康・安全に関する内容 ⇒ 個人及び社会生活における健康・安全に関する内容

健康な生活 → 健康な生活と疾病の予防 → 現代社会と健康

体の発育・発達 → 心身の機能の発達と心の健康

心の健康

けがの防止 → 傷害の防止

病気の予防

安全な社会生活

生涯を通じる健康

健康と環境

健康を支える環境づくり

図 12 − 4　保健における系統性

［文部科学省：改訂「生きる力」を育む小学校保健教育の手引, p 7, 2019 (一部改変)］

る教育という視点が重要となる. そして, 健康や安全に関する情報の主体的な収集・選択, 理解, 判断する力を育成し, 自他の健康管理, 改善のための意志決定や行動選択力といった知識を行動に結びつける力の育成が求められる.

　また, 教科での保健教育は, 児童の発達の段階に応じて, すべての教職員により, 体育科保健領域を中心に他の教科や領域等を含めて教育活動全体を通じて体系的, 組織的に行われる. 指導計画の立案においては, 学校の保健教育の基本方針をはじめ, 各教科等の内容とその関連, 指導方法等について, すべての教職員の共通理解を図ることが重要である.

　以上の特質を踏まえ, 教科での保健教育の指導計画を立てていく. 立案のポイントは以下の通りである.

〈年間指導計画の立案〉
① すべての教職員が参画し, 前年度の反省を踏まえて意見を交換しながら進め, 学年間や校種間の内容の系統性等について理解を深める
② 前年度の評価を立案に活かすようにし, 各教科等の内容の関連, 指導の時期, 配当時間などについて検討する

③ 年間指導計画をPDCA (Plan-Do-Check-Action) のマネジメントサイクルの視点から取り組み, 教職員の保健教育に関する共通理解を深めるようにする. 評価欄を設けて実践の気付きや課題を書き込み, 次年度に活用できるようにする.

〈単元計画の立案〉
① 学習指導要領における体育科及び保健体育科の目標, 内容とその系統性, 各教科等の関連や評価方法等を明らかにし, 単元全体の構造について理解を深める
② 指導の目標を明確にする
・児童生徒が生涯を通じて自らの健康を適切に管理し, 改善していく能力 (自己マネジメント能力, 健康なライフスタイルを確立できる能力) を培う
・ヘルスプロモーションの考え方を生かして, 適切な生活行動を選択, 実践し, 環境を改善できる能力を育成する
③ 内容の精選・重点化と小・中・高等学校の一貫性を図る
・小・中・高等学校の相互の関連を図り, 児童生徒の発達段階に応じた系統的, 発展的な指導を行う
④ 学校の教育活動全体との関連を図る
・体育・保健体育科や家庭科・理科・社会科などの

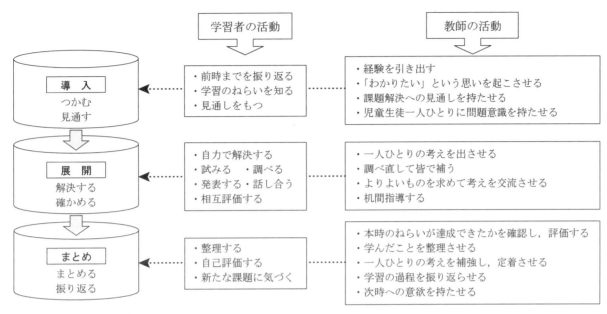

図12－5　学習過程の3段階

関連教科，「総合的な学習の時間」，道徳科，特別活動との関連を図る．さらに学校保健安全計画や地域，家庭との連携を図る

⑤　指導の工夫・改善を図る

⑥　指導体制を工夫・改善し，充実を図る

・子どもたちの健康問題についての情報提供や協力依頼，意見交換等を図り，学級・ホームルーム担任，教科担任，学校栄養職員，学校医，学校歯科医，学校薬剤師，地域の健康関連職，家庭などとの連携を深める

・必要な知識・技能・指導力を備えた人材を積極的に活用する

⑦　評価の成果を立案に生かす

(2)　教科「体育科」及び「保健体育科」での保健教育における授業づくり

　教科「体育科」及び「保健体育科」での保健教育の授業の実施においては，以下の視点に留意しながら行っていく．

①　単元（主題，題材）を決める；教育内容を研究する

　ア）年間指導計画に基づき，学習指導要領，教科書，文部科学省の資料等を参考にする

　イ）望ましい学習課題にする

・具体的な事実を基にする

・児童生徒が取り組みたい内容にする

・これならできるという見通しが持てるものにする

・児童生徒1人ひとりの個性が生かされるものにする

・学習のねらいが達成できるものにする

②　学習過程のそれぞれの段階（図12－5）で育てたい児童生徒の姿をどのような方法で育成するかを明確にする

・導入段階：学習課題を設定する場面や学習方法を検討する場面

・展開段階：学習を通して感じたことや学んだことを交流する場面

・まとめの段階：学んだことを今後の学習に生かす場面

③　既習経験，知識・能力や技能等のレディネス，日常の観察等から児童生徒の実態を把握する

　○児童生徒の現状や背景に対して先入観をもたず，豊かに，共感的に理解する

　○児童生徒を取り巻く教育環境・家庭環境など，児童生徒や保護者の背景を理解し，受け止める

④　教材（教育目標を実現するための手段となるもの）を開発する

○具体的・直接的に観察できる「教具」を提示する：視聴覚教具・実物教具等

○「教材」の見所の確認：教材を通して育てたい力を確認する，教材としてつまずきやすい箇所を把握する（関心，理解が深まりにくい箇所など）

○児童生徒の視点から「教材」を捉え直す：教材に対する児童生徒たちの関心・意欲について理解する．つまずきやすい箇所を事前に確認し，児童生徒の現状の力と教材との整合性について理解する．

```
◆教材研究のポイント
①学習指導要領に示されている内容を分析し，何を，どこまで，どのくらい学習させるかを具体的に把握する．そのためには教科書や各種資料を熟読して指導内容のイメージ化を図ること
②児童生徒1人ひとりの既習能力・経験を知識面，思考傾向，技能面，興味・関心，意欲等の情意面で把握すること
③教科書，参考書，新聞・雑誌，文芸作品，曲目等の文献教材やテレビ，ビデオ，写真等の視聴覚教材の工夫活用を図ること
```

⑤　個に応じた指導の工夫を図る：個別化を配慮した学習過程の検討

　学習過程においては，児童生徒1人ひとりが主体的に学び，理解を深めていくことができるよう指導方法の工夫をする．学習指導要領において，指導の工夫について，以下のように示している．

〈板書計画〉

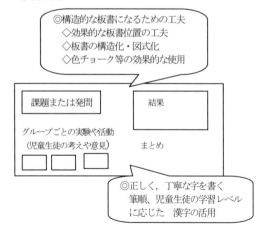

(1)　単元や題材など内容や時間のまとまりを見通しながら，児童の主体的・対話的で深い学びの実現に向けた授業改善を行うこと．
　特に，各教科等において身に付けた知識及び技能を活用したり，思考力，判断力，表現力等や学びに向かう力，人間性等を発揮させたりして，学習の対象となる物事を捉え思考することにより，各教科等の特質に応じた物事を捉える視点や考え方（以下「見方・考え方」という．）が鍛えられていくことに留意し，児童が各教科等の特質に応じた見方・考え方を働かせながら，知識を相互に関連付けてより深く理解したり，情報を精査して考えを形成したり，問題を見いだして解決策を考えたり，思いや考えを基に創造したりすることに向かう過程を重視した学習の充実を図ること．

【小学校学習指導要領第1章総則第3，2017】

　具体的には，児童生徒がじっくり考え，進んで取り組むなど主体的に活動する機会や場面を多く取り入れるようにする．児童生徒が主体的に学習するには，課題を見つけ，解決方法を考える時間を十分確保することが必要である．そのため教材の精選と重点化を図り，単元に教材を盛り込み過ぎないよう時間に余裕を持たせ，実験や実習，観察や見学調査等を取り入れた指導方法を工夫する．

(4)　児童が，基礎的・基本的な知識及び技能の習得も含め，学習内容を確実に身に付けることができるよう，児童や学校の実態に応じ，個別学習やグループ別学習，繰り返し学習，学習内容の習熟の程度に応じた学習，児童の興味・関心等に応じた課題学習，補充的な学習や発展的な学習などの学習活動を取り入れることや，教師間の協力による指導体制を確保することなど，指導方法や指導体制の工夫改善により，個に応じた指導の充実を図ること．その際，第3の1の(3)に示す情報手段や教材・教具の活用を図ること．

【小学校学習指導要領第1章総則第4，2017】

　机間指導によって1人ひとりを見て，1人ひとりに応じた支援を行うことも重要である．机間指導は，教師と児童生徒が同じ目の高さでふれあう重要な場面

になる．学習につまずいている児童生徒と一緒に考えたり，関心・意欲を喚起したり，肯定的に評価するなど，機会を見つけ，児童生徒に励ましの言葉をかける．励ましの言葉は，児童生徒が学習を進めていくうえでの大きなエネルギーになるため，あらゆる機会を見つけて，1人ひとりを積極的に認める場をつくる．また，学習環境を整えて，授業のよい雰囲気をつくる．教室に関連教材を展示したり，図書室に関連図書をそろえたりして，児童生徒が学習に取り組みたくなるような環境づくりに配慮する．

⑥　児童生徒の学習意欲を高めるための発問，板書を工夫する

「発問」とは，授業のねらいに対して児童生徒が考えを深めていくための意図的，系統的な問いかけのことである．児童生徒の関心・意欲を高める発問を工夫し，児童生徒の思考を揺さぶり，思考を深める発問の吟味をする．発問を工夫することにより児童生徒の

発言を促し，学習に対する喜びを高めるようにする．発問には，1人ひとりの児童生徒の自主的な活動を促す，集団で思考する場面を広げる，児童生徒に学習方法を身につけさせる，児童生徒の興味や学習意欲を喚起させる，などの意義がある．これらの意義をふまえ，発問の仕方を工夫することが大切である．

また，学習や思考の流れがわかる板書を工夫することが重要である．予想しなかった児童生徒の発言や授業の流れに応じて板書を精選したり，付け加えたりしていくようにする．

表12－2　保健教育で用いられる指導方法の例

指導方法	健康課題やその解決方法に関する具体的な活動	期待される資質や能力等の育成	活　用　例
ブレインストーミング	様々なアイデアや意見を出していく	・思考力，判断力，表現力等の育成 ・知識の習得	・健康な生活や病気の予防の要因 ・不安や悩みへの対処方法
事例などを用いた活動	日常生活で起こりやすい場面を設定し，そのときの心理状態や対処の仕方等を考える	・思考力，判断力，表現力等の育成 ・知識の習得	・交通事故や身の回りの危険 ・緊張したときの体の変化
実験	仮説を設定し，これを検証したり，解決したりする	・思考力，判断力，表現力等の育成 ・学びに向かう力，人間性等の育成	・ブラックライトによる手洗いチェック ・歯垢の染め出し ・血液モデルの流動実験
実習	実物等を用いて体を動かす	・思考力，判断力，表現力等の育成 ・知識及び技能の習得	・けがの手当 ・不安や悩みへの対処
ロールプレイング	健康課題に直面する場面を設定し，当事者の心理状態や対処の仕方等を疑似体験する	・思考力，判断力，表現力等の育成	・けがをしたときの大人への知らせ方 ・喫煙，飲酒の防止
フィールドワーク	実情を見に行ったり，人々に質問したりする	・思考力，判断力，表現力等の育成 ・学びに向かう力，人間性等の育成	・保健室の役割 ・地域の保健機関の調査
インターネット，図書，視聴覚教材の活用	コンピュータや図書館等を利用して，情報を収集する	・知識の習得 ・健康に関する情報処理能力等の育成	・たばこの害 ・体のしくみ

［文部科学省，改訂「生きる力」を育む小学校保健教育の手引，p17，2019］

(3) 評価の観点

　学習評価とは，学習によって生じた変化を学習の目標に沿って判定し，どのように学習を進めたらよいかを考える一連の過程である．信頼性，妥当性のある評価規準に基づき，学習評価を行うことにより児童生徒1人ひとりの学習内容の確実な定着を図ることが可能となる．授業を行う際，教科の目標や評価の観点及びその趣旨等を理解した上で，具体的な評価の観点を設定し，評価の場や時期，方法等を明確にしておく．

　評価する上で，学習指導の過程や成果などを的確に把握して，児童生徒1人ひとりの学習活動の支援に生かすこと，学級担任や教科担当教員等の共通理解と連携を図り適切に評価することが大切である．そのためには，学習指導要領に示されている各教科の目標に照らしてその実現状況を見る評価（目標に準拠した評価：絶対評価）を重視するとともに，観点別学習状況の評価を基本として，児童生徒の学習の到達度を適切に評価していくことが重要である．そして児童生徒1人ひとりの良い点や可能性，進歩の状況などを評価するため，個人内評価を工夫することも大切である．また，学習指導を通じて，学習の在り方を見直し，個に応じた指導の充実を図るとともに，新しい指導の成果を再度評価すると

いう，指導に生かす評価を充実させることが大切である．学習評価の充実を図るために，例えば小学校学習指導要領総則（平成29年3月）においては，以下のように内容が示されている．

　評価において，児童1人ひとりの資質・能力をより確かに育むようにするためには，学習指導要領に示す目標に照らして，1人ひとりの進歩の状況や教科の目標の実現状況を的確に把握し，学習指導の改善に生かすことが重要である．

　今回の学習指導要領改訂では，各教科等の目標や内容を「知識及び技能」「思考力，判断力，表現力等」「学びに向かう力，人間性等」の資質・能力の3つの柱で示している．これらは，新しい時代を担う子供たちに育成すべき資質・能力であり，「生きる力」を具体化し，教育課程全体を通して育成を目指す資質・能力である（図12－6）（表12－3）．

　これらの資質・能力に関わる「知識・技能」「思考・判断・表現」「主体的に学習に取り組む態度」の3観点について評価規準を作成する．各教科等の特質を踏まえて適切に評価方法等を工夫することにより，学習評価の結果が児童生徒の学習改善や教師の指導改善につな

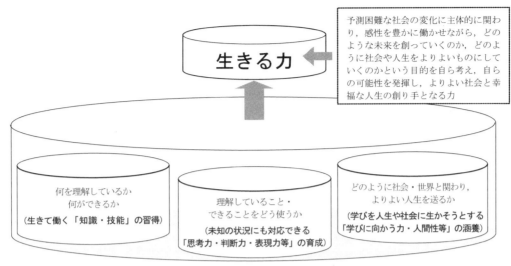

図12−6　新しい時代を担う子供たちに育成すべき資質・能力

表12−3　体育科，保健体育科において育成を目指す資質・能力

	個別の知識や技能	思考力・判断力・表現力等	学びに向かう力・人間性等
保健領域（小学校）	身近な生活における健康・安全についての基礎的な知識や技能 ・健康な生活，発育・発達，心の健康，けがの防止，病気の予防に関する基礎的な知識 ・不安や悩みの対処やけがの手当に関する基礎的な技能	身近な健康課題に気付き，健康を保持増進するための情報を活用し，課題解決する力 ・身近な健康課題に気付く力 ・健康課題に関する情報を集める力 ・健康課題の解決方法を予想し考える力 ・学んだことを自己の生活に生かす力 ・学んだことや健康に関する自分の考えを伝える力	健康の大切さを認識し，健康で楽しく明るい生活を営む態度 ・自己の健康に関心をもつ ・自己の健康の保持増進のために協力して活動する ・自他の心身の発育・発達などを肯定的に捉える
	個別の知識や技能	思考力・判断力・表現力等	学びに向かう力・人間性等
保健分野（中学校）	個人生活における健康・安全についての科学的な知識や技能 ・現代的な健康課題を踏まえた心身の機能の発達と心の健康，健康と環境，傷害の防止，健康な生活と疾病の予防に関する知識 ・ストレス対処，応急手当に関する基礎的な技能	健康課題を把握し，適切な情報を選択，活用し，課題解決のために適切な意思決定をする力 ・自他の健康課題を発見する力 ・健康情報を収集し，批判的に吟味する力 ・健康情報や知識を活用して多様な解決方法を考える力 ・多様な解決方法の中から，適切な方法を選択・決定し，自他の生活に生かす力 ・自他の健康の考えや解決策を対象に応じて表現する力	健康の保持増進のための実践力を育成し，明るく豊かな生活を営む態度 ・自他の健康に関心をもつ ・自他の健康に関する取り組みのよさを認める ・自他の健康の保持増進や回復のために協力して活動する ・自他の健康の保持増進に主体的に取り組む
	個別の知識や技能	思考力・判断力・表現力等	学びに向かう力・人間性等
科目保健（高等学校）	個人及び社会生活における健康・安全についての総合的な知識や技能 ・現代社会に生じた健康課題の解決に役立つ知識，健康な生活と疾病の予防に関する知識（一次予防だけでなく二次予防，三次予防も含む） ・ライフステージにおける健康を踏まえた生涯を通じる健康の知識 ・社会生活と健康に関する知識 ・社会資源の活用，応急手当に関する技能	健康課題の解決を目指して，情報を批判的に捉えたり，論理的に考えたりして，適切に意思決定・行動選択する力 ・社会生活に関わる健康課題を発見する力 ・社会生活に関わる健康情報を収集，分析する力 ・社会背景や置かれている状況に応じて解決方法を考える力 ・解決方法を活用し，健康な社会づくりを目指して適切に意思決定・行動選択する力 ・健康な社会づくりに必要な知識や技能，健康の考えや解決策を社会へ伝える力	健康の保持増進のための実践力を育成し，明るく豊かで活力ある生活を営む態度 ・社会生活に関わる健康づくりに関心をもつ ・社会生活において健康・安全を優先する ・自他の健康の保持増進や回復及び健康な社会づくりに参画する

がるものとすることが重要である（表12-4）[17) 18)].

■授業評価の意義

① 授業を行った教師が，「児童生徒からみた授業評価」や「児童生徒の学習状況」等を参考にして，発問や板書の仕方，教材の取り扱い等を「自己評価」することによって，教師自身の授業を振り返り，指導法の改善をする

② 児童生徒が何を身につけたのか，どこにつまずいているかなどの学習状況を「教師による児童生徒の評価」や「児童生徒の自己評価，相互評価」等で把握し，指導の在り方を検討し，児童生徒の個に応じた指導ができるようにする

③ 児童生徒が自ら目標を確認し，目標に向かって努力し，その成果や課題を「自己評価」する習慣を身につけることにより主体的な学習ができるようにし，生涯学習の基礎を培う

表12-4　各教科における評価の観点

評価の観点	内　容
「知識・技能」	各教科等における学習の過程を通した知識及び技能の習得状況について評価を行うとともに，それらを既有の知識及び技能と関連付けたり活用したりする中で，他の学習や生活の場でも活用できる程度に概念等を理解したり，技能を習得したりしているかについて評価するもの
「思考・判断・表現」	各教科等の知識及び技能を活用して課題を解決する等のために必要な思考力，判断力，表現力等を身に付けているかどうかを評価するもの
「主体的に学習に取り組む態度」	知識及び技能を獲得したり，思考力，判断力，表現力等を身に付けたりするために，自らの学習状況を把握し，学習の進め方について試行錯誤するなど自らの学習を調整しながら，学ぼうとしているかどうかという意思的な側面を評価するもの

表12-5　学習指導案作成の手順と方法

手　順	方法及び留意点
①題材を決める	○年間指導計画や教科書等，学習指導要領と学習指導要領の解説を参考にして決める ○各単元のつながりや系統性を大まかに捉える
②児童生徒の実態をとらえる	○既習経験や前提となる知識や技術等を的確に捉える ○事前調査，レディネス，意識調査等，また日頃の児童生徒の観察等を拠り所とする
③教材の研究を行う	○教材の特性や系統性を明らかにする ○教科書は最も基本的な教材であるが，幅広く参考書や先輩教師の研究事例にも当たり，教材研究を深める ○児童生徒の実態を踏まえ，学習内容が多すぎたり，高度になりすぎたりしないようにする
④目標と評価規準を設定する	○児童生徒の実態を考慮する． ○単元の目標をもとに，児童生徒に身につけさせたい学力を観点別に示す
⑤指導の流れを作る	○本時の目標については，できるだけ具体的に表現する ○児童生徒を主体とした授業を行うため，児童生徒が自ら課題を見つけ，その解決を目指して学習活動を展開できるような流れを考える ○児童生徒の反応を予想し，発問や助言を考えておく ○児童生徒のつまずきや個に応じた指導を展開するために，複線的な流れを考えておく ○時間配当に注意し，思考や活動の時間を十分にとるようにする ○評価の観点とその方法を明確にする ○学習形態を考えておく ○板書計画をたてておく
⑥資料や教材・教具などを準備する	○いつ，どこで，どのような資料を提示するかを考えておく ○視聴覚教材や教育機器などの教材・教具の適切な活用を図る

(4)　学習指導案の作成

① 学習指導案作成の留意点

学習指導案は，以下の点に留意しながら作成する．

・学校の創意工夫を生かして，全体として調和のとれた具体的な指導計画を作成する

・系統的，発展的な指導ができるように，各教科等及び各学年相互間の連携を図る

・効果的な指導ができるように，指導内容の重点の置き方に適切な工夫を加え，教材等の精選，指導体制の工夫改善に努める

・指導の改善と学習意欲の向上に生かすために，児童生徒のよい点や進歩の状況等を積極的に評価するとともに，指導の過程や成果を評価する

・家庭や地域，学校との相互の連携を深め，ニーズを捉える

② 学習指導案の作成の手順と方法

学習指導案の作成においては，以下の6つのステップをふみながら内容，方法を吟味し，ねらいにそって具体的な展開の流れを検討してすすめていくようにする（表12−5）．学習指導案の項目及び一般的形式として表12−6に示す．また，授業後には，チェックリスト等を活用して評価を行い，自らの課題を見出し，次回の授業に活かしていくことが重要である（表12−7）．

(5)　家庭との連携

保健教育を効果的に進めていくには，家庭との連携が不可欠である．児童生徒の健康状況や家庭の実態は多様であり，児童生徒とともに家庭に対して支援し，粘り強く働きかけをしていくことが大切である．指導内容については，家庭の状況や保護者の思い，ニーズ等を受け止めながら，理解を得る配慮や家庭の個人情報，プライバシー等の問題に十分留意して行うことが重要である．

家庭から児童の健康課題に関して相談があった場合は，学級担任や養護教諭等が窓口になり，必要に応じて関係機関等からの協力を得て，根拠を明確しながら対応する．また保健教育に関する要望については，その内容を的確に把握し，要望があった背景を丁寧に検討して，今後の学校の基本方針や日常の指導に反映させるようにする．要望に対する対応の仕方については，保護者へ速やかに説明する．具体的な取組として，以下のようなことが示されている[2) 3)]．

---

1. 家庭への働きかけ

○「学校だより」や「学年だより」，さらには「保健だより」や「給食だより」等，学校から家庭に向けた定期的な通信手段を活用して，学校における保健教育の内容や取組の様子を伝え，指導内容等の共通理解を図り，健康的な生活行動を実践する際の支援の基礎づくりを行う．

○授業参観の時間に保健教育を行い，健康について学んでいる児童生徒の姿をみるとともに，その学び方について理解を深めてもらう．

○児童生徒の健康に関わる生活実態等に関する調査票を配布するような場合には，ねらいを明確にしたり，内容や設問を分かりやすく答えやすいものに精選したりして，家庭からの協力が得られやすいように工夫する．

○体力つくりや歯みがき指導等，保護者も参加できる機会を設定し，児童と一緒に活動することによって，家庭での児童に対する支援をしやすくする．

○生活習慣の改善や性に関する指導等，保護者と話し合う機会を設定し，家庭での生徒に対する支援をしやすくする．

○保護者懇談会やPTAの各種会合等，保護者が集まる機会を利用して，学校における保健教育の目的，内容，方法等を説明し，それらを生かすための家庭での取組について考えてもらう．

○保護者向けの健康や安全に関する講演会や研修会等を開催し，保護者自身が健康づくりのモデルとなることを促す．

○PTA 保健委員会等のメンバーを核としながら，その組織的な活動を通して，家庭における健康的な生活の実践を啓発する．

2．学校への相談や要望に対する対応

○生徒の健康課題に関する相談は，学級担任や養護教諭等が窓口になり，必要に応じて学校医・学校歯科医・学校薬剤師や関係機関等からの助言や協力を得て，根拠を明確にしながら対応する．

○保護者から学校へ保健教育に関する要望があった場合には，その内容を的確に把握し，要望があっ

（p.185 へ続く）

表12－6　教科における学習指導案の項目及び一般的な形式（例）

第○学年　　○○科学習指導案

令和○年○月○日○曜日　第○校時
○年○組　児童生徒数○人
場所　○○教室
指導者　○○○　○○　印

1．単元名（題材名）

2．単元（題材）について
　1）単元観…学習指導要領をふまえ，この単元について，単元の目標や内容に即して具体的に記述する
　　　　　　　題材のもつ意義や価値，題材に対する指導者の見方や考え方を書く
　2）系統観…前後のつながりをおさえ，本時の位置を書く．1時間で終了の主題もある
　3）児童生徒観…児童生徒の実態や集団の実態を把握すること．対象者のレディネス，この学習についての
　　　　　　　児童生徒の興味・関心の状況，既習経験，集団としての特色や傾向等について具体的に記
　　　　　　　述する
　　　　　　　この単元に関係するこれまでの既習事項や定着状況を調査，分析し，その実態を記述する
　4）指導観…本単元で確実に基礎基本と身につけさせるための学習展開や授業方法の工夫，指導の視点，資
　　　　　　　料等の使い方，考え方，1）2）3）を踏まえた具体的な指導のねらいと方法を述べる指導上の
　　　　　　　留意点，評価の進め方などを明示する

3．単元の目標
　1）単元の目標と評価規準…単元全体を通して，児童生徒に到達させたいこと，どのように変容させるかにつ
　　　　　　　いて以下の観点から，箇条書きで記述する
　　　　　　　（学習指導要領の内容をもとに児童生徒の実態をふまえた目標とする）
　　　　　　　知識・技能，思考力・判断力・表現力等，学びに向かう力・人間性等の観点の趣
　　　　　　　旨を踏まえる

4．単元の指導と評価の計画（事前指導過程，本時の指導内容，事後の指導計画の時数を含めて書く）

時間	目標	学習活動	評価規準と方法
1時			
2時			
3時			

本時の位置を明示する

単元を通して，児童生徒に身につけさせる学力を3つ
の観点で分析し，バランスよく計画する
・主な評価規準を示す
・1単位時間の評価は，重点的な評価の観点に絞るよう
　にする

5．本時の指導
　1）本時のねらい…1単元時間の講義を通して達成する目標．この目標は，評価の観点となるので，できるだ
　　　　　　　け具体的に表現する
　　　　　　　「～できる」または「～の活動を通して～することができる」など授業を通しての児童
　　　　　　　生徒の変容の姿を書く

〔ex〕
【題材】「応急手当の意義とその基本」
【ねらい】・応急手当の意義について説明できる

2）展開（学習過程）〈例〉

過程	学習活動と内容	指導上の留意点と支援	評価規準と評価方法
導入 （　）分			
展開 （　）分	○学習活動と内容を具体的に記述する 〔ex〕 「～を話し合う」 「～について調べる」 発問	○指導上の留意点 学習活動を行う時の指導者が特に留意するべき行動や活動 （ex.「～させる」） ◆支援 つまづきが予想される活動について，具体的に行う支援 （ex.「～する，助言する」）	○評価をする活動の横に記入 ○評価を行う時どのような方法で行うかを記入する 〔ex〕 「～について仲間と意見交換したり発表しようとしている」 （主体的に取り組む態度） 　・観察　・ワークシート ※「～を理解している」「～することができる」（知識・技能） 「考えたり，判断したり，表現したりしている」（思考・判断・表現）
まとめ （　）分			

○学習過程を示す

○児童生徒の学習に対する意識の流れを大切にする
○児童生徒の反応を予想する

○指導者側の学習者への働きかけ
○発問や指示，学習形態，つまづきの予想やそれに対する手だてを書き，これらに意図，配慮する点を加える．

○評価の内容や方法
○本時の評価規準に基づいて児童生徒に身につけさせたい学力を明確にする

(1)　「導入」：つかむ　→　見通す
　•学習の主題を明らかにするとともに，対象者の動機づけ，目標に向けて方向づける段階．教材に対する興味関心を高めることが大切．
　•動機づけの方法
　　授業の始めに目標を明確に打ち出す，過去の学習経験を想起，前時の学習事項の復習，指導者の体験談，身近な問題を提供，問題意識や疑問を抱かせるような状況や問題を提示して問いに直面させる，内容のアウトラインを知らせる，新聞や雑誌などに載っているニュースの解説等．

(2)　「展開」：解決する　→　確かめる
　•教授，学習活動の流れの予想であり，指導案の最も中心的な部分である．
　•指導すべき内容を，系統的，論理的に明示し，対象者の反応と理解の度合いを予想しながら，種々の教授方法を選択し，提示する教材・教具などを関連させて，授業の流れを構成する．
　•指導内容が多く，授業の焦点がぼけてしまわないように指導の力点をどの内容におくのか，また授業をどこで盛り上げるかなど，授業の山場となる場面や変化をもたせる工夫をしていく．
　•配慮事項として，個に応じた指導と，児童生徒一人ひとりが自力で解決できるよう時間と場を保障する．

(3)　「まとめ」：まとめる　ふりかえる
　•学んだことを整理させる．学習過程を振り返らせる．意欲をもたせる．
　•単に指導内容の整理にとどまらず，指導内容がどの程度理解されたかという，指導者自身の教授方法の評価も含めてしめくくりを考える．次の学習とのつながり，意欲をもたせるよう配慮する．内容の要点を整理してある場合は，これを再度確認し，口頭で集約し繰り返す．

3）準備・資料
　　指導者，対象者それぞれについて示すこと

表12-7　授業評価チェックリスト（例）

学生氏名　○○○○

項　　目	具　　体　　例	評		価	
導　　入	興味・関心を引くような工夫をしている	4	3	2	1
	本時のねらいを示している	4	3	2	1
内　　容	本時の目標は，学習指導要領に則り，単元構成や児童生徒の実態に照らして適切である	4	3	2	1
	多様な学習活動を取り入れている	4	3	2	1
	誤答やつまずきをうまく活用している	4	3	2	1
	本時のまとめは，学習の振り返りと次時の学習の見通しをもたせる等適切である	4	3	2	1
板　　書	授業内容を構造的に表現し，分かりやすく書いている	4	3	2	1
	漢字の筆順や文字の大きさ等適切であり，丁寧に書いている	4	3	2	1
発　　問	わかりやすい発問をしている	4	3	2	1
	様々な考えを引き出す発問をしている	4	3	2	1
	児童生徒の思考を深める発問をしている	4	3	2	1
	全員に聞こえる声で明確に発問・指示をしている	4	3	2	1
対　　応	児童生徒の質問や意見等を大切にして授業を進めている	4	3	2	1
	一部の児童生徒に偏ることなく発表を求め，授業を進めている	4	3	2	1
	うなずいたり，ほめたりしながら授業を進めている	4	3	2	1
	学習につまずいている児童生徒への適切な助言・指導ができている	4	3	2	1
	児童生徒が理解できるような話し方を工夫している	4	3	2	1
	教具や資料の活用に配慮している	4	3	2	1
	机間指導をしている	4	3	2	1
評　　価	学習指導案に沿った評価方法がされている	4	3	2	1
	児童生徒の学習上の成果や課題，つまずき等を明確に把握することができる	4	3	2	1
	授業中の児童生徒の学習状況から，必要に応じて指導過程を修正している	4	3	2	1
	本時のねらいと合っている	4	3	2	1
	評価計画との整合性がある	4	3	2	1
	評価方法が明確に示されている	4	3	2	1
時　　間	学習指導要領に沿った時間配分をしている	4	3	2	1
	児童生徒に発言・質問・活動の時間を十分確保している	4	3	2	1
	授業時間内に学習のまとめを終えることができる	4	3	2	1
態度姿勢	発達段階に即した分かりやすい言葉をつかっている	4	3	2	1
	学ぶ姿勢や学習規律について指導している	4	3	2	1
	声の大きさやスピードが適切である	4	3	2	1

た背景を丁寧に検討して，今後の学校の基本方針や日常の指導に反映させるようにする．また，要望に対する対応の仕方については，保護者へ速やかに説明する．

(6)　地域の関係機関等との連携

　学校における保健教育の計画やその展開は，地域の実態に即して進めることが重要であり[18]，それぞれの地域の実態を把握し，特性を生かしながら，児童生徒の発達段階に応じて発展させていく必要がある．また，保健所や市町村保健センター等が行う保健事業と連携を図ることによって，学校で行う保健教育を充実させていく．具体的な地域関係機関との取組として，以下のようなことが示されている[2][3]．

○関係機関から講師を招いて校内研修会を開催する等，最近の地域保健の動向や予防対策などについて教職員が知識を得る．

○地域住民の健康教育に寄与するための映像資料，パンフレット等は，地域関係機関において整備されているものが多い．各都道府県教育委員会等の視聴覚センターの利用とともに，保健所や市町村保健センター等の視聴覚資料を利用する．

○保健所等には地域医療の専門分野で活躍している人が多く，保健教育の内容によって講師を依頼し，協力を仰ぐ．なお，講師を依頼する場合は，対象となる児童の興味・関心や理解力等，発達の段階を十分考慮した内容や指導方法になるよう，講師と学校の役割分担について事前に打合せを行うことが重要である．

○保健教育の内容によっては，児童が保健所等の関係機関を訪問し，課題について調査し，その結果を授業等で発表することもできる．その際には，関係機関職員との事前の打合せを密に行い，児童や学校の教育活動についての理解を求める必要がある．

○生徒の健康課題によっては，疾病管理とともに健康な生活習慣の指導が重要となるものもあり，学校医，学校歯科医，学校薬剤師の専門的な助言が不可欠となってくる．さらに，保健教育の充実に向けて，学校医等を通してより専門的な機関からの協力を得ることも重要である．

○保護者や地域の方々に参加者の枠を広げて学校保健委員会を開催することにより，家庭や地域と共に進める保健活動に広げられ，開かれた学校づくりを推進できる（拡大学校保健委員会）．

○学区内の幼稚園・小学校・高等学校，あるいは特別支援学校等と連携して学校保健委員会を開催することにより，地域の子供たちの健康課題を解決したり，健康づくりを推進したりなどの協議を行うことができる（地域学校保健委員会）．

○学校保健に関する団体として各地域の学校保健会がある．これらの団体との連携を図り，より広く情報を得ることによって，各学校の活動を一層強化することができる．

引用・参考文献

1）文部科学省：「生きる力」を育む高等学校保健教育の手引，2015
2）文部科学省：改訂「生きる力」を育む小学校保健教育の手引，2019
3）文部科学省：改訂「生きる力」を育む中学校保健教育の手引，2020
4）文部科学省：改訂「生きる力」を育む高等学校保健教育の手引，2021
5）教員養成系大学保健協議会：学校保健ハンドブック第7次改訂，ぎょうせい，東京，2019
6）WHO: The Ottawa Charter for Health Promotion. First International Conference on Health Promotion, Ottawa, 1986.
7）門田新一郎・大津一義編著：最新学校保健，大学教育出版，岡山，2019.
8）徳山美智子・中桐佐智子・岡田加奈子：学校保健安全法に対応した「改訂学校保健」−ヘルスプロモーションの視点と教職員の役割の明確化−，東山書房，京都，2012.
9）衛藤隆・永井大樹・丸山東人他：Health Promoting School の概念と実践，東京大学大学院教育学研究科紀要第44巻，2004.
10）千葉大学教育学部　ヘルス・プロモーティング・スクール・プロジェクト：平成20−25年　ヘルス・プロモーティング・スクール（健康的な学校づくり）プロジェクト報告書，2014.

11）岡田加奈子：養護教諭ってなんだろう？, 少年写真新聞社, 東京, 2015.

12）日本養護教諭教育学会：養護教諭の専門領域に関する用語の解説集＜第三版＞, 2019.

13）特定非営利活動法人　日本健康教育士養成機構：新しい健康教育　理論と事例から学ぶ健康増進への道, 保健同人社, 東京, 2012.

14）市川市：ヘルシースクール

www.city.ichikawa.lg.jp/edu08/1111000009.html

（2022/2アクセス）

15）WHO：Sustainable Development Goals（SDGs）, 2015

16）学校保健・安全実務研究会編著：「新訂版　学校保健実務必携　第5次改訂版」, 第一法規, 東京, 2020

17）文部科学省国立教育政策研究所教育課程研究センター：学習評価の在り方ハンドブック　小・中学校編, 2019

18）文部科学省国立教育政策研究所教育課程研究センター：学習評価の在り方ハンドブック　高等学校編, 2019

19）文部科学省：小学校学習指導要領　解説平成29年告示体育編, 東洋館出版社, 東京, 2018

20）文部科学省：中学校学習指導要領　解説平成29年告示保健体育編, 東山書房, 京都, 2018

21）文部科学省：高等学校学習指導要領　平成30年告示　保健体育編, 東山書房, 京都, 2019

22）文部科学省国立教育政策研究所教育課程研究センター：「指導と評価の一体化」のための学習評価に関する参考資料（小学校体育）, 2011

23）文部科学省国立教育政策研究所教育課程研究センター：「指導と評価の一体化」のための学習評価に関する参考資料（中学校　保健体育）, 2020

資料12−1　ヘルスプロモーションの展開例（小学校）

ヘルスプロモーション活動を実施した小学校の事例[13]

　A県にあるA小学校３〜６年生を対象に，朝食のアンケート調査を実施したところ，「朝食を毎日摂取する」児童は全体の86.7%，「時々食べている」児童は9.5%，「ほとんど食べない」児童は3.8％であった．さらに学年が進むほど朝食を欠食する児童が増えていく傾向にあった．そこで，朝食を欠食するのは，どのような要因によるものなのか考え，プロジェクトを計画した．

（朝食を欠食する要因）

　朝食の欠食に関連する社会的要因として，両親が共働きで，朝食が用意していない，いつもコンビニのお菓子が朝食になっているなどの家庭環境があった．そして個人的要因として，夜遅くまでゲームをして朝も起きられず，食欲がわかない，児童だけではなく，保護者も朝食の大切さを理解していないなどの知識の不足や食に関する意識の問題があった．

（プロジェクト内容）

　学校では，朝食を欠食する児童を減らしたいという願いから，「朝ごはんを食べようプロジェクト」を開始した．そのプロジェクトでは保護者や児童が朝食の大切さを理解することと，高学年になったら朝食に適したメニューが分かり，簡単で栄養のある朝食を自分で作れることを目標とした．このプロジェクトは，児童，保護者，担任だけではなく，学年，管理職，栄養教諭，養護教諭，学校医らの協力のもとで進められた．

（主体的に行った朝ごはんを食べようプロジェクト）

　親子料理教室の事前の学習として総合的な学習の時間を用いて，グループに分かれ課題を解決する活動を実施した．あるグループでは，朝ごはんの実態や問題点を明らかにするため，アンケートを作成し保護者に実施した．また，別のグループでは朝食を食べた日と，食べなかった日のグラウンドを走ったタイムを計り，朝食パワーの素晴らしさを体験した．また，あるグループでは，アンケート調査の結果から朝ごはんを20分以内に作っている家庭が多いことを知り「うまい，速い，栄養ばっちり，見た目グー」のキーワードで朝ごはんのレシピを考えた．その後，栄養教諭のサポートを得て公開授業として親子料理教室「朝ごはんを作ろう」の調理実習に繋げていった．

　さらに，この活動を地域の人々にも還元するために，朝食についてのポスターや資料を近隣の病院，飲食店に配布し掲示してもらい，朝食改善運動を広めていった．児童が主体的に考えて行った「朝ごはんを食べようプロジェクト」は，自分達の健康課題を解決するだけではなく，地域社会の健康を改善しようとする運動に広がっていった．

（評価）

　プロジェクトの実施と評価について，事前の学習はどうであったのか，親子料理教室は計画通りできたのか，その後の取り組みはどうであったのかを検討した．評価は，児童の行動変容などの短期結果を明らかにするまでには至らなかったが，児童が主体的に行った活動は何年経っても思い出され，本人の健康維持に繋がっていくことが考えられた．

（総合的な学習の時間と「食」の教育：千葉県学校保健研究2003　吉野和雄氏の事例[13]を参考に，編者が内容を改変した．）

資料12－2　体育科，保健体育科の目標と内容（小・中学校学習指導要領　文部科学省，2017）（高等学校学習指導要領　文部科学省，2018）

	小 学 校 【体育】	中 学 校 【保健体育】	高 等 学 校 【保健体育】
目 標	第1　目標 　体育や保健の見方・考え方を働かせ，課題を見付け，その解決に向けた学習過程を通して，心と体を一体として捉え，生涯にわたって心身の健康を保持増進し豊かなスポーツライフを実現するための資質・能力を次のとおり育成することを目指す． (1)　その特性に応じた各種の運動の行い方及び身近な生活における健康・安全について理解するとともに，基本的な動きや技能を身に付けるようにする． (2)　運動や健康についての自己の課題を見付け，その解決に向けて思考し判断するとともに，他者に伝える力を養う． (3)　運動に親しむとともに健康の保持増進と体力の向上を目指し，楽しく明るい生活を営む態度を養う． 第2　各学年の目標 〈第3学年及び第4学年〉 (1)　各種の運動の楽しさや喜びに触れ，その行い方及び健康で安全な生活や体の発育・発達について理解するとともに，基本的な動きや技能を身に付けるようにする． (2)　自己の運動や身近な生活における健康の課題を見付け，その解決のための方法や活動を工夫するとともに，考えたことを他者に伝える力を養う． (3)　各種の運動に進んで取り組み，きまりを守り誰とでも仲よく運動をしたり，友達の考えを認めたり，場や用具の安全に留意したりし，最後まで努力して運動をする態度を養う．また，健康の大切さに気付き，自己の健康の保持増進に進んで取り組む態度を養う． 〈第5学年及び第6学年〉 (1)　各種の運動の楽しさや喜びを味わい，その行い方及び心の健康やけがの防止，病気の予防について理解するとともに，各種の運動の特性に応じた基本的な技能及び健康で安全な生活を営むための技能を身に付けるようにする． (2)　自己やグループの運動の課題や身近な健康に関わる課題を見付け，その解決のための方法や活動を工夫するとともに，自己や仲間の考えたことを他者に伝える力を養う． (3)　各種の運動に積極的に取り組み，約束を守り助け合って運動をしたり，仲間の考えや取組を認めたり，場や用具の安全に留意したりし，自己の最善を尽くして運動をする態度を養う．また，健康・安全の大切さに気付き，自己の健康の保持増進や回復に進んで取り組む態度を養う．	第1　目標 　体育や保健の見方・考え方を働かせ，課題を発見し，合理的な解決に向けた学習過程を通して，心と体を一体として捉え，生涯にわたって心身の健康を保持増進し豊かなスポーツライフを実現するための資質・能力を次のとおり育成することを目指す． 第2　各分野の目標 〈保健分野〉 (1)　個人生活における健康・安全について理解するとともに，基本的な技能を身に付けるようにする． (2)　健康についての自他の課題を発見し，よりよい解決に向けて思考し判断するとともに，他者に伝える力を養う． (3)　生涯を通じて心身の健康の保持増進を目指し，明るく豊かな生活を営む態度を養う．	第1款　目標 　体育や保健の見方・考え方を働かせ，課題を発見し，合理的，計画的な解決に向けた学習過程を通して，心と体を一体として捉え，生涯にわたって心身の健康を保持増進し豊かなスポーツライフを継続するための資質・能力を次のとおり育成することを目指す． (1)　各種の運動の特性に応じた技能等及び社会生活における健康・安全について理解するとともに，技能を身に付けるようにする． (2)　運動や健康についての自他や社会の課題を発見し，合理的，計画的な解決に向けて思考し判断するとともに，他者に伝える力を養う． (3)　生涯にわたって継続して運動に親しむとともに健康の保持増進と体力の向上を目指し，明るく豊かで活力ある生活を営む態度を養う． 第2款　目標 第2保健 (1)　個人及び社会生活における健康・安全について理解を深めるとともに，技能を身に付けるようにする． (2)　健康についての自他や社会の課題を発見し，合理的，計画的な解決に向けて思考し判断するとともに，目的や状況に応じて他者に伝える力を養う． (3)　生涯を通じて自他の健康の保持増進やそれを支える環境づくりを目指し，明るく豊かで活力ある生活を営む態度を養う．
内 容	〈第3学年及び第4学年〉保健 (1)　健康な生活 (2)　体の発育・発達 〈第5学年及び第6学年〉 (1)　心の健康 (2)　けがの防止 (3)　病気の予防	〈全学年〉 健康な生活と疾病の予防 〈第1学年〉 心身の機能の発達と心の健康 〈第2学年〉 傷害の防止 〈第3学年〉 健康と環境	〈第1学年，第2学年を通して〉 (1)　現代社会と健康 (2)　安全な社会生活 (3)　生涯を通じる健康 (4)　健康を支える健康づくり

資料12−3　教科「体育科，保健体育科」と教科以外での保健教育との違い

項目	〈教科における保健教育〉	〈教科以外での保健教育〉
目標・ねらい	*健康に生きるための一般的概念を習得する *保健の科学的原理・原則の理解を通して実践力（思考，判断，行動選択，意思決定）を育成し，問題解決の資質と能力を身につける	*健全な生活の実践に必要な態度や習慣の育成（日常生活への実践化） *健康に関する具体的な問題を取り上げ，それを解決するための実践能力を身につける
内容	*学習指導要領に示された一般的で基本的な概念 *保健の科学（理論） *学習内容は学習指導要領に基づき，年間カリキュラムに位置づけられる *学習指導要領には，児童生徒がこれから生きていくうえで基本的に必要であり重要だと考えられる内容が，系統だって示されている　構造的（系統的・関連性）	*当面する健康の問題で，各学校が目の前にいる児童生徒の発達段階，健康問題に即して内容を設定する ：実際生活（実践） 　臨機的（季節・行事） *児童生徒の現状に即して，今まさに教えるべき内容と将来を展望して教えるべき価値をもつ内容の二面性をもっている
教育課程への位置づけ（時間）	*教科体育の保健領域の時間 *体育科保健領域（小学校） 　保健体育科保健分野（中学校） 　科目保健（高等学校） ・小学校3・4年生・・8単位時間程度 ・小学校5・6年生・・16単位時間程度 ・中学校1～3年生・・48単位時間程度 ・高等学校1～2年生 　　・・教育課程への位置づけ（時間） 　　　　2単位　原則として入学年次及びその次の年次の2カ年にわたり履修させる	*特別活動を中心に教育活動全体 　特別活動・・・主に学級活動の時間や学校行事（健康安全に関する行事） *個別指導や休み時間，放課後等
進め方	*教科の指導として計画的に実施	*特別活動の学級活動・ホームルーム活動，学校行事を中心に個人，集団を対象として計画的，継続的に実施
指導者	*学級担任（小学校），保健体育科教諭，教諭に兼職発令の養護教諭	*学級担任，養護教諭など
対象者	*学級単位で指導する	*集団，個人
特徴	*生涯を通じ，自らの健康を適切に管理・改善していくため，健康の大切さを認識し，健康なライフスタイルを確立する資質や能力の基礎を培う *科学的理解や知的理解が大きなウェイトを占めてきたが，価値観や態度の育成，スキル学習なども内容に入ってきている *学習指導要領で指導内容や指導学年，指導時間を特定している	*児童生徒が自らの健康について関心と理解をもち，健康問題を合理的に解決する能力を発達させるよう援助する *児童生徒の健康問題を最大限に具体化して取り上げ，指導内容を組み立てる *健康問題の質の変化や，児童生徒の生活基盤の急激な変化が保健指導の役割を大きくしている *児童生徒の現実の姿や突発的な健康問題に即した適時の指導や繰り返しの累積的な指導が重要である
備考	〈改訂の特徴〉 *小学校3年からの内容設定 *心と体を一体的にとらえる *「保健」の目標・内容等は，「健康の大切さの認識」と，「生涯を通じて自らの健康を適切に管理し，改善していく資質や能力の育成の基礎を培い実践力を育てる」としたヘルスプロモーションの考え方を生かした目標の改訂 *心の健康，薬物乱用，性の逸脱行動，生活習慣病等の健康の現代的課題に対応 *実験，実習，討論など体験的な指導法	

資料 12 - 4

[小学校体育科・保健領域の学習指導案（例）]

1　単元名　「体の発育・発達」（第4学年）
2　単元について
　1）単元観
　　　　近年児童の発育・発達において，体の形態的・機能的変化が顕著となる時期が早く訪れるなど早期化している．学童期の児童は，自分や友達の体の変化について関心や期待，悩み，戸惑いなどを持ちはじめ，異性への関心が高まるなどの心の変化に気づくようになる．
　　　　また体の発育・発達に伴って生じる心身の変化に不安や疑問を抱き，身近な問題として関心をもつようになる．こうした発達段階にある児童が体の発育・発達，異性への関心の芽生えについて理解を深め，よりよく発育・発達させるための生活の仕方について考え，理解することができるよう本単元を取り上げた．

　2）児童観
　　　　思春期特有の体の変化に戸惑いや不安を抱き，保健室に相談にくる児童もおり，体の発達・発育に伴う変化に関心をもつ児童がみられる．また男児が女児をからかっている様子も見られており，異性への関心が高まっていると考えられる．そうしたことから本時で体の発育・発達，異性への関心の芽生えなどの心の発達について理解できるようにする必要がある．

　3）指導観
　　　　本時の指導においては，身長・体重などの個人情報を取り上げるためプライバシーの保持等の十分な配慮が必要である．学校全体で共通理解を図り，家庭との連携をもち保護者とも指導内容について共通理解を図ることが重要である．
　　　　体の変化に対して不安や戸惑いを抱く児童もいることから，体の発育・発達は個人差がありながらも誰にでも起こる変化であることを具体例を示しながら伝え，気づきや理解を深めていくようにする．そして自分の成長を肯定的に受け止め，大人の体になることに期待を持つことができるようにする．また教材についても児童の受け入れやすいイラスト等を活用し，自分と友達の体の変化を正しく理解し，ともに成長していこうとする態度を育てていくよう配慮する．

3　単元の目標
　(1)　体の発育・発達について，課題の解決に役立つ基礎的な事項を理解することができる．
　(2)　体がよりよく発育・発達するために，課題を見つけ，その解決に向けて考え，それらを表現することができる．
　(3)　体の発育・発達について関心をもち，健康の大切さに気づき，自己の健康の保持増進に進んで取り組もうとすることができる．

4　単元の評価規準

		知識・技能	思考・判断・表現	主体的に学習に取り組む態度
単元の評価規準		体の年齢に伴う変化や個人差，思春期の体の変化，よりよく発育・発達させるための生活について，課題の解決に役立つ基礎的な事項を理解している．	体の発育・発達について，課題の解決を目指して，知識を活用した学習活動などにより，実践的に考え，判断し，それらを表している．	体の発育・発達について関心をもち，学習活動に意欲的に取り組もうとしている．
学習活動に即した評価規準		①体は，年齢に伴って変化すること，体の変化には個人差があることを言ったり，書いたりしている． ②思春期には，体つきに変化が起こること，初経や精通など男女の特徴が現れること，異性への関心が芽生えることについて，個人差はあるものの誰にでも起こることであり，大人の体に近づく現象であることについて言ったり，書いたりしている． ③体をよりよく発育・発達させるための生活の仕方について理解し，書いている．	①体の発育・発達について，学習したことを自分の体の発育と比べたり，関係を見つけたりして，課題を見つけている． ②体の発育・発達について，自分に当てはめ自分なりの考えを表現しようとしている． ③体の発育・発達の仕方や生活の仕方について，教科書や資料をもとに，予想したり，考えたりして，それらを説明している．	①体の発育・発達について，教科書や資料を見たり，自分の成長を振り返ったりするなどの学習活動に進んで取り組もうとしている． ②体の発育・発達について進んでわかったことを発表したり，友達の発表を真剣に聞いたり，ワークシートに書き込みながら学習に取り組もうとしている．

5　単元の指導と評価の計画（4時間）

（1）単元の計画（例）

	1時	2時	3時	4時
小単元名	体の発育・発達	思春期の体の変化		体をよりよく発育・発達させるための生活
学習内容	体（身長・体重）の変化 発育・発達の個人差	体つき・体の変化 男女の特徴・個人差	体の中でおこる変化 心の変化・異性への関心	よりよい発育のための生活の仕方
学習形態	一斉学習 グループ学習	一斉学習 グループ学習	一斉学習	一斉学習 グループ学習
評価方法等	活動の観察・グループワークの取組・ワークシート	活動の観察・グループワークの取組・ワークシート	活動の観察・ワークシート	活動の観察・グループワークの取組・ワークシート

（2）単元の目標及び学習活動と内容と評価の計画（例）

時間	目標及び学習活動	評価規準 知識技能	思考判断表現	主体的に学習に取り組む態度	評価方法
1	（目標） 体の発育・発達を理解することができる． （学習活動） 1　自分の成長記録をもとにグラフをつくる． 2　グループごとに自分と友達のグラフの形を比べ，身長の伸び方をみて気づいたことについて話し合う． 3　身長は年齢に伴って変化すること，体の変化は個人差があることを知り，身長の伸びに伴い体重も増えていくことを理解する．	①	①	①	活動の観察 グループワークの取組の観察，発言の内容 ワークシート
2	（目標） 思春期には，体つきに変化が起こり，人によって違いはあるものの男女の特徴が現れることについて理解することができる． （学習活動） 1　男女当てっこクイズに取り組み，男女の体つきの変化について気づく． 2　大人に近づく男女の体つきの変化について考え，グループで話し合う． 3　ワークシートに男女の特徴を記入し，大人に近づく男女の体つきの特徴について理解するとともに，それらに個人差があることを知る． 4　体の成長に不安を持つ友達の事例を用いアドバイスを考える．	②	② ②	① ②	活動の観察・発言の内容 活動の観察・グループワークの取組の観察，発言の内容 ワークシート
3	（目標） 思春期には，初経や精通など男女の特徴が現れ，異性への関心が芽生え，個人差はあるもののこれらは誰にでも起こることであり，大人の体に近づく現象であることを理解することができる． （学習活動） 1　初経・精通などの体の中に変化が起こることを理解する． 2　異性への関心が芽生えるなど心の変化が起こることを理解する． 3　心と体の変化には個人差があることを理解する．	②	②	② ②	活動の観察 発言の内容，ワークシート ワークシート
4	（目標） 体をよりよく発育・発達させるためには，適切な運動，食事，休養及び睡眠などが必要であることを理解することができる． （学習活動） 1　自分の生活を振り返る． 2　バランスのとれた食事，適度な運動，十分な休養・睡眠が体の発育・発達に重要であることを理解する． 3　学習したことを自分の生活に当てはめて課題を見つけ，これからの生活の仕方について解決方法を考える． 4　グループワークで体をよりよく発育・発達させるための生活の仕方についてワークシートにまとめる．	③	③	②	活動の観察 グループワークの取組の観察，発言の内容 ワークシート

6　本時の指導（4時間の2時間目）（例）

（1）本時の目標：思春期には，体つきに変化が起こり，人によって違いはあるものの男女の特徴が現れることについて理解する．

（2）資料及び準備物：ワークシート

（3）教科書：わたしたちのほけんp○

（2）展開

過程	学習活動と内容	指導上の留意点と支援	評価規準と評価方法
導入 10分	発問：男女当てっこクイズをしましょう ①年代の異なるシルエット写真をみて男女を当てる「男女当てっこクイズ」に答える． ②子どもと大人の体つきについて考える． 予想される反応： ・小学生より中学生の方が違いがわかる ・中学生の女子は肩よりお尻の幅が広い ・中学生の男子は筋肉質な感じ	・体つきの違いがわかるように小1および中3の男女のシルエット写真を提示する． ・中学生の場合，後ろ向きでも識別できることに気づかせる． ◆シルエットから体つきの違いが読みとれない児童には中学生に注目させ，違いに気づくよう支援する．	【主体的に学習に取り組む態度】 ・体の発育・発達について，教科書や資料を見たり，自分の成長を振り返ったりするなどの学習活動に進んで取り組もうとしている． 〈方法〉活動の観察・発言の内容
展開 5分 10分 10分	発問：大人に近づくにつれて体はどのように変化していきますか ③大人に近づく男女の体つきの変化について，導入での学習や生活体験などをもとに各自で予想する．予想した男女の変化の特徴を付箋紙に書きワークシート1に分けて貼っていく ④各自のワークシート1をもとに大人に近づくにつれて現れる男女の体の変化についてグループで話し合う． ⑤各グループから意見を出し合い，大人に近づく男女の体つきの特徴についてまとめる 　変化の起こり方や特徴は人によって違いがあることを理解する 予想される反応： 〈男子に現れる変化〉 ・筋肉がついてくる．肩幅が広くなる． ・ひげが生えてくる　等 〈女子に現れる変化〉 ・腰の幅が広くなる　・胸が膨らんでくる　等 〈男女共通して現れる変化〉 ・わき毛が生えてくる．・声が変わる　等 ⑥学習したことを自分の未来の体つきに当てはめ考える．	・気づいたことを付箋に記入させる． ・友達の意見や教師の助言などで付け足しや修正があった場合は色の違う付箋紙に記入し貼るよう説明する． ・グループでまとめた意見を短冊に書かせ，黒板に貼るようにする． ・グループで出た意見を全員で共有させる． ◆恥ずかしさから書くことに抵抗のある児童には，否定せず認めながら，変化する部分に○印を記入することで学習に参加できるようにする． ◆予想できない児童に対しては，家族や学校の先生などをイメージしてみることを助言する．	【主体的に学習に取り組む態度】 ・体の発育・発達について進んでわかったことを発表したり，友達の発表を真剣に聞いたり，ワークシートに書き込みながら学習に取り組もうとしている． 【思考・判断・表現】 ・体の発育・発達について，自分に当てはめ自分なりの考えを表現しようとしている． 【知識・技能】 ・思春期には，体つきに変化が起こること，個人差はあるものの誰にでも起こることであり，大人の体に近づく現象であることについて言ったり，書いたりしている． 〈方法〉活動の観察・グループワークの取組の観察，発言の内容 ワークシート
まとめ 10分	発問：「思春期」を迎えたときに相談されたらどう答えますか ⑦体の成長に対して不安に感じている友達から相談された場合を想定し，学習したことを活かして，アドバイスを考え，ワークシート2に記入し，発表する 予想される反応： ・それは思春期の変化で誰にでも起こることだよ，大人に近づいている証拠だから大丈夫． ・起こり方は個人差があるから安心して．等 本時のまとめをする	・思春期を自分が迎えることを想定させ，自分におきかせて考えさせる． ・記入したことをロールプレイさせ大人になることへの期待や自らを肯定的に捉え，互いの個人差を認め合う気持ちを持たせる． ・これから大人になることへの不安をなくし，期待感を持たせるよう机間指導しながら個別支援する ◆考えられずにいる児童には本時の学習をともに振り返り支援する． ・本時のねらいを板書する．	【思考・判断・表現】 体の発育・発達について，自分に当てはめ自分なりの考えを表現しようとしている． 〈方法〉ワークシート

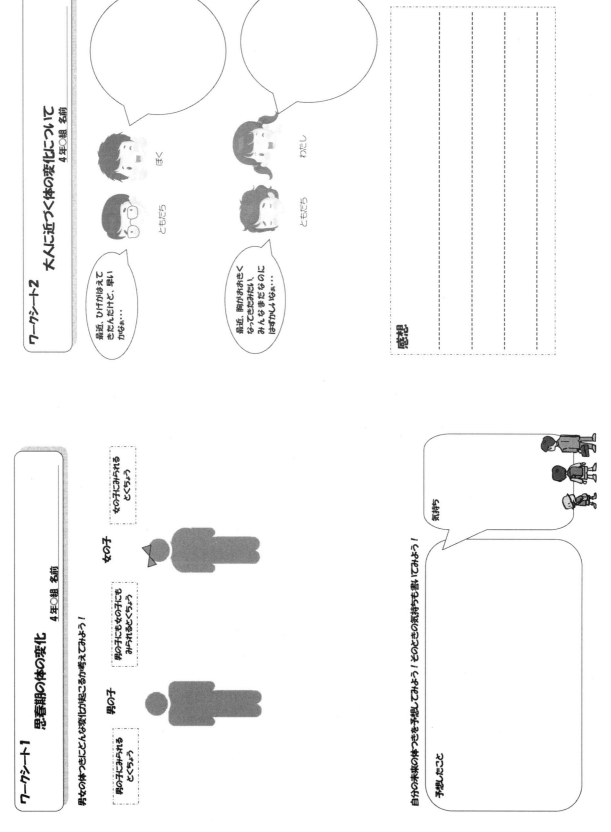

[第12章関連]

令和4年度（令和3年度実施）養護教諭採用試験問題

① 保健教育について，次の(1)・(2)の問いに答えなさい．

(1) 次の文は，「改訂　「生きる力」を育む小学校保健教育の手引」（平成31年3月　文部科学省）の中で教育課程の編成
　及び実施における教職員の共通理解について述べたものである．文中の（　①　）～（　⑤　）に該当する語句の組み合
　わせを，下のa～eから一つ選びなさい．

　・保健教育においては，小学校や中学校等で発達の段階に応じて類似した内容が繰り返し学習されることもあるため，前
　　年度の反省や気付きを反映させながら，各教科等の内容の関連，指導の時期，配当時間などが適切に計画されているか
　　を検討すると共に，児童の健康課題の解決に必要な教育の内容等を教科等（　①　）視点から各教科等及び各学年間や
　　校種間の内容の（　②　）等についても吟味する．

　・子供の健康課題を的確に把握し，校長のリーダーシップのもと，教職員の役割分担を明確にした組織的な推進体制を整
　　備し，体育科をはじめとする各教科等の年間指導計画を（　③　）計画の子供への指導に関する事項や学校運営に関す
　　る事項と関連させて作成し，課題解決に向けて計画的・（　④　）に進める．

　・（　③　）計画の作成に当たっては，（　⑤　）がその作成の中心となり，すべての教職員が（　③　）活動に関心を
　　持ち，それぞれの役割を円滑に遂行できるよう調整にあたる．また，子供への指導に関する事項については，育成を目
　　指す資質・能力レベルで具体的に示すなど学習指導要領の基本方針を踏まえた作成が求められる．

	①	②	③	④	⑤
a	横断的な	関連性	学校保健	継続的	保健主事
b	縦断的な	系統性	学校教育	組織的	管理職
c	縦断的な	関連性	学校教育	実践的	養護教諭
d	横断的な	系統性	学校保健	組織的	保健主事
e	横断的な	関連性	学校安全	継続的	養護教諭

(2) 次の文は，「中学校学習指導要領（平成29年告示）解説　特別活動編（平成29年7月　文部科学省）」の中で学級活動
　の内容について述べたものである．文中の（　①　）～（　⑤　）に該当する語句の組み合わせを，下のa～eから一つ
　選びなさい．

　イ　男女相互の理解と協力

> 男女相互について理解するとともに，共に協力し（　①　）し合い，充実した生活づくりに参画すること．

　　この内容については，性に関する指導との関連を図ることが重要であり，内容項目のウとして挙げている「性的な発
　　達への対応」とも関連付けて，生徒の発達の段階や実態，心身の発育・発達における（　②　）などにも留意して，適
　　時，適切な指導を行うことが必要である．加えて，生徒の発達の段階を踏まえることや教育の内容について（　③　）
　　で共通理解を図るとともに保護者の理解を得ること，事前に（　④　）として行う内容と（　⑤　）との内容を区別し
　　ておくなど，計画性を持って実施することが求められるところであり，適切な対応が必要である．

	①	②	③	④	⑤
a	尊重	個人差	学校全体	集団指導	個別指導
b	受容	男女差	学校全体	学年指導	生徒指導
c	連携	性差	各学年	学年指導	学級指導
d	受容	性差	各学年	集団指導	生徒指導
e	尊重	個人差	学校全体	学年指導	個別指導

（高知県）

2 次は，小学校学習指導要領（平成29年3月告示）「第2章　各教科　第9節　体育　第2　各学年の目標及び内容　（第5学年及び第6学年）　2　内容　G　保健　(1)」である．（　①　）～（　⑤　）にあてはまる語句を下のa～lから選び，記号で答えよ．

---

(1)　心の健康について，課題を見付け，その解決を目指した活動を通して，次の事項を身に付けることができるよう指導する．

　ア　心の発達及び不安や悩みへの（　①　）について理解するとともに，簡単な（　①　）をすること．

　　（ア）心は，いろいろな（　②　）を通して，年齢に伴って発達すること．

　　（イ）心と体には，密接な関係があること．

　　（ウ）不安や悩みへの（　①　）には，大人や友達に（　③　）する，仲間と遊ぶ，（　④　）をするなどいろいろな方法があること．

　イ　心の健康について，課題を見付け，その解決に向けて思考し判断するとともに，それらを（　⑤　）すること．

| a | 面談 | b | 生活経験 | c | 運動 | d | 手当て | e | 対処 | f | ゲーム |
| g | 評価 | h | 表現 | i | 会話 | j | 学び | k | 相談 | l | 体験 |

（滋賀県）

3 次の文は，「中学校学習指導要領解説　保健体育編」（平成29年7月文部科学省）の〔保健分野〕「2　内容」の一部である．文中の（　①　）～（　⑧　）に当てはまる言葉をそれぞれ書け．ただし，同じ番号には同じ言葉が入る．

---

(2)　（　①　）の発達と心の健康

　（　①　）の発達と心の健康について，課題を発見し，その解決を目指した活動を通して，次の事項を身に付けることができるよう指導する．

　ア　（　①　）の発達と心の健康について理解を深めるとともに，（　②　）への対処をすること．

　　（ア）身体には，多くの器官が発育し，それに伴い，様々な機能が発達する時期があること．また，発育・発達の時期やその程度には，（　③　）があること．

　　（イ）（　④　）には，内分泌の働きによって（　⑤　）に関わる機能が成熟すること．また，成熟に伴う変化に対応した適切な行動が必要となること．

　　（ウ）知的機能，情意機能，社会性などの精神機能は，（　⑥　）などの影響を受けて発達すること．また，（　④　）においては，自己の認識が深まり，自己形成がなされること．

　　（エ）精神と身体は，（　⑦　）に影響を与え，関わっていること．欲求や（　②　）は，心身に影響を与えることがあること．また，心の健康を保つには，欲求や（　②　）に適切に対処する必要があること．

　イ　（　①　）の発達と心の健康について，課題を発見し，その解決に向けて思考し判断するとともに，それらを（　⑧　）すること．

（愛媛県）

4　次の文章は，高等学校学習指導要領（平成30年告示）解説（「保健体育編　体育編」平成30年7月）の一部である．

（　①　）～（　⑧　）に当てはまる語句を，次の（ア）～（チ）からそれぞれ一つ選び，記号で答えよ.

第1部　保健体育編

　第2章　保健体育科の目標及び内容

　　第2節　各科目の目標及び内容

　　　「保健」　3内容　(1)現代社会と健康　（オ）精神疾患の予防と回復

⑦　精神疾患の特徴

　精神疾患は，（　①　）の基盤となる心理的，生物的，または社会的な機能の障害などが原因となり，認知，（　②　），行動などの不調により，精神活動が不全になった状態であることを理解できるようにする.

　また，うつ病，統合失調症，不安症，摂食障害などを適宜取り上げ，誰もが罹患しうること，（　③　）で発症する疾患が多いこと，適切な対処により回復し生活の質の向上が可能であることなどを理解できるようにする.

　その際，アルコール，薬物などの物質への依存症に加えて，ギャンブル等への過剰な参加は習慣化すると（　④　）になる危険性があり，日常生活にも悪影響を及ぼすことに触れるようにする.

④　精神疾患への対処

　精神疾患の予防と回復には，身体の健康と同じく，適切な運動，食事，休養及び睡眠など，調和のとれた生活を実践すること，早期に心身の不調に気付くこと，心身に起こった反応については体ほぐしの運動などのリラクセーションの方法でストレスを（　⑤　）することなどが重要であることを理解できるようにする.

　また，心身の不調時には，不安，抑うつ，焦燥，不眠などの精神活動の変化が，通常時より強く，（　⑥　）に生じること，心身の不調の早期発見と治療や（　⑦　）の早期の開始によって回復可能性が高まることを理解できるようにする.　その際，自殺の背景にはうつ病をはじめとする精神疾患が存在することもあることを理解し，できるだけ早期に専門家に援助を求めることが有効であることにも触れるようにする.

　さらに，人々が精神疾患について正しく理解するとともに，専門家への相談や早期の治療などを受けやすい（　⑧　）を整えることが重要であること，偏見や差別の対象ではないことなどを理解できるようにする.

（ア）青年	（イ）嗜癖行動	（ウ）生活環境	（エ）軽減	（オ）中毒
（カ）支援	（キ）社会環境	（ク）精神機能	（ケ）情動	（コ）緩和
（サ）医療体制	（シ）突発的	（ス）若年	（セ）情緒	（ソ）人間
（タ）持続的	（チ）カウンセリング			

（岡山県）

5 保健教育について，次の問いに答えよ．

(1) 次の図は，改訂「生きる力を育む小学校保健教育の手引」（平成31年３月　文部科学省）の第１章　第２節　２　保健教育の推進とカリキュラム・マネジメントに示されている，小学校から高等学校までの保健における体系イメージである．図中の（　①　）～（　⑤　）に入る数字や適語の組合せとして，最も適切なものを，下の１～６のうちから一つ選べ．

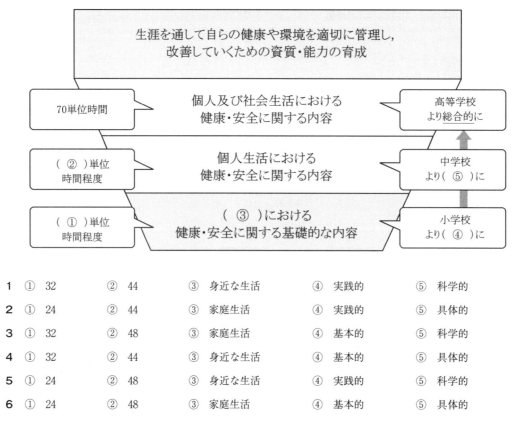

1 ① 32	② 44	③ 身近な生活	④ 実践的	⑤ 科学的
2 ① 24	② 44	③ 家庭生活	④ 実践的	⑤ 具体的
3 ① 32	② 48	③ 家庭生活	④ 基本的	⑤ 科学的
4 ① 32	② 44	③ 身近な生活	④ 基本的	⑤ 具体的
5 ① 24	② 48	③ 身近な生活	④ 実践的	⑤ 科学的
6 ① 24	② 48	③ 家庭生活	④ 基本的	⑤ 具体的

（大分県）

1　保健指導の位置づけ

学校における「保健教育」は，体育科，保健体育科等と特別活動，総合的な学習の時間，その他関連する教科等（社会科，理科，家庭科，道徳科等）の「保健学習」と学級活動・ホームルーム活動等における「保健指導」から構成されているが，現在は，学習指導要領等では教科等を分類する用語である「保健学習」「保健指導」の用語を用いた分類は用いず，「保健教育」としている．また，文部科学省設置法第四条においては，学校保健の領域は，「保健教育」及び「保健管理」から成るとされている．

実際には，日常における指導及び子供の実態に応じた指導として「保健指導」がなされる．児童生徒の心身の健康問題の複雑化，多様化に伴い，保健指導がより重要になってきている．法的には，2008（平成20）年に「学校保健安全法」の一部が改正され，新たに「保健指導」が明確に位置付けられた．学校保健安全法第九条で，「養護教諭その他の職員は，相互に連携して，健康相談又は児童生徒の健康状態の日常的な観察により，児童生徒等の心身の状況を把握し，健康上の問題があると認めるときは，遅滞なく，当該児童生徒等に対して必要な指導を行うとともに，必要に応じ，その保護者（学校教育法第十六条に規定する保護者をいう．第二十四条及び第三十条においても同じ．）に対して必要な助言を行うものとする．」同第十条では，「学校においては，救急処置，健康相談又は保健指導を行うに当つては，必要に応じ，当該学校の所在する地域の医療機関その他の関係機関との連携を図るよう努めるものとする．」とされ，「保健指導」を行うことが法的に明確化されている．養護教諭は，児童生徒の健康状態を日常的に観察し，状況の把握，的確な判断をし，適切な指導をする必要がある．その際には，他の教職員あるいは学校

表 13 − 1　集団指導の機会

		保健指導の機会	活動組織の特徴	指導の特質	指導の方法・内容
特別活動における保健指導		学級活動及びホームルーム活動	同年齢集団の活動	学級内の健康安全問題 計画的・持続的な指導 性，飲酒予防，防煙教育なども含む	問題が解決できるようにする TT などを取り入れ専門性を生かす 家庭や地域との連携を図る
		児童・生徒会活動など	異年齢集団での協力的な活動	問題を話し合い，解決のための実践的活動をする 対象が異なった学年集団である	児童・生徒保健委員会，美化委員会活動など
	学校行事	保健に関する行事	全校または学年などの大きな集団の活動	学年単位以上の全校的集団活動 保健行事参加の経験を通し健康の重要性や自己管理できる指導	健康診断や疾病の予防などに関する行事の実施から，自分の健康状態，環境の清潔など，望ましい態度や習慣を身につける
		保健に関する行事以外の行事		実施する行事の効果を高める	体育的行事や旅行・宿泊学習などの行事に伴う健康に関する知識や配慮事項を指導
領域以外の保健指導		SHR，放課後などにおける随時的な指導	共通の課題を持つ小グループや個人での活動	日常の保健指導 個人の問題を全体の問題として捉える指導	学校全体の共通理解をもってあたる問題を題材とし，主体的に判断・行動できる

全体で連携し，共通理解のもとに進めていくことが望まれる．

2　保健指導の目的

保健指導は，「当面する健康課題を中心にとりあげ，健康の保持増進に関する実践的な能力や態度，さらには望ましい習慣の形成を目指す」ことを目標とし，集団と個人を対象に行われるものである．自らの健康について関心を持ち，健康な生活を営むために必要な事柄を体得し，積極的に健康の保持増進を図る能力を習得させることが求められる．また，環境を衛生的に保ち実践できることや身近な環境を保全するための知識の獲得，健康とのかかわりなども理解できるようにすることも必要である．多様化，複雑化する児童生徒の心身の健康問題の解決に向け，保健指導はますます重要となってきている．

3　集団保健指導の機会と方法

保健指導の機会は，特定の集団を対象として実施される集団保健指導と1人ひとりの健康問題や健康状態に沿って実施される個別保健指導がある．集団保健指導を行う機会には，教育課程に位置付けられている特別活動として，学級活動及びホームルーム活動，児童・生徒会活動，部活動，学校行事などがあり，学校全体，学年あるいは学級単位で実施される（表13−1）．また，「中学校学習指導要領（平成29年3月告示）」において，保健分野の目標の中の1つに「生涯を通じて心身の健康保持増進を目指し，明るく豊かな生活を営む態度を養う．」と挙げられている．すなわち，教科「保健体育」の中でも健康に関することが指導されていくものであり，集団を対象に展開されるものである．養護教諭が兼職発令を受け，授業担当者として関わることもある．

保健指導を直接の目標として行うものに，健康診断，疾病などの予防に関する意識を高める（歯の衛生，目の健康，感染症予防，薬物乱用防止や防煙，飲酒と健康，性やエイズに関する講話など）ものがある．また，健康や安全への配慮事項として保健指導が行われるものには，特別活動における，健康安全・体育的行事，遠足・集団宿泊行事，勤労生産・奉仕的行事などがある．す

なわち，保健指導は，保健教育における「保健指導」と保健管理に伴う「保健指導」と捉えることもできる．早期に指導をし，健康問題の深刻化を防止できるようにする．

保健指導方法には，それぞれの指導の機会により異なる方法がとられる．養護教諭が特定の集団に対し，単独であるいはティーム・ティーチング（TT）という形式で講話，授業という形式をとることもある．校内の掲示板などを利用し，情報発信することもある．また，「保健だより」の発行や校内放送などを利用することもある．あらゆる機会を利用し，効果的な方法で指導を進めることが必要である．

1）学級活動及びホームルーム活動

学級における集団保健指導は，学級を特定の集団として，原則として学級・ホームルーム担任が計画的に指導する．健康課題の内容によっては，養護教諭や栄養教諭が担任とティーム・ティーチング（TT）で実施したり，養護教諭が単独でより専門的な内容を指導する．内容は保健学習，道徳，生徒指導などとの関連を図ることも必要である．養護教諭は，担任が行う保健指導への養護教諭としての専門的な助言や，資料提供や教材作成に協力することも大事である．養護教諭がTTで入るときには，事前に打ち合わせをしたうえで，役割分担を明確にし，専門性が発揮できる工夫をしておく（資料13−1）．

学級活動における保健指導では，健康で安全な生活態度や習慣を身につけることが課題となることが多い．たとえば，歯の衛生と歯磨き指導，インフルエンザなどの感染症予防，薬物乱用防止教育，防煙教育，飲酒予防教育，食育などである．常に最新の医学・看護，保健情報を得，より専門的な指導が望まれる．また，集団の実態にあった内容や指導する時期に配慮をすることも必要である．健康課題によっては，学校医や学校歯科医などの多様な学校関係者との指導も望ましい．

2）児童・生徒委員会活動・生徒会活動

児童・生徒委員会活動における集団保健指導は，児童生徒が保健委員会，環境整備委員会，生活委員会，

給食委員会などの各種委員会活動を通して，自分たちの学校生活の充実と向上を図ることができるように支援する指導である.

　児童・生徒会活動は，同じ学年による集団ではなく，異なった学年の集団として活動するため，協力し合う態度や能力を養えるように考慮し，発達段階に応じた活動内容を配慮する. そして，児童生徒の発案を尊重し，自らの問題を発見し，自発的に解決できるようにすることが大切である.

　養護教諭は，保健委員会において指導することが多い. 保健委員会活動を通し，全校・学年等の児童生徒に働きかける. 保健委員に指導し，それを学級や学年に持ち帰らせ，呼びかけて周知する. 掲示物や「保健だより」の作成，文化祭での発表，校内放送による保健指導などを行う. 保健委員会中心のボランティア活動の展開などの指導をすることもある.

　「保健だより」の作成は，主として養護教諭が行うことが多いが，保健委員会の活動の一環として養護教諭が指導し，児童生徒が作成することもある. 作成配布にあたっては，右のア～クのような工夫がされるとよい.

ア　内容に興味を持たせるように，児童生徒の関心の高いものや，身近な誰もが関わりのあるテーマを選ぶ.

イ　教育活動と連動するようにし，行事や保健週間に合わせた記事も入れる.

ウ　児童生徒の実態を把握し，具体的な報告や記事にする.

エ　レイアウト・活字・カットを工夫したりし，目で楽しめるように視覚に訴える.

オ　見出しに注意し，興味をひかせる.

カ　統計図表は，数字の比較が目で見てすぐに正しく読み取れるようなものにする. 示そうとする統計の内容について一番わかりやすい形式（棒グラフ・円グラフ・折れ線グラフなど）を選ぶ.

キ　掲示板用のものは，カラーインクで印刷したり，カラーの用紙に印刷したり，模造紙など大きな用紙に印刷する.

ク　配布する日は，特別活動の時間がある日にする. あるいは，事前に保健委員の児童生徒を招集し，保健だよりの内容を指導し，教室で配布する際に，保健委員から学級で伝達するようにする.

表13－2　学校行事における保健指導

指導の機会	ねらい・目標	内　容
健康診断	自分の体に興味・関心を持つ 自分の発育の特徴や変化を知る 病気に対する理解ができる	事前・実施・事後措置について 正しい測定や検診の受け方　など
遠足・宿泊学習・修学旅行	自己管理しようとする意識を持つ 自己管理能力を高める	生活リズムの維持 衣類で寒暖を調節・慣れた靴 正しい医薬品の使用方法・常備薬の持参 感染症予防行動
運動会・体育祭・クラスマッチ	長時間運動するときの心構えを持つ けがの予防行動がとれる	運動前の諸注意　けがの予防 水分補給 運動中の体温調節 過労防止の方法　など
水泳・水泳大会	水泳の意義 事故防止	準備運動の必要性 事故防止の方法　など
マラソン・マラソン大会	マラソンの意義 事故防止	事前の準備 準備運動の必要性 事故防止の方法　など
強調週間 （歯・目・耳などの愛護週間やデー）	体に関心を持ち，大切にしようとする気持ちを持つ	それぞれの器官の役割 生活に生かす　など
全校集会・学年集会	日常生活の問題点を知る 問題解決への意欲を持つ	問題に関すること

3）学校行事

学校行事における集団保健指導は，全校あるいは学年単位での集団に対して指導する．儀式的行事，文化祭や学習発表会などの学芸的行事，運動会や体育祭，クラスマッチ，マラソン大会などの体育的行事，遠足・集団宿泊（修学旅行を含む）行事，ボランティア活動や地域清掃活動などの勤労生産・奉仕的行事があげられる（表13－2）．

学校行事は学校生活に秩序と変化をもたらし，大きな集団が組織的に活動することを特徴としている．学校や学年に帰属している意識を深め，集団行動に望ましい態度を身につけることを目標としている．これらの指導は，行事の事前・事後指導が行事全体の成果に影響を及ぼすので，計画的に行われることが望ましい．たとえば，遠足・集団宿泊行事では，自己の健康管理能力の育成の場と捉え，事前，事中，事後において指導・管理が必要である．登山か，スキー教室か，海水浴も含むのか，名所旧跡を見学，散策するのかなどの活動内容により想定される傷病と救急処置方法，観察者の観察ポイント，救急体制における役割分担など指導，確認させる．活動中の生活全般，衣類による温度調整，履物等の健康に配慮するような内容も考慮し，児童生徒自身が自己管理目標を立てられるようにする．保健委員会も児童生徒の活動の場とし，健康観察を行い，傷病者が発生した時には担任や養護教諭に報告できるような指導をする．運動会や体育祭では，日頃から運動に慣れ親しみ，けがの予防に努め，楽しみながら活動できるように指導する．

4）総合的な学習の時間

総合的な学習の時間における学習活動は「保健学習」に位置付けられ，「保健教育」に相当しよう．国際理解，情報，環境，食，福祉・健康等の問題について自発的に学び自ら考える力などの生きる力の育成を目指すものである．健康の保持増進への興味や関心を追及し，積極的に生き方を考えることができるように指導・援助することが求められる．養護教諭としては，担任と連携し，児童生徒の実態を把握し，課題に対する活動の計画や活動案の作成において，担任と支援方法などを確

認しておくことが望まれる．

4　保健指導実施上の留意点

保健指導の実施に当たっては，養護教諭の専門性を活用し，他の教職員や学校医，学校歯科医，学校薬剤師，関係機関，団体などと連携を図ることにより効果的な指導につながる．したがって養護教諭は集団指導，個別指導ともに計画段階から積極的にかかわることが望まれる．また，保健指導の計画，実施，評価のすべての過程において，養護教諭として果たすべき役割を明確にし，指導の目的を熟知し，児童生徒の実態を的確に把握し，目標達成に向けた推進力となることを常に明記しておくことが重要である．

学級活動・ホームルーム活動においての保健指導は，保健学習や生徒指導，家庭や地域との連携を図るように留意する．学年ごとに，指導内容，時期，時間，指導実施者などを明確にし，指導計画を作成し学校内で共通理解を図っておくことが必要である．日常における保健指導は，朝の会や帰りの会，ショートホームルームで随時行うことができる．短い時間であること，継続的に指導できる特質を生かし，具体的な保健指導をする．全体の問題把握に努め，個人の問題であっても学級全体の問題と捉え，個人が特定されないような配慮も必要である．また，児童生徒を対象に指導しながらも，家庭生活における実践が促されるよう保護者の啓発に努めることも必要であり，保護者の理解と協力が求められる．

5　保健指導の評価

教育活動を評価するには，「指導の過程や成果を評価し，指導の改善を行うとともに，学習意欲の向上に生かすよう努めること」とされている．指導目標や目的を明確にし，成果の評価だけではなく，さらに学習過程の評価も必要である．

保健指導においては，指導の計画や方法を次への改善，工夫につなげていくためにも，指導計画，過程，方法，成果の評価が必要である．指導の成果の評価は，指導の目標に児童生徒がどのように変容したかを測るものである．すなわち，評価すべき観点が指導目標となるので，目標設定は具体的に設定しておくとよい．評価の方

法は，自己評価のみではなく，関係者による他者評価，学校組織として全体からの視点での多面評価も行うことが望ましい．また，児童生徒が健康課題について，気づき学び，解決方法を考え，実践し，管理できる能力が身につくことが目標であることから，児童生徒自身が自分で評価できるようになることが大切である．

引用・参考文献

1）采女智津江編：新養護概説第9版，少年写真新聞社，東京，2016

2）大津一義・門田新一郎：新版学校保健，大学教育出版，岡山，2010

3）小倉学：学校保健，光生館，東京，1983

4）学校保健・安全実務研究会：新訂版学校保健実務必携（第5次改訂版），第一法規，東京，2020

5）衞藤隆・岡田加奈子編：学校保健マニュアル改訂9版，南山堂，東京，2017

6）瀧澤利行編著：新版基礎から学ぶ学校保健第2版，建帛社，東京，2018

7）日本学校保健会：学校保健の課題とその対応－養護教諭の職務等に関する調査結果から－　令和2年度改訂，日本学校保健会，東京，2021

8）文部科学省：中学校学習指導要領平成29年告示，保健体育編，東山書房，京都，2018

9）文部科学省：小学校学習指導要領解説平成29年告示，体育編，東山書房，京都，2018

10）文部科学省：中学校学習指導要領平成29年告示，特別活動編，東洋館出版，東京，2018

11）文部科学省：小学校学習指導要領解説平成29年告示，特別活動編，東洋館出版，東京，2018

第13章　保健指導—特別活動

資料13－1

第1学年○組　学級活動指導案（例）

指導者　養護教諭　○○　○○

指導の視点	担任と養護教諭が連携を図りながら，教材提示を工夫して手洗いの意義と正しい手洗い方法についての理解を深め，操作活動を通して主体的に実践していく意欲を高めます

手立て・手段

目的・目標

指導の視点は，目的と手段の関係の文で作る

1　題材名　　「手洗い名人になろう」

2　目標

　　　感染症を予防する対策の一つに感染経路の遮断があげられる．その手立てとして手洗いが有効である．手洗いの励行は教育現場でも大切である．手洗いの大切さを理解し，正しい手洗いの仕方を身につけることを目標とする．

～～できるようにする，～～しようとする態度を身につけ

3　題材について

　1）児童観：本学級の児童は，手洗いは大切であると知っている．しかし，一部にはハンカチがないときには友人間で貸し借りをしたり，衣服でふいたりしている．また，手を洗うときにどこを洗うかというと爪，手首はやや少なく，すべての項目に丸がついた児童は半分であり，正しい手洗い方法を知らない．

指導者からみた児童について：このような実態であるから：　アンケートを取っていればその結果も児童観に入れる

```
児童の実態　　　　　在籍数　◎人

手を洗うことは大切だと思う
　はい　○人　　いいえ　△人
外から帰ったら，手を洗っている
　はい　○人　　　いいえ　△人　　　時々　△人
石鹸を使って洗っている
　はい　○人　　　いいえ　△人　　　時々　△人
手を洗う時どこを洗いますか
　手のひら　○人　手の甲　○人　　　指の間　○人　　　　爪　△人　　手首　△人
```

アンケートの結果から，児童の実態を考察し，だからこの題材で，このような指導をする．自分の指導観を記載する

発達段階に応じた設問を考える

　2）指導観：感染症を予防するために手洗いが大事であり，手洗いの方法により効果に違いが生じることを理解し，洗い残しがないように正しい手洗いの方法を歌に合わせ楽しく身に着けさせることで，健康や清潔に関心を持ち毎日の生活に生かせるようにする．

このような学習の展開や活動方法で，このような工夫をする，指導の視点，具体的な指導のねらいを記載する

4　指導計画

	場の設定	活動内容	指導上の留意点と目指す児童の評価
継続	休み時間	児童が日常の手洗いを行う．その行為を観察しておく．	児童の状況を把握しておく．
事前	朝の会：学級活動	アンケートを実施	手洗いについての実態把握．
本時	**学級活動**	**「手洗い名人になろう」**	**手洗いの大切さを理解し，実践の意欲を高める**
事後	学級活動	「手洗いチェックシート」への記録を継続	手洗いの方法について振り返る 習慣化を図る

5　本時の学習

(1)　目標　手洗いの大切さが理解でき，正しい手洗いの方法が実践できる

(2)　準備・資料

　　　　紙芝居　絵カード　ワークシート　DVD

展開

過程	時間	学習活動・内容	支援の手立て・留意点・評価
導入	5分	1　本時の課題に関心を持つ 「お腹がいたくなった太郎君」の紙芝居をみる なぜお腹が痛くなったかを考え，発表する 　・手を洗わなかったから 　・…… 　・…… 本時の課題を知り，課題をノートに書く	紙芝居を使用し，手を洗わず食事することが，自分の体に影響を及ぼすことに気づかせ，発表させる. 正しい手洗いを怠ると，自分の体に悪影響を及ぼすことの可能性に気づき判断できる. 発表・観察させる. ……　と説明する
展開	10分	2　手洗いについて正しく知る (1)　どのようなときに手を洗っているか考え，発表する 　・トイレのあと 　・食事の前 　・…… 　・……	～ために，黒板に～を張る 手洗いせずに食べた経験がある児童の実態を確認させる（事前調査結果から） ～ために，教材を提示していく [何についてどのように支援するのかを明記する]
	15分	(2)　絵カードで洗い残しの様子をみる 3　正しい手洗いの方法を身につける (1)　「あわあわ手あらいのうた」の動画を視聴する 　　おねがいのポーズ 　　カメのポーズ 　　…… [具体的な学習の活動を明記する]	[個人に応じた支援も明記する] ポーズごとの絵カードを示し，実践して見せる [……することができるように，……をするように助言する，等明記する]
	10分	3　歌に合わせて実践する 4　紙芝居を見て，清潔なハンカチ・タオルで手をふくことの大切さを知る	動きが得意ではない児童には，個別に関わる 手洗い後は，清潔なハンカチ・タオルで手をふくことを理解させる
まとめ	5分	5　本時の学習を振り返り，○×形式のクイズに答える. 「手洗いチェックシート」の記入方法を知る [本時に身につけさせたい内容も書く] 6　まとめをする	評価：学びを振り返ることにより，正しい手洗いの方法を理解しているか 「手洗いチェックシート」の配布・記入方法を知らせる [評価 　……ができる，……している（知識・理解） 　活動の観察]

（学習活動・内容は，学習内容を書き，本時で何を学ぶのかを明らかにする）

（支援の手立ては，教師・養護教諭が児童・生徒をサポートするための手立て・手段の述語にして表現する
「資料を提示し，～に気づくようにする」ではなく，「～に気づかせるために資料を提示する」のである）

令和4年度（令和3年度実施）養護教諭採用試験問題

① 次の文章は，「学校におけるがん教育の在り方について報告（平成27年3月「がん教育」の在り方に関する検討会）」の一部である．（　ア　）～（　ク　）に入る最も適切な語句を下の【語群】からそれぞれ一つずつ選び，記号で答えなさい．

がん教育の定義

　　がん教育は，（　ア　）の一環として，がんについての正しい理解と，がん患者や（　イ　）などのがんと向き合う人々に対する（　ウ　）な理解を深めることを通して，（　エ　）の健康と（　オ　）の大切さについて学び，共に生きる（　カ　）に寄与する資質や能力の育成を図る教育である．

がん教育の目標

　①　がんについて正しく理解することができるようにする．

　　　がんが身近な病気であることや，がんの予防，早期発見・検診等について関心をもち，正しい知識を身に付け，適切に対処できる（　キ　）を育成する．また，がんを通じて様々な病気についても理解を深め，健康の保持増進に資する．

　②　健康と（　オ　）の大切さについて主体的に考えることができるようにする．

　　　がんについて学ぶことや，がんと向き合う人々と触れ合うことを通じて，（　エ　）の健康と（　オ　）の大切さに気付き，自己の在り方や（　ク　）を考え，共に生きる（　カ　）を目指す態度を育成する．

【語群】

（A）客観的	（B）同情的	（C）理科の授業	（D）実践力	（E）想像力
（F）介護保険	（G）社会づくり	（H）共感的	（I）命	（J）生き方
（K）医学の進歩	（L）自他	（M）健康教育	（N）性教育	（O）家族

（鳥取県）

② 「喫煙，飲酒，薬物乱用防止に関する指導参考資料－令和元年度改訂－（小学校編）」（令和2年3月　日本学校保健会）の「理論編　8　教育内容及び扱い方に関する留意点：薬物乱用防止教育の場合」に関する記述ア～エについて，文中の（　①　）～（　⑤　）に入る適語の組合せとして最も適切なものを，下の1～6のうちから一つ選べ．

薬物乱用防止教育において配慮が必要な情報

ア　薬物使用に関する行動を（　①　）するかのような情報

イ　乱用される薬物の（　②　）方法や（　③　）方法を教えるような情報

ウ　薬物乱用者や薬物依存患者の治療，（　④　），社会復帰のための情報

エ　「（　⑤　）」あるいは「薬物乱用とは何回も繰り返し薬物を使用することである」などの誤解を与える可能性のある情報

	①		②		③		④		⑤	
1	① 差別		② 入手		③ 栽培		④ 回復		⑤ 脳内麻薬	
2	① 容認		② 管理		③ 栽培		④ 回復		⑤ 合法ドラッグ	
3	① 差別		② 管理		③ 使用		④ 更生		⑤ 脳内麻薬	
4	① 容認		② 入手		③ 使用		④ 更生		⑤ 合法ドラッグ	
5	① 容認		② 管理		③ 使用		④ 回復		⑤ 脳内麻薬	
6	① 差別		② 入手		③ 栽培		④ 更生		⑤ 合法ドラッグ	

（大分県）

3　次の記述は，「外部講師を用いたがん教育ガイドライン（平成28年4月（令和3年3月一部改訂）文部科学省）第2章　外部講師を活用したがん教育の進め方　3　がん教育実施上の留意点」の説明である．その内容として適切ではないものを，次の①〜④のうちから選びなさい．

① がんに関する科学的根拠に基づいた理解をねらいとした場合は，専門的な内容を含むため，学校医，がん専門医（「がん専門医療人材（がんプロフェショナル）」養成プラン，がん診療連携拠点病院等の活用を考慮）など，医療従事者による指導が効果的と考えられる．また，健康や命の大切さをねらいとした場合は，がん患者やがん経験者による指導も効果的と考えられる．

② 各教科担任が実施する授業と，専門家等の外部講師の協力を得て実施する学校行事等を関連させて指導することでより成果を上げるように留意する．

ただし，外部講師はそれぞれの専門性は備えていても児童生徒に対する教育指導に関しては専門家ではないので，事前に講師候補者に対し，学習指導上の留意点について共有する．

③ 授業計画の作成に当たっては，授業を企画する外部講師が主体となるよう留意すべきである．

また，がん患者や経験者等の体験談は貴重であるが，家族に経験者がいる場合などには強い印象を与える可能性があることに留意しなければならない．教員と外部講師は，事前事後で打合せを行うことで授業のねらいを共有し，教育効果を高めることが期待される．

④ がん教育の実施に当たっては，以下のような事例に該当する児童生徒が把握できる場合はもとより，把握できない場合でも授業を展開する上で配慮が求められる．

・小児がんの当事者，小児がんにかかったことのある児童生徒がいる場合

・家族にがん患者がいる児童生徒や，家族をがんで亡くした児童生徒がいる場合

・生活習慣が主な原因とならないがんもあり，特に，これらのがん患者が身近にいる場合

・がんに限らず，重病・難病等にかかったことのある児童生徒や，家族に該当患者がいたり家族を亡くしたりした児童生徒がいる場合

（神奈川県）

令和4年度　採用試験問題

第14章　保健教育−保健室における個別指導や日常生活での指導

I　個別保健指導の位置付けと目的

　学校保健安全法第9条では，保健指導について「養護教諭その他の職員は，相互に連携して，健康相談又は児童生徒等の健康状態の日常的な観察により，児童生徒等の心身の状況を把握し，健康上の問題があると認めるときは，遅滞なく，当該児童生徒等に対して必要な指導を行うとともに，必要に応じ，その保護者に対して必要な助言を行うものとする」と明示してある．さらに，学校保健安全法（平成21年4月1日）施行通知において，健康相談や担任教諭等の行う日常的な健康観察による児童生徒の健康状態の把握，健康上の問題があると認められる児童生徒に対する指導や保護者に対する助言を保健指導として位置付け，養護教諭を中心として，関係教職員の協力の下で実施されるべきことを明確に規定したものであることが示されている．

　保健指導は，学級集団や特定の健康課題を有するグループ等を対象に行われる集団指導と，個人を対象として行う個別指導とがあり，相互に補完し合う位置付けにある．個人を対象とした個別保健指導は，個々の児童生徒の心身の健康問題の解決に向けて，自分の健康問題に気づき，理解と関心を深め，自ら積極的に解決していこうとする自主的，実践的な態度の育成を図るために行われるものである．また，養護教諭が行う個別保健指導は，学校保健活動のあらゆる場面において，児童生徒1人ひとりの心身の健康課題をふまえた指導や助言を行える絶好の機会となる．したがって，効果的な個別保健指導の実践には，児童生徒本人からの訴えのみでなく，他の児童生徒や教職員，保護者，関係機関等からの情報や，地域，社会情勢等を幅広く掌握できる能力と，その背景の中で生じている個別の健康課題を解決するための専門的な知識や態度および組織活動能力が求められる．

　また，個別保健指導は健康上の課題に焦点化して行われるが，それは同時に児童生徒の人間形成を促す重要な機会でもある．養護教諭は，専門的な立場で保健指導を進めるとともに，その過程すべてが対象の児童生徒1人ひとりと向き合える貴重な機会であることを意識し，生きる力の育成と人間形成を含めた指導の場に発展させることが肝要である．

II　養護教諭が行う個別保健指導の機会と対象および内容

1　養護教諭が個別保健指導を行う機会と期待できる指導の成果

1）児童生徒が自ら主訴を持って保健室に来室した場合

　腹痛や頭痛，発熱，倦怠感等の症状を自覚したり，擦過傷，切創，挫創等の受傷により来室した機会を活用して，疾病やけがの予防および対処行動について指導を行う．児童生徒が体験している症状と同時進行で指導を行うことにより，より具体的で実際的な保健行動や知識の習得につながる．また，心の問題が身体症状として自覚されることもあり，必要に応じて関係職員や関係機関と連携することが重要である．

2）明らかな主訴はなく，計測や健康に関する情報収集が目的で保健室に来室した場合

　身長や体重，視力等を計測したり，保健室の掲示物や図書から健康情報を得たり，あるいは養護教諭に健康情報を求めたりするために，児童生徒が自ら来室する場合がある．このような場面が，児童生徒の正常な発育の促進や健康の増進を図るための個別指導の絶好の機会であるととらえると，普段から保健室が健康に関する情

報発信の場であることを示しておくことの重要性が理解できる．その時点で明らかな主訴や特別な健康上の課題を保有していなくても，その機会を逸せず保健指導を行うことは，児童生徒が生涯にわたって健康に関心を持ち，健康的な生活習慣を形成するための一助となる．

3）保健調査票や健康診断の結果などに基づいて，養護教諭が保健指導の必要性を把握した場合

既往歴や健康診断結果により，現在の健康状態の改善および将来の健康の維持と増進に寄与する指導を行う．自分自身のデータをもとに個別の指導を受けることは，児童生徒にとって，自覚症状の有無にかかわらず，必要な受診や治療への動機づけがなされ，さらに生活習慣の改善の必要性等を理解する機会となる．無症状の腎疾患等や生活習慣病の徴候等は，学校での健康診断で発見される場合が少なくなく，その際の適宜な指導や，経過に応じた継続的な観察と保健指導を行うことが重要である．

4）行事や集団指導，その他の場面で養護教諭の観察に基づいて個別指導の必要性を把握した場合

専門的視点での観察から得られた情報から，児童生徒の心身の健康状態をアセスメントし，保健指導の必要性を明確にすることは，養護教諭に期待される固有の役割と責任である．自ら訴えることができない場合や，自分自身でも気付かない重大な健康上の問題点に気づき，必要な指導を行うことは，児童生徒の生涯に影響を及ぼす可能性を含む．表情や皮膚の状態，行動，体型，服装，整容等の変化から，特に心の不安定や疾患の徴候が疑われることがある．保健指導に加え，必要に応じて関係機関と連携することが重要である．

5）養護教諭以外の教職員から個別指導の協力依頼があった場合

養護教諭は健康に関する専門的知識が最も豊かな職員として，学級担任やその他の教職員から児童生徒の健康問題の相談と保健指導の依頼を受ける立場にある．養護教諭は児童生徒に対して学級担任と異なる関係性にあるため，児童生徒の健康状態を先入観なく客観的にアセスメントでき問題の本質が明らかになりやすい．

6）保護者から保健指導の依頼があった場合

学校よりも家庭内で顕著となる健康上の問題に関して，保護者だけでは解決できないと判断した場合や，養護教諭からの指導の効果を期待する場合に，保護者から直接あるいは学級担任等を通して，相談や保健指導の依頼を受ける場合がある．一見学校生活では問題なくみえる児童生徒であっても，帰宅後や夜間に心身の健康問題が表れていることがあり，このような場合には保護者の言葉を傾聴するとともに，可能な限り客観的な情報を得た上で，家族機能を含め総合的なアセスメントを行うことが重要である．保健指導は当該の児童生徒を中心に行うが，家族への働きかけや医療機関その他関係機関との連携が必要となる場合がある．

2　個別保健指導の対象と内容

個別保健指導の対象と内容は，以下の通りである．

1）健康診断の結果，保健指導を必要とする者

健康診断の結果，受診や治療および生活習慣の改善などが必要な児童生徒に対しては，科学的根拠に基づいた説明と具体的方策などを指導する．

2）保健室等での児童生徒の対応を通して，保健指導の必要性がある者

けがや病気または自覚症状を訴えたり，自ら助言を求めたりして保健室に来室した場合は，健康に関する興味や関心が高まっており，保健指導への動機づけが容易である．指導の効果が得られるよう，児童生徒の求める内容に即した保健指導が重要である．

3）日常の健康観察の結果，保健指導を必要とする者

日常の健康観察から，児童生徒本人や保護者が把握できていない健康課題が見つかることがある．そのためには，観察者の専門的知識や視点を最大限に活用する必要がある．

4）心身の健康に問題を抱えている者

悩みや不安を身体症状として訴えたり，心の問題が身体症状を誘発したりすることがある．主訴の根底にある心の問題を把握し，心身の問題への保健指導を行う．

5）健康生活の実践に関して問題を抱えている者

体調不良の頻度が高い場合や，何度も同様の傷病で来室するような場合，その他生活習慣が原因と思われる症状を訴える場合は，日常生活に対する保健指導が必要である．

6）その他

障害や慢性疾患，発育上の課題を有する児童生徒に対して，保健管理的立場からの保健指導が必要な場合もある．

III 健康課題の背景に応じた個別保健指導の内容

1 生活行動に関連する健康課題への継続的な支援が必要な児童生徒の個別保健指導

日常の生活行動のあり様は，児童生徒の生涯にわたる生活習慣の形成や健康に大きな影響を及ぼす．以下の内容について，必要時に機を逸せず個別保健指導を行う．

1）身体や衣服の清潔に関する指導

身体や衣服，身の回りの持ち物などの清潔が保てない児童生徒に対して，清潔を維持することの意義と健康への関連を伝える．また，継続的な指導を行うことによって，生活行動の変容を図る．

2）食事に関する指導

食事の偏りが目立つ場合は，発育や健康づくりに適した食事の内容や食物の選択に関した指導を行う．食事に関連して発生する重大な健康問題を早期に把握し，必要な場合は健康相談につなげる．

3）睡眠や運動などの生活習慣に関する指導

睡眠や睡眠に関連する時間の使い方等について，特に乱れが生じている児童生徒に対して指導を行う．近年の特徴として，マルチメディアの利用方法や時間が児童生徒の睡眠に影響を及ぼしていることから，対象の児童生徒の実態に即した指導が必要である．また，体を動かす機会の減少は，生活習慣病への発展の恐れがある．運動量の少ない児童生徒に対しては，抽象的な指導ではなく，具体的な方法や達成可能な目標を示して，計画的で継続的な保健指導を展開することが肝要である．

4）その他の生活習慣に関する指導

歯磨きなど，低年齢から家庭内での習慣づけが重要な保健行動や，飲酒・喫煙など，将来の生活行動に影響する健康課題に対する保健指導を，児童生徒個人の特性や家庭環境にあわせて行う．

5）性の問題に関した指導

性の発達は，どの発達段階においても個人差が大きい．保健指導では集団指導と個別指導によって相互に補完することが重要である．心身の健康を損なうような性の逸脱行動を防止するための健全な異性観や生命観，適切な意思決定と行動選択ができる力を育成するための指導を行う．

2 予期しない健康問題の発生に関して適宜な指導が必要な児童生徒の個別保健指導

学校の教育活動の中で児童生徒に突発的な健康問題が生じる機会は多い．その際の保健指導は適宜に行われる必要がある．

1）突発的な傷病発生時の指導

学校内で突発的に生じる病気やけがの発生時は，児童生徒が健康課題について思考し，解決方法を体得する機会ともなる．課題解決とともに，児童生徒が生涯にわたり，自らの力で健康の実現を図れる能力を養うための指導を行う．

２）不安や悩みが生じた際の指導

　人間関係やその他の課題が予期せずに生じた際に，心の健康の指導を行う．発達段階や個人差を十分に把握し，適切な指導を適時に行う必要がある．継続的な指導や関係機関との連携が必要な場合がある．

Ⅳ　個別保健指導のすすめ方と留意点

1　個別保健指導のすすめ方

１）保健指導の必要性に気付き健康課題とその背景を
　　明確化する

　様々な活動の中から，保健指導の必要性を把握し，健康課題やその背景の概要を理解する．身体状況の観察と並行して，本人の訴え，他の教職員や家族，友人，医療関係者等からの情報に基づき，養護教諭としての専門的見地から社会的，家庭的背景を含めた総合的なアセスメントを行い，健康課題やその背景要因を明らかにする．

２）保健指導の方向性を打ち出し目標を設定する

　アセスメントをもとに保健指導の目標を設定したうえで，指導方針を打ち出す．保健指導の時期，場所，指導者，本人以外の対象者，連携先等の環境調整や，指導の具体的内容や順序，場合によっては指導教材を準備することが，保健指導の成果を最大限に得るための重要な要因となる．

３）保健指導を実施する

　対象者の発達段階や指導中の反応，理解度に適した内容と方法で指導を展開する．

４）保健指導の成果を評価する

　事前に設定した目標の達成度によって，経過観察や継続指導等，その後の保健指導の方向性を検討する．

2　個別保健指導実施上の留意点

１）児童生徒の将来を見すえた教育的見地からの指導

　個別保健指導は言うまでもなく教育活動の一環であ

ることから，現在直面している心身の健康問題を解決するだけではなく，児童生徒の将来を見すえた教育的見地に立った指導が求められる．つまり，子どもに生じたけがや病気等の健康問題に対して，子ども自身が積極的に解決しようとする姿勢や解決のための能力を育成することが重要な目的の一つである．

２）継続的な指導

　内容によっては，継続的な個別保健指導が必要な場合がある．その場合は，対象の児童生徒を継続して観察し，発達段階への配慮やその他の情報について総合的に判断しながら，目標にむけた指導を行う．

３）プライバシーへの配慮

　個人情報保護法を遵守し，家族を含めた児童生徒のプライバシーに配慮する．また，家族や本人の許可なく，不必要に情報をもらさないことが，保健指導への信頼を高めることにつながる．

４）関係者や関係機関との連携

　保健指導を必要とする児童生徒に関する情報は，学級担任等と共有し，指導の方向性や留意点等を共通理解することが重要である．また，学校保健安全法施行規則において，学校医，学校歯科医，学校薬剤師は，保健指導に従事することが職務として明記されており，保健指導の場面や対象者，内容により，積極的に連携することも養護教諭の役割といえる．スクール・カウンセラーやスクール・ソーシャルワーカー，栄養教諭，学校医及び医療機関，その他の関係機関の協力を得るために連携を深め組織化しておくことが重要である．

５）家庭との連携

　家庭の理解や協力を得ることが保健指導の成果を高めることにつながる．特に医療機関の受診を要する問題や生活習慣の改善等に関する指導は，保護者との円滑な連携のもとに行われることが重要である．

６）健康相談への発展

　長期的なかかわりが必要な健康問題や，人間関係を

含む心の問題など，場合によっては，健康相談として位置付け，継続的な相談や支援に発展させる必要がある．

引用・参考文献

1）衛藤隆・岡田加奈子編：学校保健マニュアル改訂9版，南山堂，2017，東京

2）学校保健・安全実務研究会：新訂版学校保健実務必携第4次改訂版，第一法規，2017，東京

3）小倉学：学校保健，光生館，1983，東京

4）瀧澤利行編著：基礎から学ぶ学校保健，建帛社，2008，東京

5）采女智津江編：新養護概説，少年写真新聞社，2008，東京

6）保健室利用状況に関する調査報告書（平成18年度調査結果），日本学校保健会，2008，東京

7）養護教諭実務研究会編集：養護教諭—知っておきたい保健と教育のキーワード，第一法規出版，東京

8）三木とみ子編：四訂養護概説，ぎょうせい，2009，東京

9）文部科学省：教職員のための子どもの健康相談及び保健指導の手引，2011，東京

事例1

対象：中学校2年女子

指導内容領域：けがの手当てと予防

キーワード：足関節捻挫，RICE法

保健指導の経過：

　中学校2年の女子生徒が，体育の授業でバスケットボールのミニゲームをしている最中に右足首をひねったため，体育の教科担任に指示されて保健室に来室した．観察や問診の結果，右足関節の捻挫の可能性が高いと判断した．女子生徒は「すぐに体育館に戻ってゲームに参加したい」と訴えたため，RICE法を実施しながら，保健の授業で学習した応急手当の内容を思い出させ，関節の構造と足首が腫れている原因及び，RICE法の必要性について再度説明した．生徒は準備運動の重要性と，捻挫した場合の対処方法を理解し，「今度捻挫したら，自分でもRICE法をやってみます」と，今後の自分の生活に役立つと考えた様子であった．教科担任に経過を報告するとともに，保健だよりや掲示物の作成を検討した．

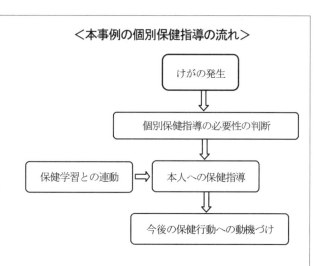

＜本事例の個別保健指導の流れ＞

けがの発生

↓

個別保健指導の必要性の判断

↓

保健学習との連動 ⇒ 本人への保健指導

↓

今後の保健行動への動機づけ

資料14-1　個人カード記載例

個人カード（保健指導用）				
氏名　山田 健太　　　性別　男　　平成14年3月14日生				
所属	1年　組　　2年組　　3年　組　　4年　組　　5年2組　　6年　組			
現病歴・既往歴	アトピー性皮膚炎			
特記事項				
来室日時	本人の訴え	指導内容	アセスメント	結果
年　月　日 （　）曜 限目 時　分～ 時　分			定期健康診断の結果, 低身長の可能性が考えられ, 学校医に相談し, 専門的な立場から助言をいただき, 保健指導の方向性を検討する必要がある. 定期健康診断　4月21日 身長　　　cm 体重　　　kg 成長曲線表作成	終了 経過観察 継続(次回　月　日) 連絡(担任・学校医　) その他
年　月　日 （　）曜 限目 時　分～ 時　分	先生, どうやったら背が伸びる？ お母さんは, 生まれるのが遅いから小さくても当たり前というばかり. チビって言われるのがくやしい. 牛乳きらいだから小さいのかな.	身長が伸びるのには, 食事, 運動, 睡眠と成長ホルモンと遺伝が関係していることを伝える. くやしい気持ちを受容し, 身長で人間の価値が決まるわけではないことを説明.	＜○○先生より＞ 成長曲線から, 検査を受けた方が望ましいとのこと. 治療が必要ならば早く開始する方がよいため検査と治療ができる専門医を受診すればよいのでは, という助言を受けた. 必要があれば適切な小児科医を紹介します, とのこと. 本人が気にしていることもあり, 学級担任から家庭に連絡し, 受診をすすめてもらう必要がある.	終了 経過観察 継続(次回　月　日) 連絡(担任・保護者　) その他
年　月　日 （　）曜 限目 時　分～ 時　分	早生まれなので, 大丈夫と思っていたのですが, 受診させてみます. 本人がそれほど気にしているとは思っていませんでした.		受診の結果を待って, 今後の対応を検討する	終了 経過観察 継続(次回　月　日) 連絡(　　　　　) その他
年　月　日 （　）曜 限目 時　分～				終了 経過観察 継続(次回　月　日) 連絡(　　　　　) その他

令和4年度（令和3年度実施）養護教諭採用試験問題

① 「学校・教育委員会等向け虐待対応の手引き」（令和2年6月改訂版　文部科学省）に示されている虐待が及ぼす子供への影響のうち，下線部①～④の記述について，正誤の組合せとして最も適切なものを，下の1～6のうちから一つ選べ．

身体的影響	知的発達面への影響	心理的影響
外傷のほか，栄養障害や体重増加不良，①低身長などがみられます．②運動不足により成長ホルモンが抑えられた結果，成長不全を呈することもあります．	安心できない環境で生活することや，学校への登校もままならない場合があり，そのために，もともとの能力に比しても知的な発達が十分得られないことがあります．	他人を信頼し③愛着関係を形成することが困難となるなど対人関係における問題が生じたり，自己肯定感が持てない状態となったり，④自閉的・内向的な行動をとったり，多動などの症状が表れたりすることがあります．

```
1  ① 誤    ② 正    ③ 誤    ④ 誤
2  ① 正    ② 正    ③ 正    ④ 正
3  ① 誤    ② 誤    ③ 正    ④ 正
4  ① 正    ② 誤    ③ 誤    ④ 誤
5  ① 誤    ② 正    ③ 誤    ④ 正
6  ① 正    ② 誤    ③ 正    ④ 誤
```

（大分県）

② 「教職員のための子どもの健康相談及び保健指導の手引（平成23年8月　文部科学省）」「第3章学校における健康相談の進め方と支援体制づくり」「5　不登校及び保健室登校への対応」「（2）保健室登校への対応」に示されている指導のポイントに関する記述として適切なものを①～⑦の中から三つ選びなさい．ただし，解答の順序は問わないものとする．

① 全職員が保健室登校は養護教諭と学級担任だけに任せるべきであり，学校体制の中で取り組んでいく問題ではないという共通認識を持つこと．

② 保健室にいることで安全感を得られるようにするとともに，児童生徒との信頼関係を深めることが初期には大切である．

③ 支援計画を立てる必要はなく，学級担任は毎日保健室へ来て声をかける，教科担当はワークの課題を出し教科指導に当たるなど，各自がよいと考えることを行なう．

④ 児童生徒の様子（表情・態度・会話等）を見ながら，できそうならお手伝いをさせる，学級担任に連絡をさせる，好きな教科の授業に行かせるなどを試みる．

⑤ 児童生徒の情緒が安定し，元気になり，保健室へ来室する児童生徒たちとの会話などができるようになったら，学級担任等と相談して，学級へ戻すタイミングを見計らって，背中を押すことが大切である．

⑥ 保健室での養護教諭と児童生徒たちの会話や対応などを毎日見ていることは，社会性を養う一助とはならないことを認識する．

⑦　長期化してもよいが，その場合には指導方法は絶対に変更してはいけないことを，保護者や関係教職員が十分認識しておく必要がある．

（三重県）

③　保健教育，安全教育及び保健室経営に関する内容について，次の(1)～(4)の問いに答えよ．

(1)　文部科学省資料「児童生徒の健康に留意してICTを活用するためのガイドブック」（平成26年）に示されている，具体的な改善方策について述べた各文のうち，正しいものを○，誤っているものを×とした場合，正しい組合せはどれか．1～5から一つ選べ．

《タブレットPC》

A　児童生徒の姿勢が悪い場合は，タブレットPCの置き方を工夫しても，画面が見えにくいため，まずは児童生徒の姿勢がよくなるように指導する．

B　画面の明るさについては，環境に応じて教員が設定し，児童生徒自身で設定を変えさせないよう指導する．

C　児童生徒の視線とタブレットPCの画面を直交する角度に近づけることで画面が見やすくなるため，そうなるようにタブレットPCの角度を調節するよう指導する．

《電子黒板》

D　電子黒板付近の照明だけでなく，室内の照明は全て消して利用するのが望ましいことから，画面の見やすさを確保できるように電子黒板の明るさを調整する．

	A	B	C	D
1	○	×	×	○
2	○	×	○	×
3	×	○	○	×
4	○	○	×	×
5	×	○	○	○

（大阪府）

第15章　健康相談

I　健康相談の目的

健康相談の目的は，児童生徒等の心身の健康に関する問題について，児童生徒等や保護者等に対して，関係者が連携し相談等を通して問題の解決を図り，学校生活によりよく適応していけるように支援していくことである．（文部科学省「教職員のための子どもの健康相談及び保健指導の手引」2011（平成23）年8月）

1　健康相談の法的根拠

健康相談は，従来，学校医または学校歯科医が行うものとされてきたが，改正された学校保健安全法では，養護教諭や担任教諭などの関係職員においても担うことが示された．学校保健安全法第8条「学校においては，児童生徒等の心身の健康に関し，健康相談を行うものとする．」第9条「養護教諭その他の職員は，相互に連携して，健康相談又は児童生徒等の健康状態の日常的な観察により，児童生徒等の心身の状況を把握し，健康上の問題があると認めるときは，遅滞なく，当該児童生徒等に対して必要な指導を行うとともに，必要に応じ，その保護者に対して必要な助言を行うものとする．」第10条「学校においては，救急処置，健康相談又は保健指導を行うに当たっては，必要に応じ，当該学校の所在する地域の医療機関その他の関係機関との連携を図るよう努めるものとする．」と規定されている．

また，この改正（2009（平成21）年）について，文部科学省スポーツ青少年局長通知には，「近年，メンタルヘルスに関する課題やアレルギー疾患等の現代的な健康課題が生ずるなど児童生徒等の心身の健康問題が多様化，深刻化している中，これらの問題に学校が適切に対応することが求められていることから，第9条においては，健康相談や担任教諭等の行う日常的な健康観察による児童生徒等の健康状態の把握，健康上の問題があ

ると認められる児童生徒等に対する指導や保護者に対する助言を保健指導として位置付け，養護教諭を中心として，関係教職員の協力の下で実施されるべきことを明確に規定したものであること．したがって，第8条の健康相談についても，児童生徒等の多様な健康課題に組織的に対応する観点から，特定の教職員に限らず，養護教諭，学校医・学校歯科医・学校薬剤師，担任教諭など関係教職員による積極的な参画が求められるものであること」と明記している（「学校保健法等の一部を改正する法律の公布について」2008（平成20）年7月9日）．

また，学校保健安全法施行規則においては学校医，学校歯科医，学校薬剤師の職務として，第22条では学校医，第23条では学校歯科医，第24条では学校薬剤師らが，「それぞれが法第8条の健康相談に従事すること」が定められている．

このように学校において行われる健康に関する相談について，文部科学省（2011.8）「教職員のための子どもの健康相談及び保健指導の手引」では，「健康相談について，従来，学校医，学校歯科医が職務として行う『健康相談』と養護教諭が職務の特質と保健室の機能を十分に生かした『健康相談活動』としていたが，改正された学校保健安全法では，健康相談は特定の教職員に限らず，養護教諭，学級担任等，学校医，学校歯科医，学校薬剤師等の校内関係者のみならず，地域の関係機関等とも連携して組織的に健康相談を行う必要がある．」としている．また，「心身の健康問題を解決する過程で，自分自身で解決しようとする人間的な成長につながることから，健康の保持増進だけではなく教育的意義が大きい」として「健康相談と保健指導が切り分けられないものである．」と述べられている．

2　健康相談の対象者

健康相談の対象者として，文部科学省2011（平成23）年8月「教職員のための子どもの健康相談及び保健指導の手引」では，以下のものを挙げている．

1）健康診断の結果，継続的な観察指導を必要とする者
2）保健室等での児童生徒の対応を通して健康相談の必要性があると判断された者
3）日常の健康観察の結果，継続的な観察指導を必要とする者（欠席・遅刻・早退の多い者，体調不良が続く者，心身の健康観察から健康相談が必要と判断された者等）
4）健康相談を希望する者
5）保護者等の依頼による者
6）修学旅行，遠足，運動会，対外運動競技会等の学校行事に参加させる場合に必要と認めた者
7）その他

3　健康相談の進め方

健康相談は養護教諭をはじめ学級担任など，学校医，学校歯科医，学校薬剤師などの校内関係者や地域の関係機関などとも連携して組織的に健康相談を行う必要がある．

「教職員のための子どもの健康相談及び保健指導の手引」では，健康相談のプロセスとして以下のことが示されている（図15-1）．

1）健康相談対象者の把握（相談の必要性の判断）
2）問題の背景の把握
3）支援方針・支援方法の検討
4）実施・評価

4　健康相談実施上の留意点

養護教諭，学級担任，学校医，学校歯科医，学校薬剤師などの校内関係者や地域の関係機関などによる健康相談を実施するにあたって留意すべきことは，関係者との共通理解である．それぞれの専門的立場から協議し，対象事例を十分理解した上で計画的・組織的に展開されなければならない．この際，事例内容により多くの関係者がかかわることになるが，守秘義務は健康相談実施上の根幹にかかわるものである（表15-1，表15-2，表15-3）．

1）学校保健計画に健康相談を位置付け，計画的に実施する．また，状況に応じて計画的に行われるものと随時に行われるものとがある．
2）学校医・学校歯科医・学校薬剤師などの医療的見地から行う健康相談・保健指導の場合は，事前の打合せを十分に行い，相談の結果について養護教諭，学級担任などと共通理解を図り，連携して支援を進めていくことが必要である．
3）健康相談の実施について周知を図るとともに，児童生徒，保護者などが相談しやすい環境を整える．
4）相談場所は，相談者のプライバシーが守られるように十分配慮する．
5）継続支援が必要な者については，校内組織及び必要に応じて関係機関と連携して実施する．

学校において行われる健康相談に求められることは，あくまで「早期発見」であり，「相談」の場であること，「連携」して実践されること，「教育的」でなければならないなどに留意しなければならない．

5　養護教諭が行う健康相談

1）養護教諭が行う健康相談の位置づけ

児童生徒の健康問題は複雑多様化している中，心の健康問題が深く関わっていることが指摘されている．

文部科学省の保健体育審議会は，「生涯にわたる心身の健康の保持増進のための今後の健康に関する教育及びスポーツの振興のあり方について」（平成9年9月22日）において，養護教諭の新たな役割を答申した．

「近年の心の健康問題等の深刻化に伴い，学校におけるカウンセリング等の機能の充実が求められるようになってきている．この中で，養護教諭は，児童生徒の身体的不調の背景に，いじめなどの心の健康問題がかかわっていること等のサインにいち早く気づくことのできる立場にあり，養護教諭のヘルスカウンセリング（健康相談活動）が一層重要な役割を持ってきている．」とし，健康相談活動は養護教諭の新たな役割となった．

また，「養護教諭の行うヘルスカウンセリングは，養護教諭の職務の特質や保健室の機能を十分に生かし，

児童生徒の様々な訴えに対して，常に心的な要因や背景を念頭に置いて，心身の観察，問題の背景の分析，解決のための支援，関係者との連携など，心や体の両面への対応を行う健康相談活動である．」と健康相談活動が定義された．

　この結果，1998（平成10）年に教育職員免許法施行規則が改正され，「健康相談活動の理論及び方法」が養護教諭養成においては免許取得のための必須科目となった．

　このように1997（平成9）年の保健体育審議会答申の後，2008（平成20）年の中央教育審議会答申においても，養護教諭の職務は保健管理，保健教育，健康相談，保健室経営，保健組織活動であるとし，健康相談における役割が述べられた．また，学校保健安全法においても，養護教諭は学級担任などと相互に連携して行う健康相談が明確に規定されるなど，個々の心身の健康問題の解決に向けて養護教諭の役割が求められている．

　さらに，2017年3月には文部科学省は「現代的健康課題を抱える子供たちへの支援〜養護教諭の役割を中心として〜」においても，養護教諭は，教諭とは異なる専門性に基づき，心身の健康に課題のある児童生徒に対して指導を行っており，従来から力を発揮していた健康面の指導だけでなく，生徒指導面でも大きな役割を担っている．このように児童生徒の相談において重要な役割を担っていると述べている．

　この中では，児童生徒の心身の健康の保持増進に向けた取組の基本的な考え方として，養護教諭は児童生徒が生涯にわたって健康な生活を送るために必要な力を育成するために，教職員や家庭・地域と連携しつつ，日常的に「心身の健康に関する知識・技能」「自己有用感・自己肯定感（自尊感情）」「自ら意思決定・行動する力」「他者と関わる力」を育成する取組を実施するとしている．

2）養護教諭の職務の特質として挙げられる主な事項
　保健体育審議会答申で述べられている養護教諭の職務の特質について，「健康相談の手引き」では以下の事項を挙げている．
(1)　全校の子どもを対象としており，入学時から経年的

に児童生徒の成長・発達を見ることができる．
(2)　活動の中心となる保健室は，誰でもいつでも利用でき安心して話ができるところである．
(3)　子どもは，心の問題を言葉に表すことが難しく，身体症状として現れやすいので，問題を早期に発見しやすい．
(4)　保健室頻回来室者，不登校傾向者，非行や性に関する問題など様々な問題を抱えている児童生徒と保健室でかかわる機会が多い．
(5)　職務の多くは学級担任をはじめとする教職員，学校医等，保護者等との連携の下に遂行される．

3）求められる資質
　健康相談において求められる養護教諭の資質を答申は次のように示している．
(1)　「心の健康問題と身体症状」に関する知識理解と対応力
　保健室を訪れた児童生徒に接したときに①心の健康問題と身体症状に関する「知識理解」②これらの観察の仕方や受け止め方等についての確かな「判断力」③「対応力（カウンセリング能力）」などが必要であるとしている．
(2)　現代的な健康課題を解決する力量
　健康に関する現代的な課題解決のために，個人または集団の児童生徒の情報を収集し，健康課題をとらえる力量や解決のための指導力が必要である．これらの専門的知識・技能が等しく求められるが，1995（平成7）年の保健主事登用の制度改正などから，養護教諭には企画力，実行力，調整力などを身につけることが求められている．
(3)　連携能力
　心の健康問題などへの対応は，養護教諭のみではなく，生徒指導の観点から教諭も担当するものであるとしていることから，関係する教職員などとの連携能力が求められる．連携においては，守秘義務を遵守しなければならない．
　2011（平成23）年に文部科学省から出された「教職員のための子どもの健康相談及び保健指導の手引」において，「養護教諭は，職務の特質から児童生徒の心身の

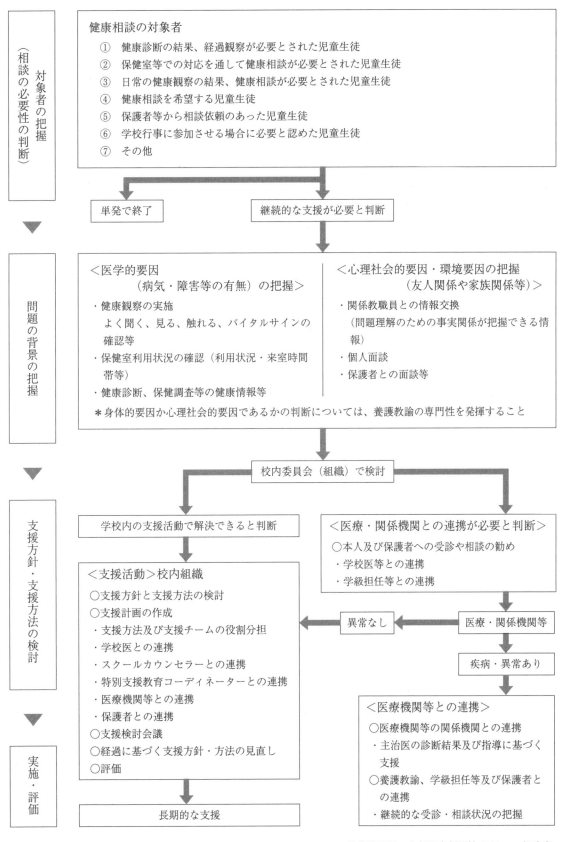

図 15 − 1　学校における健康相談の基本的なプロセス

[出典　文部科学省「教職員のための子どもの健康相談及び保健指導の手引」2011（平成23）年]

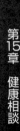

表 15 - 1　健康相談個人記録票

委員会への報告日	令和　　　年　　　月　　　日　　　曜日

事例の概要（初回提出用）

児童生徒氏名		年　組　男　・　女		歳
担任氏名		報告者氏名		
問題の概要 （報告者の現時点における 把握）				
関係者からの情報収集 ◇学級（ホームルーム） 　担任所見 ◇養護教諭所見 ◇子どもの問題把握に必要 　と思われる情報について 　記入 例： ◇出欠席・遅刻・早退状況 ◇友人関係 ◇成績 ◇家庭状況 ◇保健室来室状況 ◇健康状況　等				

＊　各学校の実状に応じて作成する。

「子どものメンタルヘルスの理解と問題への対応」（財）日本学校保健会　平成 19 年より

[出典：文部科学省「教職員のための子どもの健康相談及び保健指導の手引」（2011（平成23）年8月）]

表 15 − 2　支援検討会議記録票

※個人情報につき取扱注意　　　　　　　　　　　　　　　　　　　　　○○○委員会会議録

会議開催日時	令和　　　年　　　月　　　日　　　曜日		時　間	～
会議開催場所		司会者氏名	記録者氏名	
出席者氏名				

報告事例の概要

検討回数		新規　・　継続（　　　回目）				
児童生徒氏名			年　　組	男　・　女	歳	
担任氏名			報告者氏名			
問題の概要 （問題の把握）						
話し合った内容	対応策の検討 ◇事例の問題解決のための事実 　関係が把握できる情報収集 ◇問題の分析 ◇問題を解決するための方策 　（支援方針・計画の検討） ◇役割分担 ◇事例検討会 ◇経過に基づく支援方針・方法の 　見直し ◇校内関係者との連携 ◇学校医との連携 ◇保護者との連携　等					
	関係機関との連携 ◇主治医との連携（指導事項等） ◇専門家のアドバイス　等					
	経過報告 ◇子どもの変容と成長の要因 ◇本人及び保護者等の様子　等					
	評　価					
次回開催予定日		令和　　　年　　　月　　　日　　　曜日			終了	

＊　各学校の実状に応じて作成する。

「子どものメンタルヘルスの理解と問題への対応」（財）日本学校保健会　平成 19 年より

［出典：文部科学省「教職員のための子どもの健康相談及び保健指導の手引」（2011（平成23）年 8 月）］

表15−3　地域の主な関係機関とその役割

地域社会の主な関係機関	主な役割	主な専門職と役割
教育センター 教育委員会所管の機関	子どもの学校や家庭での様子等を聞き取り、必要に応じて各種心理検査等を実施し、総合的に判断した上で、学校・家庭での対応や配慮等の具体的支援について、相談員がアドバイスする。医療機関等との連携も行っている。	○心理職 　臨床心理士（心理カウンセリング、教職員・保護者への指導・助言等） ○臨床発達心理士 　発達心理を専門とした心理職
子ども家庭相談センター （児童相談所）	子どもの虐待をはじめ専門的な技術援助及び指導を必要とする相談に応え、問題の原因がどこにあるか、どのようにしたら子どもが健やかに成長するかを判定し、その子どもに最も適した指導を行っている。	○児童福祉司 　児童の保護・相談 ○児童心理司 　心理判定
精神保健福祉センター	心の問題や病気、アルコール・薬物依存の問題、思春期・青年期における精神医学的問題について、専門の職員が相談に応じている。また、精神保健福祉に関する専門的機関として、地域の保健所や関係諸機関の職員を対象とする研修を行ったり、連携や技術協力・援助をとおして地域保健福祉の向上のための活動をしている。	○精神科医 　精神福祉相談 ○精神保健福祉士 　精神福祉領域のソーシャルワーカー ○保健師 　健康教育・保健指導 ○心理職 　臨床心理士（心理カウンセリング、本人・保護者への指導・助言等）
発達障害者支援センター	自閉症等発達障害に対する専門的な相談支援、療育支援を行う中核的な拠点センターとして活動を行っている。自閉症、アスペルガー症候群、学習障害（LD）、注意欠陥多動性障害（ADHD）などの発達障害のある子どもや家族にかかわるすべての関係者のための支援センターである。	○精神科医 ○心理職 　臨床心理士（心理査定、心理カウンセリング、本人、保護者への指導・助言） ○保健師 　健康教育・保健指導
保健所（健康福祉事務所） 保健センター	子どもの虐待及びドメスティック・バイオレンス（DV）をはじめ、難病の相談や講演会・交流会等、子どもと家庭の福祉に関する相談指導を行っている。	○医師 ○社会福祉士 　ソーシャルワーカー ○保健師 　健康教育・保健指導
警察 少年サポートセンター	万引き、薬物乱用等の非行、喫煙や深夜はいかい等の不良行為、また、いじめ、児童虐待、犯罪被害等で悩んでいる子どもや保護者等からの相談に応じ、問題の早期解決に向け、支援する。	○心理職 　臨床心理士（心理カウンセリング、本人・保護者への指導・助言） ○警察関係者（少年相談、本人・保護者への指導・助言）

［出典：文部科学省「教職員のための子どもの健康相談及び保健指導の手引」（2011（平成23）年8月）］

健康問題を発見しやすい立場にあることから，いじめや児童虐待などの早期発見，早期対応に果たす役割や，健康相談や保健指導の必要性の判断，受診の必要性の判断，医療機関などの地域の関係機関等との連携におけるコーディネーターの役割などが求められている．」としている．

6　養護教諭以外が行う健康相談

　養護教諭以外の学級担任など，学校医，学校歯科医，学校薬剤師などが行う健康相談として，「教職員のための子どもの健康相談及び保健指導の手引」では以下のことが述べられている．

1）学級担任などが行う健康相談

　メンタルヘルスに関する課題やアレルギー疾患など，児童生徒の現代的な健康課題が顕在化している中，特定の教職員に限らず，この問題に組織的に対応する必要があることから，学級担任などにおいても，教員の立場から健康相談を適切に行うことが求められている．

　健康相談を実施するにあたっては，問題を早期に発見することが重要であり，そのためには，健康観察（朝の健康観察，授業中や放課後など学校生活全般における健康観察）をしっかり行う必要がある．健康観察は，身体的不調のみならず，不登校，虐待，人間関係の問題などの早期発見につながる重要な活動である．さらに，

表 15 － 4　学校における相談活動

名称	健康相談	養護教諭が行う健康相談	教育相談	カウンセリング
法的根拠等	学校保健安全法第 8 条・第 9 条・第 10 条学校保健安全法施行規則第 23 条・第 24 条・第 25 条	保健体育審議会答申（平成 9 年）中央教育審議会答申（平成 20 年）教育職員免許法施行規則第 9 条	学校教育法第 11 条学校教育法施行規則第 26 条教育職員免許法施行規則第 10 条中学校・高等学校学習指導要領解説（特別活動編）生徒指導提要	スクールカウンセラー活用事業実施要領
担当者	養護教諭，学校医・学校歯科医・学校薬剤師・学級担任等関係する教員	養護教諭	生徒指導担当教員・全教職員	スクールカウンセラー（臨床心理士，精神科医，大学教員等），スクールカウンセラーに準ずる者．
役割	児童生徒の心身の健康管理，指導助言，健康診断結果等における指導助言	養護教諭の職務の特質や保健室の機能を十分に生かし，児童生徒の様々な訴えに対して，常に心的な要因や背景を念頭に置いて，心身の観察，問題の背景の分析，解決のための支援，関係者との連携など，心や体の両面への対応を行う．	1 人 1 人の生徒の個性の伸張を図りながら，同時に社会的な資質や能力・態度を形成し，さらに将来において自己実現ができるような資質・態度を形成していくための指導助言で個々の自己指導力の育成をめざすもの．生徒指導として生徒の校則違反，逸脱行動，不適切な言動の指導助言と校則等による処罰	価値観にとらわれず，自由で中立的な立場から，心の問題により不安症状が顕れた児童生徒への自己理解とパーソナリティの成長を援助．共感的な理解と受容．児童生徒へのカウンセリング，教員や保護者等への助言・援助．
対象者	自主来談・呼び出しによる児童生徒（時には保護者も含む）	自主来談・呼び出しによる児童生徒（時には保護者も含む）	呼び出しによる児童生徒．多くは健康上問題がない（時には保護者も含む）．	種々の問題行動や不適応に陥っている児童生徒，教職員や保護者など
実施期日や場の特徴	場所や時間があらかじめ決められた場．	主に保健室において自主来談・呼び出し．	自主来談・呼び出し．学級，学校内，学校外，家庭	場所や時間があらかじめ合意により決められた場．

［出典　一丸藤太郎著「学校教育相談」ミネルヴァ書房 2005（平成 17）年　一部岡本加筆］

多様な児童生徒がいることを前提に，児童生徒との人間的な触れ合い，きめ細かい観察（児童生徒の変化を見逃さない），面接，保護者との対話を深める，関係者との情報の共有化などを通して，1人ひとりの児童生徒を客観的かつ総合的に理解し，問題の背景を的確にとらえた上で支援できるように努めることが大切である．

学級担任などが行う健康相談の実施に当たってのポイントは，1人で抱え込まず養護教諭をはじめ，関係者と連携し，児童生徒の心身の健康問題について情報の共有化を図り，組織的に対応することである．また，必要に応じて医療機関などと連携することが大切である．

2）学校医・学校歯科医・学校薬剤師などが行う健康相談

学校保健安全法の改正により，従来，学校医又は学校歯科医が行うとされてきた健康相談は，養護教諭，学校医・学校歯科医・学校薬剤師，学級担任などの関係職員による積極的な参画が求められるものとなった．

学校医などが行う健康相談は，受診の必要性の有無の判断，疾病予防，治療等の相談及び学校と地域の医療機関などとのつなぎ役など，主に医療的な観点から行われ，専門的な立場から学校及び児童生徒を支援していくことが求められている．

学校保健安全法施行規則への改正により，学校医などの職務執行の準則において，学校医及び学校歯科医のみならず，学校薬剤師の職務執行の準則にも新たに健康相談が加わった．また，これまで，学校歯科医の職務執行の準則においては，「・・・健康相談のうち歯に関する健康相談に従事すること」として健康相談の範囲を限定していたが，「法第8条の健康相談に従事すること」と改正され，範囲を限定する規定が削除された．

7　学校における相談活動

学校では，養護教諭，学級担任など，学校医，学校歯科医，学校薬剤師が行う健康相談の他に，教育相談・生徒指導担当教員や全教員による教育相談，学校カウンセラーによるカウンセリングなどが行われているが，いずれも，相互に共通理解を図りながら連携のもとで相談活動は進められなければならない（図15-1，表15-

1，表15-2，表15-3，表15-4）．

8　保健室登校

保健室登校とは，常時保健室にいるか，特定の授業に出席できても，学校にいる間は主として保健室にいる状態をいう．保健室利用状況調査（「保健室利用状況調査報告書」財団法人日本学校保健会）平成13年〜28年）によると，平成28年では保健室登校している児童生徒「有」の学校の割合は，小学校32.4％，中学校36.5％，高等学校36.8％であり，学校種間に大きな差はなかった．平成13年度からの推移を見ると各校種とも減少の傾向を示している．

表15-5　保健室登校の児童生徒の「有」の学校（％）

	小学校	中学校	高等学校
平成13年度	34.4	71.7	49.7
平成18年度	44.5	61.0	50.6
平成28年度	32.4	36.5	36.8

保健室登校については「教職員のための子供の健康相談及び保健指導の手引」（平成23年8月文部科学省）において，保健室登校への対応として以下の指導が示されている．確認事項として

ア　本人が保健室登校を望んでいるか．

イ　保護者が保健室登校を理解しており，協力が得られるか．

ウ　全教職員（校長，学級担任，学年主任等）の共通理解及び協力が得られるか．

エ　保健室登校に対応できる校内体制が整っているか．

オ　支援計画が立てられているか．

また，指導のポイントとして

ア　全職員が保健室登校は養護教諭と学級担任だけに任せるものではなく，学校体制の中で取り組んでいく問題であるという共通認識を持つこと．

イ　保健室にいることで安全感を得られるようにするとともに，児童生徒との信頼関係を深めることが初期には大切である．

ウ　支援計画を立て，学級担任は毎日保健室へ来て声をかける，教科担当はワークの課題を出し教科

指導に当たるなど，役割分担を行って対応する．

エ　児童生徒の様子（表情・態度・会話等）を見ながら，できそうならお手伝いをさせる，学級担任に連絡をさせる，好きな教科の授業に行かせるなどを試みる．

オ　児童生徒の情緒が安定し，元気になり，保健室へ来室する児童生徒たちとの会話などができるようになったら，学級担任等と相談して，学級へ戻すタイミングを見計らって，背中を押すことが大切である．「つらかったら戻っていいよ」，「今日は，教室で楽しいことがあるそうだよ」など，いろいろな背中の押し方がある．

カ　保健室での養護教諭と児童生徒たちの会話や対応などを毎日見ていることは，社会性を養う一助となっていることを認識する．

キ　長期化することは好ましくないので，その場合に

は指導方法の再検討が必要となることを，保護者や関係教職員が十分認識しておく必要がある．

9　自殺予防

文部科学省の「現代的健康課題を抱える子供たちへの支援～養護教諭の役割を中心として～」（2017年3月）において，資料として取り上げられたのは文部科学省：「教師が知っておきたい子どもの自殺予防」（2009年3月）である．児童生徒の自殺や自殺志願が，学校内における「いじめ」に起因することが多くみられる．そのために，自殺予防のマニュアルとされたものであるが，そこでは，自殺予防対策として養護教諭の役割が求められている．

また，文部科学省は，令和2年中の児童生徒の自殺者数は，前年比で4割増，そのうち，女子中高生は約2倍となっていることを明記し，令和2（2020）年度にお

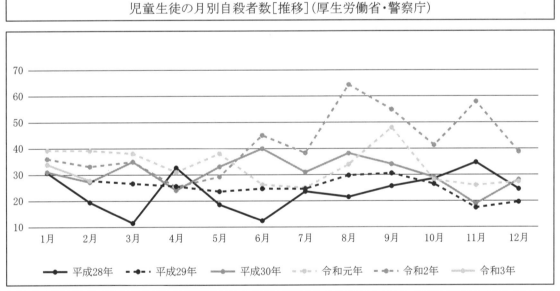

年度	1月	2月	3月	4月	5月	6月	7月	8月	9月	10月	11月	12月	計
平成 28 年	31	20	12	33	19	13	24	22	26	29	35	25	289
平成 29 年	34	28	27	26	24	25	25	30	31	27	18	20	315
平成 30 年	26	24	29	19	31	38	28	34	31	29	16	28	333
令和元年	32	31	35	28	27	21	20	29	42	24	23	27	339
令和 2 年	35	32	34	25	29	45	37	64	53	38	48	39	479
令和 3 年	34												34

（出典）厚生労働省「自殺の統計：地域における自殺の基礎資料」（暫定値）を基に文部科学省において作成

〈ポイント〉令和2年8月における児童生徒の自殺者数は64人で，前年同月と比較して約2倍．

図 15 － 2　児童生徒の月別自殺者数［推移］

［出典：文部科学省 Web サイト[1]］

資料　教師が知っておきたい子どもの自殺予防（一部抜粋）

(1)　相談しやすい雰囲気づくり

　　子どもの自殺の危険を察知するのは，本人の訴えはもちろんだが，一番身近にいる保護者や友人，学校においては学級担任や関係する教職員の気づきからである．いつでも，どこでも子どもの声に気づくことができる校内体制をつくる．

(2)　言葉にならない声の気づき

　　子どもの救いを求める声に気づき手を差し伸べることができるのは，教師やスクールカウンセラーばかりではない．子どもの問題に最初に気づくのが，図書館司書や事務職員，用務員，給食調理員などの学校職員のこともある．

(3)　多角的な視点を生かした子ども理解

　　多角的な視点から子どもを理解しきめ細かい対応を行うために，「学校全体で子どもを教育している」という認識を常に持って，情報を共有できる体制をつくることが大切である．

また，自殺の危険が高まった子どもへの対応においてTALKの原則が求められている．

資料　TALKの原則

Tell：言葉に出して心配なことを伝える

Ask：「死にたい」という気持ちについて素直に尋ねる

Listen：絶望的な気持ちを傾聴する

　　死を思うほどの深刻な問題を抱えた子どもに対しては，子どもの考え方や行動を良し悪しで判断するのではなく，そうならざるを得なかった，それしか思いつかなかった状況を理解することが必要である．そうすることで，子どもとの信頼関係も強まる．徹底的に聴き役に回るならば，自殺について話すことは危険ではなく，予防の第一歩になる．これまでに家族や友だちと信頼関係を持てなかったという経験があるため，助けを求めたいのに，救いの手を避けようとしたり拒否したりという矛盾した態度や感情を表す子どももいる．不信感が根底にあることが多いので，そういった言動に振り回されて一喜一憂しないようにすることが大切である．

Keep safe：安全を確保する

　　危険と判断したら，まず一人にしないで寄り添い，他からも適切な援助を求めるようにする．

　このTALKの原則に基づき，1人で抱え込むのではなく，職員がチームで対応することが非常に重要なのであるとしている．

いては新型コロナウイルス感染症による影響を考慮し，「児童生徒の自殺予防について（通知）」（令和3年3月）を発出した．その中で，

(1)　学校における早期発見に向けた取組

(2)　保護者に対する家庭における見守りの促進

(3)　学校内外における集中的な見守り活動

(4)　ネットパトロールの強化

取り組み例として上記を掲げ，具体的には，

・学校における長期休業の開始前からアンケート調査，教育相談等を実施し，悩みを抱える児童生徒の早期発見に努めること．

・SOSの出し方に関する教育を含めた自殺予防教育を実施するなど．

・「24時間子供SOSダイヤル」や，SNS等を活用した相

談窓口の周知.

・GIGAスクール構想で整備する1人1台端末を活用して児童生徒の心身の状況を把握.

・スクールカウンセラー等によるオンラインカウンセリングの実施.

等の取組を紹介している.

　さらに,アニメーション動画を紹介し,様々な悩みを抱える児童生徒,特に女子中高生が共感でき,周囲や相談窓口への相談を後押しすることができるとしている.動画は10代・20代の女性を支援するNPO法人「BONDプロジェクト」によるもので,厚生労働省とも連携し,YouTube の文部科学省公式チャンネル(※)に掲載するとともに,YouTube 広告としても発信している.※相談窓口PR動画「君は君のままでいい」(文部科学省・厚生労働省):https://youtu.be/CiZTk8vB26I

10　災害等危機管理における相談活動

　近年,地震や台風等の災害や子どもが巻き込まれる事件・事故等が発生し,子どもの心身の健康に大きな影響を与えている.また,このような災害における危機のみならず,今日の社会環境の変化から児童虐待や,いじめ,不登校がなど少なくなく,不安や不眠などのストレスが子どもたちの心身に大きな影響を与えている.このような様々な危機に対する心のケアが重視されてきた.

　そこで,文部科学省は,子どもたちの健康問題の早期発見・早期解決を図るために学校保健安全法9条に示されている健康観察の実施を文書等で要請している.さらに,学校における心のケアを危機管理の一環として位置づけし,教職員用の指導参考資料「学校における子供の心のケア－サインを見逃さないために－」を作成した.

　危機管理における心のケアについては,「第17章　学校安全・危機管理」に記載.

注

1)厚生労働省・警察庁(2021)児童生徒の月別自殺者数[推移] https://www.mext.go.jp/content/20210301-mxt_jidou01-000013143_10.pdf(2022/1/10 アクセス)

引用・参考文献

1)文部科学省:教職員のための子どもの健康相談及び保健指導の手引,文部科学省,2011年. https://www.mext.go.jp/a_menu/kenko/hoken/__icsFiles/.../1309933_01_1.pdf(2022/1/30アクセス)

2)文部科学省:学校保健法等の一部を改正する法律の公布について(通知),文部科学省,2008年. https://www.mext.go.jp/component/b_menu/other/__.../1236264_004.pdf(2022/1/30アクセス)

3)日本学校保健会:子どものメンタルヘルスの理解とその対応,(財)日本学校保健会,東京,2007.

4)広木克行監修:教育相談,学文社,東京,2008.

5)一丸藤太郎・管野信夫編著:学校教育相談,ミネルヴァ書房,京都,2005.

6)文部科学省:生涯にわたる心身の健康の保持増進のための今後の健康に関する教育及びスポーツの振興の在り方について(保健体育審議会 答申),文部科学省,1997. https://www.mext.go.jp/b_menu/shingi/chousa/sports/004/toushin/010701j.htm(2022/1/30アクセス)

7)文部科学省:生徒指導提要,文部科学省,2011. https://www.mext.go.jp/a_menu/shotou/seitoshidou/1404008.htm(2022/1/30アクセス)

8)文部科学省:「現代的健康課題を抱える子供たちのへの支援」,2017.

9)文部科学省:「教師が知っておきたい子どもの自殺予防」,2009.

令和4年度（令和3年度実施）養護教諭採用試験問題

① 「教職員のための子どもの健康相談及び保健指導の手引き」（平成23年8月　文部科学省）に示されている内容について，
次の各問いに答えなさい.

(1) 次の文章の空欄（　①　）～（　⑧　）に当てはまる語句をそれぞれ答えなさい.

> 　健康相談を実施するに当たっては，問題を早期に発見することが重要であり，そのためには，（　①　）をしっかり
> 行う必要がある.（　①　）は，身体的不調のみならず，（　②　），（　③　），（　④　）の問題などの早期発見
> につながる重要な活動である. さらに，多様な児童生徒がいることを前提に，児童生徒との人間的な触れ合い，きめ細
> かい観察，（　⑤　），保護者との対話を深める，関係者との情報の（　⑥　）などを通して，一人一人の児童生徒を
> （　⑦　）かつ（　⑧　）に理解し，問題の背景を的確にとらえた上で支援できるように努めることが大切である.

(2) 健康相談は，それぞれの専門性に応じて連携して行われるものである. 次の文章の空欄（　①　）～（　③　）に当て
はまる語句を下のア～オから1つずつ選び，記号で答えなさい.

> 　（　①　）が行う健康相談は，一人で抱え込まず，関係者と連携し，児童生徒の心身の健康問題について，組織的に
> 対応することがポイントである.
> 　（　②　）が行う健康相談は，児童生徒の健康に関して専門的な観点から行われる.
> 　（　③　）が行う健康相談は，受診の必要性の有無の判断，疾病予防，治療等の相談及び学校と地域の医療機関等と
> のつなぎ役など，主に医療的な観点から行われ，専門的な立場から学校及び児童生徒を支援していくことである.

　　ア　養護教諭　　　　イ　校長・教頭等　　　　ウ　学校医等　　　　エ　スクールカウンセラー　　　　オ　学級担任等

（京都府）

② 学校における健康相談に関する記述について，最も適切なものを下のA～Eから一つ選び，その記号を書け.

> A　健康相談の目的は，児童生徒の心身の健康に関する問題について，保護者に対して養護教諭が相談等を通して問題
> 　の解決を図り，家庭生活に適応していけるよう助言していくことである.
> B　心身の健康問題を解決する過程で，自分自身で解決しようとすることは人間的な成長につながるが，健康の保持増
> 　進にはつながらないため，医学的意義は小さい.
> C　健康相談を実施するに当たり，最も留意しなければならない点は，カウンセリングで解決できるものと医療的な対
> 　応が必要なものとがあることである. 精神疾患によっては，カウンセリングをしても悪化させてしまうので，医療と
> 　の連携が必要となるように，問題の本質を見極める必要がある.
> D　学級担任等が行う健康相談の実施に当たってのポイントは，守秘義務を考慮し他の教員との情報の共有化を図ら
> 　ず，必要に応じて早期に医療機関へつなげることである.
> E　学校医等が行う健康相談は，主に医療的な観点から行われ，専門的な立場から学校及び児童生徒を支援していくこ
> 　とが求められている. 学校歯科医については，学校歯科医の職務遂行の準則（「学校保健安全法施行規則」（昭和33
> 　年文部省令第18号））において「健康相談のうち歯に関する健康相談に従事すること」として健康相談の範囲を限定
> 　している.

（愛媛県）

3　健康相談について，「教職員のための子どもの健康相談及び保健指導の手引き」（平成23年8月文部科学省）に照らして次の(1)～(3)の問いに答えよ．

(1)　次の文の（　①　）～（　③　）に当てはまる言葉の組み合わせとして最も適切なものを下のA～Fから一つ選び，その記号を書け．ただし，同じ番号には同じ言葉が入る．

> 　健康相談は，従来，学校医・学校歯科医が行うものとされてきたが，学校保健安全法では，学校医や学校歯科医のみならず，養護教諭，（　①　）等が行う健康相談も法に明確に規定され，健康相談は，より幅の広い概念になった．これは，児童生徒の心身の健康問題の多様化に伴い，課題解決に当たって（　②　）に対応していくことが必要であることから，学校関係者の積極的な参画が求められたからである．
> 　（　①　）等が健康相談を行うに当たっては，問題を早期に発見することが重要であり，そのためには（　③　）をしっかり行う必要がある．（　③　）は，身体的不調のみならず，不登校，虐待，人間関係の問題などの早期発見につながる重要な活動である．

A	① 教職員	② 総合的	③ 健康診断		B	① 学級担任	② 組織的	③ 健康観察		
C	① 臨床心理士	② 組織的	③ 健康診断		D	① 学級担任	② 計画的	③ 健康観察		
E	① 教職員	② 計画的	③ 健康相断		F	① 臨床心理士	② 総合的	③ 健康観察		

(2)　次の文は，「学校保健安全法」（昭和33年法律第56号）の条文であるが，第何条の規定か，数字を書け．

> 　学校においては，児童生徒等の心身の健康に関し，健康相談を行うものとする．

(3)　養護教諭が行う健康相談に関する記述について，文中の（　①　），（　②　）に当てはまる言葉の組み合わせとして最も適切なものを下のA～Fから一つ選び，その記号を書け．

> 　養護教諭は，職務の特質から児童生徒の心身の健康問題を発見しやすい立場にあることから，いじめや児童虐待などの早期発見，早期対応に果たす役割や，健康相談や保健指導の必要性の判断，（　①　）の必要性の判断，医療機関などの地域の関係機関等との連携における（　②　）の役割などが求められている．

A	① 治療	② コーディネーター		B	① 受診	② 責任者
C	① 受診	② 指導者		D	① 治療	② 指導者
E	① 受診	② コーディネーター		F	① 治療	② 責任者

（愛媛県）

令和4年度　採用試験問題

4 次は，「教職員のための子どもの健康相談及び保健指導の手引（平成23年8月文部科学省）」第1章　1　学校における健康相談と保健指導の捉え方の一部である．これに即して，（　①　）～（　⑤　）に当てはまる語句を下の【語群】から選び，記号で答えなさい．

> 　健康相談と保健指導は，（　①　）切り分けられるものではなく，相互に関連して展開されているものであるが，学校における健康相談の目的は，児童生徒の心身の健康に関する問題について，児童生徒や保護者等に対して，関係者が連携し相談等を通して問題の解決を図り，学校生活によりよく適応していけるように支援していくことである．具体的には，児童生徒・保護者等からの（　②　），健康観察や保健室での対応等から健康相談が必要と判断された児童生徒に対し，心身の（　③　）（問題の本質）にあるものを的確にとらえ，相談等を通して支援することである．また，一対一の相談に（　④　）ものではなく，関係者の連携のもと教育活動の（　⑤　）を捉えて，健康相談における配慮が生かされるようにするものである．

【語群】

| ア | 相談希望 | イ | 健康問題の背景 | ウ | 相互に | エ | 参加の有無 | オ | 限定される |
| カ | 様子 | キ | 実施される | ク | 活用される | ケ | 明確に | コ | あらゆる機会 |

（長野県）

5 次の文は，「いじめ防止対策推進法」（令和元年5月改正）第一条の抜粋である．文中の　1　～　5　に当てはまる語句を①～⓪の中からそれぞれ一つ選びなさい．

　　（目的）

　　第一条　この法律は，いじめが，いじめを受けた児童等の　1　を著しく侵害し，その心身の健全な成長及び人格の形成に重大な影響を与えるのみならず，その生命又は　2　に重大な危険を生じさせるおそれがあるものであることに鑑み，児童等の　3　を保持するため，いじめの防止等（いじめの防止，いじめの早期発見及びいじめへの対処をいう．以下同じ．）のための対策に関し，基本理念を定め，　4　及び地方公共団体等の責務を明らかにし，並びにいじめの防止等のための対策に関する基本的な方針の策定について定めるとともに，いじめの防止等のための対策の基本となる事項を定めることにより，いじめの防止等のための対策を　5　かつ効果的に推進することを目的とする．

| ① 段階的 | ② 教育を受ける権利 | ③ 学校 | ④ 総合的 | ⑤ 精神 |
| ⑥ 尊厳 | ⑦ 学習の機会 | ⑧ 身体 | ⑨ 国 | ⓪ 利益 |

（三重県）

6 次のア～オの各文は，「教職員のための子どもの健康相談及び保健指導の手引」（平成23年8月文部科学省）「第1章　学校における健康相談と保健指導の基本的な理解」の健康相談について述べたものである．正しいものを○，誤っているものを×としたとき，正しい組合せを選びなさい．

ア　健康相談は，学校医，学校歯科医の職務には含まれるが，学校薬剤師の職務には含まれない．

イ　学校歯科医が行う健康相談は，歯に関する健康相談に限定されている．

ウ　健康相談は，学校保健計画に位置付け，計画的に実施する．また，状況に応じて計画的に行われるものと随時に行われるものとがある．

エ　健康相談は，専門的な知識が必要となるため，学級担任は行わない．

オ　養護教諭が行う健康相談では，受診の必要性の判断，医療機関などの地域の関係機関等との連携におけるコーディネーターの役割などが求められる．

	ア	イ	ウ	エ	オ
①	○	×	×	○	×
②	×	×	×	○	○
③	×	○	×	×	○
④	○	○	○	×	×
⑤	×	×	○	×	○

（福岡県）

7　健康相談に関する(1)～(4)の問いについて，ア～ウのうち一つが正しい内容である．正しいものを　　　　　　から一つ選び，番号で答えよ．

（「教職員のための子どもの健康相談及び保健指導の手引」文部科学省　平成23年8月）

(1)　養護教諭が行う健康相談

　ア　学校保健安全法施行規則第8条に，「学校においては，児童生徒等の心身の健康に関し，健康相談を行うものとする．」と明確に規定されている．

　イ　健康相談は，疾病を治療するなど児童生徒の健全な発育発達に大きく寄与しており，養護教諭の職務の中でも大きな位置を占めているとともに期待されている役割でもある．

　ウ　養護教諭は，職務の特質から健康相談や保健指導の必要性の判断，医療機関などの地域の関係機関等との連携におけるコーディネーターの役割などが求められている．

(2)　健康相談実施上の留意点

　ア　学校保健計画に健康相談を位置付け，計画的に実施するため，随時には行わない．

　イ　健康相談の実施について，秘密を守るとともに，児童生徒，保護者等が相談しやすい環境を整える．

　ウ　相談場所は，相談者のプライバシーが守られるように十分配慮する．

(3)　健康相談の基本的なプロセス

　ア　健康相談は，1回で終わるものもあれば，継続的な支援が必要なものもある．児童生徒の訴えに対しては，病気や障害があるかないかを確かめることが大切である．

　イ　児童生徒を多面的・個別的に理解した上で，問題の本質を捉えていく必要がある．

　ウ　校内委員会（組織）を随時開催し，情報交換，支援検討会議（事例検討会），経過から支援方針や支援方法を見直し，改善・評価を行う．

令和4年度　採用試験問題

(4) 支援体制づくり

　　ア　校内組織を設置し機能させていくには，養護教諭の健康相談に対する理解とリーダーシップが重要である.

　　イ　学校保健安全法第7条には，「学校においては，救急処置，健康相談又は保健指導を行うに当たつては，必要に応じ，当該学校の所在する地域の医療機関その他の関係機関との連携を図るよう努めるものとする.」ことが示されている.

　　ウ　学校は，健康相談を必要とする児童生徒の課題解決に当たって，学校なりのはっきりとした考え方をもって専門機関と連携していく必要がある.

1　ア	2　イ	3　ウ

（愛知県）

⑧　今日的な教育課題に関する次の問に答えよ.

問1　不登校状態が長期化している児童・生徒への対応に関する記述として，「児童・生徒を支援するためのガイドブック～不登校への適切な対応に向けて～」（東京都教育委員会平成30年12月）に照らして適切なものは，次の1～4のうちのどれか.

1　不登校状態が長期化している児童・生徒が，別室へ登校する場合，登校を再開した直後から学校にできるだけ長い時間滞在させ，時間割どおりに継続的に学習に取り組ませることが望ましい.

2　不登校状態が長期化している児童・生徒が，別室へ登校する場合，他の児童・生徒に会うことは，当該児童・生徒にとって不安の増大につながるため，いかなる状況であっても，他の児童・生徒と交流することは避けるべきである.

3　不登校状態が長期化している児童・生徒が，部分的な教室復帰をする場合，本人の選んだ抵抗感の少ない授業などから，少しずつ参加させる. また，信頼できる友達がいる場合には，一緒に教室に入ってもらう.

4　不登校状態が長期化している児童・生徒が，部分的な教室復帰をする場合，担任教諭等は，当該児童・生徒が教室に入ってきたときに，他の児童・生徒が自然に振る舞うよう，その学級の児童・生徒にあらかじめ話すことはしない.

（東京都）

⑨　平成23年8月文部科学省作成「教職員のための子どもの健康相談及び保健指導の手引」には，健康相談実施上の留意点が示されています. どのような内容が示されていますか. 簡潔に5つ書きなさい.

（広島県）

第16章 学校救急処置

I 学校における救急処置の位置づけ

1 学校救急処置とは

学校救急処置とは、教育活動に関わる学校の管理下におけるあらゆる疾病・負傷に対し、学校から医療機関を受診したり、保護者経由で医師へ引き継ぐまでの適切な応急処置をいう。学校救急処置は、応急処置であることや近年のアレルギーのある児童生徒の増加に伴い、原則として医薬品は使用せず、継続して行うべきものではない。

児童生徒のアナフィラキシーについては、2009（平成21）年7月に文部科学省から「「救急救命処置の範囲等について」の一部改正について（依頼）」が出され、消防庁からも「自己注射が可能なエピネフリン（別名アドレナリン）製剤を交付されている児童生徒への対応について」が、また、2016年2月には「学校におけるてんかん発作時の坐薬挿入について」が、さらに2017年8月には「同（依頼）」が文部科学省からそれぞれ関係機関へ通知された。それら文書によって、児童生徒の生命が危険な状態である場合に、現場に居合わせた教職員の対応の重要性と医師法違反とはならない範囲が示された。

各学校は当該児童生徒の在籍が確認された場合、「エピペン®」（商品名）や当該坐薬に関する一般的知識や児童生徒情報を教職員で共有し、保護者の同意を得た上で事前に地域の消防機関と連携しておくことも必要である。実際には、市レベルの教育委員会が地域の消防機関へ連絡・連携しているところもある。

さらに、アナフィラキシーショックを生じた児童生徒に対して、現場に居合わせた教職員が自己注射できない児童生徒に代わって注射しなければいけない場面があることや、てんかんによるひきつけを起こし、生命が危険な状態等である児童生徒に対して、現場に居合わせた教職員が、坐薬を自ら挿入できない本人に代わって挿入しなければいけない場面もあることを自覚しておく必要が

ある。「エピペン®」や当該坐薬の使用及び管理に関しては、学校・教育委員会・保護者・本人・主治医・学校医・学校薬剤師などが十分に協議を行う必要がある。教職員は緊急時に迅速な対応が行えるよう主治医から提出された指示書等を確認する必要がある。また、アレルギーに関しては「学校のアレルギー疾患に対する取り組みガイドライン」（文部科学省監修2008（平成20）年）を参考に、学校内での共通理解を深めることが重要である。

2 学校救急処置の法的位置づけと意義

学校における救急処置は危機管理や保健管理の一環であり、養護教諭の重要な職務である。具体的には、1997（平成9）年の保健体育審議会答申「生涯にわたる心身の健康の保持増進のための今後の健康に関する教育及びスポーツの振興の在り方について」、1999（平成11）年の教育職員養成審議会第3次答申「養成と採用・研修との連携の円滑化について」、2008（平成20）年の中央教育審議会答申「子どもの心身の健康を守り、安全・安心を確保するために学校全体としての取組を進めるための方策について」、2009（平成21）年4月1日施行の学校保健安全法第7条（保健室）・第10条（地域の医療機関等との連携）等に盛り込まれている。特に1999（平成11）年の教育職員養成審議会第3次答申においては、「養護教諭については、救急処置や心や体の健康観察及び、健康相談活動の方法等についての能力」を求められている。しかし、学校現場では救急処置に関する研修ニーズが高いにも関わらず、期待に応えられていない現状がある。

教育活動を行うにあたっては、児童生徒の生命・身体の安全確保のために最大の注意を払う必要があり、万一不測の事態が発生した場合には、それに即応できる知識と技術及び説明責任が果せるよう救急体制を整えておかなければならない。学校救急処置は児童生徒

や保護者，学校関係者から最も期待されている職務の1つであり，的確な学校救急処置を行うことで専門職としての信頼が得られ，児童生徒や保護者，学校関係者に安心感を与えることができる．

3　学校事故の近年の状況

独立行政法人日本スポーツ振興センター（以下，「JSC」とする）によると，2020（令和2）年度の負傷・疾病の発生件数は746,913件で，前年度より212,801件減少した．また，障害見舞金は393件（R元：363件），死亡見舞金は44件（R元：56件）であった．場合別では，障害の発生は小学校では休憩時間が，中学校や高等学校等では課外指導中の体育活動時の発生が最多である．また，死亡の発生は，小学校では通学中が，中学校では課外指導中の体育活動時及び通学中が，高等学校等では通学中の発生が最多である．更に，近年の虐待事例などの増加と共に，家庭で発生したものに対しても救急処置や経過観察，保健指導等の重要性が増し，継続してフォローアップしなければならない事例もある．

II　学校救急処置の流れ

学校における救急処置にあたっては，まず必要最小限（minimum requirement）の知識をおさえておく必要がある．更に，緊急性の判断根拠となる検査・検診（フィジカルイグザミネーション）を的確に実施し，児童生徒の状態を正しく捉え，フィジカルアセスメントを行うことが重要となる．そして，児童生徒の状態を総合的に判断する養護診断へとつなげていく．学校救急処置は，問題の認知→フィジカルアセスメント（フィジカルイグザミネーションを含む）→養護診断→処置・対応→事後措置と流れていく．フィジカルイグザミネーションとは，実際に情報を手に入れる手段や手技のことで，学校では主に，バイタルサインの測定やその場で実施できる簡便な検査をさす．

1　問題の認知

児童生徒の主訴や養護教諭の発見及び他者からの連絡等により，問題の概要を把握する．

2　フィジカルアセスメント

フィジカルアセスメントとは，児童生徒の症状や徴候から情報を収集するために問診，バイタルサインの測定，視診，触診，聴診，打診のあらゆる技術を用いて児童生徒の状態を判断することである．表16-1に示した内容は，常に実施できるよう日常からトレーニングしておくことが大切である．

特に，日常よく経験する挫傷打撲・捻挫・骨折・頭

表16-1　基本的なフィジカルアセスメント

1）問診	事故の発生状況を確認する（5W1H）．養護教諭の思い込みで聞かず，児童生徒の**主訴**をよく聞き，**受傷機転**と情報収集先を明確にする．また，確認のため補足的に聴取した**症状**も記す．
2）バイタルサイン（vital signs）の測定（人間が生きている基本的な徴候）	脈拍，体温，呼吸，血圧，（意識）
3）視診	意識レベル，全身状態，顔色・表情・口唇色・爪の色，外傷・出血，眼球（瞳孔不同，眼位異常），けいれん，嘔気・嘔吐，四肢の状態，発疹等
4）触診	熱感・冷感，湿潤性，滑らかさ，硬さ，弾力性，形状，大きさ，可動性等
5）聴診	聴診器で呼吸音・心音・腸音等の観察
6）打診	胸腔や腹腔に貯留する液体や気体の識別，胸部での肺の含気状態の観察，副鼻腔の病変の確認，手足の反射の評価等

痛・腹痛については，それらの部位の解剖・生理について理解しておき，疑問点が生じた場合は，必要に応じて受診時に医師から助言をもらうことも重要である．また，内科的症状に関しては，心理的な要因も原因となりうることを理解しておく必要がある．

記録にあたっては，アセスメントした内容の項目とその有無やレベルを明記する（気分不良あり，またはなし）．

3　養護診断

養護診断とは，養護教諭がフィジカルアセスメントによって，総合的な情報を収集・分析した後に，養護活動の計画を実施するため，総合的に児童生徒の状態を判断することである．養護診断は，広くは問題の認知→フィジカルアセスメント→養護診断→処置・対応までの過程を含むこともある．

学校で遭遇する疾病・負傷に対して，問診，バイタルサインの測定，視診，触診，聴診，打診等を的確な技術と鋭い観察によって，身体的・生理学的な問題を明らかにし，総合的な養護診断をすることが重要である．経過観察が必要な事例の記録にあたっては，問題の認知→フィジカルアセスメント（フィジカルイグザミネーションを含む）→養護診断→処置・対応→事後措置の流れで，要経過観察者用記録用紙（資料16-1）を作成しておくと記入漏れが少ない．要経過観察者用記録用紙には，養護診断の根拠も記入しておくと，振り返りの際の資料となる．

養護診断の結果は，表16-2のようにおおむね5段階に分けられ対応されることが多い．

2段階以降は必ず担任と保護者に連絡を入れ，情報の共有と経過観察の依頼を行う．1段階でも，気になるようであれば担任に連絡を入れておくと，何か変化があった場合，児童生徒の様子を保健室に伝え返してくれることがある．いずれの段階も，その後の様子を本人や保護者等から確認し，入手した情報は適切に記録する．

4　処置・対応

養護診断結果から適切な救急処置を行い，児童生徒に対応する．その際，児童生徒の発達段階に応じて保健指導を行なう．保護者への連絡は，主に担任が担う．

特に，5段階のように医療機関への受診が必要と判断した場合は，保護者に状況を説明して医療機関を決定したり，すでに受診を決定した医療機関を伝え，来院の依頼をすることもあるため，保護者への連絡は養護教諭が適切に行うのが望ましい．その際，特に相手の心情を考え，落ち着いて丁寧な言葉で説明し曖昧な表現はしない．詳細については，医療機関で再度説明する旨伝える．管理職への連絡も必ず行う．救急車の要請に当たっては，養護教諭の判断が尊重されるよう，事前に管理職と話し合っておくのがよい．

5　事後措置

処置・対応が一通り終了したら，漏れている事項がないか確認した上で，担任や関係者に状況を伝える．担任には処置・対応の段階で連絡している場合もある．また，校内の救急連絡体制が機能したか振り返り，事故防止にも努める．特に医療機関を受診した場合，治癒するまで適切な受診や内服が行われているか保健指導を実施し，必ず記録する．さらに，救急車の要請や入院を要する事例については，学校医に連絡を入れておく．

表16-2　養護診断の結果による対応

1段階	児童生徒を教室に帰らせ，通常通り授業を受けさせる．
2段階	児童生徒を教室に帰らせ授業に参加させるが，授業担当者や担任に経過観察を依頼する．
3段階	児童生徒を保健室で休養させ，経過観察する．
4段階	児童生徒を家庭へ帰し休養させ，経過観察や医療機関への受診を保護者に依頼する．
5段階	児童生徒を学校から医療機関に受診させる．必要に応じて救急車を要請する．

資料 16 － 1　　要経過観察者用記録用紙

	来室・記入時刻	午前　　　　　：　　　　　　　　午後　　　　　：
	退室時刻	午前　　　　　：　　　　　　　　午後　　　　　：
1) 問 診	誰が (同姓同名に注意) (Who)	年　　　組　　　番　名前
	どうしたか 部位，主訴・症状(What)	[部位]
	いつ・いつから　　(When)	
	どこで　　　　　　(Where)	
	なぜ・原因　　　　(Why)	
	どのようにして　(How)	
	誰からの情報か	(1)本人から(2)担当教員から(3)周囲の友人から(4)その他：
2)バイタルサイン 測定時刻　　　　　：		[脈拍]　　　/分　　　　　　　　[体温]　　　　℃ [呼吸]　　　/分　　　　　　　　[血圧]　　　/　　　　mmHg [意識]JCS または GCS
3)視診		
4)触診		
5)聴診		
6)打診		
養護診断 (判断根拠を書く)		

処置・対応

①医療機関を受診：　救急車・タクシー　呼　　　　：　　　　着　　　　：
その他：(付き添い者等)
受診機関名：　　　　　　　　　　　　　　　傷病名：
②帰宅(指示事項：
③保健室で経過観察(体位：
④教室で経過観察(指示事項：

(時刻，状態・根拠)　　　　　　　　　→	(具体的処置・対応)

JSC手続き：済・不要	年　　　月　　　日(　　)初回用紙配布

Ⅲ　あらゆる主訴に対して共通して確認すべき緊急時のポイント

1　意識レベルの確認

意識レベルは客観的な尺度を用いることで，救急隊や医師に正確な情報を引き継ぐことができる．ジャパン・コーマ・スケールは学校現場でも利用可能な尺度である．

特に頭部外傷時（傷の有無に関わらず）は，意識の有無・意識喪失時間・意識レベルの変化の観察は欠かせない．学校で行った経過観察の内容や帰宅後の継続観察や受診のポイントについても，きちんと保護者に引き継ぐことが重要である．

2　呼吸状態の確認

咳，喘鳴，呼吸が苦しそう，チアノーゼ，胸痛など

3　ショック症状の確認

顔面蒼白，苦悶の表情，冷汗，脈拍触知不能，血圧低下，浅い呼吸など

4　出血状態の確認

出血の仕方（動脈からの出血：どくどく，静脈からの出血：にじみ出すような）出血量，深さなど

特に歯科に関しては，歯が抜けたり，破折した時は，その歯を探して歯根部を触らず乾燥させないように歯の保存液に浸す．負傷した児童生徒の口をぬるま湯で軽くすすぎ，汚れや血を流し，歯の保存液に浸した歯を持ってできるだけ30分以内に歯科医院を受診する．

5　疼痛の程度・部位の確認

本人の訴え，姿勢，顔色，冷汗の有無など

特に頭部外傷時（傷の有無に関わらず）は，眼部やその周辺を強打していることもあるため，片眼ずつ視力障害や眼球の動き，物が2つに見えるかどうかも検査することが必要である．

Ⅳ　食物によるアナフィラキシーが起こった時の対応（「エピペン®」の使用について）

近年，学校にエピペン®を持参している児童生徒が増加している．アナフィラキシーの重症度評価とエピペン®の使用については食物アレルギー研究会『食物アレルギーの診療の手引き2020』などが参考になる．

Ⅴ　学校における救急体制

1　救急連絡体制の整備（資料16-2）

1）養護教諭在校時の救急連絡体制

・情報がすみやかに且つ漏れなく保健室に入るよう救急連絡体制を確認する．

・養護教諭以外の教員が軽症と見なしても，頭部打撲や熱中症に関しては保健室に確実に連絡が入るよう，職員会議等で周知する．

> 特に頭部外傷に関しては，傷の有無に関わらず保健室に連絡してもらい，その後の確認は養護教諭自身が，直接児童生徒を呼び出して，フィジカルアセスメントを行う．

> また，エピペン®やてんかん発作時の坐薬を持参している児童生徒については，事前に保護者の同意を得て，主治医，学校最寄りの消防署や医療機関と連携をとっておく．

2）養護教諭不在時の救急連絡体制

・事後報告が後日，すみやかに且つもれなく保健室に入るよう職員会議等で周知する．

3）学校医にも救急連絡体制や児童生徒の状況を伝えておく．

［例］　　　　　　　　　○○年度平日及び休日の救急連絡体制について　　　　　　　○年4月○日 保健部

☆校内や宿泊行事等で事故・急病が発生した場合，下記の要領で処置をお願いします．

1．平日の救急体制

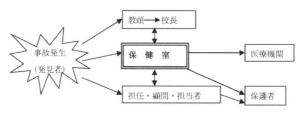

(1) 受診には，担当者・顧問・養護教諭・担任のうちいずれかが付き添う．受診時は，**「病院受診用紙」**（資料16－3）（保健室入口正面の机の上にある）に，必要事項を記入し持参する．

(2) 移送については，緊急時は救急車（119）を利用し，その他はタクシーを利用する．

(3) 受診後，付添い者或いは担当者は，**「学校管理下事故報告書」**（資料16－4）（保健室入口左ロッカー上・職員室の書類引き出しにある）に必要事項を記入し，速やかに保健室へ提出する．

2．休日の救急体制

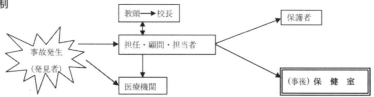

(1) **応急処置方法・医療機関一覧・救急車の要請手順**については，保健室及び事務室に掲示している．

(2) 受診には，顧問・担当者のうちいずれかが付き添う．

(3) 移送及び受診後の処理については，平日と同様とする．

(4) 事故対応した担当者等は，後日速やかに保健室へ連絡し，確実に保健室と情報を共有する．

3．**医療機関等の連絡先**　　　※　重症と判断した場合は，総合病院に電話を入れてから受診する．

　・○○市民病院　　　　　　TEL○○○○－○○○○　住所　○○○○○○○○

　・○○脳神経外科病院　　　TEL○○○○－○○○○　住所　○○○○○○○○

　・休日診療所　　　　　　　TEL○○○○－○○○○　住所　○○○○○○○○

　・学校医　○○先生（内科・小児科）　TEL○○○○－○○○○　　住所　○○○○○○○○

4．**救急車を要請する時の注意**

　① 「119番，救急」であることを言う．

　② 電話をかけている者の学校名，名前を言う．「○○学校の○○です．」

　③ 状況説明を簡潔にする．

　④ 学校の住所，電話番号，学校付近の目印になるものを伝える．

　⑤ 救急車が学校に到着したら，誘導する．

「病院受診用紙」とは

　医療機関を受診する際，事前に必要最小限学校側が作成し持参するとよい用紙である．医療機関や救急隊に説明しなくとも手渡しできるので，処置までにかかる時間を短くすることができる．時間的余裕があれば，備考欄には本人のアレルギーや既往症，事故に関するメモ等を記入しておくとよい.

資料16－3

病院受診用紙

年	月	日	名前(ふりがな)		男　女
年	組	番			歳
住所					
連絡先	自宅				
	緊急時				
備考(メモ) アレルギー・既往症・事故関連等					

「学校管理下事故報告書」とは

　疾病・負傷の事故発生時に，保健室を経由しなかった事故に対して，事後に速やかに保健室に提出してもらう用紙である．担当者や生徒自身に書いてもらうため，様式はシンプルなものがよい．後日，養護教諭は該当生徒を呼び出し，この用紙を参考に「要経過観察者用記録用紙」（資料16－1）を作成する.

資料16－4

学校管理下事故報告書

年　　組　　番　名前	記入者
住所	
連絡先	
事故発生日時	年　　月　　日（　）　　　　時頃
事故発生状況	1.どこで　2.なぜ　3.どのようにして　4.どうなったか
事故後の対応	(学校で) (家で)

2 心肺蘇生法とAED活用の習得

（図16-1，図16-2）

一次救命処置（BLS）には，胸骨圧迫と人工呼吸による心肺蘇生法（CPR）とAEDが含まれ，必要時にすぐ行えるよう教職員全員が研修を受けておく必要がある．今後，AED活用の重要性がさらに増す．

JRC（日本蘇生協議会）ガイドライン2020が，2021年6月に書籍版で発刊され，これには通常時の対応（図16-1）とCOVID-19（新型コロナウイルス感染症）対応（図16-2）が示されている．これに先だって2020（令和2）年5月22日に厚生労働省医政局地域医療計画課長より，「救急蘇生法の指針2015（市民用）の追補及び周知について」が発出され，それを受けて6月10日に文部科学省総合教育政策局男女共同参画共生社会学習・安全課より，同名の通知が発出されている．

また，総務省消防庁では，AEDのパッドについて，小学生以上には「成人用パッド」を，未就学児には「小児用パッド」を使用するよう呼びかけている．

3 救急物品の整備

1）保健室内の物品

保健室には，緊急に呼ばれて教室等に行かなければならない時と保健室で応急処置を実施するために必要な物品とを，分けて準備しておくと処置・対応に入るまでの時間が短くなる．また，車椅子や松葉杖も備品として配置しておくと移動において児童生徒の傷病の安静を保つことができる．物品・備品共に定期的に点検しておく．

2）学校内の救急物品

保健室以外にも緊急時に備えて，「緊急時対応袋」を体育館等の教員室や職員室等に準備しておくと養護教諭不在時等の対応がスムーズに流れる．また，AEDや担架は多くの児童生徒が活動する場所やそこに近い場所で，誰もがわかりやすい場所に配備するよう校務分掌で検討し，職員会議などで周知する．

VI 救急時の感染対策

学校には様々な体調の児童生徒が在籍しており，不調時や受傷時には保健室に来室するのが一般的である．保健室で対応する養護教諭は，保健室は一般教室よりも病原体に暴露する可能性が高い場所であることを認識し，自他共に感染対策に十分留意しなければならない．特に事前と事後の手洗いに留意し，傷口の処置に対しては使い捨て手袋を使用する等，血液に触れないよう留意する．これは，標準予防策（スタンダード・プリコーション）の考えに基づく．

VII 個人情報の管理と整理

病院受診に当たっては，原則として保護者の同意を得るが，その際連絡先を正しく把握しておくことが大切である．保護者の連絡先が変更になった場合には，直ちに保健室に連絡が入るよう校内の体制を整備しておく必要がある．

また，知り得た児童生徒の個人情報は，必要最小限の教員が共有し，教育に活かすために児童生徒が安全で安心して教育を受けられ，教育効果が上がるよう配慮することが必要である．

VIII 独立行政法人日本スポーツ振興センター（JSC：Japan Sport Council 旧NAASH）　（表16-3，表16-4）

JSCでは，義務教育諸学校，高等学校，高等専門学校，幼稚園，幼保連携型認定こども園，保育所等及び特定保育事業の管理下における災害に対し，災害共済給付（医療費，障害見舞金又は死亡見舞金）を行っている．学校においては，学校の管理下で発生した疾病・負傷に関して，医療機関等を利用した場合に，災害共済給付の手続きをすることになる．その役割分担は，保健部等の校務分掌組織で行っていく．

学校の管理下で疾病・負傷が発生した場合には，速

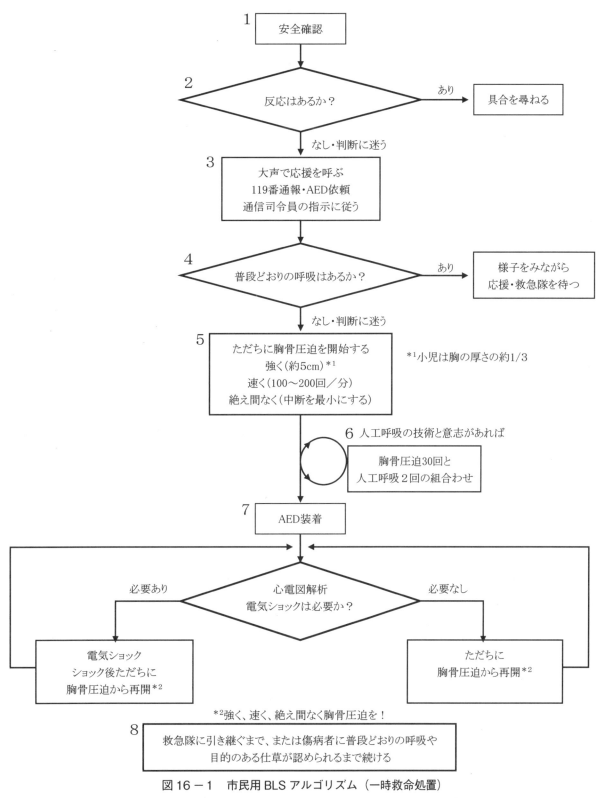

図 16 − 1　市民用 BLS アルゴリズム（一時救命処置）

[出典：（一社）日本蘇生協議会監修（2021）JRC蘇生ガイドライン2020, 医学書院, p20]

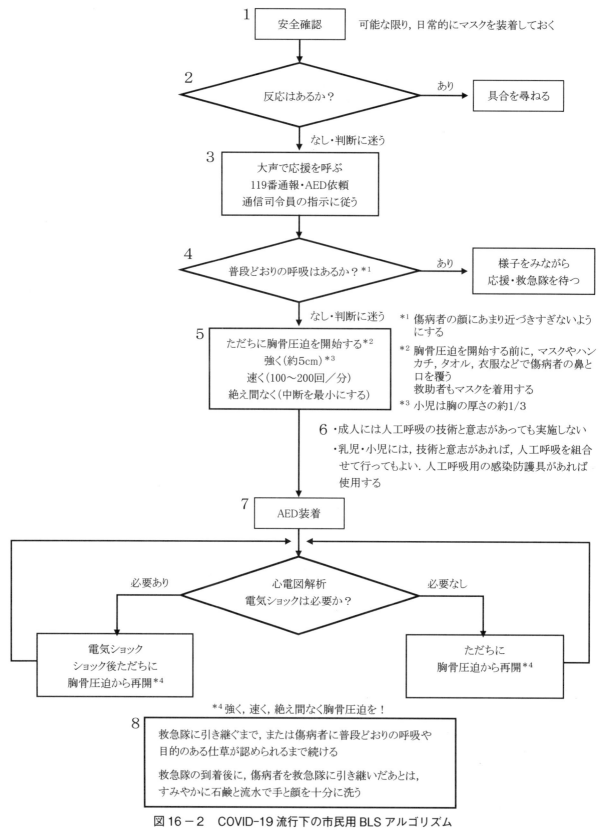

1 安全確認 — 可能な限り, 日常的にマスクを装着しておく

2 反応はあるか? — あり → 具合を尋ねる

なし・判断に迷う

3 大声で応援を呼ぶ
119番通報・AED依頼
通信司令員の指示に従う

4 普段どおりの呼吸はあるか?*1 — あり → 様子をみながら 応援・救急隊を待つ

なし・判断に迷う

5 ただちに胸骨圧迫を開始する*2
強く(約5cm)*3
速く(100〜200回／分)
絶え間なく(中断を最小にする)

*1 傷病者の顔にあまり近づきすぎないようにする
*2 胸骨圧迫を開始する前に, マスクやハンカチ, タオル, 衣服などで傷病者の鼻と口を覆う
救助者もマスクを着用する
*3 小児は胸の厚さの約1/3

6 ・成人には人工呼吸の技術と意志があっても実施しない
・乳児・小児には, 技術と意志があれば, 人工呼吸を組合せて行ってもよい. 人工呼吸用の感染防護具があれば使用する

7 AED装着

心電図解析
電気ショックは必要か?
必要あり ← → 必要なし

電気ショック
ショック後ただちに
胸骨圧迫から再開*4

ただちに
胸骨圧迫から再開*4

*4 強く, 速く, 絶え間なく胸骨圧迫を!

8 救急隊に引き継ぐまで, または傷病者に普段どおりの呼吸や
目的のある仕草が認められるまで続ける

救急隊の到着後に, 傷病者を救急隊に引き継いだあとは,
すみやかに石鹸と流水で手と顔を十分に洗う

図16-2　COVID-19流行下の市民用BLSアルゴリズム

[出典：(一社) 日本蘇生協議会監修 (2021) JRC蘇生ガイドライン2020, 医学書院, p490]

やかに状況を把握する必要がある．そのためにも，各学校で組織づくられた救急連絡体制が効果的に機能しているかを点検し，不備があれば迅速に改善及び周知する．養護教諭は後日，JSCの対象者を呼び出し，学校管理下事故報告書（資料16-4）を基に，要経過観察者用記録用紙（資料16-1）を作成する．作成済み要経過観察者用記録用紙の内容は，関係者に周知徹底するため回覧するか，コピーして関係教職員名を記入し渡す．情報管理のため，どの教員に渡したかを記録しておく．特に入院に至った事例や他者によって発生した事例については，危機管理レベルが高い情報として扱い，管理職に要経過観察者用記録用紙のコピーを手渡し，口頭説明も加えて報告する．その際，保護者への対応についても報告と相談をする．この記録用紙は，JSCの事務手続きの際の原本資料となる．事務手続きは，インターネットを使ってJSCの「災害共済給付オンライン請求システム」から，パソコン入力により行う．

　夏季休暇前や年度末には統計処理を行い，事故発生予防のための保健指導の資料とする．

引用・参考文献

1）文部科学省：「救急救命処置の範囲等について」の一部改正について（依頼），2009（2021.10.28アクセス）
https://warp.da.ndl.go.jp/info:ndljp/pid/11402417/www.mext.go.jp/b_menu/hakusho/nc/1291673.htm

2）文部科学省：「学校におけるてんかん発作時の坐薬挿入について（依頼）」
http://www.mext.go.jp/content/20200525-mxt_tokubetu02-000007449_9.pdf（2021.10.28アクセス）

3）日本学校保健会：学校のアレルギー疾患に対する取り組みガイドライン（文部科学省監修，2020）

4）文部科学省：「救急蘇生法の指針2015（市民用）の追補の周知について」
https://www.pref.osaka.lg.jp/attach/6686/00366401/01_monka_tuuti_1694.pdf（2021.10.28アクセス）

5）文部科学省教育職員養成審議会：養成と採用・研修との連携の円滑化について（第3次答申），1999
http://www.mext.go.jp/a_menu/shotou/senkou/1243315.htm(2021.10.28アクセス)

6）日本スポーツ振興センター：学校安全Web災害共済給付
https://www.jpnsport.go.jp/anzen/saigai/toukei/tabid/80/Default.aspx（2021.10.28アクセス）

7）永井利三郎，荒木田美香子，池添志乃，石原昌江，津島ひろ江：初心者のためのフィジカルアセスメント，p.23，東山書房，京都，2013

8）杉浦守邦：改訂3版　養護教諭のための診断学＜外科編＞，pp.8-25，東山書房，京都，2015

9）山内豊明：フィジカルアセスメントガイドブック第2版，pp.ix-xii医学書院，東京，2011

10）食物アレルギー研究会：食物アレルギーの診療の手引き2020，p.25，p.28
https://www.foodallergy.jp/wp-content/themes/foodallergy/pdf/manual2020.pdf（2021.10.28アクセス）

11）JRC蘇生ガイドライン2020，日本蘇生協議会，p.20，p.490医学書院，東京，2021

表16−3　給付の対象となる災害の範囲

災害の種類	災害の範囲
負傷	その原因である事由が学校の管理下で生じたもので，療養に要する費用の額が 5,000 円以上のもの
疾病	その原因である事由が学校の管理下で生じたもので，療養に要する費用の額が 5,000 円以上のもののうち，文部科学省令で定めているもの ・学校給食等による中毒 ・ガス等による中毒 ・熱中症 ・溺水 ・異物の嚥下又は迷入による疾病 ・漆等による皮膚炎 ・外部衝撃等による疾病 ・負傷による疾病
障害	学校の管理下の負傷又は上欄の疾病が治った後に残った障害で，その程度により，1 級から 14 級に区分される（障害等級表）
死亡	学校の管理下において発生した事件に起因する死亡及び上欄の疾病に直接起因する死亡
	突然死：運動などの行為に起因する突然死
	突然死：運動などの行為と関連のない突然死

◆供 花 料　学校の管理下における死亡で，損害賠償を受けたことなどにより死亡見舞金を支給しないものに対し供花料（17 万円）を支給

◆歯牙欠損見舞金　学校の管理下における児童生徒等の負傷による 1 歯以上の欠損（障害見舞金の対象となるものを除く．）に対し，歯牙欠損見舞金として 1 歯につき 8 万円を支給

◆へき地通院費　へき地にある学校（義務教育諸学校）の管理下における児童生徒の災害に対し，通院日数に応じ，1 日当たり定額 1,000 円の通院費を支給

※　**負傷・疾病の範囲**の詳細については，

「独立行政法人日本スポーツ振興センター災害共済給付の基準に関する規程」に定めています．

［出典：JSC］

表16−4　学校の管理下となる範囲

学校の管理下となる場合	例
1. 学校が編成した教育課程に基づく**授業**を受けている場合（保育所等における保育中を含む）	・各教科（科目），道徳，自立活動，総合的な学習の時間，幼稚園における保育中 ・特別活動中（児童・生徒・学生会活動，学級活動，ホームルーム，クラブ活動，儀式，学芸会，運動会，遠足，修学旅行，大掃除など）
2. 学校の教育計画に基づく**課外指導**を受けている場合	・部活動，林間学校，臨海学校，夏休みの水泳指導，生徒指導，進路指導など
3. **休憩時間**に学校にある場合，その他校長の指示又は承認に基づいて学校にある場合	・始業前，業間休み，昼休み，放課後
4. 通常の経路及び方法により**通学**する場合（保育所等への登園・降園を含む）	・登校（登園）中，下校（降園）中
5. 学校外で授業等が行われるとき，その場所，集合・解散場所と住居・寄宿舎との間の合理的な経路，方法による往復中	・鉄道の駅で集合，解散が行われる場合の駅と住居との間の往復中など
6. 学校の寄宿舎にあるとき	

※　学校の管理下の範囲の詳細については，

「独立行政法人日本スポーツ振興センター災害共済給付の基準に関する規程」に定めています．

［出典：JSC］

244

[第16章関連]

令和４年度（令和３年度実施）養護教諭採用試験問題

① 一般的な心肺蘇生法の手順について，次の（　①　）～（　⑧　）に入る最も適切な語句又は数字を下の【語群】からそれぞれ一つずつ選び，記号で答えなさい．

(1) 反応の確認

(2) 119番通報と（　①　）の手配

(3) 気道確保

(4) 呼吸の確認

(5) 人工呼吸及び心臓マッサージ（胸骨圧迫）を行う．

　　胸骨圧迫（　②　）回と人工呼吸（　③　）回を繰り返す．

　　※胸が，約（　④　）cm沈むまでしっかり圧迫する．

　　　小児・乳児の場合は，胸の厚さの約（　⑤　）．

　　※人工呼吸は（　⑥　）をつまみ，息を１回に約１秒かけて（　③　）回吹き込む．

(6) （　①　）が届いたら使用する．児童には（　⑦　）用のパッドを使用する．

(7) （　⑧　）が到着するまで，心肺蘇生法を繰り返す．

【語群】

（ア）額	（イ）20	（ウ）30	（エ）50	（オ）80
（カ）1	（キ）10	（ク）5	（ケ）5分の1	（コ）3分の1
（サ）鼻	（シ）首	（ス）成人	（セ）小児	（ソ）幼児
（タ）救急車	（チ）保護者	（ツ）2	（テ）AED	（ト）TPO

（鳥取県）

2 　「熱中症環境保健マニュアル2018」（平成30年３月改訂　環境省）に示されている内容について，各問いに答えよ.

(1)　次の表は，「Ⅱ.　熱中症になったときには　1. どんな症状があるのか　表２－１熱中症の症状と重症度分類」から一部抜粋したものである.（　①　）〜（　④　）に当てはまる語句を書け.

分類	症　状	症状から見た診断
Ⅰ度	**めまい・失神** 「立ちくらみ」という状態で，（　①　）への血流が瞬間的に不充分になったことを示し，"熱失神"と呼ぶこともあります. **筋肉痛・筋肉の硬直** 筋肉の「（　②　）」のことで，その部分の痛みを伴います. 発汗に伴う塩分（ナトリウム等）の欠乏により生じます. **手足のしびれ・気分の不快**	熱失神 熱けいれん
Ⅱ度	**（　③　）・吐き気・嘔吐・倦怠感・虚脱感** 体がぐったりする，力が入らない等があり，「いつもと様子が違う」程度のごく軽い意識障害を認めることがあります.	熱疲労
Ⅲ度	Ⅱ度の症状に加え， **意識障害・けいれん・手足の運動障害** 呼びかけや刺激への反応がおかしい，体にガクガクとひきつけがある（全身のけいれん），真直ぐ走れない・歩けない等. **高体温** 体に触ると熱いという感触です. **肝機能異常，腎機能障害，血液凝固障害** これらは，医療機関での採血により判明します.	（　④　）

(2)　熱中症に対する応急処置として，「Ⅱ. 熱中症になったときには　3. 熱中症を疑ったときには何をするべきか　現場での応急措置」に述べられている内容のうち，【脱衣と冷却】に関することを⑤〜⑦に，【水分・塩分の補給】に関することを⑧〜⑩に，それぞれ３つずつ記述せよ.

（奈良県）

③　次の記述は，けが及びその処置に関する事例である．記述中の空欄　ア　に当てはまるものとして最も適切なものは，下の**1～4**のうちではどれか．

> 高等学校1年生の生徒Aが，テニス部の活動中に顧問の教諭Bに付き添われて保健室に来室した．来室時，生徒Aは右足のかかとを地面につけられない状態で，教諭Bに身体を支えられながら歩いていた．
>
> 養護教諭Cが，生徒Aに事情を聞いたところ，生徒Aは，「テニスのラリー中に，相手が打ったボールが自分の後ろの方向に高く上がった．そのボールを追いかけて走っていたときに，右足首を内側にひねった．」と言った．養護教諭Cが，生徒Aの右足首を観察すると，左足首に比べて腫れていたが，変形は見られなかった．養護教諭Cは，けがの緊急度を判断するため，生徒Aの右足首の打診及び運動検査を行った．その結果，生徒Aの右足首には，　ア　ため，養護教諭Cは捻挫の疑いがあると判断し，応急処置をして，保護者の付き添いのもと医療機関を受診させた．

　　1　介達痛があり，他動運動は不可能だった

　　2　介達痛があり，他動運動はある方向のみ制限があった

　　3　介達痛はなかったが，他動運動は不可能だった

　　4　介達痛はなかったが，他動運動はある方向のみ制限があった

（東京都）

④　次の記述は，中学校の養護教諭が，熱中症の予防と発生時の対応に関する校内研修会を行った際の発言である．下の(1)，(2)の各問に答えよ．

> 熱中症は，暑くなり始めや，急に暑くなる日等の体がまだ暑さに慣れていない時期，それほど高くない気温でも，湿度等の条件により発生しています．そのことを踏まえて，気候の状況により，熱中症などの健康被害が発生する可能性が高いと判断した場合は，屋外での活動を屋内での活動に変更するなどの対応をお願いします．また，熱中症予防のため，学級での朝の健康観察は重要ですので，体温や体調等について，必ず健康観察を行ってください．
>
> 全校で熱中症予防に取り組めるように，職員室や玄関，体育館に熱中症の危険指数を測定する機器を設置してあります．この機器で，湿球黒球温度が　ア　℃以上で運動は原則中止になります．授業開始時には運動が可能な値であっても，授業開始後に湿球黒球温度が上昇し，運動を中止する値になった場合，その場で速やかに活動を中止し，運動を伴わない活動に変更をお願いします．
>
> 熱中症が発生した場合，本校では「日本救急医学会熱中症分類2015」の指標を用いて判断を行っております．Ⅰ度では，安静や冷却，水分摂取等で対応しますが，Ⅱ度では医療機関での診療が必要になり，Ⅲ度では入院加療が必要になります．万が一，生徒が体調不良を訴えた際には，その生徒を涼しいところや日陰に移動させて，速やかに養護教諭までご連絡ください．

(1)　記述中の空欄　ア　に当てはまるものとして適切なものは，次の**1～4**のうちのどれか．

　　1　21　　　　　**2**　25　　　　　**3**　28　　　　　**4**　31

(2)　下線部について，このときの症状としても最も適切なものは，次の**1～4**のうちではどれか．

　　1　頭痛，嘔吐，倦怠感，虚脱感　　　　　　　　**2**　めまい，立ちくらみ，生あくび，大量の発汗

　　3　筋肉痛，筋肉の硬直，意識障害を認めない　　**4**　意識障害，痙攣発作，肝・腎機能障害，血液凝固異常

（東京都）

[5] 次の図は，頭頚部外傷が発生した際の対応の流れを模式的に示したものである．図中の空欄ア〜エに当てはまるものとして適切なものは，下の1〜4のうちのどれか，それぞれ選び答えよ．

1 呼吸の確認，頚部の安静に留意
2 重度意識障害の有無
3 頚髄・頚椎損傷の有無
4 脳振盪症状の有無

(東京都)

図

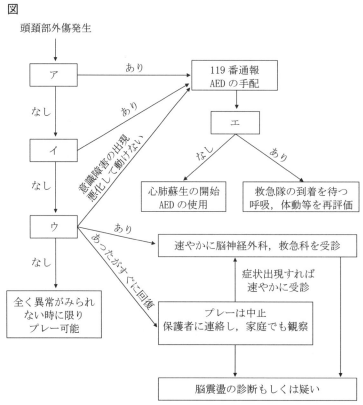

(独立行政法人日本スポーツ振興センター学校安全部「スポーツ事故対応ハンドブック」（令和2年12月）から作成)

[6] 「学校の危機管理マニュアル作成の手引（平成30年2月初版文部科学省）第3章 個別の危機管理」について，問いに答えなさい．

問1 次の記述は，「3−1 事故等発生時の対応の基本」の説明である．応急手当を実施する際の留意点として適切ではないものを，次の①〜④のうちから選びなさい．

① 突然倒れた場合などは「119番」に通報し救急車が到着するまでの間，その場で心肺蘇生等の一次救命処置が求められます．事故等の態様によっては救命処置が一刻を争うことを理解し，行動しなければなりません．
② 被害児童生徒等の生命に関わる緊急事案については，管理職への報告をした後，迅速に救命処置を行います．
③ 応急手当を優先しつつも，事故等の発生状況や事故等発生後の対応及びその結果について，適宜メモを残すことを心掛けます．
④ 救命処置においては，意識や呼吸の有無が「分からない」場合は，呼吸と思えた状況が死戦期呼吸である可能性にも留意して，意識や呼吸がない場合と同様の対応とし，速やかに心肺蘇生とAED装着を実施する必要があります．

(神奈川県)

第17章 学校安全・危機管理

Ⅰ 学校安全

　近年，学校管理下において児童生徒の生命にかかわるようなさまざまな事件や事故，自然災害が発生しており，児童生徒や教職員の生命や身体を守るために，より一層学校安全や危機管理の取組の重要性が高まっている．

　文部科学省は，「学校は，子どもたちの健やかな成長と自己実現を目指して学習活動を行うところであり，その基盤として安全で安心な環境が確保されている必要がある．また，学校における安全教育では，教育活動全体を通じ，自らの安全を確保することのできる基礎的な資質・能力を継続的に育成していくことが求められる．」としている．

　しかし，小学校において，2001（平成13）年，大阪府池田市不審者が侵入して児童や教職員に危害を加える事件や，2004（平成16）年奈良市で，2014（平成26）年では神戸市，2018（平成30）年新潟市では下校中の児童が殺害されるという事件が，また，1995（平成7）年兵庫県南部地震（阪神・淡路大震災），2011（平成23）年東日本大震災，2016（平成28）年熊本地震等が，さらに，2018（平成30）年及び2019（令和元）年では局地的集中豪雨により大災害が引き起こされ，また，南海トラフや首都直下地震が懸念されているところである．このような事件や自然災害に加えて，スマートフォンやSNSのトラブルなどの危機事象も発生している．

　2009（平成21）年施行された学校保健安全法では，学校安全が重視されその目的とした第1条では，「学校における教育活動が安全な環境において実施され，児童生徒等の安全の確保が図られるよう，学校における安全管理に関し必要な事項を定め，もって学校教育の円滑な実施とその成果の確保に資すること」と示され，第26条，第27条，第28条，第29条，第30条などの学校安全に関する留意事項として，学校安全に関する学校の設置者の責務を求めるとしており，安全管理における危機管理としての側面を意図している．

　文部科学省は，平成30年2月「学校の危機管理マニュアル作成の手引き」を刊行した．その中で

> 学校の危機管理マニュアルは，学校管理下で事故等が発生した際，教職員が的確に判断し円滑に対応できるよう，教職員の役割等を明確にし，児童生徒等の安全を確保する体制を確立するために必要な事項を全教職員が共通に理解するために作成されるものです．このため，作成した後も，訓練等の結果を踏まえた検証・見直しをすることが必要です．あわせて，学校のみならず保護者や地域，関係機関に周知し，地域全体で安全確保のための体制整備を行うことが重要です．

としており，従来の学校安全に比べ，危機管理の視点を重要視している．さらに，こうした現状を踏まえ，2019（平成31）年，文部科学省は「『生きる力』を育む学校での安全教育」第2版を刊行した．そこでは，

> 学校における安全管理は，安全で安心な学校環境の整備や，子供たちの安全を確保するための組織的な取組を一層充実させることであり，学校における安全教育は子供たちに，いかなる状況下でも自らの命を守り抜くとともに，安全で安心な生活や社会を実現するために主体的に行動する態度を育成することです．

としている．

　2008（平成20）年の中央教育審議会答申で「養護教諭は学校保健推進の中核的役割を担う」と明記されたように，養護教諭は児童生徒が健康で安全な生活を送るために必要な資質や能力を養い，心身の発達を図るためにも重要な役割を担うことが求められる．

Ⅱ　安全教育と安全管理

1　目的と内容

　学校安全は児童生徒が自他の生命尊重を基盤として，自ら安全に行動し，他の人や社会の安全に貢献できる資質や能力を育成するとともに，児童生徒の安全を確保するための環境を整えていくことをねらいとしている．

　学校安全の領域としては，「生活安全」「交通安全」「災害安全（防災と同義．以下同じ．）」の3つの領域が挙げられる．

①　「生活安全」：学校・家庭など日常生活で起こる事件・事故を取り扱う．誘拐や傷害などの犯罪被害防止も含まれる．

②　「交通安全」：様々な交通場面における危険と安全，事故防止が含まれる．

③　「災害安全」：地震・津波災害，火山災害，風水（雪）害等の自然災害に加え，火災や原子力災害も含まれる．

　加えて，近年，スマートフォンやSNSの普及など児童生徒等を取り巻く環境の変化や学校を標的とした新たな危機事象の出現などに応じて，学校安全の在り方を実態にあわせて見直していくことが求められる．

2　学校における安全教育と安全管理

　文部科学省「『生きる力』をはぐくむ学校での安全教育」2019（平成31）年において，学校における安全教育・安全管理について，次のように述べられている．

　学校安全の主要な活動の体系は図17－1に示すとおりである．

①　安全教育：児童生徒等自身に，日常生活全般における安全確保のために必要な事項を実践的に理解し，自他の生命尊重を基盤として，生涯を通じて安全な生活を送る基礎を培うとともに，進んで安全で安心な社会づくりに参加し貢献できるような資質・能力を育成することを目指して行われるものである．

　また，安全に配慮しつつ，児童生徒等が危険な状況を知らせたり簡単な安全点検に関わる体験活動に取り組んだりすることは，安全教育の観点から重要であるとともに，児童生徒等独自の視点や協力により安全管理の取組が充実することにもつながる．

②　安全管理：事故の要因となる学校環境や児童生徒等の学校生活等における行動の危険を早期に発見し，それらを速やかに除去するとともに，万が一，事故等が発生した場合に，適切な応急手当や安全措置ができるような体制を確立して，

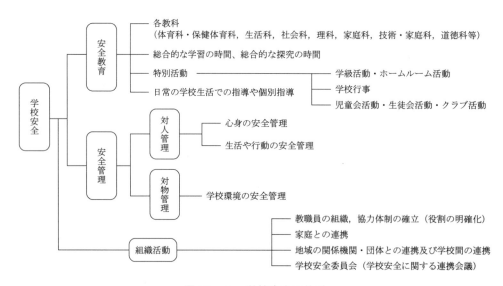

図17－1　学校安全の体系

［出典　文部科学省「『生きる力』をはぐくむ学校での安全教育」2019（平成31）年3月］

児童生徒等の安全の確保を図ることを目指して行われるものである．安全管理は，児童生徒等の心身状態の管理及び様々な生活や行動の管理からなる対人管理，さらには学校の環境の管理である対物管理から構成される．

③ 組織活動：安全教育と安全管理を効果的に進めるためには，校内で組織的に取り組む体制を構築するとともに，教職員の研修や家庭及び地域社会との密接な連携など，組織活動は安全教育と安全管理を効果的，且つ円滑に進めるための活動である．

3　学校安全計画

学校保健安全法第27条では，「学校においては，児童生徒等の安全の確保を図るため，当該学校の施設及び設備の安全点検，児童生徒等に対する通学を含めた学校生活その他の日常生活における安全に関する指導，職員の研修その他学校における安全に関する事項について計画を策定し，これを実施しなければならない」とされている．

文部科学省スポーツ・青少年局長通知（「学校保健法等の一部を改正する法律の公布について」2008（平成20）年7月9日）では留意事項として，以下のことを挙げている．

① 学校安全計画は，学校において必要とされる安

全に関する具体的な実施計画であり，毎年度，学校の状況や前年度の学校安全の取組状況等を踏まえ，作成されるべきものであること．

② 学校においては，生活安全（防犯を含む），交通安全及び災害安全（防災）に対応した総合的な安全対策を講ずることが求められており，学校保健安全法においては，これらの課題に的確に対応するため，各学校が策定する学校安全計画において，①学校の施設設備の安全点検，②児童生徒等に対する通学を含めた学校生活その他の日常生活における安全指導，③教職員に対する研修に関する事項を必要的記載事項として位置付けたものであること．

③ 学校の施設設備の安全点検：校舎等からの落下事故，学校に設置された遊具による事故などが発生していることや近年の地震から想定される被害等も踏まえ，施設設備の不備や危険箇所の点検・確認を行うとともに，必要に応じて補修，修繕等の改善措置（学校保健安全法第28条）を講ずることが求められること．

④ 児童学校の施設設備の安全管理を行うに当たっては，児童生徒等の多様な行動に対応したものとなるよう留意されたいこと．

また，学校においては，児童生徒等の安全の確保を

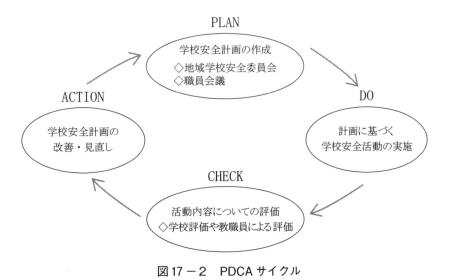

図17-2　PDCA サイクル

［出典　文部科学省「『生きる力』をはぐくむ学校での安全教育」2013（平成25）年3月］

図るためには，計画（PLAN）－実施（DO）－評価（CHECK）－改善（ACTION）のサイクルの中で，定期的に計画の内容や取組を評価し見直しを行い，効果的な学校安全活動を充実させていくことが必要である．さらに，保護者や関係機関・関係団体等と連携協力を図りながら推進することが重要である．

4 安全教育とその進め方

学校における安全教育の目標は，日常生活全般における安全確保のために必要な事項を実践的に理解し，自他の生命尊重を基盤として，生涯を通じて安全な生活を送る基礎を培うとともに，進んで安全で安心な社会づくりに参加し，貢献できるような資質や能力を養うことにある．

1）安全に関する資質・能力

中央教育審議会答申「第2次学校安全の推進に関する計画の策定について」（平成29年2月）において，安全に関する教育の充実方策として，以下の資質・能力が述べられている．

① 様々な自然災害や事件・事故等の危険性，安全で安心な社会づくりの意義を理解し，安全な生活を実現するために必要な知識や技能を身に付けていること．（知識・技能）

② 自らの安全の状況を適切に評価するとともに，必要な情報を収集し，安全な生活を実現するために何が必要かを考え，適切に意思決定し，行動するために必要な力を身に付けていること．（思考力・判断力・表現力等）

③ 安全に関する様々な課題に関心をもち，主体的に自他の安全な生活を実現しようとしたり，安全で安心な社会づくりに貢献しようとしたりする態度を身に付けていること．（学びに向かう力・人間性等）

また，各学校においては，これを踏まえ，各学校には，これを踏まえつつ地域の特性や児童生徒等の実情に応じた安全教育の推進が求められる．

2）幼稚園，小学校，中学校，高等学校，特別支援学校等における重点とすべき内容

安全教育は，幼稚園，小学校，中学校，高等学校，特別支援学校等の発達段階や児童生徒の実態，あるいは地域の実情に応じて，安全計画を作成し，保健指導や保健学習等の安全教育が進められる必要がある．このなかで，現代的な諸課題に対応して求められる資質・能力の一つとして，「教科等の関係を明確にし，どの教科等におけるどのような内容に関する学びが資質・能力の育成につながるのかを可視化し，教育課程全体を見渡して確実に育んでいくこと」とされており，これを踏まえ，各学校におけるカリキュラム・マネジメントの確立や，主体的・対話的で深い学び（アクティブ・ラーニング）の視点からの授業改善により，安全に関する資質・能力を，各学校段階を通じて教科等横断的な視点で体系的に育んでいくことが重要である．

養護教諭は児童生徒の保健室経営における障害の実態等健康情報をもとに参画し，より安全教育を推進することが求められる．

3）安全教育の各領域の内容

学校安全の領域としては「生活安全」「交通安全」「災害安全」がある（表17－1）．

学校における安全教育は，児童生徒等が安全に関する資質・能力を教科等横断的な視点で確実に育むことができるよう，自助，共助，公助の視点を適切に取り入れながら，地域の特性や児童生徒等の実情に応じて，各教科等の安全に関する内容のつながりを整理し教育課程を編成することが重要である．

学習指導要領等が幼稚園・小学校・中学校は2017（平成29）年3月，2018（平成30）年3月に改定され，各学校においては，児童や学校，地域の実態を適切に把握し，教育の目的や目標の実現に必要な教育の内容等を教科等横断的な視点で組み立てていくこと，教育課程の実施状況を評価してその改善を図っていくこと，教育課程の実施に必要な人的又は物的な体制を確保するとともにその改善を図っていくことなどを通して，教育課程に基づき組織的かつ計画的に各学校の教育活動の質の向上を図っていくことに努めるものとする．

表 17 - 1　安全教育における各領域の内容

(1) 生活安全に関する内容	日常生活で起こる事件・事故の内容や発生原因，結果と安全確保の方法について理解し，安全に行動ができるようにする． ① 学校，家庭，地域等日常生活の様々な場面における危険の理解と安全な行動の仕方 ② 通学路の危険と安全な登下校の仕方 ③ 事故発生時の通報と心肺蘇生法などの応急手当 ④ 誘拐や傷害などの犯罪に対する適切な行動の仕方など，学校や地域社会での犯罪被害の防止 ⑤ スマートフォンやSNSの普及に伴うインターネットの利用による犯罪被害の防止と適切な利用の仕方 ⑥ 消防署や警察署など関係機関の働き
(2) 交通安全に関する内容	様々な交通場面における危険について理解し，安全な歩行，自転車・二輪車（自動二輪車及び原動機付自転車）等の利用ができるようにする． ① 道路の歩行や道路横断時の危険の理解と安全な行動の仕方 ② 踏切での危険の理解と安全な行動の仕方 ③ 交通機関利用時の安全な行動 ④ 自転車の点検・整備と正しい乗り方 ⑤ 二輪車の特性の理解と安全な利用 ⑥ 自動車の特性の理解と自動車乗車時の安全な行動の仕方 ⑦ 交通法規の正しい理解と遵守 ⑧ 自転車利用時も含めた運転者の義務と責任についての理解 ⑨ 幼児，高齢者，障害のある人，傷病者等の交通安全に対する理解と配慮 ⑩ 安全な交通社会づくりの重要性の理解と積極的な参加・協力 ⑪ 車の自動運転化に伴う課題（運転者の責任），運転中のスマートフォン使用の危険等の理解と安全な行動の仕方 ⑫ 消防署や警察署など関係機関の働き
(3) 災害安全に関する内容	様々な災害発生時における危険について理解し，正しい備えと適切な判断ができ，行動がとれるようにする． ① 火災発生時における危険の理解と安全な行動の仕方 ② 地震・津波発生時における危険の理解と安全な行動の仕方 ③ 火山活動による災害発生時の危険の理解と安全な行動の仕方 ④ 風水（雪）害，落雷等の気象災害及び土砂災害発生時における危険の理解と安全な行動の仕方 ⑤ 放射線の理解と原子力災害発生時の安全な行動の仕方 ⑥ 避難場所の役割についての理解 ⑦ 災害に関する情報の活用や災害に対する備えについての理解 ⑧ 地域の防災活動の理解と積極的な参加・協力 ⑨ 災害時における心のケア ⑩ 災害弱者や海外からの来訪者に対する配慮 ⑪ 防災情報の発信や避難体制の確保など，行政の働き ⑫ 消防署など関係機関の働き

［出典　文部科学省「『生きる力』をはぐくむ学校での安全教育」2019（平成31）年を参照とし，岡本表作成加筆］

5　安全教育の評価

　安全教育を評価するための方法には様々な手法が考えられるが，評価方法は，いくつかの方法を併用して，評価を進めていくことが必要である．また，児童生徒等だけではなく，保護者等から得られた情報も生かされなければならない．

6　安全管理の進め方

学校における安全管理は，事故の要因や危険を早期に発見し，速やかに除去するとともに，万が一，事故等が発生した場合に，適切な応急手当や安全措置ができるような体制を確立して，児童生徒等の安全の確保を図るようにすることである．

　また，安全管理は，安全教育と一体的な活動を展開することによって，初めて学校における安全が確保できるため，学校安全計画や危機管理マニュアル作成時には十分留意し，実効的なものとする必要がある．養護教諭は，児童生徒の健康管理をになう視点からの助言，推進役をになうことが求められる．

　学校保健安全法においても「学校環境の安全の確保」が挙げられ，第28条「校長は，学校の施設又は設備について，児童生徒等の安全の確保を図る上で支障となる事項があると認めた場合には，遅滞なく，改善に必要な措置を講じ，又は当該措置を講ずることができない

表 17 - 2　安全教育における各領域の評価

生活安全・交通安全・災害安全の評価項目	生活安全	交通安全	災害安全
(1)　日常生活における事故の現状，原因及び事故の防止について理解できたか．			
(2)　現在及び将来に直面する安全の課題に対して，的確な思考・判断に基づく意思決定や行動選択ができるようになったか．			
(3)　日常生活の中に潜む様々な危険を予測し，自主的に安全な行動をとるとともに，自ら危険な環境を改善できるようになったか．			
(4)　自他の生命を尊重し，安全な社会づくりの重要性を認識して，学校，家庭及び地域社会の安全に進んで参加・協力できるようになったか．			
指導計画の評価項目	生活安全	交通安全	災害安全
(1)　全校的な指導体制が確立されているか，教職員間の連携が図れているか．			
(2)　訓練等の日程や時間，実施回数は適切であるか．			
(3)　安全管理との連携が図れているか．			
(4)　児童生徒等の実態，地域の特性を反映しているか．			
(5)　指導の内容や方法に課題はないか．			
(6)　指導に必要な教材・教具，資料等が整備されているか．			
(7)　保護者や地域諸機関の協力や理解が得られているか．			

[出典　文部科学省「『生きる力』をはぐくむ学校での安全教育」2019（平成31）年を参照とし，岡本表作成加筆]

ときは，学校の設置者に対し，その旨を申し出るものとしたこと．」となっている．

　具体的には，学校環境の安全管理，学校生活の安全管理，事件・事故災害発生時の安全管理，通学の安全管理などを年間の計画に基づいて行う．また，今日の問題とされる防犯に関する安全管理への対策は不可欠である．

　安全管理は，すべての校種や児童生徒に共通して行われるものもあるが，学校環境や児童生徒の特性に応じた安全管理を具体的に推進していく必要がある．

　安全管理には対人管理と対物管理がある．対人管理には，あらゆる教育活動の中で，児童生徒の心身の状態を把握し，事件・事故の発生を防止することである．対物管理には，学校環境の安全を図るための安全点検や環境の改善がある（学校保健安全法第27条　第28条　第29条）．

1）安全点検

　学校保健安全法第27条及び学校保健安全法施行規則

第28条に示された安全点検は，計画的に系統的に行わなければならないとされ，また，臨時的，日常的に行うこととされている．文部科学省が示している安全点検の内容と実施時の留意事項を表17－3にまとめた．

　この他に，幼児児童において事故問題視される施設に遊具がある．

　遊具によって，衣服がひっかかったりして，窒息による死亡事故や転落，あるいは腐食による遊具の転倒による死亡事故などが発生している．文部科学省による「『学校の危機管理マニュアルの作成の手引き』2018（平成30）年」において，点検管理のポイントとして「遊具点検10か条」が記載されている．

2）安全点検の着眼点

　定期的な点検が形式に流れることなく，目視・打音・振動・付加・作動により，全教職員の共通理解のもと組織的，計画的に行われなければならない．しかし，教師が行うのは授業等の業務に付随して行う日常点検の範囲にとどめ，事故の多い回転遊具等の金属疲労などは

表17-3　安全点検の種類と対象者

安全点検の種類	回　数	内　容	法的根拠	留意事項
定期の安全点検	毎学期1回以上計画的に，全教職員が組織的に実施（学期はじめが望ましい）	児童生徒等が使用する施設・設備及び防火に関する設備などについて	学校保健安全法施行規則第28条　27条の安全点検は他の法令に基づくもののほか，毎学期1回以上，児童生徒等が通常使用する施設及び設備の異常の有無は系統的に行わなければならない．	①点検実施者は，実施計画に基づき，全教職員の共通理解のもとに行い，対象や種類別安全点検表及び項目の観点や役割分担して行う．特別な場所については，専門家により点検する． ②組織的に，安全に配慮して点検を実施する． ③養護教諭は助言指導を行う． ④安全点検の記録や事後評価を行い，次年度へ継続保管する．
月例の安全点検	毎月1回 計画的に，全教職員全員が組織的に実施	児童生徒等が多く使用すると思われる校地，運動場，教室，特別教室，廊下，昇降口，ベランダ，階段，便所，手洗い場，給食室，屋上等		
臨時の安全点検	①必要があるとき：運動会や体育祭，学芸会や文化祭，展覧会などの学校行事の前後 ②暴風雨，地震，近隣での火災などの災害時 ③近隣で危害の恐れのある犯罪（侵入や放火など）の発生時　学校行事の前後や災害時など必要時	必要に応じて点検項目を設定	学校保健安全法施行規則第28条2　学校において必要があるときは，臨時に，安全点検を行うものとする．	①その都度必要に応じて関係職員で行う． ②災害の規模を考え，必要に応じて専門家により実施する．
日常の安全点検	毎授業日ごと	児童生徒等が最も多く活動を行うと思われる場所	学校保健安全法施行規則第29条　学校においては，前条の安全点検のほか，設備においては，日常的に点検を行い，環境の安全の確保を図らなければならない．	①養護教諭は校内巡視により点検を実施．避難階段や消火器等の施設設備にも留意． ②教諭は毎授業時に教室内の安全を確認して授業を行う． ③児童生徒等には，危険を発見した場合は直ちに教職員に連絡をするよう指導する（安全面には配慮するよう指導しておく）．

［出典　文部科学省「『生きる力』をはぐくむ学校での安全教育」2019（平成31）年3月　岡本一部加筆］

表17-4　遊具点検10ヶ条

日頃からの管理	①点検は定期的・継続的・組織的に行っていますか．（毎日・毎週・毎月・毎年） ②遊具の使用方法，危険箇所を発見したときの対処方法，事故が起きた場合の対応はマニュアル化され，かつ共通理解が図られていますか．
設計・製造・設置段階	①遊具の設置面が固かったり，周囲に他の施設等はありませんか． ②他の遊具との間隔は十分ですか．見通しの良い場になっていますか． ③遊具に引っかかりや絡まりを起こす部分はありませんか． ④遊具に身体の一部が挟み込みを起こす部分はありませんか． ⑤落下防止柵，境界柵はありますか．
維持管理段階	①ぐらつきや腐食（錆），腐朽はありませんか． ②極端なすり減り（磨耗）や部材の欠損はありませんか． ③遊具の周りに危険なものはありませんか．（石，ガラス，木の根，地面の凸凹等）

［出典　文部科学省「学校の危機管理マニュアルの作成の手引き」2018（平成30）年2月岡本改編］

専門家による点検を行う必要がある．学校内の施設等の点検作業は，安全管理の一環として行うものである．

3）安全点検表の作成及び管理

安全点検は，確実に行わなければならない．そのためには，対象や場所別，項目別の点検チェック表や，項目別の観点や分担を明示した実施要領を作成し，実施にあたっては，安全点検表に実施結果を記録し，継続的な記録を残すことが必要である．

安全点検表は，点検の観点，点検の方法，判定結果，不良箇所とその程度，事後措置の状況などを記録できるようにする．安全点検や記録の方法を評価し，必要に応じて改善，変更していく必要がある．

4）安全点検の事後措置

学校保健安全法第28条には「校長は，当該学校の施設又は設備について，児童生徒等の安全の確保を図る上で支障となる事項があると認めた場合には，遅滞なく，その改善を図るために必要な措置を講じ，又は当該措置を講ずることができないときは，当該学校の設置者に対し，その旨を申し出るものとする．」と示されているが，安全点検で確認された危険箇所，あるいは予想される危険については早急に対処し事故発生の予防を図ることは，重要な安全管理の役割である．事後措置が学校内で出来ない場合には，学校の設置者に速やかに報告し，適切な措置の実現を図る必要がある．

7　学校安全の組織活動とその進め方

学校安全教育と学校安全管理を効果的に進めていくには，全教職員の共通理解のもとで学校運営組織の中に位置づけられることが求められる．また，家庭や地域関係機関・団体との関係者の参加による連携や情報交換がなされることによって，地域に根ざした学校保健が展開され充実したものになる．この際，養護教諭は，保健室経営の立場からの情報の収集・報告・発信等の重要な役割を担うことになる．

Ⅲ　学校における危機管理

1　学校における危機管理

児童生徒等を犯罪被害から守るためには，学校や地域の実情等に応じた実効性ある対策を講じなければならない．その中心となるのは学校が行う危機管理である．学校は適切かつ確実な危機管理体制を確立し，さまざまな事件・事故に備える必要がある．

危機管理とは，「人々の生命や心身等に危害をもたらす様々な危険が防止され，万が一，事件・事故が発生した場合には，被害を最小限にするために適切かつ迅速に対処すること」をいう．危険等発生時対処要領の作成等については，学校保健安全法に示されている．

第29条　学校においては，児童生徒等の安全の確保を図るため，当該学校の実情に応じて，危険等発生時において当該学校の職員がとるべき措置の具体的内容及び手順を定めた対処要領（次項において「危険等発生時対処要領」という．）を作成するものとする．

2　校長は，危険等発生時対処要領の職員に対する周知，訓練の実施その他の危険等発生時において職員が適切に対処するために必要な措置を講ずるものとする．

3　学校においては，事故等により児童生徒等に危害が生じた場合において，当該児童生徒等及び当該事故等により心理的外傷その他の心身の健康に対する影響を受けた児童生徒等その他の関係者の心身の健康を回復させるため，これらの者に対して必要な支援を行うものとする．

2　学校における危機管理の三段階

学校における危機管理の目的は，児童生徒等や教職員等の生命や心身等の安全を確保することである．

そのため，学校における危機管理の三段階があり，各段階において，とるべき対応をあらかじめ整理し，教職員が迅速かつ的確な判断で対応することで事態の悪化を最小限にとどめ，児童生徒等の安全を確保することが必要である．

学校における危機管理の三段階

① 事前の危機管理：安全な環境を整備し，事故等

の発生を未然に防ぐとともに，事故等の発生に対して備えるための管理．

② 発生時の危機管理：事故等の発生時に適切かつ迅速に対処し，被害を最小限に抑えるための管理．

③ 事後の危機管理：危機が一旦収まった後，心のケアや授業再開など通常の生活の再開を図るとともに，再発の防止を図る管理．

3　危機管理マニュアルの作成

学校保健安全法第29条において，「学校においては，児童生徒等の安全の確保を図るため，当該学校の実情に応じて，危険等発生時において当該学校の職員がとるべき措置の具体的内容及び手順を定めた対処要領（次項において「危険等発生時対処要領」という．）を作成するものとする．」とされている．対処要領として学校は危機管理マニュアルを作成するものとされ，これは，学校安全計画を踏まえ，地域の実情を考慮して作成するものである．

文部科学省により2018（平成30）年2月刊行された「学校の危機管理マニュアル作成の手引き」によると，危機管理を進める上で必要な項目を全体構成図として以下に分けて示している．

① 危機管理マニュアルは，学校管理下で危険等が発生した際，教職員が円滑かつ的確な対応を図ることを目的とするもので，教職員の役割等を明確にし，児童生徒等の安全を確保する体制を確立するために必要な事項を全教職員が共通に理解することが必要である．

② 危機管理マニュアルを作成する際には，各学校の実情に応じて想定される危険を明確にし，事前・発生時・事後の三段階の危機管理を想定して，児童生徒等の生命や身体を守る方策について検討する．併せて，全ての教職員，保護者や関係機関・関係団体等の参画や周知が重要である．

③ 作成後も，全国各地において発生する様々な事故等・自校を取り巻く安全上の課題やその対策について，訓練，評価，改善を繰り返し行ってい

くことが必要である．

④ 学校における危機管理マニュアル作成のポイント

1）各学校の実情に応じて想定される危険を明確にし，危険等発生時にどう対処し，いかに児童生徒等の生命や身体を守るかについて検討する．

想定される危険等学校の立地する環境や学校規模，児童生徒等の年齢や通学の状況を踏まえること．

(1) 日常的な学校管理下における事故等（体育や運動部活動での事故，頭頚部外傷，熱中症，食物アレルギーなど死亡や障害を伴う重篤な事故等）

(2) 犯罪被害（不審者侵入や略取誘拐など，通学・通園中を含め，児童生徒等の安全を脅かす犯罪被害）

(3) 交通事故（通学・通園中，校外活動中の交通事故）

(4) 災害（地震・津波や風水害などによる被害）

(5) その他の危機事象（学校に対する犯罪予告，弾道ミサイルの発射等）

2）事前・発生時・事後の三段階の危機管理を想定して危機管理マニュアルを作成し，安全管理と安全教育の両面から取組を行う．

3）全ての教職員の役割分担を明確にし，共通理解を図る．

4）家庭・地域・関係機関と連携して児童生徒等の安全を確保する体制を整備するとともに，協働して危機管理マニュアルの作成や避難訓練等を行う．

5）教育委員会等の学校の設置者は，各学校におけるマニュアルの作成・改善等について必要な指導助言を行い，体制整備や事故等発生時に必要に応じて学校をサポートする．

6）事後の危機管理においては，事故等の検証や児童生徒等・保護者への適切な対応等を実施するために，「学校事故対応に関する指針」を

参考に危機管理マニュアルの見直し・改善を図る.

4　学校における事前の危機管理

1）危機管理体制の整備

　学校における危機管理に関する組織体制については，各学校の実情に応じて，想定される危険等を明確にし，事前，発生時及び事後の危機管理に応じた体制を，家庭・地域・関係機関等，あるいは地域住民やボランティア等との連携をし，必要に応じて教育委員会のサポートを受けながら整備しておく必要がある．児童生徒等の生命や身体を守るために，教職員等の役割分担及び情報収集・伝達方法など，全教職員の理解を図り，各自の適切な行動に結びつけられるよう危険等発生時の体制整備が求められる.

2）危機管理における点検

　学校内の施設設備・器具及び通学路の安全を点検することは，児童生徒等が事故等に巻き込まれることを未然に防ぐ重要な危機管理の一つである．登下校を含めた学校生活の環境内にある危険箇所を①教職員，児童生徒等，保護者，地域から提供される情報②過去の事故等の発生に関する情報③事故等の発生条件に関する情報から「危険箇所を抽出」し，また，①複数の目による客観的な分析②児童生徒等の行動を分析③児童生徒等による調査から「危険箇所を分析」し，さらに，①防犯カメラ等の物理的対策と見守り活動とする人による対策や②協議会・委員会による組織的な取り組み，また，③事故等の情報の共有など「危険箇所の管理と組織体制」とする取組を，PDCAサイクルに基づき組織的に進めることが重要である.

3）避難訓練

　避難訓練の目的は，危険等発生時に危機管理マニュアルに基づく教職員の役割等の確認と，生徒等が安全に避難できる実践的な態度や能力を養うことである.

目的を明確にした避難訓練

(1)　避難の目的と危険等の認識

　「避難行動」は，数秒から数分，数時間後に発生するおそれのある危険等から「命を守るための行動」である．学校は，児童生徒等の生命や身体を守る点から，生命や身体を脅かす対象や危険度，また，どのような時期に，どんな行動をとる必要があるかを考える.

(2)　危険等発生時の避難計画

　危険等発生時の避難行動は「難を逃れるための安全確保行動」とすると，空間的な分類から「その場に留まる（待避）」「垂直に移動する（垂直移動）」「水平に移動する（水平移動）」や，二次災害を想定した避難行動においても，同様に考えておくことが必要である．また，危険等発生時，学校は対策本部等を設け，全教職員が情報収集，避難誘導，救護などの役割分担に応じて，児童生徒等の生命や身体を守らなければならない．危機管理マニュアルをもとに，避難場所，避難経路を設定し，避難計画を立てておくことが必要である.

(3)　避難訓練の留意点

　①　訓練の内容は，危険等によって異なり，火災や地震とした訓練に偏らない.

　②　実施の時期や回数は，法の規定及び児童生徒等の実態，地域の実情に基づいて年間を通して季節やほかの安全に関する指導との関連などを考慮して設定する.

(4)　地域と連携した訓練

　各地域の警察署・各地域の消防署等と連携し，訓練の充実を図ったり，専門家の評価により，訓練の検証，危機管理マニュアルの点検，改善につなげたりすることが求められる.

4）教職員研修

　教職員は，危険等から児童生徒等の生命や身体の安全を守るため，状況に応じた的確な判断や行動が求められる．学校における組織体制や安全教育の重要性と緊急性を十分認識し，安全に関する自らの意識や対応能力，安全教育に関する指導力を一層高めることが求められる．そのためには，学校や地域の実態に即した実践的な研修を行う必要がある.

5）安全教育

　児童生徒等の安全を確保するためには，施設・設備

の安全点検等の安全管理を徹底することのみならず，児童生徒等自身が，危険を予測し，自ら回避することができるような安全教育が非常に大切です．全ての学校において，避難訓練等も含めた安全教育に関する内容を学校安全計画に位置付け，教育活動全体を通じた安全教育が求められます．

5 事故発生時の対応

1）事故発生時の対応の基本

学校の管理下において事故等が発生した際，児童生徒等の生命と健康を守ることが求められる．そのためには，学校は危機管理体制のもとに敏速で，適切な対応しなければならない．日頃から全ての職員がそのマニュアルについて理解し，被害児童等の状況に応じて応急処置や心肺蘇生の技術を身に付けておくことが大切である．

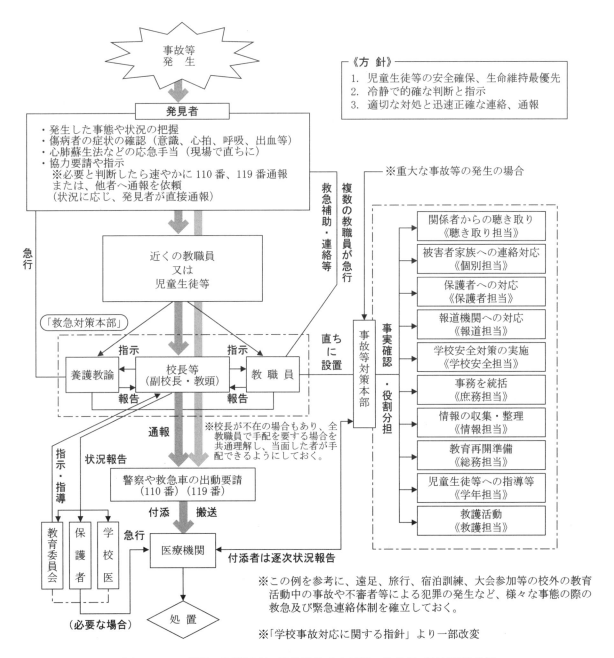

図 17 － 3　個別の危機管理　事故発生時の対処，救急及び緊急連絡体制

［出典　文部科学省「学校の危機管理マニュアル作成の手引き－ 2019（平成 31）年 3 月］

文部科学省「『学校の危機管理マニュアル作成の手引き』－2019（平成31）年3月」によると，事故発生時の対応の中で，被害児童生徒等の保護者への連絡の留意点として挙げている．

1．被害児童生徒等の保護者に対し，事故等の発生（第1報）を可能な限り早く連絡します．その際，事故等の概況，けがの程度など最低限必要とする情報を整理した上で行う．

2．被害の詳細や搬送先の医療機関等，ある程度の情報が整理できた段階で第2報を行うとともに，以後，正確かつ迅速な連絡に努める．

＊緊急の際の連絡方法を複数確保しておくとともに，搬送車や搬送先を記録しておく．

また，応急手当を実施する際の留意点として次の諸事項が掲出されている．

突然倒れた場合などは「119番」に通報し救急車が到着するまでの間，その場で心肺蘇生等の一次救命処置が求められます．事故等の態様によっては救命処置が一刻を争うことを理解し，行動しなければならない．

1．被害児童生徒等の生命に関わる緊急事案については，管理職への報告よりも救命処置を優先させ迅速に対応する．

2．教職員は事故等の状況や被害児童生徒等の様子に動揺せず，またその他の児童生徒等の不安を軽減するように対応する．

3．応急手当を優先しつつも，事故等の発生状況や事故等発生後の対応及びその結果について，適宜メモを残すことを心掛け，対応が一段落した時点でメモを整理する（応援に駆けつけた教職員に対し，記録担当の役割を指示する．）

2）不審者への対応

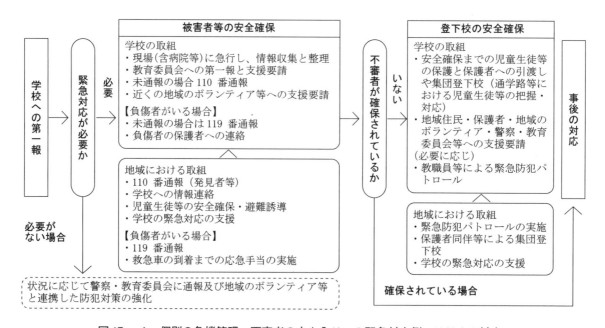

図17－4　個別の危機管理　不審者の立ち入りへの緊急対応例－はじめの対応－

［出典　文部科学省「学校の危機管理マニュアル作成の手引き」2019（平成31）年3月］

3）気象災害への対応

　近年，台風や集中豪雨による大雨・大雪，地震による災害が多発し，児童生徒の安全な登下校に影響を及ぼすことが多くみられるようになってきた．

　登下校時に危険が予測される場合は，児童生徒等の安全を確保するために臨時休業や学校待機等の措置をとることが求められる．その際，気象情報，河川情報や自治体が発令する避難に関する情報など正確な情報を収集し，適切に判断することが重要である．

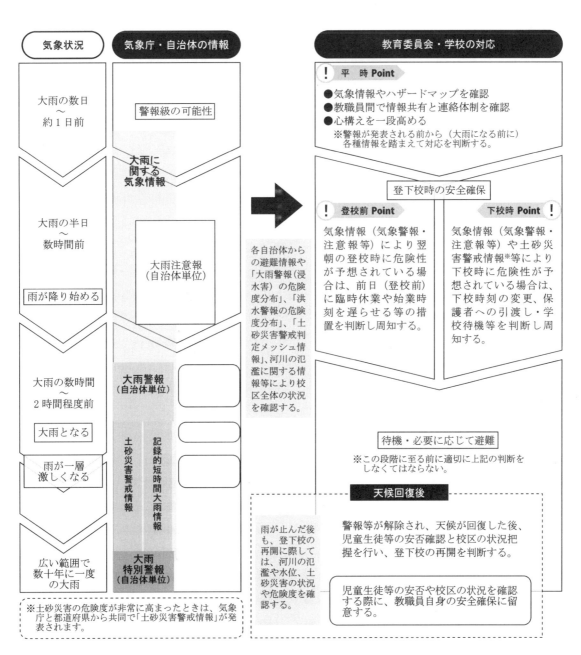

図 17 − 5　大雨発生時の学校・教育委員会の対応例

［出典　文部科学省「学校の危機管理マニュアル作成の手引き」2019（平成31）年3月］

4）雷への対応における留意点

文部科学省「学校の危機管理マニュアル作成の手引き－2019（平成31）年」によると，次のように述べられている.

> 雷は，積乱雲の位置次第で，海面，平野，山岳など場所を選ばず落ちます．また，周囲より高いものにほど落ちやすいという特徴がある.
>
> グラウンド，平地，山頂，尾根等の周囲の開けた場所にいると，積乱雲から直接人体に落雷（直撃雷）することがあり，その場合，約8割の人が命を落とすと言われている.
>
> また，落雷を受けた樹木等のそばに人がいると，その樹木等から人体へ雷が飛び移る（側撃雷）ことがある．木の下で雨宿りなどをしていて死傷する事故は，ほとんどがこの側撃雷である.

(1) 避難の留意点

> 1．部活動などの屋外活動を中断し，速やかに屋内に避難する.
> 2．下校前の場合は，素早く情報を収集し，必要に応じて学校に児童生徒等を待機させる．その際は，学校の対応を保護者等に連絡することが大切である.

5）竜巻への対応

近年，我が国においても，竜巻の発生が発生することがみられるようになり，被害も報告されている．学校においても，考慮されなければならない.

(1) 竜巻の現象

> ＜竜巻の予兆＞
> ① 真っ黒い雲が近づき，周囲が急に暗くなります.
> ② 雷鳴が聞こえたり，雷光が見えたりします.
> ③ 冷たい風が吹き出します.
> ④ 大粒の雨やひょうが降り出します.
> ＜竜巻が起こったら＞
> ① 「ゴー」という音が聞こえてきます.
>   真っ黒い雲から漏斗状の雲が下がって見えます.
> ② トタン板や発泡スチロールなどのごみが宙を舞ったりします.

(2) 避難の留意点

> ＜教室にいる場合＞
> ① 飛来物の影響を抑えるため，窓を閉め，カーテンを引きます.
> ② 窓ガラスからできるだけ離れます.
> ③ 丈夫な机の下に入るなど，身の回りにある物で頭を守るなどの避難姿勢をとります.
> ＜教室以外の校舎内にいる場合＞
> ① 雨戸やシャッターを閉じます.
> ② 風の通り道やガラスが飛んでくるのを避けられる場所に身を寄せます.
> ③ 壁に近い場所で避難姿勢をとります.
> ④ 建物の最下階に移動します.
> ＜体育の授業や部活動などで屋外にいる場合＞
> ① 校舎など頑丈な建物に避難します.
> ② 物置やプレハブ（仮設建築物）などには避難しないようにすることが大切です.
> ＜登下校中の場合＞
> ① 屋根瓦など，飛ばされてくるものに注意します.
> ② 橋や陸橋の下には行かないようにします.
> ③ 近くの頑丈な建物や地下などに避難し，建物に避難できない場合は，くぼみ等に身を伏せ，横風を受けないようにすることが大切です.

6）地震津波への対応

東日本大震災は児童生徒や学校の校舎等甚大な被害をもたらしました．各学校においては地震・津波の発生時の児童生徒の命を守ることは重要である．また，発生後の学校教育活動の再開への取り組みも求められる．日頃から，危機管理マニュアルをもとに訓練を実施し，児童生徒の誘導等各教職員の役割等の緊急時の対応体制や，学校外の関係機関保護や保護者等への連絡・連携体制を確認することは大切である.

7）新たな危機事象への対応

(1) 弾道ミサイル発射への対応

国際情勢によって，我が国においても弾道ミサイル発射やテロ等の被害が想定されるようになってきて，適切な対応が求められている.

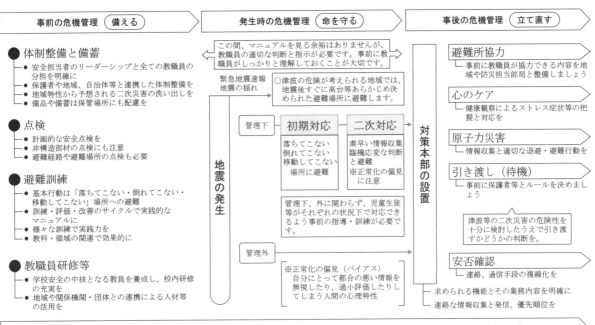

図 17－6　学校における地震防災のフローチャート

[出典　文部科学省「学校防災マニュアル（地震津波災害）作成の手引き」2012（平成 24）年 3 月]

8）インターネット上の犯罪被害へとなっての対応

　インターネットによる犯罪被害が増加の途をたどり，児童生徒が被害に遭遇すること発生している．中でもSNSの被害は多様化され，深刻差が問題となって，出会い系サイトへの接続や自画像の拡散とした犯罪は性犯罪被害が引き起こされている．また，何気ない書き込みは，いじめとなったり，自殺などの人権侵害や犯罪にまで至っている．このような犯罪被害のみ全防止や問題の早期発見や情報モラルや倫理について指導や，保護者，警察などの関係機関等との連携を深めていくことが求められている．

6　事後の対応

　災害や事故等の事後の対応として，児童生徒の安全を確認後，安全な下校方法や保護者への引き渡しや，心のケアさらには学校における教育活動の再開など，敏速で適切な組織的な取り組みが求められる．

1）安否確認

　大勢が被災する災害などでは，児童生徒の安否確認は重要である．学校内においても，授業時間とは限らない時間帯や校外活動，あるいは夜間や休業日などとした場合は安否確認体制や保護者等との連絡連携体制の整備が求められる．

2）引き渡しと待機

　ひと度，災害が起きたときに問題となるのは，児童生徒の登下校の安全の確保と保護者への引き渡しである．平素から，校長が全教職員に周知し，決められた役割のもと安全が確保されるための気象情報や警報，さらには地域の災害情報等の収集から判断をし，具体的な対応がなされるべきものである．そのためには，学校関係機関だけではなく，保護者や地域住民との共同体制がなされるようにしなければならない．

	災害状況等	避難所の状況	協力内容として考えられる例
救命避難期	（直後〜） ライフラインの途絶 地域社会の混乱 継続する余震 等	事故等発生 地域住民等の学校への避難	・施設設備の安全点検 ・開放区域の明示 ・駐車場を含む誘導 等
生命確保期	（数分後〜） 消防・警察・自衛隊等 の救助開始 近隣地域等から の救援物資等	避難所の開設 避難所の管理・運営	・名簿作成 ・関係機関への情報伝達と収集 ・水や食糧等の確保 ・備蓄品の管理と仕分け、配付等 ・衛生環境整備
生活確保期	（数日後〜） 応急危険度判定士による安全点検	自治組織の立ち上がり 自治組織の確立	・自治組織への協力 ・ボランティア等との調整 ・要援護者への協力 等
学校機能再開期	（数週間後〜） 仮設住宅等への入居等	避難所機能と学校機能の同居 避難所機能の解消と 学校機能の正常化	・学校機能再開のための準備
		日常生活の回復	

図 17 − 7　事後の対応　教育活動の継続

[出典　文部科学省「学校の危機管理マニュアル作成の手引き」2019（平成31）年3月]

表 17 − 5　安否確認の留意点

(1) 児童生徒等が学校内にいる場合の安否確認	① 負傷者がいるかどうか，全員を集合させるもしくは，授業等の担当者が把握して報告します.
	② 休憩時間や放課後などは，児童生徒等の状況把握が困難となるため，教職員はあらかじめ決められた，それぞれの担当場所に急行し，速やかに負傷者の有無を確認します.
	③ 児童生徒等が校舎外に出て，学校周辺の店や民家，子供110番の家などに避難していないかを調べます.
	④ 校外活動中の場合も上記のような安否確認を行い，学校に報告します.
(2) 児童生徒等が登下校中や自宅での安否確認	児童生徒等の自宅やその周辺，学校周辺の店や民家，子供110番の家，避難所などに避難している者がいないか，けがをしていないかを調べます. その際，教職員は被害（二次被害等も含め）に巻き込まれないように注意することが大切です.
(3) 安否情報の集約	① 職員室や事務室など，各学校で情報を集約する場所，総括担当者を決め，確認を進めます. （事前に負傷者名簿を備えておくことが大切です.）
	② 負傷者がいる場合には，速やかに，応急手当ての実施や救急車の要請などの対応に移ります.
	③ 学校の電話に問合せが殺到し，使用できなくなることに備え，連絡・通信手段の複線化を図っておきます.

[出典　文部科学省「『生きる力』をはぐくむ学校での安全教育」2019（平成31）年3月　岡本改編]

(1)　引き渡しの基準

「学校の危機管理マニュアル作成の手引き（2019（平成31）では，以下の基準が示されている．

①通学路に被害が発生していないか

②地域の被害が拡大するおそれがないか

③下校の時間帯に危険が迫ってこないか

④引渡す保護者にも危険が及ばないか

(2)　引き渡しの手順の明確化

引き渡しについても，手順をあらかじめ明らかにし，混乱が予想される中速やかに引き渡しができるように，毎年，児童生徒の引き渡しカードに引き渡す相手の名前の登録等の確認や手順を明確にしておくことは需要である．

(3)　学校教育活動の継続・再開

児童生徒の安否確認がなされた後には，状況判断がなされた上で，学校教育活動の継続・再開がなされなければなりません．しかし，中には学校が地域の避難所となる場合が多く，関係機関との連携調整が求められる．

①　校舎内の安全な場所で学習スペースを確保する．校舎が使えない場合は他校を使用することも検討する．

②　事故等の発生現場等の使用は避けた校舎の使用計画を検討する．

③　養護教諭・スクールカウンセラーや学校医等と連携し，児童生徒等の心身の状態に配慮しながら検討する．

3）心のケア

(1)　自然災害とストレス

文部科学省は，「児童生徒の心のケアのために―災害や事件・事故発生時を中心に―」を作成した（2010（平成22）年7月）．そこでは，児童生徒に現れやすいストレス症状の健康観察のポイント（表17－6），及び急性ストレス障害（ASD）と外傷後ストレス障害（PTSD）の健康観察のポイント（表17－7）を述べている．

①　児童生徒に現れやすいストレス症状の健康観察のポイント

児童生徒は，自分の気持ちを自覚していないことや，言葉でうまく表現できないことが多く，心の問題が行動や態度の変化，頭痛・腹痛などの身体症状となって現れることが多いため，きめ細かな観察が必要である．危機発生時の心身の健康観察のポイントとして，表17－7のようなことが考えられる．

(2)　急性ストレス障害（ASD：Acute Stress Disorder）と外傷後ストレス障害（PTSD：Posttraumatic stress disorder）の健康観察のポイント

災害等に遭遇した後に現れることが多い反応や症状には，不安感，絶望感，ひきこもり，頭痛，腹痛，食欲事故等に児童生徒等が遭遇すると，恐怖や喪失体験などにより心に傷を受け，そのときの出来事を繰り返し思い出す，遊びの中で再現するなどの症状に加え，情緒不安定，睡眠障害などが現れ，生活に大きな支障を来すことがある．こうした反応は誰にでも起こり得ることであり，ほとんどは，時間の経過とともに薄れていくが，このような状態が，事故等の遭遇後3日から1か月持続する場合を「急性ストレス障害（Acute Stress Disorder 通称ASD）」といい，1か月以上長引く場合を「心的外傷後ストレス障害（Post Traumatic Stress Disorder 通称PTSD）」としている．そのため，事故等の発生直後から児童生徒等や保護者等に対する支援を行い，PTSDの予防と早期発見に努めることが大切である．なお，事故等の遭遇後まもなくASD症状を呈し，それが慢性化してPTSDに移行するケースのほか，最初は症状が目立たないケースや症状が一度軽減した後の2～3か月後に発症するケースもあることから，なるべく長期にわたって心のケアを実施することが大切である．また，被害児童生徒等の保護者や教職員は，自らのことを後回しにしたり，心身の不調に対し鈍感になることがあり，心のケアが必要になることがある．被害児童生徒等にとっては，周囲にいる保護者や教職員が精神的に安定していることが大切である．このため，自分自身の心身の不調に早めに気付き，意識的に休息したり，相談したりするなど，心のケアが必要であることを理解することが重要である．

なお，心のケアが長期にわたって，必要になることがあるため，被害児童生徒等が進学や転校した場合にお

いても心の健康状態の把握や支援体制等を継続して行われるよう，学校間で引継ぎ等の連携を十分に図っておくことも必要である．

校設置者は事故発生直後から発生原因の究明やそれまでの安全対策を調査検証し，再発防止策を策定し実施することや，被害児童生徒等の保護者への十分な説明と継続的な支援が求められる．

4）調査・検証・報告・再発防止

　学校の管理下における事故等について，学校及び学

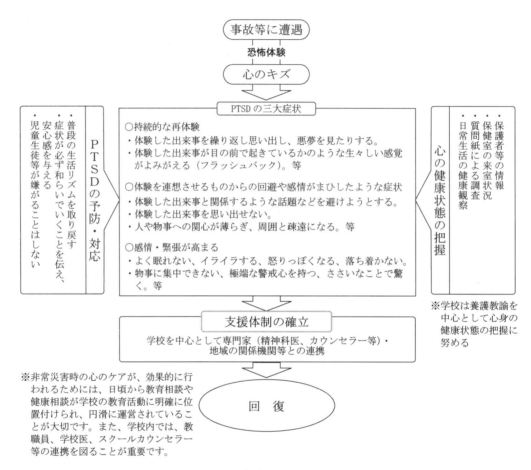

図17－8　事後の対応　心のケア

[出典　文部科学省「学校の危機管理マニュアル作成の手引き－2019（平成31）年3月]

表17－6　子どもに現れやすいストレス症状の健康観察のポイント

体の健康状態	心の健康状態
・食欲の異常（拒食・過食）はないか ・睡眠はとれているか ・吐き気・嘔吐が続いてないか ・下痢・便秘が続いてないか ・頭痛が持続していないか ・尿の回数が異常に増えていないか ・体がだるくないか	・心理的退行現象（幼児返り）が現れていないか ・落ち着きのなさ（多弁・多動）はないか ・イライラ，ビクビクしていないか ・攻撃的，乱暴になっていないか ・元気がなく，ぼんやりしていないか ・孤立や閉じこもりはないか ・無表情になっていないか

[出典　文部科学省「子どもの心のケアのために－災害や事件・事故発生時を中心に－」2010（平成22）年]

表 17 － 7　外傷後ストレス障害（PTSD）の健康観察のポイント

体の健康状態	心の健康状態
持続的な再体験症状	・体験した出来事を繰り返し思い出し，悪夢を見たりする ・体験した出来事が目の前で起きているかのような生々しい感覚がよみがえる〈フラッシュバック〉等
体験を連想させるものからの回避症状	・体験した出来事と関係するような話題などを避けようとする ・体験した出来事を思い出せないなど記憶や意識が障害される（ボーッとするなど） ・人や物事への関心が薄らぎ，周囲と疎遠になる等感情や緊張が高まる
覚せい亢進症状	・よく眠れない，イライラする，怒りっぽくなる，落ち着かない ・物事に集中できない，極端な警戒心を持つ，ささいなことや小さな音で驚く等

［出典　文部科学省「子どもの心のケアのために－災害や事件・事故発生時を中心に－」2010（平成 22）年］

アニバーサリー反応への対応

　災害や事件・事故などが契機としてPTSDとなった場合，それが発生した月日になると，いったん治まっていた症状が再燃することがあり，アニバーサリー効果やアニバーサリー反応と呼ばれている．このような日付の効果は必ずしも年単位とは限らず，同じ日に月単位で起きることもある．対応としては，災害や事件・事故のあった日が近づくと，以前の症状が再び現れるかも知れないこと，その場合でも心配しなくても良いことを保護者や子どもに伝えることにより，冷静に対応することができ，混乱や不安感の増大を防ぐことができる．

［出典　文部科学省「子どもの心のケアのために－災害や事件・事故発生時を中心に－」2010（平成 22）年］

表 17 － 8　自然災害時の心のケアに関する養護教諭の役割

A：震災から学校再開まで 　安否確認・健康状態の把握と組織体制の確立	B：学校再開から 1 週間まで 　心身の健康状態の把握と支援活動	C：再開 1 週間後から 6 か月 　中・長期的な心のケア
ア　安否の確認と心身の健康状態の把握 ・家庭訪問，避難所訪問 ・健康観察の強化 ・教職員間での情報の共有 ・担任等との連携等 イ　保健室の状況確認と整備 ウ　管理職との連携 エ　学校医，学校薬剤師との連携 オ　心のケアに関する啓発資料の準備 ☆障害や慢性疾患のある子どもへの対応	ア　心身の健康状態の把握 ・健康観察の強化 ・心のケアの質問紙調査，相談希望調査等 ・教職員間での情報の共有 イ　保健だより等の啓発資料の配布 ウ　管理職との連携 エ　心のケアに関する保健指導の実施 オ　健康相談の実施 カ　学校医，スクールカウンセラー，専門機関等との連携 キ　感染症の予防対策 ☆障害や慢性疾患のある子どもへの対応	ア　心身の健康状態の把握 ・健康観察の強化 ・心のケアの質問紙調査，相談希望調査等 ・教職員間での情報の共有 イ　心のケアの継続支援・校内組織との連携 ウ　保健だより等の啓発資料の配布 エ　心のケアに関する保健指導の実施 オ　健康相談の実施 カ　心のケアに関する校内研修の企画・実施 キ　学校医，スクールカウンセラー，専門機関等との連携 ク　感染症の予防対策 ☆障害や慢性疾患のある子どもへの対応

［出典　文部科学省「子どもの心のケアのために－災害や事件・事故発生時を中心に－」2010（平成 22）年より抜粋］

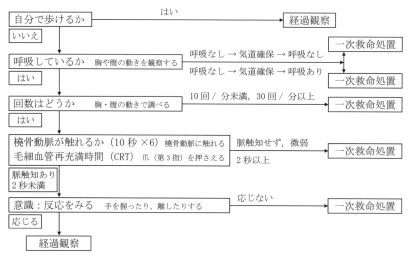

図 17 － 9　学校でできるトリアージ

[START 法および鈴木（日体大）を参考に筆者作成]

Ⅳ　被災地における養護教諭の役割

1995年１月17日早朝，突然の揺れで自宅の箪笥や本棚が倒れた．幸い，受傷はなかったため部屋はそのままにして職場に急いだ．これが阪神・淡路大震災であり，この後，甚大な被害が報告された．勤務校は幸い大きな被害はなかったが，神戸から親戚を頼って生徒が転校してきた．また，2011年３月11日に発生した東日本大震災では地震，津波に原発事故を伴う大規模な被害をもたらしたが，現地を訪れた時，その惨状に驚愕するばかりであった．その後も，地震，洪水，竜巻など未曾有の災害が，多発している．このような災害に対して養護教諭はどう動けるのか，何ができるのか．

1　被災と初動対応

被災直後の学校現場では状況が混乱し，対応をスムーズに行うことが難しい．日頃から想定される災害に応じた危機管理マニュアルを策定しているので，それに基づいて冷静に行動することが重要である．養護教諭の初動対応は，児童生徒の安否確認と応急処置である．多くの傷病者が同時に出た場合，ふるい分けを迅速におこなうことが被害を最小限にできる．重症度，緊急度などによって，優先順位を決めるために一次トリアージ（START法）[15] を活用して応急処置や救急搬送に繋げる．負傷者が①歩行できるか，②呼吸しているか，③橈骨動脈は触れるか．④手を握れるか（従命反応）を目安としてチェックし応急手当をして救急隊を待つ．タッグには実施者の氏名，実施時刻，傷病者名，受傷箇所などを書いておくと，引き継がれた際にも情報がスムーズに伝わる（図17－9）．

2　心身の健康観察

新潟県中越大震災の報告書[16] によると，災害発生直後の養護教諭のチェック項目として，①児童生徒の安否確認，②心身の健康状態の確認，③避難所設営及び運営協力をあげている．

（参考）避難者の健康維持のために

① 救急 Tel, 内科 Tel, 外科 Tel を確認しておく．
② 巡回医師，薬剤師に「お薬手帳」を作ってもらう．医療チームに相談，助言を受ける．
③ 毎朝必ず，病気を持っている人，けがをしている人，妊婦の変化の様子を観察する．
④ 病気やけがの人が移動・転院する場合には本人確認が確実にできるようにする．
⑤ 水分補給（１日１リットル），体操・屈伸運動をするように声かけをする．
⑥ 病気・けがをしている方のリストをつくる．

図 17 － 10　避難者の健康維持のためにお願いしたいこと

[出典：医療安全全国共同行動 Web サイト，避難所健康維持チェックリスト[17]]

養護教諭は日頃から，児童生徒の健康観察結果を読み解き，保健管理や個別の健康相談に役立てている．心身の健康状態の確認においては健康観察のチェックシートを参考にし，作成しているものを使用する．養護教諭の「気づき」や「勘」も貴重であるのでメモしておくと良い．健康観察結果により，学級担任等とともに必要に応じて避難所や家庭訪問をすることも重要である．また，保護者が行う健康観察も，児童生徒の心身の状況を把握する上で大切であるので，保護者の理解と協力を得るとともに，児童生徒の健康観察の視点等について広報しておくと役立つ．

3　感染症予防対策

被災地においては，感染症の流行が心配される．

・食事面での注意としては，夏は特に暑いところに放置された食事や加熱が不十分な食材を食べることは控える．また食事の前の手洗い，アルコール手指消毒薬を使用する．

・トイレの使用後の手洗い，消毒も心がける．また，タオルの貸し借りは避ける．また，尿・糞便処理時における手指衛生と適切な個人防護具を着用する．

・咳などがある時には咳エチケット（くしゃみや咳の症状がある時はマスクをする，咄嗟のくしゃみの時はティッシュや肘の内側で口と鼻を覆う，鼻水や痰が手に付いた時は手を洗う）を心がける．

避難所における感染管理上のポイントとしては，薬剤や医療器具などの共用を避けることや，処置時における手指衛生の励行，職業感染対策（防護服，安全器材と針廃棄容器の使用，ワクチンの接種）が参考になる[18]．

図17-11, 17-12は，日本医師会による新型コロナウイルス感染症時代の避難所マニュアルから，実際の避難所運営について，スペースの確保と換気について，避難所の衛生環境の確保，新型コロナウイルス感染が疑われる避難者の対応について図示したものである．

4　被災と養護教諭の実践活動

被災地での養護教諭は，被災直後から学校再開までの約40日間の実践活動の中で，「保健室の環境整備」，「情報支援」，「避難所の運営」，「人的支援」「養護教諭への支援」の5つの課題を挙げていた[20]．その中で，保健室の機能が災害には極めて脆弱であることを述べている．学校が避難所となることを考えれば，保健

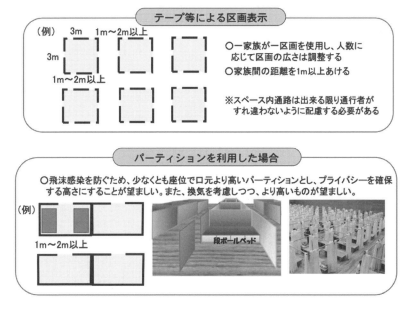
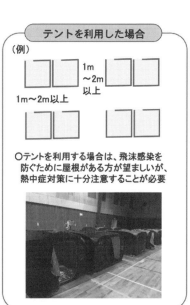

内閣府資料より一部改変

図 17 - 11　スペースの確保と換気について

[出典：日本医師会，新型コロナウイルス感染症時代の避難所マニュアル[19]，2020]

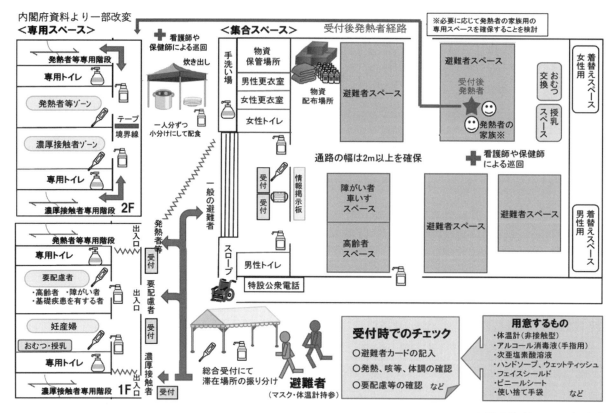

内閣府資料より一部改変

※必要に応じて発熱者の家族用の専用スペースを確保することを検討

＜専用スペース＞

発熱者等専用階段
専用トイレ
発熱者等ゾーン
テープ境界線
濃厚接触者ゾーン
専用トイレ
濃厚接触者専用階段　2F

発熱者等専用階段
専用トイレ
要配慮者
・高齢者　・障がい者
・基礎疾患を有する者
妊産婦
おむつ・授乳
専用トイレ
濃厚接触者専用階段　1F

看護師や保健師による巡回
炊き出し
一人分ずつ小分けにして配食

＜集合スペース＞

受付後発熱者経路

手洗い場
物資保管場所
男性更衣室
女性更衣室
女性トイレ

物資配布場所

避難者スペース

避難者スペース
受付後発熱者
発熱者の家族※

おむつ交換授乳スペース

女性用着替えスペース

通路の幅は2m以上を確保

受付　受付

情報掲示板

障がい者車いすスペース

高齢者スペース

看護師や保健師による巡回

避難者スペース

避難者スペース

男性用着替えスペース

一般の避難者

スロープ

男性トイレ

特設公衆電話

発熱者等受付
要配慮者受付
濃厚接触者受付
受付

出入口
出入口
出入口

総合受付にて滞在場所の振り分け
避難者
（マスク・体温計持参）

受付時でのチェック
○避難者カードの記入
○発熱、咳等、体調の確認
○要配慮等の確認　など

用意するもの
・体温計（非接触型）
・アルコール消毒液（手指用）
・次亜塩素酸溶液
・ハンドソープ、ウェットティッシュ
・フェイスシールド
・ビニールシート
・使い捨て手袋　など

内閣府資料より一部改変

図17－12　新型コロナウイルス感染が疑われる避難者の対応

［出典：日本医師会，新型コロナウイルス感染症時代の避難所マニュアル[19]，2020］

室がどのような機能を果たせるのかを普段から意識する必要がある．学校救急処置や環境整備，人的支援等について考えておく必要がある．

　被災地での養護教諭の実践活動について，新潟県地震の体験から「避難所への保健室備品提供と緊急応急的な対応」，「児童生徒の安否確認と健康観察」，「児童生徒の心のケア」，「衛生管理と感染予防活動」「避難所での継続的支援と他職種との連携」，「学校再開に向けて保健室復元」，「教職員の健康管理」に整理している．

　被災地の中学校養護教諭は「校内外のコーディネーション」の機能を担い，「外部支援の対応」を行うとともに，それらを「生徒への支援」，「教職員の健康管理」「避難所対応」に生かしながら職務を遂行していた．そして，全ての取り組みは「生徒への支援」に帰着するものであり，将来の「防災教育の充実」に向けた職務へと広げていたことを報告している[21]．

　災害が発生したとき，養護教諭は子どもたちの救護

や心のケアなど，体と心に対する支援の中心的な役割を担うことになる．また，教職員の体調や心にも配慮し，必要なサポートをすることにもなる．報告から養護教諭は「校内外のコーディネーション」の機能をあげていたが，その課題の一つとして，「保健室の環境整備」をあげており，保健室の機能が災害には極めて脆弱であることを述べている[18]．学校が避難所となることを考えれば，保健室がどのような機能を果たせるのかを普段から意識する必要がある．学校救急処置や保健室環境，人的支援等について考えておく必要がある．

5　保健室の復元と機能

　保健室そのものが被災し，役割が果たせなくなった経験のある学校の養護教諭にインタビューした時のことである．室内が水没し，仮設の保健室で業務を行った後，保健室の備品で使用できないものは新調したが，困ったのは帳簿類である．乾燥させて可能な限り再生したが，記入にあたって「油性の筆記具を使用するこ

との大切さ」が分かったとのことであった．考えてみると保健室には多くのデータや書類がある．被災し，保健室が機能しなくなったことを想定した対応を考えておくことの大切さを再認識した．また，避難所開設時の保健室の機能について「本部での救護活動」「職員等の宿泊」「養護教諭以外の医療関係者による医療」「養護教諭と医療関係者共同の救護所」「養護教諭中心の救護所」等が挙げられている[22]．

6　被災後の心のケア

東日本大震災の折に，徳島県の養護教諭が春休みに支援を申し出たところ被災県の快諾が得られた．その結果，チームを組んで被災学校の児童生徒の心のケアの援助をおこなうことができた．当時を振り返り被災地の養護教諭は「災害時には，多くの人手が必要でありボランティアを志願してくれる人も多いが，案外，児童生徒には目が届いていなくて寂しい思いをしていた．このような折に子どもたちの心のケアに関わってくれる養護教諭の存在が有難かった．」との話をしてくれた．台風被害で被災した学校に対して，被害のなかった近隣の学校が何かできることがあればと伺ったところ，「泥かきやら運び出しの作業はボランティアの方たちが手伝ってくれる．しかし，子ども達は居場所がない．教職員は避難所等の対応で多忙である．子どもの心のケアをお願いしたい」とのことであった．支援の必要な場所や人に必要な援助を届けることの大切さを改めて感じた．支援の具体的な方法として紹介する[23]と，被災地の子ども達の心理的なダメージやトラウマは長期にわたり続くため，災害時の心のケアは，専門機関の協力を得ながら全教職員によって進められるべきである．養護教諭は，スクールカウンセラー等の専門家とともに児童生徒の心のケアに関わる．情報を共有（管理職，担任，他職種，他機関と継続的な連携，保護者も含めて）し，児童生徒の心のケアに中核的に関わる．健康観察では，体調不良のサインを見逃さないこと．そのためにも日頃からの良好な関係性の構築が求められる．

学校や保健室が避難所になる場合も考えられる．そのような場合は，積極的にルール作りに参画し，発言し，避難生活の環境改善に取り組みたい．

学校保健活動のセンター的機能
① 健康診断
② 健康相談
③ 保健指導
④ 救急処置（休養を含む）
⑤ 発育測定
⑥ 保健情報センター
⑦ 保健組織活動のセンター

図 17 − 13　保健室の機能
［出典：文科省（2014）保健室経営計画の手引］

被災地において養護教諭の果たすべき役割の一例

○私たち養護教諭は，皆さんのニーズに添ってサポートいたします．何でもお申し付けください．
○特に下記のようなニーズがあれば，資格上お力になれると思います．
1　被災者の方々とのお話を通して，健康観察・健康相談をします．
2　年齢を問わず，お話相手になれます．心の不安や悩みを聴く相手になれます．
3　子どもたちの不安や悩みを聴くことができます．相談にものれます．
4　子どもの様子に不安を持っておられる保護者の相談相手になれます．
5　子どもたちの遊び相手になれます．

［資料：新潟県養護教員研究協議会災害ボランティア］

7　養護教諭と防災教育

南海トラフ全域で大規模地震発生の切迫性が高まっていることはよく報道されている．災害の多い日本は，常に災害の発生を想定するとともに，災害が発生した場合における被害の最小化及びその迅速な回復を図ることを考えなければならない．また，学校を取り巻く地域でも，住民一人ひとりが自ら行う防災活動や自主防災組織など多様な主体が自発的に行う防災活動を促進している．

東日本大震災で被害の大きかった宮城県の養護教諭を訪問インタビューし次のようなことを教わった．

① 危機発生前対応として，日頃から地域住民と連携し，あらゆる災害を想定した避難訓練を実施しておくこと．

② 危機発生時の対応として，生命最優先の対応をおこなう．

③ 家族や友人，財産を失うことで，強いストレスや恐怖に苛まれる．将来への希望が持てるかどうか，生活や人生に関わる被害から守ることも，防災である．

また，内閣府の2015年の資料「釜石東中学校における防災教育の効果 −地域における防災教育の実践に関する手引き−」には，岩手県釜石市立釜石東中学校での防災教育の取り組みが紹介されている．そこでは，防災教育の目的として，1 自分の命は自分で守る 2 助けられる人から助ける人へ 3 防災文化の継承の3点が掲げられている．

また宮崎（2016）は，養護教諭が被災した児童生徒や教職員の心身の健康と関わる際には，3つのL（Life＝生命，Livelihood＝生活，Lives＝人生）を守る意識の大切さを説いている（図17−14）．

養護教諭の観察するという専門性を発揮して阪神・淡路大震災から25年が経過した．自宅や職場でも家具の固定や家の耐震化，防災バッグや非常食の備蓄，避難訓練や防災マップの作製，周辺チェックなどを行ってきたが，来るべき災害を想定してハード・ソフト両面で防災・減災に取り組んでいくことが求められる．

これまでに地震，台風，津波等の被害を直接または間接的に経験してきたが，その間，学校や家庭の設備や建物の耐震化，防災バッグや非常食の備蓄，避難訓練や防災マップの作成と周辺チェックなどハード・ソフト両面で取り組みを行ってきた．

しかし，このような体験には限界がある．未曾有の危機に対処するためには，日頃からの養護実践の中で，子どもたちの主体性を大切にし，養護教諭自身も，自ら率先して行動するように心掛けたい．

引用・参考文献

1）文部科学省：「生きる力」をはぐくむ学校での安全教育，文部科学省，2019．

2）独立行政法人日本スポーツ振興センター：学校への不審者侵入時の危機管理マニュアル，独立行政法人日本スポーツ振興センター，2002．

3）独立行政法人日本スポーツ振興センター：学校の安全管理に関する取組事例集，独立行政法人日本スポーツ振興センター，2003．

4）文部科学省：学校の安全管理における取り組み事例集−学

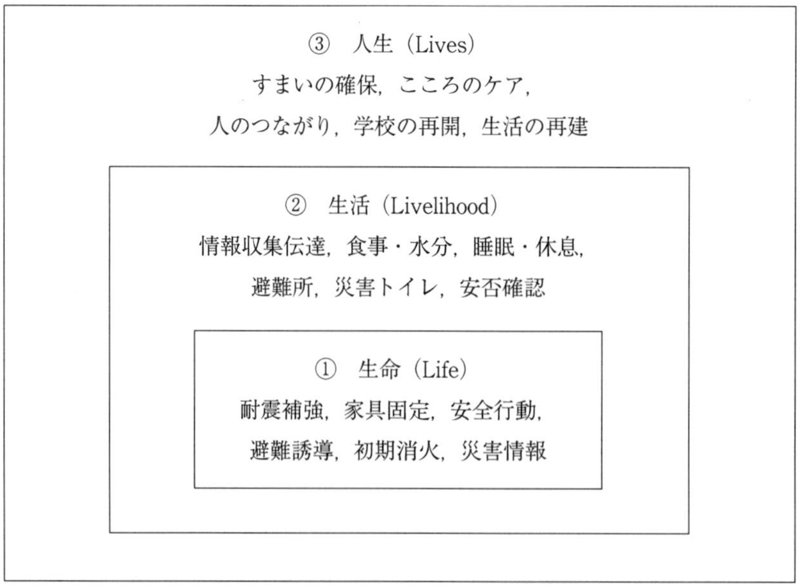

図17−14 自助の基本 3つのL（Life, Livelihood, Lives）

[出典 宮崎 賢哉（2016）保健主事・養護教諭のための防災教育〜3つのLを守る〜[24]を元に著者作成]

校への不審者侵入時の危機管理を中心に－，文部科学省，2003.

5）采女智津江編集代表：新養護概説（7版），少年写真新聞社，東京，2013.

6）文部科学省：子どもの心のケアのために－災害や事件・事故発生時を中心に－，文部科学省，2010.

7）文部科学省：「生きる力」をはぐくむ学校での安全教育，文部科学省，2019.3.

8）文部科学省：「東日本大震災を受けた防災教育・防災管理等に関する有識者会議」中間とりまとめ，文部科学省，2011. https://www.mext.go.jp/b_menu/shingi/chousa/sports/…/1311688_01_1.pdf（2022/1/30アクセス）

9）文部科学省：東日本大震災を受けた避難経路等の緊急点検について，文部科学省，2011. https://www.mext.go.jp/a_menu/ saigaijohou/syousai/1304773.htm（2022/1/30アクセス）

10）文部科学省：学校保健法等の一部を改正する法律の公布について（通知）文部科学省，2008年

11）文部科学省：「生きる力」をはぐくむ防災教育の展開，文部科学省，2013.

12）文部科学省：「子どもの心のケアのために－災害や事件・事故発生時を中心に－」文部科学省，2010.

13）文部科学省：学校防災マニュアル（地震・津波災害）作成の手引き，文部科学省，2012（平成24）年. 資料17-1 教室等の安全点検表

14）文部科学省：子どもの心のケアのために－災害や事件・事故発生時を中心に－，2010（平成22）年.

15）木村純一・鈴木健介：教職員が行う「トリアージ」（緊急度評価）　「子どもと健康」編集委員会　養護教諭と「トリアージ」，労働教育センター，50-51，2013.

16）新潟県養護教員研究協議会：地震が起きたその時，学校は保健室は－養護教諭の対応と保健室の役割－，Office2，2008.

17）医療安全全国共同行動Web サイト，避難所健康維持チェックリスト http://qsh.jp/saigai_doc/hinanjyo_kenkouiji.pdf（2021/12/3 アクセス）

18）東北感染症危機管理ネットワーク：感染予防ガイドブック，2011.
https://www.tohoku-icnet.ac/news/index.php?e=109

19）日本医師会（2020）新型コロナウイルス感染症時代の避難所マニュアル 第1版 https://www.med.or.jp/dl-med/kansen/novel_corona/saigai_shelter_manual.pdf（2021/12/3 アクセス）

20）佐光恵子・中下富子・伊豆麻子他：新潟県中越沖地震における養護教諭の実践活動と学校保健室の機能について－養護教諭へのインタビューによる質的分析から－，日本公衆衛生誌58-4，2011.

21）藤原忠雄他：東日本大震災の被災後5年間において養護教諭が果たした役割，2015.
https://www.hyogo-u.ac.jp/riron/pdf/28_fujiwara.pdf（2022/2/25アクセス）

22）石原貴代・重川希志依：災害時における養護教諭の対応とその役割の変化に関する研究，地域安全学会梗概集42，2018.

23）新潟県養護教員研究協議会：地震が起きたその時，学校は保健室は－養護教諭の対応と保健室の役割－，Office2，2008.

24）宮崎賢哉：保健主事・養護教諭のための防災教育～3つのLを守る～，2016.
https://kenyamiyazaki.com/archives/963（2022/2/25アクセス）

25）内閣府：釜石東中学校における防災教育の効果　地域における防災教育の実践に関する手引き，6p，2015.

26）文科省：教職員のための子どもの健康観察の方法と問題への対応，2006.

27）教職員のための子どもの健康観察の方法と問題への対応－メンタルヘルスを中心として－，PTSDの理解とその予防，2008.

28）岡田加奈子：東北・関東大震災後の子ども達への対応についての情報・知識，千葉大学教育学部ヘルス・プロモーティング・スクールプロジェクト，2011.

29）文部科学省：学校の危機管理マニュアル作成の手引，2018.

30）文科省：特集2　激甚化する災害への対応強化.

31）木野毅彦：救護活動で身につけておきたい看護の知識と技術，トリアージ（START法），2012.

第
17
章
　
学
校
安
全
・
危
機
管
理

被災地における養護教諭の役割

　忘れもしない2011.3.11に未曾有の災害が起きた．その時，多くの学校施設が避難所となった．避難所の指定の有無など関係なく，一時的に避難住民を受け入れた．その数は岩手県内で132校にものぼり，体育館を中心に特別教室・普通教室・空き教室などが利用された．一時は，700〜1,000人を超える被災者が身を寄せ合った学校もあった．中には，保健室がDMAT等の支援による診療室と化し，かつて用務員室と呼ばれていたような小さな小部屋に仮の保健室とした学校もあった．そして，避難所としてだけではなく同時に遺体安置所になった学校もあった．平成23年3月下旬までに，約6割の学校で避難所が閉鎖されたが，地域全体が被災地となった沿岸地域では，新年度も継続したり，数年にも及んだりした学校もあった．

　こうした避難所となった学校の8割強で，期間には地域差はあるものの，教職員が中心となってその運営に当たっていた．関係機関との連絡調整をはじめ，物資の配布と調整，避難所の管理，避難スペースの割り当て，児童生徒への指導など多様な業務を担っていた．自らが被災者でもある中で，自分の生活と奉仕精神のはざまで苦労した教職員が多かった．また，避難所の運営と並行して，学校再開のための方策も講じなければならず，教職員に課せられた役割と負担は大きなものであった[1]．養護教諭の声として，「避難所で，ないない尽くしの中，みんなで知恵を出し合いながら一つ一つ切り抜けました．」「保健室の布団もなく，避難所で捨てられていた布団を拾ってきて使っています．」等の言葉があった．

　発災直後，広範囲のライフライン喪失，ガソリン等燃油の極端な欠乏等の緊迫した状況の中，通信網の復旧に伴い，岩手県養護教諭部会では会長や事務局長を中心に情報収集に懸命に動いたが，ガソリン不足のうえに一般車両は沿岸部への走行を制限されている状況で「何とかしなければ」という思いの反面，改善しない情報不足に歯がゆい思いのつらい日々を送っていた．ようやく，3月の下旬頃の発災から2週間が経った頃，事務局会議を開催し，被災地域の会員に部会からのメッセージや子供のケアに関する資料等を送る準備に着手した．その後，県教育委員会を訪問し連携をしていくことを確認したり，新潟県養護教員研究協議会の「新潟県中越大震災に学ぶ」の冊子を参考にしたりして本格的な支援活動を始めた．その後，メッセージを添えた資料や参考となりそうな本などを送り，メールなどで情報交換をしたり，被災地訪問を行い，必要物品について調査し，県教育委員会や県薬剤師会へ要請したりした．その後，有志による「東日本大震災対策委員会」を立ち上げ，大震災時の記録と対策を検討し，令和元年度までの9年間の活動を行った[2]．

　養護教諭の先生方は前述のような業務をこなしなが

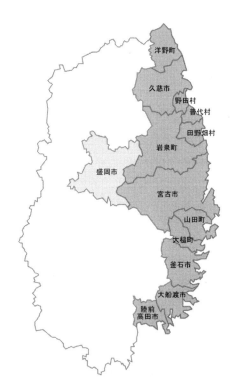

東日本大震災では岩手県の太平洋沿岸12市町村（地図上の濃いアミ部分）に甚大な被害が及び，人的被害は死者4,672人，行方不明者1,122人の合計5,794人にも及んでいる．家屋被害も全壊・半壊を併せて26,077棟に上り，その大半が津波によるものである．

[数値は平成29年2月28日現在のもの．いわて震災津波アーカイブ〜希望〜 http://iwate-archive.pref.iwate.jp（2021.11.22 アクセス）より]

ら，専門性を発揮し，避難所における保健衛生的な業務や，派遣されてくるカウンセラーとのパイプ役をし，岩手県が独自に開発した「こころの健康診断（9 年間継続）」と「こころのサポート授業」にも参画した．

　養護教諭は，児童生徒との関わりの中で，時折訪問してくるカウンセラーではなく，常勤の学校に内在している教育職員だからこそ，子供たちの小さな変化にも気づき，連携して学校組織で対応していたという報告もあった[3]．

　また，沿岸南部の高等学校部会気仙支部では大きな災害を想定したマニュアル「けせんちゃんマニュアル」を作成していたが，実際に直面してみると不備がたくさん見られた．それは，マニュアルとしては全国各地や過去のものを参考にしながら，かなりの検討を加え，地域の実情や資源等にも配慮して作成されたマニュアルであったものの，地震と津波，加えて放射線の被害など，まさに複数の災害があり，東北特有の厳しい寒さと山野率の高さが示すように立ちはだかる道路事情などが加わり，想定外のことばかりで十分に活用できない結果となってしまった．

　一方，多くの被害を被ったが，学校管理下での児童生徒の死亡者がいなかったということは，今までの教育が生かされたということであろう．「釜石の奇跡」と呼ばれ防災教育の必要性が高まったが，これこそ，日常の教育活動が重要なのだと思う．自然災害が多発する昨今，予期される最悪の事態を想定して準備をすることが被害を最小限に食い止めるはずであり，養護教諭として必然であることを忘れてはならない．もちろん養護教諭だけが担う役割ではなく学校全体で，学校教育の中で繰り返し訓練を重ね，日常の中に訓練が身につくことによって，自分が助かるだけでなく他者をも救うことができることにつながっていく．「率先避難者たれ」というキーワードが釜石では合言葉となっているようにマニュアルにとらわれずに考えて行動できるようになることこそ重要であると考える．

　発災直後に県の指導主事となった私は，被災地の養護教諭の先生方を支援する際に，他県からの支援の申出もあった中で，次にどういう支援を望むかとの質問に対して，「頑張っているから，もう支援は少し待ってください．とにかくそっと見守っていてください．頑張りますから．」「日常の児童生徒対応に十分に労力と時間をかけたいので，支援はそのお気持ちだけで十分なのです．」との言葉に，支援するという事象に熱心になったあまり当事者感覚を忘れていた自分を反省した．何とかしたいという思いが責める方向に感じられたのだと思う．支援物資がどんどん運ばれて来て，多くの支援者への訪問対応に疲弊しきっていた状況であったと思う．同じ被災者ではあっても，相手の現在の状況を見極め，「心に寄り添うこと」を忘れてはならないと強く感じた体験であった．マニュアルを実施することも重要であるが，支援者たる教員たちへの支援も並行して行うことが重要であると思う．特に，養護教諭はその専門性から支援を求めにくいことを自身で自覚して欲しい．「つらい」と言葉に出せる人間関係であることを願いたい．

注

1）「岩手県東日本大震災津波の記録」岩手県，2013．
2）「東日本大震災にかかわる養護教諭の実践報告集」岩手県学校保健会養護教諭部会，2013．
3）「災害時にこそ問われる学級経営力　岩手三陸編」河村茂雄編，早稲田大学出版部，2011．

（入駒　一美・東京医療保健大学和歌山看護学部）

令和4年度（令和3年度実施）養護教諭採用試験問題

① 次の文は，「『生きる力』をはぐくむ学校での安全教育（改訂）」（平成31年3月文部科学省）「第2章　学校における安全教育」「第1節　安全教育の目標」の一部を抜粋したものである．文中の（　ア　）〜（　オ　）に当てはまる語句を語群a〜jから選んだとき，正しい組合せを選びなさい．ただし，同じ記号には同じ語句が入る．

1　安全教育の目標

　（　ア　）全般における安全確保のために必要な事項を（　イ　）に理解し，自他の生命尊重を基盤として，生涯を通じて安全な生活を送る基礎を培うとともに，進んで安全で安心な（　ウ　）に参加し貢献できるような資質・能力を次のとおり育成することを目指す．

○　様々な自然災害や事件・事故等の危険性，安全で安心な（　ウ　）の意義を理解し，安全な生活を実現するために必要な知識や技能を身に付けていること．（知識・技能）

○　（　エ　）の安全の状況を適切に（　オ　）するとともに，必要な情報を収集し，安全な生活を実現するために何が必要かを考え，適切に意思決定し，行動するために必要な力を身に付けていること．（思考力・判断力・表現力等）

○　安全に関する様々な課題に関心をもち，主体的に自他の安全な生活を実現しようとしたり，安全で安心な（　ウ　）に貢献しようとしたりする態度を身に付けていること．（学びに向かう力・人間性等）

《語群》

| a　学校生活 | b　日常生活 | c　実践的 | d　学校づくり | e　評価 |
| f　把握 | g　自ら | h　周囲 | i　総合的 | j　社会づくり |

	ア	イ	ウ	エ	オ
①	b	c	j	g	e
②	a	i	d	h	e
③	b	i	j	h	f
④	a	c	j	g	f
⑤	b	c	d	h	e

（福岡県）

② 「学校における子供の心のケア　−サインを見逃さないために−」（平成26年3月　文部科学省）「第3章　メンタルヘルスの理解を深めるために」の「2　学校での取組を始める前に」に示されている学校が担う役割に関する記述として最も適切なものを①〜④の中から一つ選びなさい．

① 学校が行うケアでは，直接的あるいは個別にトラウマを扱うことで学校という集団の場で子供が日常性と安全感を取り戻し，緊張緩和の促進，精神を安定させる作業や未来志向的な取組等を活用し，子供が本来もつ健康な部分を引き出すことにこだわらなくてよい．

② 医療機関の役割がストレス症状を抱えた子供の「キュア」であるのに対し，学校が担う役割は子供の「ケア」であることから，子供ができるだけ安定した学校生活を送れるよう支援し，健康回復の促進を図ることは学校の担う役割ではない．

③　トラウマに触れる可能性がある集団的取り組み（避難訓練，被災当時の回想や津波をテーマにした話合い等）を学校で行う場合，被災から十分に時間が経過してクラスの子供たちが安定していれば，親族・友達を失った子供やPTSDのある子供の回復状況は特に確認する必要はない．

④　医療機関によっては，治療と合わせて作業療法，園芸療法，音楽療法等のリハビリテーションが提供されることもある．これらは子供のケアを促進するものであり，必要に応じてリハビリテーション担当者と連携して学校でのケアを検討するのも一方法である．

（三重県）

③　文部科学省と内閣府が作成した，「生命（いのち）の安全教育」（令和3年4月）を実施する際に活用できる「指導の手引き」に示された各文のうち，正しいものを○，誤っているものを×とした場合，正しい組合せはどれか．1〜5から一つ選べ．

A　《概論：目標》

性暴力の加害者，被害者，傍観者にならないようにするために，生命の尊さを学び，性暴力の根底にある誤った認識や行動，また，性暴力が及ぼす影響などを正しく理解した上で，生命を大切にする考えや，自分や相手，一人一人を尊重する態度等を，発達段階に応じて身に付ける．

B　《概論：趣旨》

「性犯罪・性暴力対策の強化の方針」の「教育・啓発活動を通じた社会の意識改革と暴力予防」の一環として，子供を性暴力の当事者にしないための「生命（いのち）の安全教育」を推進する．

C　《概論：保護者への対応（小学校以降）》

授業後に保護者から相談が寄せられた場合は，状況に関わらず，児童生徒への聞き取りや専門機関の紹介を行う．

D　《指導の手引き（中学校・高校）：「性暴力」というテーマを取り扱う上での配慮・留意事項》

過去に性暴力に遭った生徒がいることを把握している場合，授業前に個別に声をかけ，授業の中で二次被害を受けることのないよう別室等にて対応し，授業に参加させない．また，学校が把握していなくても，（中略）配慮が必要と思われる生徒がいれば授業中の様子を特に注意深く見守る．可能であれば，養護教諭が授業に立ち会い，生徒の様子を見て適宜フォローする．

	A	B	C	D
1	×	×	○	○
2	○	○	×	○
3	○	×	○	×
4	×	○	○	×
5	○	○	×	×

（大阪府・大阪市・堺市・豊能地区）

4 次の記述は,「第3章 学校における安全管理 第2節 事故等の未然防止のための安全管理」の一部である. 空欄 1 ～ 3 に当てはまる最も適切なものを, 後の①～⑧のうちから選びなさい.

3 通学の安全管理

児童生徒等の通学時の安全を確保するためには, 教育委員会・学校・保護者や警察等の関係機関, 自治体, 地域の関係団体等との連携を図り, 取り組むことが重要である.

通学路における児童生徒等の安全については, 通学路を含めた地域社会における治安を確保する一般的な責務は当該地域を管轄する地方公共団体が有するものであるが, 1 第27条に規定する学校安全計画に基づき, 各学校において児童生徒等に対する通学路における 2 を行うこととするとともに, 第30条において警察やボランティア団体等地域の関係機関・関係団体等との連携に努めることとされていることから, 各学校においては適切な対応に努めることが求められている.

(略)

(1) 通学路の設定と安全確保

通学路の設定と安全確保に当たっては, 教育委員会・学校, 保護者等は, 警察やボランティア等からの情報提供や実際に通学路の状況を把握して, 交通事情等, 誘拐や傷害などの犯罪被害防止, 土砂崩れや 3 など防災の観点について考慮し, 関係者等と議論するなどして, 可能な限り安全な通学路を設定する. なお, 児童生徒等の通学路が一人一人違うことや, 下校時には放課後児童クラブ, 放課後等デイサービス等, 塾など登校時とは別の経路を利用することもあることから, 保護者が状況等を把握し, 児童生徒等に安全確保のための指導を行うことが非常に重要となる.

① 学校教育法　　② 学校保健安全法　　③ 安全指導　　④ 交通指導
⑤ 河川の氾濫　　⑥ 火災　　⑦ 教育基本法　　⑧ 危機管理

(神奈川県)

5 自然災害時における子供の心のケアを進めるに当たっては, 組織を機能させるとともに, 関係機関等と連携して取り組むことが必要です. 学校再開から1週間までの期間において, 養護教諭として, 学級担任等, 保護者, 児童生徒, 学校医・スクールカウンセラー (SC) に対して, それぞれどのような対応が必要であると考えられますか. 簡潔にそれぞれ2つ書きなさい.

(広島県)

6 「子どもの心のケアのために－災害や事件・事故発生時を中心に－」 (平成22年7月文部科学省) の中で, 自然災害時の心のケアに関する基本的な実施事項に考えられるものとして, A:震災から学校再開まで, B:学校再開から1週間まで, C:再開1週間後から6か月, の時期別に, 管理職, 養護教諭, 学級担任等の役割が示されている. Bの時点での養護教諭の役割について, 次の①～⑤のうち, 正しいものには〇, 誤っているものには×をつけた場合, 正しい組み合わせはどれか.下のa～eから一つ選びなさい.

① 家庭訪問, 避難所訪問
② 臨時の学校環境衛生検査の実施についての検討

③　保健だより等の啓発資料の配布

④　健康相談の実施

⑤　感染症の予防対策

	①	②	③	④	⑤
a	×	×	○	○	○
b	×	○	×	×	○
c	○	×	○	×	○
d	○	○	×	○	×
e	○	×	×	○	×

（高知県）

7　メンタルヘルスに関する次の問に答えよ.

(1)　危機状況によるトラウマ（心的外傷）に関する記述として，「学校における子供の心のケア－サインを見逃さないために－」（文部科学省　平成26年3月）に照らして**適切でないもの**は，次の1〜4のうちのどれか.

1　危機発生直後，子供にトラウマ反応が現れたら，子供の話に耳を傾け，質問や不安には，子供が理解できる言葉で，現在の状況を説明する．ただし，子供の気持ちを根掘り葉掘りきいたり，あまりにも詳細に説明しすぎたりするのは逆効果である．

2　避難訓練や，被災当時の回想や津波をテーマにした話合い等，トラウマに触れる可能性がある集団的取組を学校で行う場合は，子供たちの日常性や安全性を取り戻す効果があるので，被災後すぐに実施することが望ましい．

3　幼児期に被災した子供たちは，その後成長，発達するにつれて，自らの体験の意味を理解して衝撃の全体像を認識することになる．そのため，数年後，被災した時の怖さを思い出す出来事に遭遇したときに，トラウマが再現する可能性がある．

4　PTSDの専門的治療は一時的に心理的苦痛を伴いやすく，プライベートな内容を扱う必要があること，更に症状によっては高度な専門性を要するため，治療は原則として医療機関で個別に行われる．

（東京都）

第18章 学校環境衛生活動

I 学校環境衛生活動の意義と位置づけ

1 学校環境衛生活動の意義

学校は，発達段階の児童生徒が一日の大半を集団で過ごす場所であり，様々な学習活動を行っている．学校の衛生環境が児童生徒の健康に大きな影響を及ぼすことがあるため，適切な環境整備が必要である．

そのため，学校においては児童生徒及び職員の心身の健康の保持増進を図り，適切な学習環境の維持・改善を推進することを目的として学校環境衛生活動が行われている．

2 法的な位置づけ（法的根拠）

学校環境衛生活動は学校保健安全法等の法令に基づいて実施されている．学校環境衛生に関して，学校保健安全法及び学校保健安全法施行規則には次のように示されている．

＜学校保健安全法＞

（学校保健計画の策定等）

第5条 学校においては，児童生徒等及び職員の心身の健康の保持増進を図るため，児童生徒等及び職員の健康診断，環境衛生検査，児童生徒等に対する指導その他保健に関する事項について計画を策定し，これを実施しなければならない．

（学校環境衛生基準）

第6条 文部科学大臣は，学校における換気，採光，照明，保温，清潔保持その他環境衛生に係る事項（学校給食法（昭和29年法律第160号）第9条第1項（夜間課程を置く高等学校における学校給食に関する法律（昭和31年法律第157号）第7条及び特別支援学校の幼稚部及び高等部における学校給食に関する法律（昭和32年法律第118号）第6条において準用する場合を含む．）に規定する事項を除く．）について，児童生徒等及び職員の健康を保護する上で維持されることが望ましい基準（以下この条において「学校環境衛生基準」という．）を定めるものとする．

2 学校の設置者は，学校環境衛生基準に照らしてその設置する学校の適切な環境の維持に努めなければならない．

3 校長は，学校環境衛生基準に照らし，学校の環境衛生に関し適正を欠く事項があると認めた場合には，遅滞なく，その改善のために必要な措置を講じ，又は当該措置を講ずることができないときは，当該学校の設置者に対し，その旨を申し出るものとする．

＜学校保健安全法施行規則＞

（環境衛生検査）

第1条 学校保健安全法（昭和33年法律第56号．以下「法」という．）第5条の環境衛生検査は，他の法令に基づくもののほか，毎学年定期に，法第6条に規定する学校環境衛生基準に基づき行わなければならない．

2 学校においては，必要があるときは，臨時に，環境衛生検査を行うものとする．

（日常における環境衛生）

第2条 学校においては，前条の環境衛生検査のほか，日常的な点検を行い，環境衛生の維持又は改善を図らなければならない．

まとめると図18-1のとおりであり，学校では定期的に必要な検査等を実施し，学校環境衛生基準に基づいて学校環境等が適正であるか判断し，必要な措置を取り，環境維持と改善に努めることが求められている．

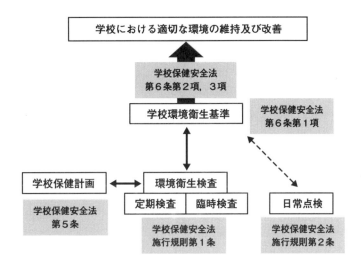

図18－1　学校環境衛生活動の法的根拠

［出典　文部科学省『改訂版 学校環境衛生管理マニュアル（平成30年度改訂版)』2020, p11］

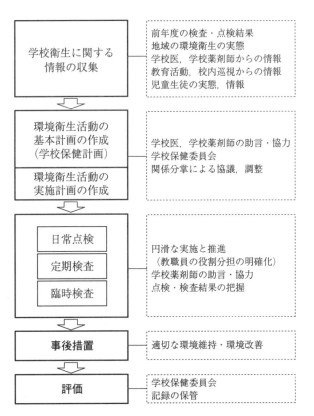

図18－2　学校環境衛生活動の進め方

［出典　徳山美智子他編『学校保健安全法に対応した　改訂 学校保健』東山書房, 2009, p216（改変)］

Ⅱ　学校環境衛生活動の進め方

1　学校環境衛生活動の目的

① 児童生徒の心身の成長を促進し，健康の保持増進を図る

② 学習能率の向上を図る

③ 清潔で美的な環境下で快適な生活をすごさせ，豊かな情操の陶冶を図る

2　学校環境衛生活動の進め方

　学校環境衛生活動を円滑に進めるためには，学校の教職員が，学校環境衛生活動が児童生徒及び教職員の心身の健康の保持増進を図る活動であり，教育活動の一環として行うものであることを共通理解して学校全体で取り組むことが重要である．そのため，学級担任，養護教諭，保健主事，学校薬剤師等をはじめ全教職員がそれぞれの職務の特性を活かした役割について，学校保健計画，学校校務分掌等において明確にし実施する必要がある．

3　定期検査，日常点検及び臨時検査

　「学校環境衛生基準」に示される定期検査，日常点検及び臨時検査の概略は図18-3のとおりである．

1）定期検査

　定期検査は，それぞれの検査項目（学校環境衛生基

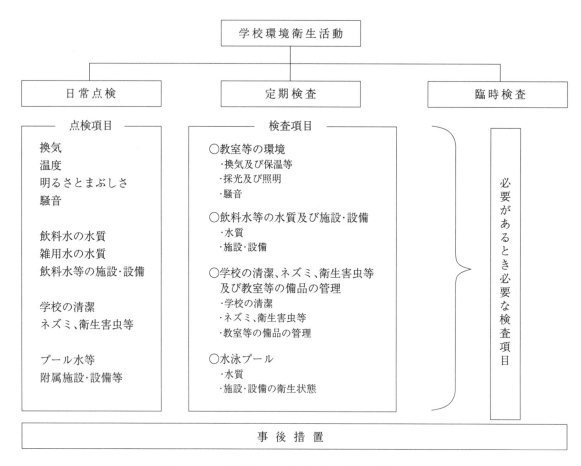

図18－3　定期検査，日常点検及び臨時検査の概略

［出典　文部科学省『改訂版 学校環境衛生管理マニュアル（平成30年度改訂版）』2020，p19］

準に検査項目・基準値・検査方法が示されている．）についてその実態を客観的，科学的な方法で定期的に把握し，その結果に基づいて事後措置を講ずるためのものである．検査の実施に当たっては，その内容により，学校薬剤師が自ら行う，学校薬剤師の指導助言の下に教職員が行う，又は学校薬剤師と相談の上外部の検査機関に依頼することなどが考えられるが，いずれにしても各学校における検査の実施について責任の所在の明確化を図り，確実及び適切に実施することに留意しなければならない．

特に，検査機関に検査を依頼する場合にあっては，検査機関に任せきりにするのではなく，検査計画の作成，検体採取（又は検体採取立会い），結果の評価等については，学校薬剤師等学校関係者が中心となって行い，適切な検査の実施に努めなければならない．

なお，学校薬剤師を置いていない大学においては，保健所等に相談して信頼できる検査機関に依頼するなど，適切に実施することが求められている．

2）日常点検

日常点検は，点検すべき事項（表18－1）について，毎授業日の授業開始時，授業中，又は授業終了時等において，主として感覚的にその環境を点検し，必要に応じて事後措置を講じるためのものである．その際，校務分掌等に基づいて実施するなど，教職員の役割を明確にする必要がある．また，それらの結果については，定期検査及び臨時検査を実施する時の参考となるようにすべきである．

学校環境衛生活動は，身の回りの環境がどのように維持されているかを知る保健教育の一環として，児童生徒等が学校環境衛生活動を行うことも考えられる．その際，教職員が指導するなど，日常点検等が適切に行

われるようにする必要がある.

3）臨時検査

　臨時検査は，下記に示すような場合，必要があるとき
に，必要な検査を行うものである．なお，臨時検査を行
う場合，定期検査に準じた方法で行うものとされてい
る．

・感染症又は食中毒の発生のおそれがあり，また，発生

したとき.

・風水害等により環境が不潔になり又は汚染され，感染
症の発生のおそれがあるとき.

・新築，改築，改修等及び机，いす，コンピュータ等新
たな学校用備品の搬入等により揮発性有機化合物の
発生のおそれがあるとき.

・その他必要なとき.

表18－1　日常における環境衛生に係る学校環境衛生基準

検査項目		基　準
教室等の環境	(1)　換気	(ア)　外部から教室に入ったとき，不快な刺激や臭気がないこと.
		(イ)　換気が適切に行われていること.
	(2)　温度	17℃以上，28℃以下であることが望ましい.
	(3)　明るさとまぶしさ	(ア)　黒板面や机上等の文字，図形等がよく見える明るさがあること.
		(イ)　黒板面，机上面及びその周辺に見え方を邪魔するまぶしさがないこと.
		(ウ)　黒板面に光るような箇所がないこと.
	(4)　騒音	学習指導のための教師の声等が聞き取りにくいことがないこと.
飲料水等の水質及び施設・設備	(5)　飲料水の水質	(ア)　給水栓水については，遊離残留塩素が0.1mg/L以上保持されていること．ただし，水源が病原生物によって著しく汚染されるおそれのある場合には，遊離残留塩素が0.2mg/L以上保持されていること.
		(イ)　給水栓水については，外観，臭気，味等に異常がないこと.
		(ウ)　冷水器等飲料水を貯留する給水器具から供給されている水についても，給水栓水と同様に管理されていること.
	(6)　雑用水の水質	(ア)　給水栓水については，遊離残留塩素が0.1mg/L以上保持されていること．ただし，水源が病原生物によって著しく汚染されるおそれのある場合には，遊離残留塩素が0.2mg/L以上保持されていること.
		(イ)　給水栓水については，外観，臭気に異常がないこと.
	(7)　飲料水等の施設・設備	(ア)　水飲み，洗口，手洗い場及び足洗い場並びにその周辺は，排水の状況がよく，清潔であり，その設備は破損や故障がないこと.
		(イ)　配管，給水栓，給水ポンプ，貯水槽及び浄化設備等の給水施設・設備並びにその周辺は，清潔であること.
学校の清潔及びネズミ，衛生害虫等	(8)　学校の清潔	(ア)　教室，廊下等の施設及び机，いす，黒板等教室の備品等は，清潔であり，破損がないこと.
		(イ)　運動場，砂場等は，清潔であり，ごみや動物の排泄物等がないこと.
		(ウ)　便所の施設・設備は，清潔であり，破損や故障がないこと.
		(エ)　排水溝及びその周辺は，泥や砂が堆積しておらず，悪臭がないこと.
		(オ)　飼育動物の施設・設備は，清潔であり，破損がないこと.
		(カ)　ごみ集積場及びごみ容器等並びにその周辺は，清潔であること.
	(9)　ネズミ，衛生害虫等	校舎，校地内にネズミ，衛生害虫等の生息が見られないこと.
水泳プールの管理	(10)　プール水等	(ア)　水中に危険物や異常なものがないこと.
		(イ)　遊離残留塩素は，プールの使用前及び使用中1時間ごとに1回以上測定し，その濃度は，どの部分でも0.4mg/L以上保持されていること．また，遊離残留塩素は1.0mg/L以下が望ましい.
		(ウ)　pH値は，プールの使用前に1回測定し，pH値が基準値程度に保たれていることを確認すること.
		(エ)　透明度に常に留意し，プール水は，水中で3m離れた位置からプールの壁面が明確に見える程度に保たれていること.
	(11)　附属施設・設備等	プールの附属施設・設備，浄化設備及び消毒設備等は，清潔であり，破損や故障がないこと.

［出典　文部科学省『改訂版 学校環境衛生管理マニュアル（平成30年度改訂版）』2020，pp142-143］

表 18 － 2　学校環境衛生活動と養護教諭の役割

学校環境衛生活動	養護教諭の役割
学校環境衛生に関する 情報の収集	児童生徒の実態からの情報
	学校医・学校薬剤師，児童生徒，地域・保護者等からの情報
	校内巡視の結果
	情報の整理・保存・活用
学校環境衛生活動 基本計画・実施計画作成	情報・資料等の提供
	計画作成に協力・参画
日常点検の実施 定期・臨時検査の実施	学校薬剤師等と連携し協力・実施
	児童生徒の日常点検の指導（委員会活動等）
	点検・検査の結果の把握に協力・参画
事後措置	保健的な視点から環境維持改善のための助言と提案
評価	資料等の提供
	評価原案作成への協力

［出典　徳山美智子他編『学校保健安全法に対応した　改訂 学校保健』東山書房，2009，p216（改変）］

4）検査結果，点検結果に関する記録

　定期及び臨時に行う検査の結果に関する記録は，検査の日から5年間保存するものとされている．また，毎授業日に行う点検の結果は記録するように努めるとともに，その記録を点検日から3年間保存するように努めるものとされている．

　［「学校環境衛生基準（平成21年文部科学省告示第60号）」］

5）評価

　学校の環境衛生活動の実態を総合的に把握し，課題や改善策等を明確にして，次の活動に活かすことが大切である．そのためには，実施計画に基づいて，学校環境衛生活動が組織的に行われているか，環境の維持・改善がなされているか，また教育活動としての成果はどうかなどの観点が重要である．

Ⅲ　学校環境衛生活動における養護教諭の役割

　学校環境衛生活動は，校長の責任のもとに学校医や学校薬剤師を含め全ての教職員によって，組織的に進められる必要がある．その中でも学校薬剤師が中心的な役割を担っているが，養護教諭にとっても，子どもたちの健康の保持増進に大きく関与する学校環境衛生活動は重要な職務の一つである．学校環境衛生活動の様々な段階で積極的に関わっていくことが大切である．また，学校薬剤師，学校医はもちろん，地域の関係機関等と連携を図るコーディネーター的な役割も必要となっている．

引用・参考文献

1）文部科学省：（告示）「学校環境衛生基準」，平成21年（2009）

2）文部科学省：（告示）「学校環境衛生基準の一部改正について」，平成30年（2018）

3）文部科学省：「学校環境衛生管理マニュアル　「学校環境衛生基準」の理論と実践（平成30年度改訂版）」，2020

4）徳山美智子編集代表：『学校保健安全法に対応した　改訂 学校保健　－ヘルスプロモーションの視点と教職員の役割の明確化－』東山書房，2009

5）学校保健・安全実務研究会編：『新訂版　学校保健実務必携（第4次改訂版）』，第一法規，2017

表18−3

日常点検表（例）　令和○○年　○月

検査項目		基　　準	1日	2日	3日	4日	5日	・・・・	31日
教室等の環境	換　気	教室に不快な刺激や臭気がないか							
		換気が適切に行われているか							
	温　度	17℃以上28℃以下であるか							
	明るさ・まぶしさ	黒板面・机上等の文字、図形等がよく見える明るさか							
		黒板面、机上面及びその周辺に見え方を邪魔するまぶしさがないか							
		黒板面に光る箇所がないか							
	騒　音	教師の声等が聞き取りにくくないか							
飲料水等の水質及び施設・設備	飲料水の水質	給水栓水は遊離残留塩素が0.1mg/L（汚染のおそれがあるときは0.2mg/L）以上あるか							
		給水栓水は外観、臭気、味等に異常がないか							
		冷水器等飲料水も上記と同様に管理されているか							
	雑用水の水質	給水栓水は遊離残留塩素が0.1mg/L（汚染のおそれがあるときは0.2mg/L）以上あるか							
		給水栓水は、外観、臭気に異常がないか							
	施設・設備	水飲み、洗口、手洗い場、足洗い場並びにその周辺は清潔で破損や故障がないか							
		配管、給水栓、給水ポンプ、貯水槽及び浄化設備等の給水施設・設備並びにその周辺は清潔か							
学校の清潔及びネズミ・衛生害虫等	学校の清潔	教室、廊下等の施設及び机、いす、黒板等教室の備品等は清潔で破損はないか							
		運動場・砂場等は清潔でごみや動物の排泄物等がないか							
		便所の施設・設備は、清潔で破損や故障がないか							
		排水溝やその周辺は、泥や砂が堆積しておらず、悪臭はないか							
		飼育動物の施設・設備は清潔で破損がないか							
		ごみ集積場及びごみ容器等並びにその周辺は清潔か							
	ネズミ・衛生害虫等	校舎・校地内にネズミ、衛生害虫等の生息がないか							

［出典　文部科学省『改訂版 学校環境衛生管理マニュアル（平成30年度改訂版）』2020, p158（一部改変）］

第18章　学校環境衛生活動

[第18章関連]

令和4年度（令和3年度実施）養護教諭採用試験問題

① 次の表は，学校環境衛生基準（令和2年12月15日告示第138号）に定められたものの一部を示そうとしたものである．表中の
①〜⑥の □□□□ 内にあてはまる数値をそれぞれ書け．

検査項目		基　準
採光及び照明	照度	（ア）　教室及びそれに準ずる場所の照度の下限値は，　①　lx（ルクス）とする．また，教室及び黒板の照度は，　②　lx以上であることが望ましい． （イ）　教室及び黒板のそれぞれの最大照度と最小照度の比は，　③　：1を超えないこと．また，10：1を超えないことが望ましい． （ウ）　コンピュータを使用する教室等の机上の照度は，500〜　④　lx程度が望ましい． （エ）　テレビやコンピュータ等の画面の垂直面照度は，　⑤　〜500lx程度が望ましい． （オ）　その他の場所における照度は，工業標準化法（昭和24年法律第185号）に基づく日本工業規格（以下「日本工業規格」という．）Z9110に規定する学校施設の人工照明の照度基準に適合すること．
	まぶしさ	（ア）　児童生徒等から見て，黒板の外側　⑥　以内の範囲に輝きの強い光源（昼光の場合は窓）がないこと． （イ）　見え方を妨害するような光沢が，黒板面及び机上面にないこと． （ウ）　見え方を妨害するような電灯や明るい窓等が，テレビ及びコンピュータ等の画面に映じていないこと．

（香川県）

② 「学校環境衛生基準」（令和2年12月文部科学省告示第138号）について，次の(1)〜(4)の問いに答えよ．

(1) 次の表は，「教室等の環境に係る学校環境衛生基準」についての一部である．表中の（　①　）〜（　④　）に当てはまる言葉または数値を下のA〜Lから選び，その記号を書け．

検査項目		基　準
換気及び保温等	(1) 換気	換気の基準として，二酸化炭素は，（　①　）ppm以下であることが望ましい．
	(2) 温度	17℃以上，28℃以下であることが望ましい．
	(3) 相対湿度	30%以上，（　②　）%以下であることが望ましい．
	(4) 浮遊粉じん	0.10mg/m³以下であること．
	(5) （　③　）	0.5m/秒以下であることが望ましい．
	(6) 一酸化炭素	10ppm以下であること．
	(7) （　④　）	0/06ppm以下であることが望ましい．
	(8) 揮発性有機化合物	各基準値以下であること．
	(9) ダニ又はダニアレルゲン	100匹／㎡以下又はこれと同等のアレルゲン量以下であること．

A　70　　　　　　B　1500　　　　　C　塩素ガス　　　　D　対流　　　　E　1200

F　風速　　　　　G　80　　　　　　H　気流　　　　　I　1000　　　　J　二酸化窒素

K　60　　　　　　L　一酸化窒素

(2)　(1)の表の「(8)　揮発性有機化合物」について，ホルムアルデヒドとトルエンの他に四つあるが，そのうち一つを書け．

(3)　次の表は，「水泳プールに係る学校環境衛生基準」に基づいて実施した水泳プールの水質の定期検査結果の一部を示したものである．①～⑥の検査項目の中で，学校環境衛生基準に適合していない検査項目を二つ選び，その番号を書け．

番号	検査項目	検査結果
①	遊離残留塩素	0.2mg/L
②	pH値	8.7
③	大腸菌	検出無
④	一般細菌	20コロニー/mL
⑤	有機物等（過マンガン酸カリウム消費量）	5 mg/L
⑥	濁度	2 度

(4)　(3)の表の①～⑥の検査項目の定期検査の回数について，適切なものを次のア～エから一つ選び，記号を書け．

ア　毎学年 1 回定期	イ　使用日の積算が 7 日以内ごとに 1 回
ウ　使用日の積算が30日以内ごとに 1 回	エ　使用日の積算が60日以内ごとに 1 回

（愛媛県）

3 次の表は，ある学校の環境衛生検査の結果の一部である．事後措置として適当なものの組合せを選びなさい．なお，新型コロナウイルス感染症の影響はないものとする．

表

検査日時	令和2年9月10日（木）10時00分	天　気	晴れ
測定場所	2階　普通教室（2年3組）	在室人数	38人

教室等の環境（換気及び保温等）

検査項目	検査結果
(1) 換気	（二酸化炭素濃度）　2500ppm
(2) 温度	25℃
(3) 相対湿度	35%
(4) 浮遊粉じん	0.08mg/m³
(5) 気流	0.4m/秒
(6) 一酸化炭素	8ppm
(7) 二酸化窒素	0.04ppm
(8) 揮発性有機化合物	
ア．ホルムアルデヒド	150μg/m³
イ．トルエン	200μg/m³
ウ．キシレン	800μg/m³
エ．パラジクロロベンゼン	200μg/m³
オ．エチルベンゼン	3000μg/m³
カ．スチレン	200μg/m³
(9) ダニ又はダニアレルゲン	30匹/m³

① 二酸化炭素濃度は基準を満たしていないことから，窓と入り口の戸を開け，自然換気が行われるようにした．

② 浮遊粉じんは基準を満たしていないことから，原因の一つと考えられるチョークを炭酸カルシウム製チョークから硫酸カルシウム（石膏）製チョークに変更した．

③ 二酸化窒素は基準を満たしていることから，事後措置は行わなかった．

④ 揮発性有機化合物のうちホルムアルデヒドは基準を満たしているが，基準値を著しく下回っている状況ではないため，次年度も引き続き検査を実施することとした．

　　ア　①②　　　イ　①③　　　ウ　②③　　　エ　②④　　　オ　③④

（北海道）

④　「学校環境衛生管理マニュアル－『学校環境衛生基準』の理論と実践－」（平成30年度改訂版　文部科学省）に示されている内容について，各問いに答えよ．

(1)　次の図は，「第Ⅱ章　学校環境衛生基準　第5　日常における環境衛生に係る学校環境衛生基準　1　教室等の環境」を示したものである．（　A　）～（　E　）に当てはまる語句を，それぞれ下の1～5から一つ選べ．ただし，（　）内の同じ記号には，同じ語句が入るものとする．

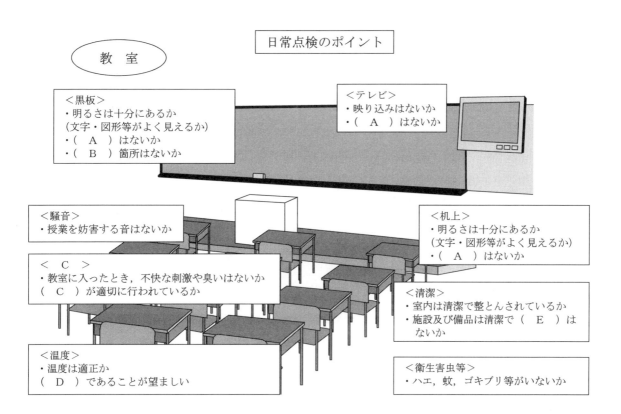

（　A　）

　　1　見にくさ　　　　　2　暗さ　　　　　　3　まぶしさ　　　　　4　過度な明るさ　　　5　反射

（　B　）

　　1　見えにくい　　　　2　暗い　　　　　　3　でこぼこする　　　4　まぶしい　　　　　5　光るような

（　C　）

　　1　清掃　　　　　　　2　除湿　　　　　　3　窓開け　　　　　　4　換気　　　　　　　5　気流

（　D　）

　　1　15℃以上，30℃以下　　　2　17℃以上，30℃以下　　　3　17℃以上，28℃以下

　　4　20℃以上，28℃以下　　　5　20℃以上，30℃以下

（　E　）

　　1　乱雑で　　　　　　2　破損　　　　　　3　欠損　　　　　　　4　汚濁　　　　　　　5　不潔で

（奈良県）

5 次のア〜オの各文は，「学校における水泳プールの保健衛生管理（平成28年度改訂）」（平成29年2月公益財団法人日本学校保健会）「第3章　水泳プールに関連する疾病」について述べたものである．正しいものを○，誤っているものを×としたとき，正しい組合せを選びなさい．

ア　鼻の病気がある時に泳いだり，呼吸法が不適切であったりすると耳管が障害されて真珠腫性中耳炎が起こる可能性がある．

イ　とびひ（伝染性膿痂疹）は，黄色ブドウ球菌や溶血性レンサ球菌などの細菌感染症であり感染したところがじくじくしたり，カサカサしたりして，かきむしったところの滲出液などで次々にうつる．プール水を介してうつることはないが，触れることで症状を悪化させ，他の人にうつす恐れがあるため，プールは禁止である．

ウ　低体温症の症状がみられる場合には，体を毛布でくるんで温め，意識があれば，温かい飲み物を飲ませる．お湯につけて温めるときには，手足はお湯から出してまず体の中心から温めるとよい．

エ　流行性角結膜炎は「主要症状が消退した後2日を経過するまで」が出席停止期間とされエンテロウイルスが原因となって起こる感染症である．「プール熱」とも呼ばれる．

オ　あたまじらみがあっても，適切な治療を始めればプールに入っても構わない．ただし，タオル，ヘアブラシ，水泳帽などの貸し借りを行ってはならない．

	ア	イ	ウ	エ	オ
①	×	○	○	×	×
②	○	○	×	×	×
③	×	×	×	○	○
④	×	○	○	×	○
⑤	○	×	×	○	○

（福岡県）

6 学校環境衛生基準に関する次の(1)，(2)の各問に答えよ．

(1)　教師1人と小学校1年生30人が在室している教室内において，60分間に発生する二酸化炭素量［m^3/時］として適切なものは，次の1〜4のうちのどれか．ただし，授業開始時の二酸化炭素濃度は400ppmで，小学生（低学年）1人当たりの二酸化炭素呼出量は0.011m^3/時，大人1人当たりの二酸化炭素呼出量は0.022m^3/時とする．

1　0.0036　　　　2　0.33　　　　3　0.352　　　　4　0.512

(2)　照度に関する記述として適切なものは，次の1〜4のうちのどれか．

1　図書室で図書を閲覧する際の照度は，750ルクス程度が望ましい．

2　体育館を使用する際の照度は，150〜250ルクス程度が望ましい．

3　食堂で給食を食べる際の照度は，500ルクス程度が望ましい．

4　コンピュータを使用する教室等の机上の照度は，500〜1000ルクス程度が望ましい．

（東京都）

⑦　健康的な学習環境の維持管理について，次の⑴・⑵の問いに答えなさい．

⑴　次の文は，「健康的な学習環境を維持管理するために－学校における化学物質による健康障害に関する参考資料－」
（平成24年1月　文部科学省）の中で揮発性有機化学物質の定期検査について述べたものである．文中の（　①　）～
（　⑤　）に該当する語句の組み合わせを，下の a ～ e から一つ選びなさい．

・採取方法

　　採取は，午前8時から午後5時までの通常，授業を行う時間帯に行います．原則として児童生徒等が在室していない
状態での採取が勧められます．その場合，（　①　）窓を全開放し換気を行った後，（　②　）以上部屋を閉め切った
後に空気の採取を行います．

　　やむを得ず，授業を行っている等，児童生徒等が在室の状態で空気の採取を行う場合は，通常の授業時と同様の状態
で，壁面から（　③　）以上離れた場所を選びます．

　　採取時間は，吸引方式では（　④　）（検体は午前と午後それぞれ1回以上採取する）であり，拡散方式では始業か
ら終業まで（　⑤　）以上で1回です．

	①	②	③	④	⑤
a	30分間	5時間	1 m	30分間	8時間
b	10分間	3時間	2 m	10分間	3時間
c	10分間	1時間	1 m	30分間	3時間
d	30分間	3時間	1 m	10分間	8時間
e	1時間	5時間	2 m	1時間	5時間

⑵　次の文は，「健康的な学習環境を維持管理するために－学校における化学物質による健康障害に関する参考資料－」
（平成24年1月　文部科学省）の中で，ホルムアルデヒド等の揮発性有機化合物が基準値以上検出された場合に講じる必
要がある措置について述べたものである．文中の（　①　）～（　⑤　）に該当する語句の組み合わせを，下の a ～ e か
ら一つ選びなさい．

・外気のホルムアルデヒド等の揮発性有機化合物の濃度を測定し，外気の濃度が（　①　）であれば，外気の影響を受け
ていることから，関連機関と連絡を取り，学校外の（　②　）対策を取る必要があります．

・外気より室内空気において，ホルムアルデヒド等の揮発性有機化合物の濃度が（　③　）場合は，室内の（　②　）を
究明し，それらを取り除くようにします．

・（　④　）を行った状態であっても，ホルムアルデヒド等の揮発性有機化合物の濃度が（　⑤　）にならない場合は，
その教室は使用できません．

	①	②	③	④	⑤
a	室内より高濃度	汚染経路	低い	換気	基準値以下
b	室内と同じ程度	発生源	高い	換気	基準値以下
c	室内より高濃度	発生源	低い	消毒	0（ゼロ）
d	室内と同じ程度	汚染経路	高い	消毒	基準値以下
e	室内より高濃度	発生源	高い	換気	0（ゼロ）

（高知県）

第19章　組織活動・関係職員・関係機関

I　学校保健における組織活動

1　学校保健における組織活動の意義

　学校保健は，第1章の図1-1に示すように保健教育，保健管理，組織活動で構成される．学校保健組織活動は組織活動に位置づけられ，『学校保健すべてについていろいろな問題を発見し，それらの問題を自分たち自身のものとし，これを主体的に効果的に解決するために，学校及び関連する集団の人的，物的，行財政的な資源を活用して実行していく過程である』と定義されている[1]．つまり，学校における健康に関する課題を研究協議し，健康つくりを推進するための組織である．

　中央教育審議会答申（2008（平成20）年）では，メンタルヘルスやアレルギー疾患等の現代的な心身の健康課題，事件・事故・災害等に対する児童生徒の安全に関する課題，基本的な生活習慣の乱れや食に関する課題等の解決に向けた校内外の組織的な活動や連携の必要性が示されている．

　学校保健組織活動の意義・目的として次の3点が挙げられる．

1）生涯保健

　小・中・高の学校間での健康管理と地域での関係機関との連携協同により，ライフサイクルに沿った健康教育の推進が必要とされる．

2）地域保健と学校保健との連携

　児童生徒の健康課題は不登校・心身症・虐待など背景要因が複雑であり，地域保健と学校保健の連携による課題解決が不可欠となっている．

3）開かれた学校保健

　家庭や地域への学校保健活動の公開や生活習慣予防や心の健康に関する啓発活動など，学校保健に対する理解や協力を図る取り組みが求められている．

　また，近年，地域学校保健委員会やヘルスプロモーティング・スクール／ヘルシースクール等が推進されており，地域社会を巻き込み地域の特性を踏まえた取組みの重要性が指摘されている．その際，教育委員会はもとより母子保健や保健福祉行政などとの組織的な連携が重要となる．

2　学校保健における組織活動の根拠となるもの

　学校保健に位置づけられる保健管理及び保健教育を円滑に推進するために組織活動がある．

3　養護教諭に求められる役割

　中央教育審議会答申（2008（平成20）年）において，養護教諭は学校保健活動の推進にあたり，中核的な役割を果たしていると示されている．組織活動を効果的に実践していくためには，児童生徒，全教職員，保護者，関係機関，地域社会の人々と協力・連携することが必要となる．養護教諭は，推進役やコーディネート役としての役割を担っている．その役割を十分果たすためには，日頃から企画力・調整能力・実行力・プレゼンテーション能力を養い，専門性を活かしてそれぞれの特性や役割を十分に理解し，人や組織が有機的なつながりを持つよう，調整していく能力が求められている．

II　校務分掌における組織活動の実践

1　「部」・「課」としての組織

　学校における教育活動は，学校教育目標の達成を目指して学校長のリーダーシップの下，学校管理・運営に必要な役割を目的によって小集団に編成した校務分掌組織で行っている．学校保健組織活動は，校務分掌の

一部門である保健・安全に関する内容が中心となっている．各学校によって名称が異なる場合があるが，保健部（課），厚生部（課）等がある．養護教諭はその部門に所属し，学校保健推進のための中心的役割を担っている．それぞれの校内組織が綿密な連携を図ることにより，その機能を十分に発揮することができる．改正された学校保健安全法には，学校保健及び学校安全の充実を図ることや学校給食を活用した食に関する指導の充実について示されている．いじめ，不登校等の問題や心身の健康課題が多岐にわたり一人ひとりのニーズも多様化している．さらに，特別な配慮を必要とする児童生徒等の教育的支援も課題である．このような健康課題に効果的に取組むためには組織的な教育活動の推進が必要である．

2　委員会活動としての組織

学校保健に関連する校内委員会の代表的なものとして，学校保健委員会がある．

学校保健委員会は，学校保健における組織活動の中核を担うものである．学校保健安全法等による法の整備や中央教育審議会・保健体育審議会を経て活性化が図られている．近年の学校保健委員会の歴史的経緯と意義について表19－1に示す．

学校保健委員会には，その学校における健康の問題を研究協議し，健康つくりを推進する役割りがある．様々な健康問題に適切に対処するため，家庭，地域社会等の教育力を充実する観点から，学校と家庭，地域社会を結ぶ組織として学校保健委員会を機能させることが求められている．

1）学校保健委員会の組織

学校保健委員会は，学校長・教頭・教諭・保健主事・養護教諭・栄養教諭（学校栄養職員）等の教職員，学校医，学校歯科医，学校薬剤師，保護者代表，児童生徒等の代表，地域の関係機関の代表等で構成されている．養護教諭は，その専門性や保健室の機能を生かした学校保健委員会の企画・運営を行うことが大切である．その際，保健主事と協力・連携し，学校保健委員会の推進に努めなければならない．また，学校保健委員会が円滑に実施できるよう学校内外の関係者の調整を行い連携する重要な役割を担っている．今日では，養護教諭が保健主事を兼ねることが可能となり（学校教育法施行規則第45条の3）養護教諭には企画力・実行力・調整能力が一層求められている．

2）学校保健委員会の組織構成

学校保健委員会は，学校と家庭，地域社会が連携して，児童生徒等の健康問題の解決を推進していくもの

表19－1　学校保健委員会の歴史的経緯と意義

西暦（年号）	根拠となるもの	意　　義
1958（昭33）	文部省体育局長通達「学校保健法および同法施令等の施行にともなう実施基準について」	・学校保健委員会が学校保健計画の立案及び実施に関わる役割の強調 ・組織運営を企画・調整することで学校保健活動の円滑な遂行
1997（平9）	保健体育審議会答申	・学校における健康の問題を研究協議し，それを推進するための学校保健委員会の設置の促進 ・地域との連携・協働の推進機関 ・学校保健委員会・地域学校保健委員会の活性化
2008（平20）	中央教育審議会答申	・学校保健委員会の構成委員の提示，保健主事が中心となって運営すること ・学校・家庭・地域・関係機関などの連携による学校保健活動の活性化 ・学校保健委員会の位置づけの明確化，設置の推進，質の向上，地域間格差の是正を図ること

［出典：「学校保健─ヘルスプロモーションの視点と教職員の役割の明確化」徳山美智子他，2008（一部改変）「全国養護教諭連絡協議会第14回研究協議会」全国養護教諭連絡協議会，2009］

表19－2　組織構成の視点

視　点	たとえば・・・
目的（何のために）	児童生徒の健康の保持増進を促進するため
問題・課題（何を）	体力低下について（改善と実践）
対策（どのように）	学級活動や体育の授業，学校行事を通して学校全体で取り組む 【体育】体を動かすことの楽しさや意義 【学級活動】クラス内でグループ対抗ドッチボール大会を実施 【学校行事】マラソン大会の開催等

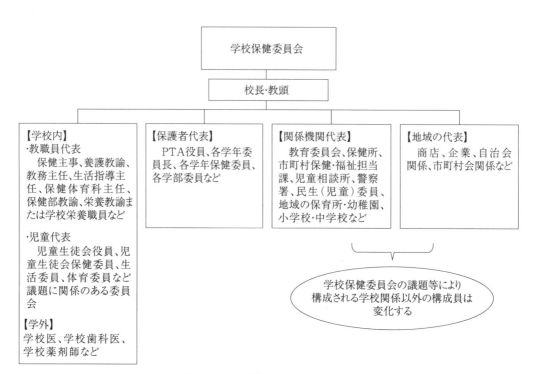

図19－1　学校保健委員会構成例

である．組織づくりのポイントは，それぞれの学校の実態にてらして，どのような健康問題を解決したいのかを明確にし，その上で構成メンバーを考えることが望ましい．（表19－2，図19－1）また，固定的な観念にとらわれず，機能を重視し，問題解決に活用できる組織を目指すことが大切である．

3）学校保健委員会実施にあたっての手順（表19－3）
　学校保健委員会の運営を効果的に進めるためには，学校教育目標達成に寄与すること，学校保健計画，学校安全計画に位置づけられていることを確認し，見通し

をもった年間計画を立てて進めることが大切である．
　開催回数は，毎学期1〜2回の開催が望ましいが，感染症の大流行や薬物やいじめなどの問題が発生したときは臨時に開催する必要がある．また，学校保健委員会の成果をあげるためには，PDCA（S）：計画（Plan）・実施（Do）・評価（Check）・改善行動（Action）の一連の流れをふまえた手順で進めることが大切である．（S）は，標準化（Standardization）を意味し，通常のPDCAサイクルの後に標準化を入れることで，一度改善したものが後戻りしないようにすることができる．

表19－3　学校保健委員会実施にあたっての手順

手　順	活　動　事　項	運　営　の　ポ　イ　ン　ト
計　画	・学校保健計画，学校安全計画への明確な位置づけ ・組織づくり ・年間計画の作成 ・運営委員会・職員会議への提案 ・関係者との調整	・学校教育目標達成に機能する内容であること． ・昨年度の活動結果から児童生徒等の健康つくりにどんなことが生かされたのかを明確にする． ・今年度のテーマを検討する． ・他の学校行事との関連を考慮して参加しやすい日程を調整する．
準　備	・期日や議題の決定	・昨年の反省に基づき，本校の課題解決の方向を見出せる議題の設定に心がける．
	・関係者への連絡	・学校医・学校歯科医・学校薬剤師にはあらかじめ課題や資料提供を示し，専門的な立場から助言をいただけるように依頼する．
	・開催通知の発送	・事前にテーマや資料を示し各立場からの意見，質問，感想等が発言していただけるように打ち合わせをしておく．
	・運営の役割分担（司会，記録，進行，会場準備，資料作成） ・資料や運営案作成 ・当日の準備	・運営上の役割は校内教職員だけでなく，保護者からも選出する． ・資料は見やすく，具体的で効果的な資料作成を心がける．個人情報保護には慎重に留意する．
実　施	・会場の設営	・参加人数に合った会場設営をする． ・協議しやすいように座席の位置を配慮する． ・会の雰囲気を盛り上げるために花を飾るなど壁面を利用して関係資料を提示する．
	・提案，報告，発表，協議	・短時間に簡潔に提案や報告を行い，資料等を活用する． ・わかりやすく，興味関心をもってもらえるように視聴覚機器を活用する． ・参加者全員の協議ができるよう，配慮する．
事後活動	・記録の整理と報告	・検討事項は早くまとめ，全教職員に報告するとともに保健だよりなどを通して全家庭に知らせる． ・提案された課題の解決策が出されたら，学校として実行可能なことは即時実行する． ・PTA活動や児童生徒会活動を通して実践する．
	・反省と評価	・反省と評価を実施し，次年度への活動に生かす． ・出席した委員から感想や意見をよせていただく．

［出典：学校保健委員会マニュアル，日本学校保健会，2000　保健主事の手引き〈改訂版〉日本学校保健会，2002（一部加筆）］

4）地域学校保健委員会

　地域学校保健委員会とは，一定地域内の幼稚園や小・中・高校，特別支援学校の各学校保健委員会が連携して，地域の子どもたちの健康問題の解決や健康つくりの推進に関して協議等を行うために設置するものである．（図19－2，図19－3）同校種の学校相互の連携はもとより，異校種間の連携や交流が可能になり，同じ地域に住む園児・児童・生徒一人ひとりに一貫して健康教育が展開でき開かれた学校つくりにも寄与できる．地域学校保健委員会の利点として，その委員会活動が地域内での連携強化や学校医・学校歯科医・学校薬剤師との連携強化が図られ，校内の共通理解や深化・意識向上があげられる．

　一方で，地域学校保健委員会を開催している学校が少ない課題がある．

5）その他の関係する委員会

　学校保健に関連する校内委員会には，学校保健委員会の他に，いじめ・不登校対策委員会，学校安全委員会，食育推進委員会，特別支援教育に関わる校内委員会等が挙げられる．それぞれが受け持つ役割を明確化して共通理解を図り相互に連携していくことが望まれる．

資料19－1　学校保健委員会運営案　例

令和○○年度　学校保健委員会実施要項（案）

○○立○○学校

学校保健委員会とは
　学校保健委員会は，児童生徒たちが生涯を通じて健康で安全な生活を送ることができる力を身に付けるため，学校における主に児童生徒の健康問題を研究協議し，健康づくりを推進するために設置されている組織である．

開催日時：令和　年　月　日（　曜日）　13：30〜14：30

開催場所：○○○学校　会議室

参加者　：学校長，副校長，教頭，学年主任，保健主事，生徒課長，養護教諭
　　　　　学校医，学校歯科医，学校薬剤師，PTA役員

議　題：　○　今年度の本校の学校保健概況
　　　　　　　・　身体計測
　　　　　　　・　疾病異常
　　　　　　　・　保健室来室状況
　　　　　　　・　日本スポーツ振興センター利用状況
　　　　　　　・　学校環境衛生検査実施状況
　　　　　　　・　出席停止を伴う学校感染症罹患状況

　　　　　　○　生徒の健康活動
　　　　　　　・　自分の体型についての意識調査（生徒保健委員会）
　　　　　　　・　性教育講演会（1学期・2学期実施）
　　　　　　　・　栄養指導（3年生）

　　　　　　○　校内敷地内禁煙について

　　　　　　○　質疑応答，指導・助言

［西岡かおり］

資料19－2　学校保健委員会依頼文書　例

令和○○年○○月○○日

学校医　　殿

○○○立○○○○学校
学校長　　○○○○

学校保健委員会開催のお知らせ

　寒冷の候，先生には益々ご健勝のことと存じます．また，日頃の本校学校保健活動へのご協力，ご支援を賜り御礼申し上げます．
　さて，このたび令和○○年度学校保健委員会を次の通り開催いたしますので，ご出席くださいますよう，お願い申し上げます．

記

1．日　時　　令和○○年○○月○○日（○）　13時30分から14時30分まで

2．場　所　　本校　会議室

3．議　題　　○　今年度の本校の学校保健概況
　　　　　　　○　生徒の健康活動
　　　　　　　○　校内敷地内禁煙について＊
　　　　　　　○　質疑応答，指導・助言
　　　　　　　○　その他

＊当該年度に行った保健活動や調査研究等の報告をする

［西岡かおり］

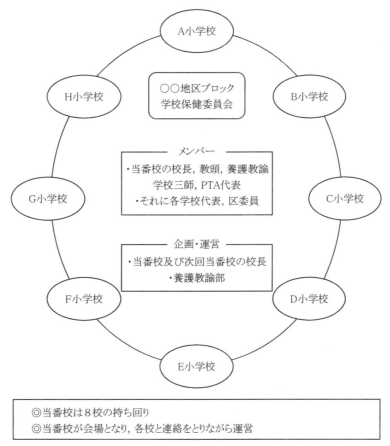

図19－2　地域学校保健委員会の実践例その1　必要感から同種の学校間で組織された
例（東京都○○地区）［地域学校保健委員会のしおり（日本学校保健会）より］

[出典：（公財）日本学校保健会（2000）学校保健委員会マニュアル－共に学び合い，子どもにたくましく生きる力をはぐくむため－，p59]

Ⅲ　児童・生徒保健委員会活動の実際

1　児童・生徒保健委員会とは

　児童生徒による保健に関する活動として，児童・生徒保健委員会の活動がある．これは児童会・生徒会の活動の1つで，教育課程では「特別活動」の中の「児童会活動」「生徒会活動」に位置づけられている．小学校・中学校学習指導要領解説　特別活動編[2][3]によると，児童・生徒会活動は，学校生活全般に関する自発的，自治的な集団活動で，卒業後においては，地域社会における自治的な活動につながる活動である．児童・生徒保健委員会は，学校におけるヘルスプロモーションを推進するという役割を担い，異年齢集団の児童生徒が，学級の枠を超え，高学年の児童・生徒がリーダーシップを発揮しながらよりよい学校づくりに参画し，協力して諸問題

の解決を行う．

　児童・生徒保健委員会には様々な活動の形があるが，基本的な活動の流れは，「問題の発見確認・課題の設定」「解決に向けての話し合い」「解決方法の決定」「決めたことの実践」「振り返り」「次の課題解決へ」というものである．

　指導にあたっては，以下の点に留意し，年間指導計画（表19－4）を作成し実施する．

○学級や学校の実態や児童生徒の発達の段階を考慮し，児童生徒による自主的，実践的な活動が助長されるようにする．

○各教科，道徳科，外国語活動，総合的な学習の時間などの指導との関連を図る．

○家庭や地域の人々との連携，社会教育施設等の活用などを工夫する．

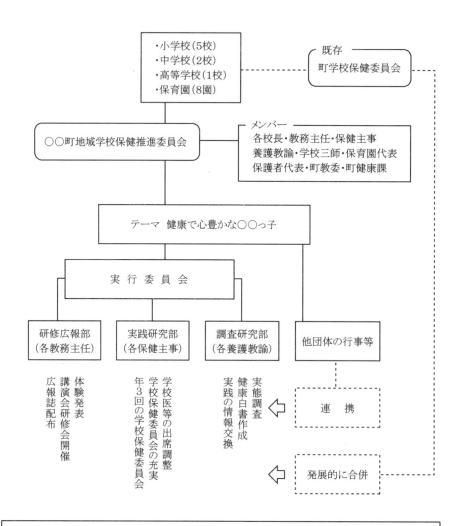

図19－3　地域学校保健委員会の実践例その2　既存の町学校保健委員会を拡大発展させた例（愛知県○○町）

[出典：（公財）日本学校保健会（2000）学校保健委員会マニュアル－共に学び合い，子どもにたくましく生きる力をはぐくむため－，p60]

　年間指導計画に基づき，児童生徒が活動計画を作成し，委員会を運営していく．活動計画には年間や1単位時間，活動内容別などがある．また，活動が一部の児童生徒にとどまることなく1人ひとりの児童生徒が自己の責任や役割を果たし，自己有用感や達成感を味わうことができるようにすることも大切である．

2　児童・生徒保健委員会活動の内容

　児童・生徒保健委員会活動の内容例として以下のものが考えられる．各活動内容の具体例については表19－5から9において示す．

1）保健委員会の組織づくりと児童生徒による活動計画の作成，運営

　毎月の1時間単位の活動では，主に常時活動（学校の環境衛生や安全確認，健康観察，保健室来室者の補助等）や学校生活より健康課題を発見し，活動目標や活動内容，役割分担など活動計画（表19－5）についての話し合い活動を行う．また，実践に向けた準備や実践後のまとめと評価（表19－6）を行い，次の活動に生かすようにする．なお，計画，実施においては感染症予防に留意する．

表19－4　生徒会活動（保健委員会）の年間指導計画（例）

目標	自主的に健康課題の解決に取り組み，学校全体の健康力を高める．
時間場所	毎月第3火曜日の6時間目　○○教室
月	予想される活動内容
4月	・自己紹介，役員（委員長・副委員長・書記・記録）の選出 ・活動目標と活動内容（定例活動・常時活動・重点活動）の話し合い ・年間活動計画の立案と役割分担の決定 ・5月の活動計画の立案
5月	・4月の常時活動の反省 ・重点活動実施に向けた話し合い ・6月の活動計画の立案
6月	・5月の常時活動と歯磨き集会の反省 ・重点活動についての準備，進捗状況の確認 ・7月の活動計画の立案

[筆者作成]

表19－5　児童保健委員会の活動計画（例）

重点目標	給食後の正しい歯磨きで，むし歯や歯肉の病気を防ぐ．
月	活動内容
4月	・自己紹介，役員（委員長・副委員長・書記・記録）を決める． ・活動目標と活動内容（常時活動・重点活動），役割分担を決める． ・月別活動内容と重点活動について話し合う．
5月	・4月の常時活動の反省をする． ・歯磨き集会について話し合う．（内容・プログラム・役割分担・準備等）
6月	・歯磨き集会の準備と練習をする．（業間休み・昼休み） ・6月○日，体育館で歯磨き集会をする． ・歯磨き集会の反省をする．

[筆者作成]

2）異年齢集団による交流

　全校児童が参加する歯磨き集会（表19－7）や健康かるた大会，業間休み等に行うストレッチや目の体操，運動クラブ部員を対象とした熱中症や心肺蘇生法の講習会等を企画し実施する．また，健康に関する紙芝居や絵本の読み聞かせ，保健だよりや壁新聞の作成などを行う．なお，実施においては感染症予防に留意する．

3）関連する学校行事への協力

　健康診断の準備や事前指導に関するポスターの作成，運動会・体育大会・校外学習等における救護補助，文化祭でのエイズや性感染症，生活習慣病，がん等の予防（表19－8）喫煙防止等に関する展示や発表，縄跳び・マラソン週間におけるうがい・手洗い等の啓発，防犯教室に関連した安全マップの作成，学校環境衛生検査や就学時健康診断の手伝いなどを行う．なお，実施においては感染症予防に留意する．

4）地域・社会の健康課題を解決するためにボランティア活動などの社会参画

　歯と口の健康週間ポスターコンクール等への応募，食育フェスティバルや薬物乱用防止キャンペーン等への参加，自治体主催の健康展での展示や発表，給食センターと連携した廃油石けん作り（表19－9）や地域の幼児や高齢者と交流し健康情報の提供などを行う．

　また，学校保健委員会に児童生徒が参加し，保健委員会の活動を発表することもある．さらに，地域学校保健委員会を開催し，他校や地域の人々と交流し，地域の特性を踏まえて健康課題を解決する取り組みを行うことも有効である．なお，実施においては感染症予防に留意する．

表19－6　生徒保健委員会の評価表（例）

保健員会振り返りシート		年　　　　組　　　氏名			
自己評価　　【到達度】　1できた　　2ほぼできた　　3あまりできなかった　　4全くできなかった					
学期	目標	自主的に活動できた	協力して活動できた	役割を果たした	感想
1学期		1　2　3　4	1　2　3　4	1　2　3　4	
2学期		1　2　3　4	1　2　3　4	1　2　3　4	
3学期		1　2　3　4	1　2　3　4	1　2　3　4	

［筆者作成］

表19－7　児童保健委員会による「歯磨き集会」（例）

歯磨き集会実施要項

1．目標　むし歯や歯肉の病気について理解し，予防するための正しい歯磨きの技能を身に付ける.

2．日時　2022年6月○日　8時30分から8時50分　8時25分までに全員入場

3．場所　体育館（誘導は安全委員会児童）

4．プログラム

　　①代表委員会児童による初めの言葉

　　②保健委員会児童による「歯や口の健康大作戦！」

　　　•クイズ・劇・歯の磨き方ワンポイントレッスン

　　③代表委員会児童による今日の集会についての児童・教員へのインタビュー

　　④代表委員会による終わりの言葉

5．準備　業間休み・昼休みを利用

　　•クイズ係　　　クイズの選定とパワーポイントでクイズを作成，発表の練習

　　•劇係　　　　　シナリオの決定と演技の練習，小道具の作成

　　•歯の磨き方係　パワーポイントで歯の磨き方のポイントを作成，発表練習

6．まとめと振り返り

　　振り返りシートに記入し，歯磨き集会実施日の放課後までに担当教員へ提出

　　次回の保健委員会活動時に全体のまとめを行う.

［筆者作成］

表 19 － 8　生徒保健委員会による「文化祭でがん予防に関する取り組み」（例）

文化祭におけるがん予防に関する取り組み実施要項
1．目標　がん予防や早期発見・早期治療のための正しい知識情報を提供し啓発する．

2．日時　2022年11月○日

3．場所　展示（○教室）　発表（多目的ホール）

4．内容　「高校生にとって，がんってなに？」

　①展示

　・がんについての基礎知識，がん予防クイズ，アンケートやインタビュー結果のまとめを掲示する．

　・がん出前授業のDVDを放映する．

　②発表　展示内容について発表する．

　③啓発　がん啓発リボンとメッセージカードを配布する．

5．準備

　・がんについて書籍・インターネットで調べまとめる．

　・高校生のがんについての意識調査を行う．

　・保健所や専門医，がん患者へのインタビューを行う．

　・掲示物や発表用パワーポイント，がん啓発リボン等の作成と発表練習を行う．

　・当日の来場者へのアンケート用紙を作成する．

6．まとめと振り返り

　・自己評価を振り返りシートに記入し，当日の来場者の感想と合わせてまとめを行う．

［筆者作成］

表 19 － 9　児童保健委員会による「給食センターと連携した廃油石けん作り」（例）

1．目標　廃油から石けんを作ることで食の大切さや環境問題について理解し，好き嫌いなく食べることができる．

2．日時　2022年7月○日　6時間目

3．場所　家庭科室

4．内容

　①事前指導　6月○日

　・栄養教諭より給食や給食センターで働く人の話を聞く．

　②廃油石けん作り（本時）

　・給食センターの調理員による指導のもと，廃油石けんを作る．

　③事後指導　7月△日

　・廃油石けんをラッピングする．給食センターで働く方へ廃油石けんにメッセージを添えて送る．

　・朝の会に各教室に廃油石けんを配布し，石けんを活用してもらうとともに，食の大切さや環境問題について話し，好き嫌いなく食べることについて啓発する．

　・次回の保健委員会活動時に全体のまとめを行う．

5．準備　業間休み・昼休みを利用

　・廃油石けんの作り方について調べ，牛乳パックやラッピング材料を用意する．

［筆者作成］

IV 関係職員・関係機関

1 学校・家庭・地域社会と児童生徒

児童生徒は，学校，家庭，地域等様々な環境の中で様々な人と関わり生活をしている．したがって，その児童生徒に対し心身両面で支援を行う養護教諭の連携の対象も学校内外を問わず多方面に及んでいる．

近年，都市化・少子高齢化・情報化等による社会環境や生活環境の急激な変化により児童生徒の健康課題は，メンタルヘルスに関わるもの，アレルギー疾患や新型の感染症等新たな課題を含め複雑・多様化している．それらに対応していくためには，個人的な課題として捉えるのではなく，子どもを中心に学校，家庭，地域社会が連携して社会全体で取り組むことが不可欠である（図19－4）．

2008（平成20)年1月中央教育審議会答申「子どもの心身の健康を守り，安全・安心を確保するために学校全体として取組を進めるための方策について」において次のことが述べられている．「子どもの現代的な健康課題の対応に当たり，学級担任等，学校医，学校歯科医，学校薬剤師，スクールカウンセラーなどの学校内における連携，また医療関係者や福祉関係者などの地域の関係機関との連携を推進することが必要となってくる中，養護教諭はコーディネーターの役割を担う必要がある」ここに，養護教諭の果たすべき役割とその重要性が示唆されている．

例えば，健康日本21における「喫煙防止対策」では，学校と保健所や病院等の連携により未成年者の喫煙防止への効果が示されている．また，児童生徒の虐待については，児童相談所，子ども家庭支援センター，健康福祉センター等の行政機関との連携による効果的な対応が期待されている．最近では，それらに加え貧困問題やヤングケアラー等の福祉行政や地域社会と密接に関連する課題も示され，より一層関係職員や関係機関との連携・協働が求められている．

2015（平成27）年12月中央教育審議会は，「チームとしての学校の在り方と今後の改善方策について（答申）」が出された．「チームとしての学校」の在り方の中に，教員と多様な専門性を有する職員がそれぞれの専門性を生かし連携することの必要性と重要性が示された．この答申を受け，2017（平成29）年4月1日に学校教育法施行規則の一部改正が施行され，スクールカウンセラー及びスクールソーシャルワーカーの職務規定が新たに示された．校長のリーダーシップのもと学校

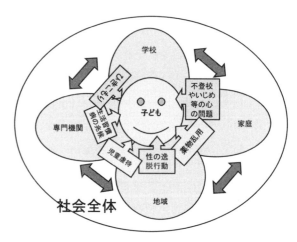

図19－4 児童生徒を支える環境と連携

［筆者作成］

表19－10 養護教諭の連携の対象

学校内	学級担任（HR担任），学年主任（学年担任），教科担任，関係分掌（教育相談・生徒指導等），関係職員（保健主事，栄養教諭，学校栄養職員等），管理職，学校医，学校歯科医，学校薬剤師，スクールカウンセラー，スクールソーシャルワーカー，医療的ケア看護職員，特別支援教育支援員，心の相談員等
学校外	【家庭】保護者 【教育機関】教育相談所（室），教育センター，教育研究所等 【福祉機関】児童相談所，福祉事務所，子ども家庭支援センター，児童福祉施設等 【保健医療機関】医療機関（主治医等），保健所，保健センター，精神保健センター等 【司法矯正機関】青少年センター，青少年補導センター，警察署，少年鑑別所，家庭裁判所等 【その他】医師会，歯科医師会，薬剤師会，地域教育連絡協議会，PTA協議会等

［筆者作成］

内における多様な専門家が，協働し円滑に職務を遂行していくための仕組みや学校組織の在り方を構築することが求められる．チームを構成する1人ひとりが立場や役割を自覚し，当事者意識を持ち様々な課題に取り組むことが不可欠となる（図19-5）．また，2021（令和3）年6月11日に，医療的ケア児及びその家族に対する支援に関する法律が成立し，学校の設置者の責務として学校に在籍する医療的ケア児が保護者の付添いがなくても適切な支援を受けられるよう看護師等の配置が示された．それを受け，2021（令和3）年8月23日には学校教育法施行規則の一部改正が施行され，医療的ケア看護職員（学校教育法施行規則第65条の2）が小学校における職員に関する規定に新たに位置付けられた．（幼稚園，中学校，高等学校，中等教育学校及び特別支援学校にも準用）養護教諭は，医療的ケアを必要とする子どもに関わる医療的ケア看護職員と連携し相互に共通理解を図り対応していくことが望まれる．

このように子ども達の多岐にわたる課題解決のために養護教諭は，その独自の専門性を効果的に発揮しこれまで以上に様々な立場で関わる教職員の役割や関係機関の機能を十分理解して連携する必要がある．また，学校は教育目標の実現のために学校管理・運営のための校務分掌を組織し，多岐にわたる学校教育活動を展開している（図19-6）．また，学校保健安全法第23条により規定されている，学校医，学校歯科医，学校薬剤師は非常勤職員として位置づけられており，養護教諭と

学校三師との情報交換，協働がこれまで以上に重要性を増している．このように，養護教諭は自らの専門性や保健室の機能を最大限に生かし，効果的な連携を図り，必要に応じてコーディネーター的な役割を担い課題解決につなぐことが期待されている．

一方で，様々な学校内外の関係者・関係機関との連携を図っていく際，児童生徒の個人情報やプライバシーの保護等，情報管理については十分な配慮が必要である．

2　連携の取り組みステップ

養護教諭が学校内外の関係者・関係機関と連携を図るためには，図19-7に示したようなステップが考えられる．

これらの実践を円滑に実施するために，養護教諭にはコミュニケーション能力や対人関係能力を磨き教職員，保護者や地域住民，関係機関との良好な人間関係を形成維持することが求められる．自らが中心的な役割を果たし（キーパーソン），連携のネットワークを組織する組織者（オーガナイザー）であり，連絡・調整者（コーディネーター）の役割を持つのである．養護教諭は，これらの役割を認識し遂行していくための資質を身につけることが必要である．

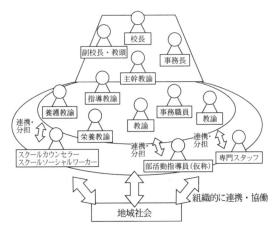

図19-5　「チームとしての学校」のイメージ

［出典：文部科学省，チームとしての学校の在り方と今後の
改善方策について（答申）概要[4]］

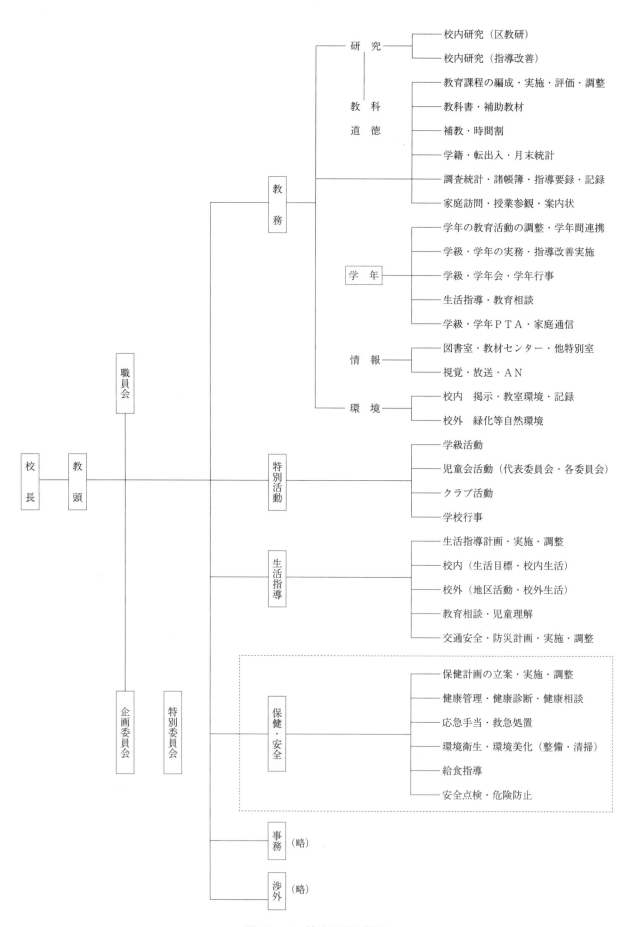

校長 ─ 教頭

職員会
企画委員会
特別委員会

教務
　研　究
　　校内研究（区教研）
　　校内研究（指導改善）
　教科
　道徳
　　教育課程の編成・実施・評価・調整
　　教科書・補助教材
　　補教・時間割
　　学籍・転出入・月末統計
　　調査統計・諸帳簿・指導要録・記録
　　家庭訪問・授業参観・案内状
　学　年
　　学年の教育活動の調整・学年間連携
　　学級・学年の実務・指導改善実施
　　学級・学年会・学年行事
　　生活指導・教育相談
　　学級・学年ＰＴＡ・家庭通信
　情　報
　　図書室・教材センター・他特別室
　　視覚・放送・ＡＮ
　環　境
　　校内　掲示・教室環境・記録
　　校外　緑化等自然環境

特別活動
　学級活動
　児童会活動（代表委員会・各委員会）
　クラブ活動
　学校行事

生活指導
　生活指導計画・実施・調整
　校内（生活目標・校内生活）
　校外（地区活動・校外生活）
　教育相談・児童理解
　交通安全・防災計画・実施・調整

保健・安全
　保健計画の立案・実施・調整
　健康管理・健康診断・健康相談
　応急手当・救急処置
　環境衛生・環境美化（整備・清掃）
　給食指導
　安全点検・危険防止

事務　（略）
渉外　（略）

図 19 － 6　校務分掌組織例

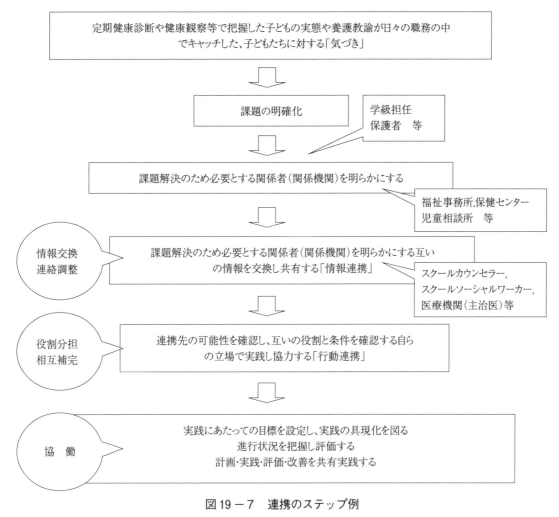

図 19 － 7　連携のステップ例

［筆者作成］

注

1 ）江口篤寿他：学校保健大辞典, 725, ぎょうせい, 1996.

2 ）文部科学省：小学校学習指導要領解説 特別活動編　2017.

3 ）文部科学省：中学校学習指導要領解説 特別活動編　2017.

4 ）文部科学省, チームとしての学校の在り方と今後の改善方策について（答申）概要 https://www.mext.go.jp/component/b_menu/shingi/toushin/__icsFiles/afieldfile/2016/01/26/1365657_02.pdf（2022.3.4アクセス）

引用・参考文献

1 ）中央教育審議会答申：「子どもの心身の健康を守り, 安全・安心を確保するために学校全体としての取り組みを進めるための方策について」, 2008.

2 ）（財）日本学校保健会：保健主事のてびき〈改訂版〉, 71, ぎょうせい, 東京, 2002.

3 ）（財）日本学校保健会：学校保健委員会マニュアル, 1, 9, 10, 17, 2000.

4 ）全国養護教諭連絡協議会：全国養護教諭連絡協議会第14回研究協議会, 2009.

5 ）西尾ひとみ：他職種との連携及び組織活動, 三木とみ子編集代表：「保健室経営マニュアル－その基本と実際」, ぎょうせい, 東京, p97-99, 2008.

6 ）中央教育審議会：「子どもの心身の健康を守り, 安全・安心を確保するために学校社会としての取組を進めるための方策について」（答申）文部科学省　2008.

7 ）采女智津江編集代表：「新養護概説〈第 2 版〉」, 少年写真新聞社, 東京, 2007.

8 ）植田誠治監修：「新版・養護教諭の執務のてびき第 7 版」, 東山書房, 京都, 2008.

9 ）文部科学省Webサイト「チームとしての学校の在り方と今後の改善方策について」（答申）http://www.mext.go.jp/b_menu/shingi/chukyo/chukyo0/toushin/__icsFiles/afieldfile/2016/02/05/1365657_00.pdf（2022.1.25アクセス）

令和４年度（令和３年度実施）養護教諭採用試験問題

1　保健組織活動等に関する内容について，次の問いに答えよ.

(1)　次の各文は，公益財団法人日本学校保健会冊子「学校保健の課題とその対応－養護教諭の職務等に関する調査結果から－〔令和２年度改訂〕」（令和３年３月）に記載されている学校保健委員会の内容である. 空欄Ａ～Ｃに当てはまる語句を下の選択肢からそれぞれ一つを選び記せ.

○　学校保健委員会は，学校における健康の課題を　　A　　し，健康づくりを推進する組織である.

○　様々な健康課題に対処するため，家庭，地域等の　　B　　を充実する観点から，学校と家庭，地域を結ぶ組織として学校保健委員会を機能させることが大切である.

○　議題の選び方については，　　C　　の方向性が出るような議題にすることが大切である.

（選択肢）

衛生管理	連絡調整	教育力	疾病予防	共通理解
連携	研究協議	課題解決	公衆衛生	協力体制

（大阪府・大阪市・堺市・豊能地区）

2　公益財団法人日本学校保健会冊子「学校保健の課題とその対応－養護教諭の職務等に関する調査結果から－〔令和２年度改訂〕」（令和３年３月）において，保健室には，毎日，健康に関する様々なデータが蓄積されていくことが示されている.

　このことを踏まえ，学校保健委員会を開催するに当たり，提供できる健康情報を保健管理の観点から，二つ記せ. 解答に当たっては，健康診断を除く保健管理の具体的な内容及びその内容に関して提供できる健康情報をそれぞれ記すこと.

（大阪府・大阪市・堺市・豊能地区）

3　次の文は，令和２年１月に告示された後，令和２年７月に改正された「公立学校の教育職員の業務量の適切な管理その他教育職員の服務を監督する教育委員会が教育職員の健康及び福祉の確保を図るために講ずべき措置に関する指針」の一部である. 文中の（　①　）及び（　②　）に入る適切な数字を答えなさい.

第２章　服務監督教育委員会が講ずべき措置等
第１節　業務を行う時間の上限
(2)　上限時間の原則
　　服務監督教育委員会は，その所管に属する学校の教育職員の在校等時間から所定の勤務時間（給特法第６条第３項各号に掲げる日（代休日が指定された日を除く.）以外の日における正規の勤務時間をいう. 以下同じ.）を除いた時間を，以下に掲げる時間の上限の範囲内とするため，教育職員の業務量の適切な管理を行うこととする.
　　イ　１日の在校等時間から所定の勤務時間を除いた時間の１箇月の合計時間（以下「１箇月時間外在校等時間」という.）（　①　）時間
　　ロ　１日の在校等時間から所定の勤務時間を除いた時間の１年間の合計時間（以下「１年間時間外在校等時間」という.）（　②　）時間

（鳥取県）

④　平成27年に文部科学省が示した「学級給食における食物アレルギー対応指針」の中で教職員の役割例が示されている．次の表はその一部である．（　①　）～（　⑤　）に当てはまる職名を下の（ア）～（キ）からそれぞれ一つ選び，記号で答えよ．

（　①　）	・食物アレルギーを有する児童生徒の実態や個別の取組プラン，緊急措置方法等について把握する．
（　②　）	・食物アレルギー対応委員会を設置する．
（　③　）	・食物アレルギー対応委員会を開催する．
（　④　）	・主治医，学校医，医療機関との連携を図り，応急処置の方法や連絡先を事前に確認する．
（　⑤　）	・安全な給食提供環境を構築する．

| （ア）保健主事 | （イ）調理員 | （ウ）校長等 | （エ）教職員 |
| （オ）養護教諭 | （カ）栄養教諭及び学校栄養職員 | | （キ）学級担任 |

（岡山市）

⑤　学校における心の健康問題への対応に当たっては，養護教諭が関係機関との連携のための窓口として，コーディネーターの役割を果たしていくことが重要である．学校内及び地域の関係機関との連携について，次の①，②に答えなさい．

①　「学校教育法施行規則」（令和3年2月26日一部改正）の第四章　小学校第四節　職員に示されている，次のア，イに従事する職員を何というか，それぞれ書きなさい．
　ア　小学校における児童の心理に関する支援に従事する職員
　イ　小学校における児童の福祉に関する支援に従事する職員

②　「教職員のための子どもの健康相談及び保健指導の手引」（平成23年8月　文部科学省）には，地域の主な関係機関とその役割が示されている．次のア，イの役割を担っている関係機関名をそれぞれ書きなさい．
　ア　子どもの虐待をはじめ専門的な技術援助及び指導を必要とする相談に応え，問題の原因がどこにあるか，どのようにしたら子どもが健やかに成長するかを判定し，その子どもに最も適した指導を行っている．
　イ　心の問題や病気，アルコール・薬物依存の問題，思春期・青年期における精神医学的問題について，専門の職員が相談に応じている．

（新潟県）

6 次の（　ア　）～（　オ　）の文は，教育に関係する法令の条文の一部である．（　ア　）～（　オ　）の条文の一部が規定された法令の組合せとして適切なものを下の①～⑥から一つ選び，番号で答えなさい．

（ア）第7条　学校には，健康診断，健康相談，保健指導，救急処置その他の保健に関する措置を行うため，保健室を設けるものとする．

（イ）第9条　法律に定める学校の教員は，自己の崇高な使命を深く自覚し，絶えず研究と修養に励み，その職責の遂行に努めなければならない．

（ウ）第37条　小学校には，校長，教頭，教諭，養護教諭及び事務職員を置かなければならない．

　　　（　中略　）

　⑫　養護教諭は，児童の養護をつかさどる．

（エ）第25条　すべて国民は，健康で文化的な最低限度の生活を営む権利を有する．

（オ）第33条　職員は，その職の信用を傷つけ，又は職員の職全体の不名誉となるような行為をしてはならない．

	（ア）	（イ）	（ウ）	（エ）	（オ）
①	学校保健安全法	教育公務員特例法	学校教育法	教育基本法	地方公務員法
②	小学校設置基準	教育公務員特例法	教育基本法	日本国憲法	教育公務員特例法
③	学校保健安全法	教育基本法	学校教育法	日本国憲法	地方公務員法
④	小学校設置基準	教育基本法	教育基本法	日本国憲法	教育公務員特例法
⑤	学校保健安全法	教育基本法	学校教育法	教育基本法	教育公務員特例法
⑥	小学校設置基準	教育公務員特例法	教育基本法	教育基本法	地方公務員法

（鳥取県）

第20章　特別支援教育における養護活動

I　特別支援教育とは

1　特別支援教育の定義

特別支援教育とは，障害のある幼児児童生徒の自立や社会参加に向けた主体的な取組を支援するという視点に立ち，幼児児童生徒一人一人の教育的ニーズを把握し，その持てる力を高め，生活や学習上の困難を改善又は克服するため，適切な指導及び必要な支援を行うものである（文部科学省）．

障害のある児童生徒等（本章では，制度上幼児を含める箇所は「児童生徒等」と表記する．）の障害の重度・重複化や多様化に伴い，1人ひとりの教育的ニーズに応じた適切な教育の実施や，学校と福祉，医療，労働等の関係機関との連携がこれまで以上に求められるようになったことから，2007（平成19）年に学校教育法が一部改正され，それまでの「特殊教育」から「特別支援教育」への転換が図られた．

この制度改正により，障害のある児童生徒等1人ひとりのニーズに柔軟に対応するための適切な指導，支援及び教育の一層の充実が，すべての学校において求められている．

2　特別支援教育の理念と動向

障害者の権利に関する条約は2006（平成18）年に国連総会で採択され，日本は2014（平成26）年1月に批准した．「第24条　教育」によると，「インクルーシブ教育システム」（inclusive education system：包容する教育制度）とは，人間の多様性の尊重等の強化や，障害者が精神的および身体的な能力等を可能な最大限度まで発達させること，さらには，自由な社会に効果的に参加することを可能とするといった目的の下，障害のある者と障害のない者が共に学ぶ仕組みであり，障害のある者が「general education system」（教育制度一般）から排除されないこと，自己の生活する地域において初等中等教育の機会が与えられること，個人に必要な「合理的配慮」が提供される等が必要であるとされている．

このインクルーシブ教育システムの理念に基づき，特別支援教育は，障害のある児童生徒等への教育にとどまらず，障害の有無やその他の個々の違いを認識しつつ，様々な人々が生き生きと活躍できる「共生社会」の形成の基礎となるものとして着実に推進される必要がある．

合理的配慮とは，「障害者が他の者と平等にすべての人権及び基本的自由を享有し，又は行使することを確保するための必要かつ適当な変更及び調整であって，特定の場合において必要とされるものであり，かつ，均衡を失した又は過度の負担を課さないものをいう．」と定義されている．
（障害者の権利に関する条約「第二条　定義」）

3　特別支援教育の現状

1）特別支援教育の場と対象児童生徒数

特別支援教育においては，障害のある児童生徒等の自立と社会参加を見据え，1人ひとりの教育的ニーズに最も的確にこたえる指導を提供できるよう，小・中学校における通常の学級，通級による指導，特別支援学級，特別支援学校といった，連続性のある「多様な学びの場」の整備が行われている（表20-1）．少子化が進み，直近10年間で義務教育段階の児童生徒数は1割減少している一方で，医療の進歩，障害の重度・重複化などの背景により特別支援教育を受けている児童生徒数はほぼ倍増し，2019（令和1）年5月1日現在では，全児童生徒の約5.0％が特別支援教育を受けていることが報告されている（図20-1）．

特別支援学校	学校教育法　第72条　特別支援学校は，視覚障害者，聴覚障害者，知的障害者，肢体不自由者又は病弱者（身体虚弱者を含む．以下同じ．）に対して，幼稚園，小学校，中学校又は高等学校に準ずる教育を施すとともに，障害による学習上又は生活上の困難を克服し自立を図るために必要な知識技能を授けることを目的とする．
	学校教育法　第80条　都道府県は，その区域内にある学齢児童及び学齢生徒のうち，視覚障害者，聴覚障害者，知的障害者，肢体不自由者又は病弱者で，その障害が第七十五条の政令で定める程度のものを就学させるに必要な特別支援学校を設置しなければならない．
特別支援学級	学校教育法　第81条2 　小学校，中学校，義務教育学校，高等学校及び中等教育学校には，次の各号のいずれかに該当する児童及び生徒のために，特別支援学級を置くことができる． 一　知的障害者 二　肢体不自由者 三　身体虚弱者 四　弱視者 五　難聴者 六　その他障害のある者で，特別支援学級において教育を行うことが適当なもの
	学校教育法施行規則　第137条 　特別支援学級は，特別の事情のある場合を除いては，学校教育法第81条第2項各号に掲げる区分に従つて置くものとする．
	学校教育法施行規則　第138条 　小学校若しくは中学校又は中等教育学校の前期課程における特別支援学級に係る教育課程については，特に必要がある場合は，第50第1項，第51条及び第52条の規定並びに第72条から第74条までの規定にかかわらず，特別の教育課程によることができる．
通級による指導	学校教育法施行規則　第140条 　小学校若しくは中学校又は中等教育学校の前期課程において，次の各号のいずれかに該当する児童又は生徒（特別支援学級の児童及び生徒を除く．）のうち当該障害に応じた特別の指導を行う必要があるものを教育する場合には，文部科学大臣が別に定めるところにより，第50条第1項，第51条及び第52条の規定並びに第72条から第74条までの規定にかかわらず，特別の教育課程によることができる． 一　言語障害者 二　自閉症者 三　情緒障害者 四　弱視者 五　難聴者 六　学習障害者 七　注意欠陥多動性障害者 八　その他障害のある者で，この条の規定により特別の教育課程による教育を行うことが適当なもの
	学校教育法施行規則　第141条 　前条の規定により特別の教育課程による場合においては，校長は，児童又は生徒が，当該小学校，中学校又は中等教育学校の設置者の定めるところにより他の小学校，中学校，中等教育学校の前期課程又は特別支援学校の小学部若しくは中学部において受けた授業を，当該小学校若しくは中学校又は中等教育学校の前期課程において受けた当該特別の教育課程に係る授業とみなすことができる．

〔学校教育法をもとに作成〕

特別支援学校等の児童生徒の増加の状況(H21→R1)

○直近10年間で義務教育段階の児童生徒数は1割減少する一方で，特別支援教育を受ける児童生徒数はほぼ倍僧.
○特に特別支援学級(2.1倍)，通級による指導(2.5倍)の増加が顕著.

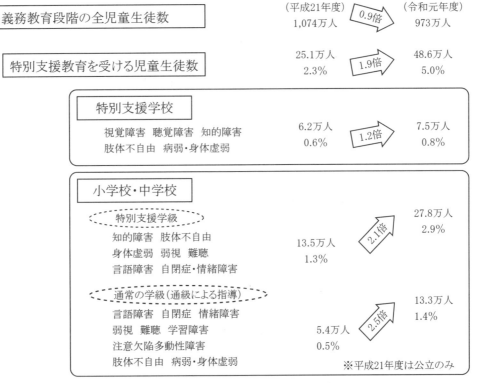

図20－1　特別支援学校等の児童生徒の増加の状況

[出典：文部科学省（2021）特別支援教育の充実について，p 5 [1]]

(1) 特別支援学校

　2007（平成19）年の学校教育法改正により，それまでの盲学校や聾学校，養護学校（一部の学校を除く）は，特別支援学校として一本化された．特別支援学校では，視覚障害，聴覚障害，知的障害，肢体不自由，病弱・身体虚弱者といった障害の程度が比較的重い児童生徒等が在籍している（表20－2）．幼稚部，小学部，中学部，高等部が設置され，幼稚園から高等学校に相当する年齢段階の教育が行われている．在籍する児童生徒等は，障害の状態に配慮した施設環境の中で，少人数の学級編成による指導を受ける．

　また，特別支援学校では小・中学校等に準ずる教育とともに，障害の状態などに応じて，教科等を合わせた指導を行うなど弾力的な教育課程を編成することができる．さらに，障害による学習上または生活上の困難を改善・克服するための「自立活動」という領域が設けられている.

(2) 特別支援学級

　特別支援学級は，小・中学校に障害の種別ごとに置かれ，1学級8人を上限とした少人数制の学級である．知的障害，肢体不自由，身体虚弱，弱視，難聴，その他障害のある者で特別支援学級にて教育を行うことが適当な児童生徒を対象としている（表20－2）.

(3) 通級による指導

　通級による指導は，学校教育法施行規則第140条および第141条に基づき，小学校，中学校，義務教育学校，高等学校又は中等教育学校で行われる教育課程に加え，またその一部に替えて特別の教育課程を編成することができる（表20－2）．通常の学級に在籍する児童生徒は，大部分の授業は通常の学級で行いつつ，一部

表 20－2　特別支援学校・特別支援学級・通級による指導の対象となる障害種と程度

		特別支援学校	特別支援学級	通級による指導
根拠法など	設置基準	学校教育法第80条	学校教育法81条	学校教育法施行規則140条
	障害種と程度	学校教育法施行令22条の3	・「通級による指導の対象とすることが手均等な自閉症者，情緒障害者，学習障害者又は注意欠陥多動性障害者に該当する児童生徒について」（通知）17文科初第1178号，2006（平成18）年3月31日 ・「障害のある児童生徒などに対する早期からの一貫した支援について」（通知）25文科初第756号，2013（平成25）年10月4日	
障害種	視覚障害者	両眼の視力がおおむね0.3未満のもの，または視力以外の視機能障害が高度のもののうち，拡大鏡などの使用によっても通常の文字，図形などの視覚による認識が不可能または著しく困難な程度のもの	【弱視者】拡大鏡などの使用によっても通常の文字，図形などの視覚による認識が困難な程度のもの	【弱視者】拡大鏡などの使用によっても通常の文字，図形などの視覚による認識が困難な程度のもので，通常の学級での学習におおむね参加でき，一部特別な指導を必要とする程度のもの
	聴覚障害者	両耳の聴力レベルがおおむね60デシベル以上のもののうち，補聴器などの使用によつても通常の話声を解することが不可能または著しく困難な程度のもの	【難聴者】補聴器などの使用によっても通常の話声を解することが困難な程度のもの	【難聴者】補聴器などの使用によっても通常の話声を解することが困難な程度のもので，通常の学級での学習におおむね参加でき，一部特別な指導を必要とする程度のもの
	知的障害者	一．知的発達の遅滞があり，他人との意思疎通が困難で日常生活を営むのに頻繁に援助をする程度のもの 二．知的発達の遅滞の程度が前号に掲げる程度に達しないもののうち，社会生活への適応が著しく困難なもの	知的発達の遅滞があり，他人との意思疎通に軽度の困難があり日常生活を営むのに一部援助が必要で，社会生活への適応が困難である程度のもの	
	肢体不自由者	一．肢体不自由の状態が補装具の使用によつても歩行，筆記など日常生活における基本的な動作が不可能または困難な程度のもの 二．肢体不自由の状態が前号に掲げる程度に達しないもののうち，常時の医学的観察指導を必要とする程度のもの	補装具によっても歩行や筆記など日常生活における基本的な動作に軽度の困難がある程度のもの	肢体不自由の程度が，通常の学級での学習におおむね参加でき，一部特別な指導を必要とする程度のもの
	病弱者	一．慢性の呼吸器疾患，腎臓疾患および神経疾患，悪性新生物その他の疾患の状態が継続して医療または生活規制を必要とする程度のもの 二．身体虚弱の状態が継続して生活規制を必要とする程度のもの	一．慢性の呼吸器疾患，その他疾患の状態が持続的にまたは間欠的に医療または生活の管理を必要とする程度のもの 二．身体虚弱の状態が持続的に生活の管理を必要とする程度のもの	病弱または身体虚弱の程度が，通常の学級での学習におおむね参加でき，一部特別な指導を必要とする程度のもの
	言語障害者		口蓋裂，構音器官のまひなど器質的または機能的な構音障害のあるもの，吃音など話し言葉におけるリズムの障害のあるもの，話す，聞く等言語機能の基礎的事項に発達の遅れがある者，その他これに準じるもの（これらの障害が主として他の障害に起因するものではない者に限る）で，その程度が著しいもの	口蓋裂，構音器官のまひなど器質的または機能的な構音障害のあるもの，吃音など話し言葉におけるリズムの障害のあるもの，話す，聞く等言語機能の基礎的事項に発達の遅れがある者，その他これに準じるもの（これらの障害が主として他の障害に起因するものではない者に限る）で，通常の学級での学習におおむね参加でき，一部特別な指導を必要とする程度のもの
	自閉症者		一．自閉症又はそれに類するもので，他人との意思疎通および対人関係の形成が困難である程度のもの 二．主として心理的な要因による選択性かん黙などがあるもので，社会生活への適応が困難である程度のもの	自閉症又はそれに類するもので，通常の学級での学習におおむね参加でき，一部特別な指導を必要とする程度のもの
	情緒障害者			主として心理的な要因による選択性かん黙などがあるもので，通常の学級での学習におおむね参加でき，一部特別な指導を必要とする程度のもの
	学習障害者			全般的な知的発達に遅れはないが，聞く，話す，読む，書く，計算するまたは推論する能力のうち特定のものの習得と使用に著しい困難を示すもので，一部特別な指導を必要とする程度のもの
	注意欠陥多動性障害者			年齢または発達に不釣り合いな注意力，または衝動性，多動性が認められ，社会的な活動や学業の機能に支障をきたすもので，一部特別な指導を必要とする程度のもの

［出典：和田慎也（2019）特別支援教育の推進　特別な支援を必要とする児童・生徒の就学とその支援，公衆衛生，Vol83（6），466-473（一部改変）］

の時間で障害に応じた特別の指導を受けるため「通級指導学級」や「通級指導教室」といった特別の場に通級する形態である．在籍校に通級による指導を行う学級がない場合には，他校に設置された通級指導学級に通うこともある．

2）特別支援教育の対象となる障害の程度

特別支援教育の対象となる障害種と程度は学校教育法施行令第22条の３や，文部科学省の通知によって示されている（表20－２）．これまでの特殊教育（盲・聾・養護学校，特殊学級，通級による指導）の対象となっていた児童生徒等に加え，知的な遅れのない発達障害も含め特別な支援を必要とする児童生徒等が対象となる．特別支援教育の対象となる児童生徒等がどこでどのように学ぶかについては，１人ひとりの教育的ニーズ，学校や地域の状況，保護者や専門家の意見などを総合的に勘案し，個別に判断・決定される．

2013（平成25）年９月に学校教育法施行令が一部改正され，児童生徒等の就学先は，保護者の意見を尊重しながら，特別支援学校，小・中学校のいずれかを選択できる制度となっている．そのため，表21－２の障害に該当する場合であっても，通常の学級に就学する場合もある．

4　発達障害について

1）発達障害とは

アメリカ精神医学会の診断基準DSM-5（2013年）において，発達障害（Developmental Disorder）は神経発達症群／神経発達症候群（Neurodevelopmental disorders）に改訂された．この改訂では，それまでのDSM-Ⅳの診断基準であった「広汎性発達障害」，「自閉症障害」，「アスペルガー障害」などの下位診断がなくなり，これらは全て「自閉スペクトラム症／自閉症スペクトラム障害」として統合された．

日本においては，2004（平成16）年に制定された発達障害者支援法（平成16年法律第167号）が2016（平成28）年に一部改訂され，発達障害の定義は第２条に以下のように示されている．

> 第２条（定義）発達障害者とは，発達障害（自閉症，アスペルガー症候群その他の広汎性発達障害，学習障害，注意欠陥多動性障害などの脳機能の障害で，通常低年齢で発現する障害）がある者であって，発達障害及び社会的障壁により日常生活または社会生活に制限を受けるもの
>
> ※社会的障壁：発達障害がある者にとって日常生活・社会生活を営む上で障壁となるような社会における事物，制度，慣行，観念その他一切のもの

2012（平成24）年に教員を対象に実施した文部科学省の調査によると，通常の学級に在籍する発達障害の可能性のある児童生徒は，6.5％に上っている．学校においては，発達障害のある児童生徒等がその年齢・能力に応じ，かつその特性を踏まえた十分な教育を受けられるよう配慮することや，個別の教育支援計画・個別の指導計画の作成の推進，いじめの防止等のための対策の推進などが求められている．

2）発達障害の種類と特性

(1)　自閉スペクトラム症／自閉症スペクトラム障害（ASD）

DSM-5では，自閉症やアスペルガー障害などが，自閉スペクトラム症として統合され，自閉症を中心にその特徴を軽度から重度まで連続的に捉えられている．診断基準は，①社会コミュニケーション，②限定された反復的な行動（こだわり）の２領域にまとめられている．また新しい診断基準として，こだわりの領域に感覚刺激に対する過敏／鈍麻の項目が追加され，各領域の重症度により診断される．コミュニケーションの障害では，会話の流れや文脈から理解・判断することが困難で，言葉の意味だけを理解してしまうことや，相手の表情や感情をくみ取ることが不得意で，周りから空気が読めないと思われることがある．また，こだわりの面では，興味や関心のあることには過度に熱中し，自分のルールや方法に固執することなどが見られる．

(2)　注意欠陥多動症／注意欠陥多動性障害（ADHD）

注意力の欠如および／または多動性，衝動性によって特徴づけられ，学童期以前に発症する行動障害のひ

とつである．不注意症状には，課題や活動を順序立てることが困難であること，外部からの刺激によって容易に注意をそらされること，注意が持続できないことなどが含まれる．多動・衝動性症状には落ち着きがない，じっとできない，順番を待つことが困難であるなどの症状が含まれる．これらの症状により社会生活に困難が見られ，2つの場面で6か月以上続くと臨床的に診断される．ASDとの併存例もみられる．

(3) 限局性学習症／限局性学習障害（LD）

全般的な知的発達に遅れは見られないものの，読みや書き，計算といった特定の領域で困難を抱える特異的な発達障害の1つである．①不正確で，遅くかつ／または努力を要する読字，②文書の意味理解の困難，③綴りの困難，④書字表出の困難，⑤数字概念の習得の困難，⑥数学的推理の困難のうち，少なくとも1つが6か月以上みられる場合に臨床的に診断される．LDの場合においても，ASDやADHDとの併存例がみられる．

5 医療的ケアについて

1）医療的ケアとは

「医療的ケア」とは，2021年6月に成立した「医療的ケア児およびその家族に対する支援に関する法律」の中で，「人工呼吸器による呼吸管理，喀痰吸引その他の医療行為をいう」と定義されている．また，一般的に，

医療的ケアとは，病院などの医療機関以外の場所（学校や自宅など）で日常的に継続して行われる，喀痰吸引や経管栄養，気管切開部の衛生管理，導尿，インスリン注射などの医行為を指し，病気治療のための入院や通院で行われる医行為は含まれないものとされている．

2）学校における医療的ケアの現状

近年，医学の進歩や在宅医療の普及に伴い，人工呼吸器や胃ろう等を使用し，喀痰吸引や経管栄養等の医療的ケアが日常的に必要な児童生徒等（以下，「医療的ケア児」とする）が増加する中，各自治体においては，特別支援学校等に看護師等を配置するなどの整備がなされてきた．特別支援学校において日常的に医療的ケアが必要な児童生徒等は，2019（令和1）年度には8,392名（全在籍者数の6.0%）に上り，特別支援学校以外の小中学校等に在籍する医療的ケア児も年々増加している．学校における医療的ケアは，経管栄養や痰の吸引などの日常生活に必要とされる医療的な生活援助行為を指すが，人工呼吸器の管理等の特定行為以外の医療的ケアを必要とする医療的ケア児が通常学校に通学するようにもなってきており，医療的ケアの内容もより多様化・複雑化している．このような中で，文部科学省は「学校における医療的ケアの今後の対応について（平成31年3月20日付け30文科初第1769号初等中等教育局長通知）」により，喀痰吸引や経管栄養以外の医療的ケ

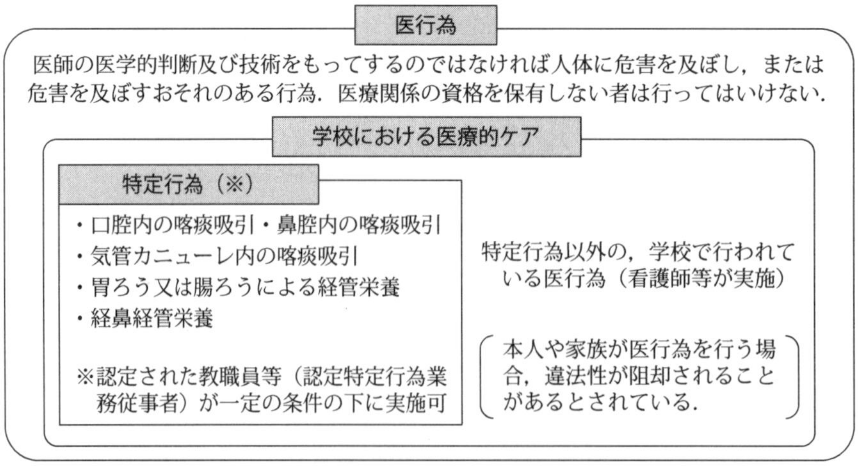

図20-2 医行為と学校における医療的ケアの範囲

[出典：厚生労働省（2019）学校における医療的ケアの実施に関する検討会議「最終まとめ」概要，学校における医療的ケアの実施に関する検討会議，p1[2]]

アを含め，小学校等を含む全ての学校における医療的ケアの基本的な考え方や医療的ケアを実施する際に留意すべき点等について各教育委員会等に示し，実施体制の整備を促すとともに，学校への看護師等の配置に係る経費の一部を補助するなどの対策を実施してきた．また，令和3年6月に「医療的ケア児及びその家族に対する支援に関する法律」が成立し，この法律では，国及び地方公共団体等は，医療的ケア児に対して教育を行う体制の拡充等を図ることが求められている．

3）学校における医療的ケアの実施者

「医師の医学的判断および技術をもってするのでなければ人体に危害を及ぼし，または危害を及ぼす恐れのある行為」を「医行為」という．学校現場においては，医師はもちろん，看護師，保健師や助産師（以下，看護師等）は医師の指示の下で，医療的ケアを実施すること

ができる．

医行為は，本来，医師免許や看護師等の免許を持たないものが反復継続して行うことはできないが，社会福祉士および介護福祉士法の一部改正により，2012（平成24）年4月から，教員が一定の研修を受け認定された行為（認定特定行為）については，一定の条件下で合法的に実施できるよう制度化された（図20-2）．そのため，学校現場では，特定の研修を受け都道府県知事に「特定行為業務従事者」として認定された教員に限り，一定の条件下で特定の医行為5項目（図20-3）は実施できることとなっている．教員等が含まれる認定特定行為業務従事者の研修内容は，基本研修（講義8時間と演習1時間），実地研修（対象者のいる現場における研修）である．

喀痰吸引（たんの吸引）

筋力の低下などにより，たんの排出が自力では困難な者などに対して，吸引器によるたんの吸引を行う．

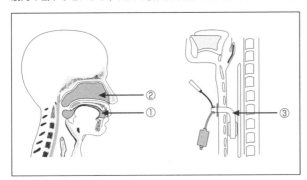

〈行為にあたっての留意点〉

①口腔内　②鼻腔内　③気管カニューレ内

・教員等によるたんの吸引は，咽頭の手前までを限度とする．

・教員等によるたんの吸引は，気管カニューレ内に限る．カニューレより奥の吸引は気管粘膜の損傷・出血などの危険性がある．

経管栄養

摂食・嚥下の機能に障害があり，口から食事を摂ることができない，または十分な量をとれない場合などに胃や腸までチューブを通し，流動食や栄養剤などを注入する．

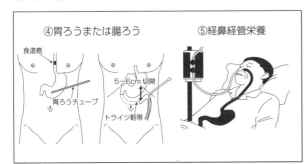

〈行為にあたっての留意点〉

④胃ろうまたは腸ろう　⑤経鼻経管栄養

・胃ろう・腸ろうの状態に問題がないことおよび鼻からの経管栄養のチューブが正確に胃の中に挿入されていることの確認は，看護師等が行う．

図20-3　認定特定行為業務従事者が行える5つの特定行為

［留意点は，社会福祉士及び介護福祉士法の一部を改正する法律の施行についてより抜粋］

［出典：文部科学省初等中等教育局特別支援教育課：学校における医療的ケアの必要な児童生徒等への対応について[3]］

Ⅱ 特別支援教育における養護教諭の役割

1 特別支援教育を行うための体制整備と取り組み

障害の重度・重複化に伴い，学校においては1人ひとりの健康状態に応じた配慮が求められている．中央教育審議会答申（平成20年）では，多様な健康課題への組織的対応として，養護教諭を中心に，関係教職員が健康相談や保健指導，健康観察等に積極的に参画することが提言されている．養護教諭は，特別な支援が必要な児童生徒等の存在に気づきやすい立場にある．保健管理・安全管理・生活管理の面から1人ひとりの状況を的確に把握するとともに，成長・発達段階にある児童生徒等が安全な学校生活を送ることができるよう，特別支援コーディネーターと連携してリーダーシップをとり，学校全体で特別支援教育に取り組むための体制整備をしていく必要がある．

学校においては，特別な支援が必要な児童生徒への早期支援を進めるための調整や介入，緊急時の迅速な対応やそのための校内体制整備が不可欠である．そのため，養護教諭は，日頃から支援が必要な児童生徒等の健康観察はもとより，その家庭，学校医等の学校関係者，福祉関係機関の関係外部機関等と連携を図るとともに，教職員の共通理解を進めていくことが必要である．さらに，その時々の児童生徒等の困り感への対応から卒業後を見据えた長期的な対応まで，広い視野を持ち支援を進めていく必要がある．

2 発達障害のある児童生徒等に対する養護教諭の役割

養護教諭は，全児童生徒等を対象としていることから，健康情報を把握できる立場にある．そのため，直接的な支援のみならず，関係諸機関と連携する際のコーディネーター役割を担っている．発達障害のある児童生徒等は，一般的に日常生活の中で対人関係やコミュニケーションの部分で困難を抱えることが多い．1人ひとりの障害の程度や特性をよく理解し，本人や家族・教職員で共通理解を図ることが大切である．校内における生活環境や学習環境などの調整を行う場合や，保護者

に助言・支援方法や支援内容を提案する場合には，専門的な視点から科学的根拠に基づいた提案が求められる．その児童生徒等に合った学校生活環境を工夫・調整することで，児童生徒等が本来持っている力を発揮できることもある．一方で，特性にそぐわない環境下での成長発達は，自己肯定感を低め，非行や問題行動など外在化する問題や，引きこもり，不登校などといった内在化する問題につながるおそれもある．そのため，養護教諭は，専門的な立場から児童生徒等を取り巻く環境を見直し，関係諸機関と連携・調整を図ることが必要である．

さらに，保健室は，発達障害のある児童生徒等の学校生活の問題や困りごとに関する情報を把握しやすい場所である．癇癪やパニックを起こしてしまった場合のタイムアウト（別の場所に移す）として保健室を使用することや，問題行動と向き合っていくための健康相談を行う場所でもある．養護教諭は，担任やスクールカウンセラーと連携を図りながら，保健室において実践可能なソーシャルスキルトレーニングを行っていくことも必要である．

3 医療的ケアにおける養護教諭の役割

医療的ケア児に対して，学校，保護者，関係機関が連携して一貫した支援を行っていくためには，医療的ケア児1人ひとりの障害やケア内容についての情報共有が必要不可欠である．養護教諭は，問題解決を組織的に進めるコーディネーター的役割を担い，校内体制を整備していくことが必要である．2019（平成31）年2月，文部科学省は「学校における医療的ケアの実施に関する検討会議」において，医療的ケアに関する基本的な考え方や災害時の対応等を検討している．その中で，医療的ケア児の状態に応じて看護師等を配置することや，看護師等を中心に教員等が連携協力して特定行為にあたることを基本的な考え方として示している．養護教諭は，直接的な医療的ケアの実施者ではないものの，健康観察，健康診断などの健康管理を通して，医療的ケア児の発育・発達，健康に関する情報を把握できる立場にある．養護教諭の主な役割としては，医療的ケアに関わる全体管理（関係する物品や必要書類の作成及び

管理，教職員のための研修体制の整備）や，医療的ケア児の情報提供（医療機関等との連絡調整，学校看護師や教員，保護者への情報提供），緊急時の対応などが挙げられる．さらに，養護教諭は教育職であることから，教育的な医療的ケアとその環境整備について考えることができる．学校における医療的ケアは，医療的ケア児が自己の健康を理解し，積極的にケアを受けようとする意欲を向上させ，自己管理能力を高めるなどの教育的効果も考えられる．そのため，保健室の機能を十分に生かし，保健指導の機会などを通じて医療的ケア児の自立心の育成を図ることも重要な役割である．

Ⅲ　特別支援学校における養護活動

中央教育審議会答申（H20.1）において，養護教諭の新たな役割として「…また，メンタルヘルスやアレルギー疾患などの子どもの現代的な健康課題の多様化により，医療機関などとの連携や特別な配慮を必要とする子どもが多くなっているとともに，特別支援教育において期待される役割も増してきている．…」と示されているが，特別支援学校には，医療的ケアを必要とする児童生徒を含め様々な疾病や障害がある児童生徒が在籍していることから，養護活動においても個々の疾病や障害に応じた配慮や対応が必要となると共に高い専門性も求められる．その中でも特に医療的ケアを必要とする児童生徒が多く在籍する肢体不自由特別支援学校及び医療機関との連携が重要となる病弱特別支援学校における養護活動は，特別支援学校ならではの養護活動となっている．

1　肢体不自由支援学校及び病弱特別支援学校における養護活動

表20-2は，肢体不自由特別支援学校の養護教諭の1日の活動について表したものである．養護教諭の役割は「児童生徒の健康の保持増進」「健康課題の解決」「学校保健の推進」等であり，幼・小・中・高等学校に勤務する養護教諭と基本的には同様である．特別支援学校に勤務する養護教諭は，在籍する児童生徒（医療

的ケアを必要とする児童生徒も含め）の障害や疾病に応じた対応を求められることから，特別支援学校として特性のある養護活動となっている．

病弱特別支援学校の養護活動の中心は，様々な疾病や障害により病院に入院している児童生徒が，治療をしながら学習活動を行う事ができるよう，個々のニーズに応じた支援を実施するために，教諭と共に医療機関と効果的な連携を行うことである．

1）健康観察の重要性

健康観察は，感染症の流行防止や，いじめや虐待などの早期発見や対応等の必要性から，幼・小・中・高等学校においても重視され，2008（平成20）年の中央教育審議会答申でも「学級担任などによる日常的な健康観察の充実」が明示されている．

(1)　肢体不自由特別支援学校における健康観察

肢体不自由特別支援学校に在籍する児童生徒は，肢体不自由だけでなく視覚，聴覚，知的等の重複した障害や疾病があり，その程度や状態も様々である．児童生徒が日々健康で安全に学習活動を行うためには，教職員は個々の児童生徒の健康状態を把握し，健康状態に応じた学習内容を計画することが必要である．そのため健康観察は学級担任だけでなく，看護師，保護者やスクールバスの添乗員などからの情報提供など，複数の目により様々な方法で行う必要がある．養護教諭の行う健康観察は，学級担任が行う健康観察結果から，学校全体の健康状態を把握するだけでなく，保健室において，学級担任や看護師と共に医療的ケアを必要とする児童生徒を対象に，個別の健康観察も実施している．

また，学習内容や学習環境の変化により健康状態に影響を受けやすく，体調の崩れに繋がりやすい児童生徒がいることから，朝の健康観察だけでなく，あらゆる学習活動の場面において健康観察の必要があり，養護教諭には結果に応じた遅滞の無い対応が求められると共に，組織的な健康観察システムの構築が必要である．

(2)　病弱特別支援学校における健康観察

病弱特別支援学校に在籍する児童生徒は，様々な疾

病や障害により併設する医療機関において入院治療を
すると共に学習活動を行っている．併設する医療機関の
診療内容に応じて在籍する児童生徒の疾病や障害も異
なっている．急性期の白血病や小児がんの児童生徒が
在籍する場合は短期間の在籍となるであろうし，筋ジス
トロフィーや重度心身障害の児童生徒が在籍する場合
は長期間の在籍となる．また，心身症や発達障害などで
在籍する児童生徒は，治療効果に応じた在籍期間とな
るであろう．

　このように様々な疾病や障害の治療のために入院し
ている児童生徒の健康観察の方法の中心となるのは医
療機関との連携である．授業の開始前に，児童生徒が
入院している各病棟看護師から体調の変化や治療等に
よる欠席，遅刻，早退や学習活動に対する配慮事項な
どが電話により連絡が入る．それぞれの連絡事項を養
護教諭は各担任に直接報告する．また，感染症の流行
時期には，学校内での感染防止に努め，毎朝，保健室に
おいて全員の体温測定を実施するなど，丁寧な健康観
察を実施することが必要となる．

　また，健康観察は授業開始前だけでなく，担任や教
科担任，養護教諭などにより在学している時間帯すべ
てにおいてする必要があり，少しでも体調に変化が見ら
れた場合は主治医や病棟看護師と連携をとり，早期対
応が望まれる．

2）担任・保護者・多職種などとの連携の重要性
　2008（平成20）年の中央教育審議会答申において，
養護教諭は「子どもの現代的な健康課題の対応に当た
り，学級担任等，学校医，学校歯科医，学校薬剤師，ス
クールカウンセラーなど学校内における連携，また医療
関係者や福祉関係者など地域の関係機関との連携を推
進することが必要となっている中，養護教諭はコーディ
ネーターの役割を担う必要がある」と示されている．

　また，2015（平成27）年の中央教育審議会答申「チー
ムとしての学校のあり方と今後の改善方策について」に
おいては，多様化する児童生徒の健康課題を解決する
ためには，学校はSCやSSWを活用し，学校外は様々な
専門機関や専門職とチームとなって組織的な取組を進
める事としている．

（1）肢体不自由特別支援学校における連携
　学校において医学的な知識を持つ教職員である養護
教諭は，肢体不自由特別支援学校における重度重複障
害がある児童生徒の健康課題の対応においては，看護
師，学校医，理学療法士，作業療法士，栄養士，スクー
ルカウンセラー等の多職種とのチームアプローチを行
う上で，コーディネーターとしての役割が特に重要とな
る．

　表20－3の肢体不自由特別支援学校の養護活動にお
いても，学級担任，スクールバス添乗員，看護師，理学
療法士，作業療法士，栄養士，学校医（整形外科・小児
内科・精神科等）と多岐にわたる連携を実施しており，
養護活動を展開する中で，養護教諭としての専門性が
求められている．

　その中でも特に，医療的ケアを必要とする児童生徒に
ついては学校看護師との日々の連携が重要となる．養護
教諭は全校児童生徒が健康管理の対象であるが，学校
看護師は医療的ケアを必要とする児童生徒がケア対象
であり，実施したケア内容や体調の変化など詳細に連
携を行う必要がある．

（2）病弱特別支援学校における連携
　病弱特別支援学校に在籍する児童生徒は，様々な疾
病や障害により併設する医療機関において入院治療を
すると共に学習活動を行っていることから，入院してい
る医療機関との連携は必須であり重要となる．

　連携内容は，欠席や早退などの日々の連携だけでな
く，児童生徒の病状の変化に伴う連携，学校行事や校
外学習の実施に伴う連携等様々である．

　その連携相手は，主治医を中心に，病棟看護師，理学
療法士，作業療法士，臨床心理士，保育士，福祉関係
職員など様々であり，ニーズに応じた連携を実施してい
る．

2　養護活動における配慮事項
1）健康診断
　特別支援学校に在籍する児童生徒は，体重などの変
化が体調変化の指標となる場合もあり，適切に健康診
断を行う意義は大きい．しかし，児童生徒の障害の状態

表 20 － 3　1 日の養護活動（肢体不自由特別支援学校）

日　課	時刻	日々の活動	週の活動
職員朝会	8：35	行事の連絡	
学部朝会	8：45	欠席者及び健康状態の連絡・情報収集	
保健室朝会	8：55	看護師に本日の行事を連絡 医療的ケア生徒の欠席・体調連絡及び遅刻早退の連絡	
スクールバス 到着	9：00	児童生徒の登校出迎え（バス添乗員との連携） 医療的ケア生徒，看護師・担任と一緒にバイタルチェック及び 胃ろうボタン・マーゲンチューブ留置状況チェック及び 吸引器や与薬品のチェック 吸入・吸引の補助 看護師と医ケア生徒の健康状態について申し送り	
ストレッチ	9：30	運動感覚室・・・ストレッチの様子を観察 体育館・・・ランニングや運動の様子を観察	PT連携記録を閲覧 OT連携記録を閲覧
朝の会	10：00	健康観察に教室巡視 健康状態の把握 看護師と医療的ケア児童生徒の経過報告	医療連携記録を閲覧 訪問記録を閲覧
授　業	11：00	来室児童生徒への対応 吸入・吸引の補助	学校PT・OTと該当生徒の 体の状態について意見交換
給　食	12：00	食堂・・・食事の様子を観察 栄養剤注入の生徒の観察 食形態の異なる生徒に対し，形態の確認 看護師と医療的ケア児童生徒の経過報告	管理栄養士と食形態について 意見交換
授　業	13：00	来室児童生徒への対応 吸入・吸引の補助	学校医（整形外科・小児内科 心療内科）による医療相談
帰りの会	14：45	看護師と医療的ケア児童生徒の経過報告	
スクールバス 発車	15：00	児童生徒見送り 看護師と医療的ケア児童生徒の申し送り	
休　憩	15：25		
各種会議	16：10	報告書や起案書の作成等事務的仕事	学校行事担当係会 分掌会 学部・学年会に出席

によっては一般的な健康診断の方法では実施が困難な場合もあり，適切に行うために，様々な工夫や教育上の配慮が必要となる．

　四肢の変形や拘縮を有する児童生徒の身長測定は，立位の姿勢がとれないことから，マットや畳上で仰臥位をとらせ，各計測点①頭頂②乳様突起③大転子④膝関節外測定中央点⑤外果⑥踵部をメジャーにより測定し，結ぶ長さを身長とする石原式測定法を利用することが多い．

　体重計上で立位や座位（体重計の座面が広くしてある）がとれない児童生徒の体重測定では，教職員が抱きかかえて体重測定を行い，教職員の体重を差し引いて測定する方法等を実施する場合もある．

　視力検査は，ランドルト環による測定が困難な児童生徒は，「とり」「いぬ」「ちょう」などの影絵を指標とし同じカードを用意し選ばせる等の方法もある．また視覚障害特別支援学校などと連携し専門的な方法で検査することも必要となってくる．

2）保健教育

　保健教育を行う場合は，個々の障害や疾病に応じた個別指導が最も効果的であるが，集団を対象とした保健指導を行う場合には，児童生徒の実態が多様であるため，様々な工夫と教育的な配慮が必要となる．

　発達障害がある児童生徒を対象とした健康教育上の配慮事項は，①短時間の指導を繰り返して行う②ダン

スや音楽，絵，物語などを取り入れ，楽しい雰囲気で行う③できるだけ小さな集団（同程度の発達課題のグループ）を対象にする④使用する教材を工夫する（紙芝居や人形等）⑤教育内容上児童生徒が一緒に参加できる場面を多く取り入れる等が考えられる．

また「保健だより」の作成においても，対象とする児童生徒の障害や疾病に応じた内容や工夫が必要である．例えば視覚障害特別支援学校の「保健だより」においては，文字を点字に変換するなどの様々な配慮や工夫がされている．

3）保健管理

在籍する児童生徒の中には，痰の吸引などの医療的ケアを必要とするてんかん発作がある，感情の起伏が激しく周囲に危険な行動をとる，感染症の罹患が重篤な状態を招くなど，健康面や情緒面で配慮すべき課題を有するケースが少なくない．特に保健室は，パニック状態や感染症に罹患の可能性により来室した児童生徒が，障害の重い児童生徒と同じ時間帯で利用する可能性のある場であることから，養護教諭はそれぞれの来室理由や状況に応じた細心の配慮と対応が必要となる．

また，てんかん発作発症時などの対応として，主治医が処方し保護者から文書で依頼された坐薬などの薬を預かり，与薬する場合もある．与薬する際には学級担任などの関係教育職員と共に細心の注意が必要である．

4）応急処置

一般的に特別支援学校に在籍する児童生徒とのコミュニケーションは，言語だけでなく，個々の障害や疾病に応じた様々な方法で行われている．

疾病や傷害等により来室した児童生徒の状況を正しく理解し，養護診断に基づく適切な応急処置を行うことが求められる養護教諭は，1人ひとりのコミュニケーション方法の違いを理解しておくと共に，児童生徒の平素の状態を把握していることが重要となる．

特別支援学校の養護教諭が，疾病や傷害に対し適切な応急処置を行うための必要な配慮事項としては，

(1)　児童生徒に関わる情報を収集する（保健室にある主治医からの意見書・保健調査票・健康診断表・健康観察表など）

(2)　引率の教職員などから疾病や傷害の発生状況や経緯などについての情報を収集する

(3)　児童生徒の傷害や疾病に応じたより丁寧なフィジカルアセスメントを行う（体温・脈拍・血圧・呼吸の状態・血圧・酸素飽和度・顔色・表情など）

(4)　養護教諭だけの判断でなく，必要に応じて学級担任，学校医や主治医，看護師，保護者等からの助言を参考にするなどである．

特別支援学校の児童生徒は，疾病や傷害が発生し短時間で重症化するケースもあり，養護教諭の遅滞の無い適切な応急処置が求められることから，学校現場の医療知識を持つ教職員としての高い専門性が必要とされる．

注

1）文部科学省（2021）特別支援教育の充実について，p 5 https://www.mext.go.jp/content/20211009-mxt_tokubetu02-000018244_02.pdf（2022/1/10アクセス）

2）厚生労働省（2019）学校における医療的ケアの実施に関する検討会議「最終まとめ」概要，学校における医療的ケアの実施に関する検討会議，p 1, https://www.mext.go.jp/a_menu/shotou/tokubetu/material/__icsFiles/afieldfile/2019/03/22/1413967-001.pdf（2022/1/10アクセス）

3）文部科学省初等中等教育局特別支援教育課：学校における医療的ケアの必要な児童生徒等への対応について http://www.mhlw.go.jp/file/06-Seisakujouhou-12200000-Shakaiengokyokushougaihokenfukushibu/0000147112.pdf（2022/1/10アクセス）

引用・参考文献

1）文部科学省：特別支援教育の推進について（通知）19文科初第125号．

2）外務省：障害者の権利に関する条約（略称：障害者権利条約）（Convention on the Rights of Persons with Disabilities）．https://www.mofa.go.jp/mofaj/gaiko/jinken/index_shogaisha.html（2022/1/12アクセス）

3）日本精神神経学会（監修）：DSM-5　精神疾患の診断・統計マニュアル，医学書院，2014.

4）文部科学省：特別支援教育の体制整備の推進（4）幼稚園，小学校，中学校，高等学校，中等教育学校及び特別支援学校における支援体制の整備.
https://www.mext.go.jp/a_menu/shotou/tokubetu/main/006/1294930.htm（2022/1/12アクセス）

5）文部科学省：通常の学級に在籍する発達障害の可能性のある特別な教育的支援を必要とする児童生徒に関する調査結果について，2014.
https://www.mext.go.jp/b_menu/shingi/chousa/shotou/089/houkoku/1339265.htm（2022/1/12アクセス）

6）文部科学省：平成20年中央審議会「子どもの心身の健康を守り，安全・安心を確保するために学校全体としての取組を進めるための方策について」（答申）.
https://www.mext.go.jp/b_menu/shingi/chukyo/chukyo5/08012506/001.pdf（2022/1/12アクセス）

7）瀧澤利行：基礎から学ぶ学校保健〔第2版〕，建帛社，2018.

8）森田健宏・田爪宏二　監修，柳園順子　編集：よくわかる！教職エクサイズ（8）学校保健，ミネルヴァ書房，2019.

9）和田慎也：特別支援教育の推進　特別な支援を必要とする児童・生徒の就学とその支援，公衆衛生，Vol83（6），466-473，2019.

10）文部科学省：学校における医療的ケアの今後の対応について，平成31年3月20日付け30文科初第1769号初等中等教育局長通知，2019.
https://www.mext.go.jp/a_menu/shotou/tokubetu/material/1414596.htm（2021/11/22アクセス）

11）津島ひろ江：医療的ケアのチームアプローチと養護教諭のコーディネーション，学校保健研究，48（5），413-411，2006.

12）文部科学省：小学校等における医療的ケア実施支援資料〜医療的ケア児を安心・安全に受け入れるために〜.
https://www.mext.go.jp/content/20211014-mxt_tokubetu02-000016489_1.pdf（2022/3/3アクセス）

第20章　特別支援教育における養護活動

令和4年度（令和3年度実施）養護教諭採用試験問題

1　次は，「就学時の健康診断マニュアル　平成29年度改訂」（公益財団法人　日本学校保健会）の第1　就学時の健康診断の実施　(5)　方法及び技術的基準　サ　その他の疾病及び異常（知的障害，発達障害等の発見について）に示されている「（ア）検査の目的と意義」である．これに即して，（　①　）～（　⑥　）に当てはまる適切な語句を下の【語群】から選び，記号で答えなさい．

> 　知的機能の遅れ又は行動や（　①　），コミュニケーションなどの発達の課題の背景に知的障害や発達障害などの障害が想定される場合があることから，就学時の健康診断においては，その可能性がある幼児に気づき，その後の（　②　）や医療機関などにつなげることが大切である．
>
> （略）
>
> 　知的障害や発達障害の可能性がある幼児に就学時の健康診断のみで気づくことは困難なことから，（　③　）においては，就学時の健康診断前までに，発達に課題があり，（　④　）や配慮を必要とする幼児の（　⑤　）からの気づきに努めることが大切である．そのために，（　⑥　）と連携をとり，就学時の健康診断前までに気づき・支援につなげる体制を構築する必要がある．

【語群】

ア　教育委員会	イ　特別な支援	ウ　家庭	エ　早期	オ　保健・福祉部局
カ　経過観察	キ　学校	ク　教育相談	ケ　環境	コ　児童相談所
サ　社会性				

（長野県）

2　次の学校における医療的ケアに関する基本的な考え方についての記述のうち，適切なものを①～⑤から2つ選び，番号で答えよ．

①　学校で医療的ケアを行う場合には，教育委員会において，看護師等を十分確保する．

②　各学校においては，養護教諭等を中心に教職員等が連携協力して医療的ケアに当たること．

③　看護師等及び認定特定行為業務従事者が医療的ケアを行う場合には，教育委員会の指示が必要である．

④　看護師等及び教職員等による対応に当たっては，保護者から，医療的ケアの実施についての学校又は教育委員会への依頼と学校で実施することの同意について，書面で提出させること．

⑤　学校で医療的ケアを行う場合には，積極的に保護者の付添いを求めることが望ましい．

（神戸市）

3　次の文章は『発達障害を含む障害のある幼児児童生徒に対する教育支援体制整備ガイドライン～発達障害等の可能性の段階から，教育的ニーズに気付き，支え，つなぐために～』（平成29年3月文部科学省）の一部である．（　①　）～（　④　）に当てはまる語句を，次の（ア）～（ケ）からそれぞれ一つ選び，記号で答えよ．

3.　養護教諭の役割

> 養護教諭は，各学校の特別支援教育の校内体制の中で，児童等の心身の（　①　）を把握し，児童等への指導及び保護者への（　②　）を行うなど，重要な役割を担います．

(1)　児童等の（　③　）等を行う専門家としての役割

　　養護教諭は，日々の健康観察や保健調査及び（　④　）結果等から一人一人の健康状態を把握しています．また，児童等が保健室に来室した際の何気ない会話や悩み相談等から，児童等を取り巻く日々の生活状況，他の児童等との関わり等に関する情報を得やすい立場にあります．

　（後略）

(2)　特別支援教育コーディネーターとの連携と校内委員会への協力

　　養護教諭は，職務の特質から，児童等の心身の（　①　）を発見しやすい立場にあります．また，校内での学年等の枠や校種間を超えて，情報を収集することもできます．情報収集に当たっては，特別支援教育コーディネーターと事前に協議し，校内での効果的な情報の共有を図ることを心掛けます．（後略）

(3)　教育上特別の支援を必要とする児童等に配慮した（　④　）及び保健指導の実施

　　養護教諭は，教育上特別の支援を必要とする児童等に配慮した（　④　）及び保健指導を実施する必要があります．

　（後略）

（ア）	疾病	（イ）	健康管理	（ウ）	対応	（エ）	管理	（オ）	指示
（カ）	健康課題	（キ）	助言	（ク）	健康相談	（ケ）	健康診断		

（岡山県）

4　次の□□□の中の文は，「発達障害を含む障害のある幼児児童生徒に対する教育支援体制整備ガイドライン〜発達障害等の可能性の段階から，教育的ニーズに気付き，支え，つなぐために〜（平成29年3月　文部科学省）」の養護教諭の役割について説明したものである．(1)〜(3)のそれぞれの下線部①，②について，その正誤の組み合わせとして正しいものを，次頁のa〜dの中からそれぞれ一つ選びなさい．

(1)　養護教諭は，①ガイドラインや保健調査及び健康診断結果等から一人一人の健康状態を把握している．また，児童等が保健室に来室した際の何気ない会話や悩み相談等から，児童等を取り巻く日々の生活状況，他の児童等との関わり等に関する情報を②得やすい立場にある．

(2)　養護教諭は，①職務の特質から，児童等の心身の健康課題を発見しやすい立場にある．また，校内での②学年等の枠や校種間を超えて，情報を収集することもできる．

(3)　情報収集に当たっては，①特別支援教育コーディネーターと事前に協議し，校内での効果的な情報の共有を図ることを心掛ける．定期的な②相談や情報交換を行う体制づくりが大切である．

	①	②
a	正	正
b	正	誤
c	誤	正
d	誤	誤

(2)

	①	②
a	正	正
b	正	誤
c	誤	正
d	誤	誤

(3)

	①	②
a	正	正
b	正	誤
c	誤	正
d	誤	誤

（茨城県）

5　次の文は,「発達障害を含む障害のある幼児児童生徒に対する教育支援体制整備ガイドライン」（平成29年3月　文部科学省）」の中で示されている養護教諭の役割について述べたものである．文中の（　①　）～（　⑤　）に該当する語句の組み合わせを，下のa～eから一つ選びなさい.

・養護教諭は，障害のある児童等に対しては，（　①　）を念頭に置き，（　②　）話を聞ける状況を活用しつつ，児童等に寄り添った対応や（　③　）を行うことが重要になる.

　　また，児童等から収集した情報については，必要に応じて各学級の担任や他の関係する教職員と共有することが大切である.

・養護教諭は，（　④　）から，児童等の心身の健康課題を（　⑤　）立場にある.また，校内での学年等の枠や校種間を超えて，情報を収集することもできる.情報収集に当たっては，特別支援教育コーディネーターと事前に協議し，校内での効果的な情報の共有を図ることを心掛ける.定期的な相談や情報交換を行う体制づくりが大切である.

	①	②	③	④	⑤
a	人権教育	必要に応じて	教育	職務の特質	指導しやすい
b	特別支援教育	個別に	支援	職務の特質	発見しやすい
c	特別支援教育	個別に	教育	保健室の機能	指導しやすい
d	人権教育	個別に	助言	職務の特質	指導しやすい
e	特別支援教育	必要に応じて	支援	保健室の機能	発見しやすい

（高知県）

第21章 養護活動の評価

I 評価の対象

評価は，目標に対して実施した活動がどれほどの効果があったかを判定するためのものであり，その後の活動の計画立案や改善に役立てられる．評価を行うことにより，活動の質が向上するのみでなく，組織の活性化や個人の資質向上にもつながる．

養護教諭は，学校に1人しかいないことがほとんどであり，他者の養護活動との比較をする場面が少ない．そのため，学校保健における自身の養護活動を振り返り，評価することを常に意識することが必要である．

現在，学校では，人事考課の考え方に基づく教員個々の評価である「教職員評価」と平成19年の学校教育法および学校教育法施行規則の一部改正により実施されている学校運営全体の評価である「学校評価」，平成29年の教育公務員特例法の一部改正により策定が義務づけられた「教員評価指標」が公的な評価システムとして導入されている．これを学校保健及び養護教諭に当てはめると，「教職員評価」および「教員評価指標」は養護教諭の個人的な目標に基づく，資質や能力に関する評価であり，「学校評価」は学校保健計画を含み，教員個々や様々な組織活動の総体としての学校保健の評価と考えることができる．しかし，学校保健では，養護教諭個人と学校全体の評価の間に位置づく，「保健室経営」についても評価をするべきである．保健室経営は，「各種法令，当該学校の教育目標等を踏まえ，児童・生徒等の健康の保持増進を図ることを目的に，養護教諭の専門性と保健室の機能を最大限生かしつつ，教育活動の一環として計画的・組織的に運営すること」である（財団法人日本学校保健会 保健室経営計画検討委員会）．養護教諭がその専門性を生かしつつ機能させる保健室の果たす機能や役割は，上記の2種による評価では不十分であり，学校保健目標の具現化のための保健室の機能評価を「保健室経営計画」に基づいて行うことが望まれる．

しかし，これら3つの評価は別個に行われるものではなく，学校保健という枠の中に含まれるものであり（図21-1），それぞれが連動して学校保健の向上につながっているというイメージを持って評価をしていくことが重要である．つまり，学校保健計画具現化のために，保健室で養護教諭が行っていく活動についての保健室経営計画を立案し，実施・評価をしていく．これらの計画を有効に展開していくためには，活動の主体である養護教諭個人の資質・力量の向上が欠かせない．教育相談や救急処置の個別事例対応，健康教育や保健管理に関する養護教諭の活動について，その資質・力量の視点から養護教諭が評価を積み上げていくことが，保健室経営の質を高め，学校保健計画の具現化につながる．

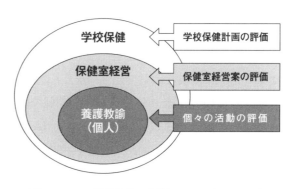

図21-1 学校保健の評価レベル（イメージ）

II 評価の観点

評価は，具体的な指標と適切な方法によって行われなければならない．しかし，教育に関する最終的な評価は，結果が出るまでに長期間を要することや，比較的短期間でとらえやすい態度や意識の変化についても数値

化・可視化しにくいなどの問題を持つことが多い. 以下に示すような, 様々な観点から適切な指標を見出す工夫が必要となる.

1) 適切性の評価

適切性とは, 活動の必要性のことであり, 対象にとってその活動が必要とされている程度が評価となる. しかし, 学校保健では, 対象となる児童生徒は必要性を感じていないが, 生涯にわたる健康保持のために知識を身に付けさせることを目的とした事業など, 児童生徒の将来に向けての必要性が適切性の評価にあたる場合が多い.

2) 過程 (プロセス) の評価

過程の評価は, 事業計画通りに実施されたかを確認することである. 具体的には, 実施内容, 期間, 参加者などがこれに当たる. 予定通りに事業を進めることができたか, できなかった場合には, 何が問題であったかの確認が評価となる. 例えば, 歯科検診が予定時間を超えてしまった場合は, その問題が人員不足であったのか, 時間設定に無理があったのかなどを確認することが必要となる.

3) 費用効果の評価

費用効果は事業にかかる費用とそれに見合う効果のことである. 学校保健活動は, ヘルスプロモーションをその理念としている活動であり, その効果を純粋に算出することは非常に困難である. しかも, 公的機関である学校に, 経済的な考え方はなじみにくく, 費用効果の評価はあまり行われてこなかった. しかし, 限られた資源, 費用, 人員の中でより良い仕事をするという考え方のもとに活動を行う意識を持つことは必要である.

4) 有効性の評価 (影響の評価)

有効性の評価は, 事業の目的が達成できたかについて短期的な評価をすることである. 児童生徒の反応や満足度をその活動中や直後に確認することがこれに含まれる. 児童生徒の活動中の反応や, 事後に書いた感想文の内容などを評価に用い, その態度や意識の変化を指標とすることができる.

5) 成果の評価

成果についての評価は, 初めに設定した目標の達成度を長期的な視点で確認することである. つまり, 事業の最終的な結果の判断である. 学校保健活動における成果は, 究極的には, 生涯にわたって健康を保持増進する生活習慣を継続できる, というところにあるため, その評価は難しい. 歯科保健活動を例にすれば, 学校在学期間中の歯磨きの継続やう歯・歯肉炎の罹患状況などは評価に活用できる資料となり得る.

活動を行うときには, 計画時にこれらの評価の観点ごとに具体的な指標を明確にしておくことが重要である. 評価指標があることで, 目指す成果や到達点が明らかになり, 活動の質自体を高めることにつながる.

Ⅲ　評価の方法

評価をだれが, いつ, どのように行うのか. 評価の指標に合わせて明確にしておかなければならない.

1) 評価者

評価をする人については, 養護教諭が自己評価をすることが適切な指標もあれば, 児童生徒, 保護者, 教員や管理職等による他者評価が有用な場合もある. 例えば, 応急処置の評価をする時, 養護教諭がその方法をわかり適切に処置できたと感じているかという自己の資質・能力の評価には, 自己評価は有用であり, 学校体制として児童生徒の病院搬送はどうあるべきかの評価を行う場合には, 保護者による他者評価が役立つかもしれない.

2) 評価の時期

過程 (プロセス) の評価は活動中に, 有効性の評価は活動中やその直後に, 成果の評価は一定の期間の後で行われる. 評価したい内容に適した時期があるため, 活動計画の立案時に評価の時期を考慮に入れることで, 機を逸することなく評価を実施することができる.

3）評価に用いられる手法

評価に用いられる手法は，非常に多様である．インタビューやアンケート調査，事例検討，観察，記録（記述・写真・動画など），実験的手法，疾病罹患率や発生率，検査，試験やテストなどがある．これらの手法によって得た情報を質的あるいは量的に分析し，評価を行う．

対象者のプライバシーや記録の情報管理など，倫理的に十分な配慮をする必要がある．

Ⅳ　評価のためのモデル

養護活動を評価するうえで役立つモデルをいくつか紹介する．これらを参考にすることにより，健康課題の設定および計画立案から評価までの一連の流れが系統的なものとして整理でき，評価すべきことを明確にしやすくなる．

1）プリシード・プロシードモデル

プリシード・プロシードモデルは，ヘルスプロモーションのための計画や評価の枠組みとして適用されており，アセスメントと実施，評価を8つの段階で示している．特に，介入のための道筋を下記の4段階のアセスメントによって多角的に分析することにより，同時に評価の指標も明確になる．様々な視点からのアセスメントを網羅しているため，計画における介入の選択肢の幅が広がり，評価後ただちに新たな介入を組み立てられるという利点もある．

(1)　第1段階：社会アセスメント

地域や学校，児童生徒やその保護者について情報収集を行い，関心ごとや要望（ニーズ）を明らかにする．文化や社会状況を踏まえた上で，地域が学校に求めていること，学校が目指す児童生徒像，保護者が学校や児童生徒に望むこと，児童生徒が直面している悩みや課題などを分析するプロセスである．ここでは，児童生徒の自己肯定感，主観的健康感，学力テスト等の調査結果，保護者による学校評価などが情報源となる．

(2)　第2段階：疫学アセスメント

地域や学校，児童生徒や保護者にとって最も重要な健康課題を明確にし，その原因となる行動要因（健康問題に関係する個人の行動や生活習慣）や環境要因（経

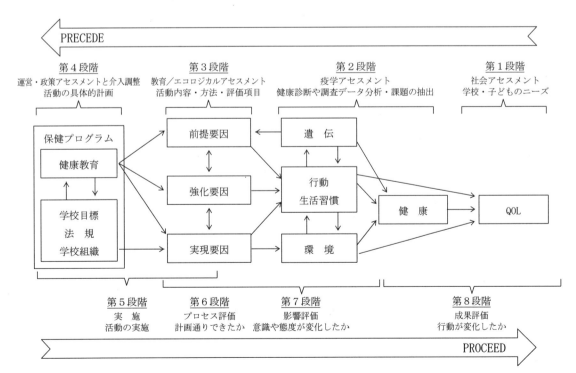

図21-2　プリシード・プロシードモデルの養護活動への応用例
［グリーン（Green LW）・クルーター（Kreuter MW）により開発されたモデルを応用して筆者作成］

済的状況や社会の制度，物理的環境など）に優先順位を付け，評価の指標を特定する．介入による変化のしやすさと重要度を考慮し，優先順位を決めて計画を立てることで，効率的・効果的な活動を行うことができる．

　健康課題の抽出では，県や全国などのデータと比較することも方法の１つとなる．因果関係の特定では，疫学的情報を用いた根拠のある分析が求められる．

(3)　第３段階：教育／エコロジカルアセスメント

　目標とした行動要因と環境要因を改善するための方法を，前提要因，強化要因，実現要因の３点から検討する．

　前提要因は行動の前提となる知識や態度，価値観，認識であり，学校では，集団及び個別指導，児童生徒保健委員会などの組織活動それぞれで行う教育の目標について検討することがこれにあたる．強化要因は行動の維持・継続に関係する，行動後に得られる心地よさや報酬（仲間や家族，教員に褒められるなど）であり，学校では，目標達成に応じてシールを配るなどの方法がとられる．実現要因は行動実現に直接関係する具体的な技術や設備，利用しやすさを指し，歯科保健の場合，歯みがき用の手洗い場の整備などがあげられる．

　これら３要因を分析することにより，目標達成のための介入の具体的な評価項目や内容，方法が明確になる．

(4)　第４段階：運営・政策アセスメント

　第３段階までに抽出した介入を実施するための具体

的な実施計画を立案する．介入の対象や目標を設定し，必要な人員や物品が準備できるか，時間を確保できるかなどを確認し，実現性を高める．介入を行う上で関係する教科や学校行事，法律，円滑に進めるための促進要因や障害となる要因がないかについても検討する．

2）PDCAサイクル

　PDCAサイクルは，生産・品質などの管理を円滑に進めるための業務管理手法として提唱され，現在は様々な分野の業務改善に応用されており，Plan（計画），Do（実施），Check（評価），Act（改善）の４段階から構成されている．最後のActではCheckの結果から最初のPlanを継続または中止・修正し，次のPlanにつなげ，このプロセスをらせん状に継続していくことで，業務改善を目指す．

(1)　Plan（計画）：

　アセスメントに基づき，具体的な目標を設定し，目標達成のための活動計画を立案する．この時，各段階における評価の観点や指標を明確にしておく．

(2)　Do（実施）：

　計画にそって活動を行う．記録（記述・写真・動画）を取っておくと過程の評価に役立つ．

(3)　Check（評価）：

　活動の実施を評価指標に基づき，確認する．

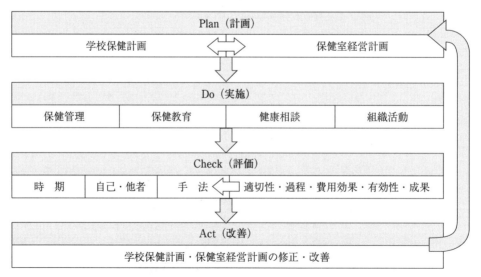

図 21－3　養護活動における PDCA サイクル

328

(4)　Act（改善）：

評価の結果から，計画を見直す．計画を継続するのか，するのであれば，改善が必要かどうか，どのように改善するかを検討し，次の計画への資料とする．

V　養護活動の評価の実際

養護活動の評価は，これまで述べた内容を踏まえて計画・実施される．評価項目は，地域の実情や学校保健目標により変化するため，学校ごとにそれぞれ検討されることとなる．ここでは，どの学校でも共通となる養護教諭の個々の活動評価について述べる．

以下に養護教諭の力量形成の観点から，専門的機能（第1章参照）をもとに基本的評価項目を例示する．養護教諭は，記録，観察等の方法により，以下の事項について日々の活動を振り返り，自分なりの目標をもって資質・力量の向上を目指すことが求められる．

① 　学校救急看護の機能
　・適切な救急処置ができたか
　・救急時の校内体制が機能しているか
　・感染症の早期発見，適切な対処ができたか
　・健康や疾病についての最新情報を得ようとしているか

② 　集団の保健管理の機能
　・健康診断・保健調査・健康観察を適切かつ機能的に実施できているか
　・健康診断・保健調査・健康観察による児童生徒の心身の健康情報が把握できているか
　・災害防止，学習効率の向上を考慮した環境の整備に努めているか
　・学校の全職員が共有すべき情報を個人情報に配慮しつつ周知できているか

③ 　保健教育における独自の機能
　・保健教育について，学内の理解や協力を得られる体制づくりに努めているか
　・健康問題に応じた保健指導を計画・実施できたか
　・保健学習に参加・協力できたか

　・目標に合った，効果的な授業・指導を行うことができているか
　・ヘルスプロモーションを念頭に置いた組織活動や広報活動ができているか

④ 　人間形成の教育（教職）機能
　・健康診断に基づく健康相談を適切に行うことができたか
　・様々な場面で児童生徒の心身の問題を示すサインの発見に努めているか
　・児童生徒の健康問題を心身両面から多角的に分析し，適切に対応することができているか
　・児童生徒が相談しやすい環境づくりや対応に努めているか
　・保護者や教員に対して，専門的立場から助言や情報提供をするよう努めているか

⑤ 　外部システムと連携し，コーディネートする機能
　・地域や家庭への広報活動に努めているか
　・外部の関係機関や専門家と情報交換をするなど，関係づくりに努めているか
　・適切な外部の関係機関や専門家と連絡を取り，児童生徒の学校生活の調整をすることができたか

VI　教員育成指標の必要性と養護教諭の活動の評価

2015年（平成27年）中央教育審議会の答申「これからの学校教育を担う教員の資質能力の向上について〜学び合い，高め合う教員育成コミュニティの構築に向けて〜」では，教員育成指標の策定の必要性が示された（第3章VI参照）．教員育成指標とは「教職課程に在籍する学生や現職教員の両方にとって，教職キャリア全体を俯瞰しつつ，現在自らが位置する段階において身に付けるべき資質や能力の具体的な目標となり，かつ，教員一人一人がそれぞれの段階に応じて更に高度な段階を目指し，効果的・継続的な学習に結びつけることが可能となる体系的な指標となるべきもの」とされている．つまり，教員がキャリアステージに応じて身に付けるべ

き資質や能力の評価指標である．答申を受け，教育公務員特例法が改正され，校長及び教員としての資質の向上に関する指標（第22条の3第1項）及び教員研修計画（第22条の4第1項）の策定が2017年（平成29年）より義務付けられた．それにともない，養護教諭の専門性を考慮した養護教諭のための育成指標を作成している都道府県・政令指定都市教育委員会は増えつつある．今後，すべての都道府県・政令指定都市教育委員会で養護教諭独自の評価指標が開発され，養成から現職のキャリアアップへと一貫した自己研鑽に貢献することが望まれる．（p25育成指標，p27表3－2参照）

引用・参考文献

1）曽根智史，湯浅資之，渡部　基，鳩野洋子訳：健康行動と健康教育　理論，研究，実践，pp.218-236，医学書院，東京，2009.

2）日本看護協会監修：新版保健師業務要覧第3版，pp.92-97，日本看護協会出版会，東京，2013.

3）荒賀直子，後閑容子編集：第3版データ更新版公衆衛生看護学.jp，pp.92105-107，インターメディカル，東京，2013.

4）静岡県養護教諭研究会編著，林典子監修：養護教諭の活動の実際，pp.287-292，東山書房，京都，2011.

5）文部科学省：これからの学校教育を担う教員の資質能力の向上について　～学び合い，高め合う教員育成コミュニティの構築に向けて～　（答申）（中教審第184号），https://www.mext.go.jp/b_menu/shingi/chukyo/chukyo0/toushin/1365665.htm（2022/1/30アクセス）

附章　養護教諭採用試験に向けての対策

教員採用試験の正式名称は「教員採用候補者選考試験」といい，公立学校の教員を採用するため，文部科学省が管轄し，各都道府県が実施している．他に私立学校教員採用試験があり，各学校で採用試験を実施している．私立学校の採用試験は各学校が実施している．本章では公立学校教員採用試験（養護教諭）の概要について説明する．

1　教員採用試験科目の内容

一般的に「筆記試験」，「面接試験」，「実技試験」，「適性検査」で構成されている．

筆記試験には，「一般教養」「教職教養」「専門教養」「小論文」があり，教職教養には「教育原理」「教育法規」「教育心理」「教育史」「教育方法」さらに特別支援教育，道徳教育，人権教育の原理などの分野がある．

2　専門教養

教員試験の中で最も割合の大きいものが専門教養である．養護教諭採用試験は教育職員免許法に定められている「養護に関する科目」に関係した教育内容から多くが出題されている．「教育職員免許法施行規則第9条」に定められている「養護に関する科目」（第3章の養護教諭養成カリキュラムを参照）は下記のとおりである．

養護に関する科目
① 衛生学及び公衆衛生学（予防医学を含む）
② 学校保健
③ 養護概説
④ 健康相談活動の理論及び方法
⑤ 栄養学（食品学を含む）
⑥ 解剖学及び生理学
⑦ 「微生物学，免疫学，薬理概論」
⑧ 精神保健
⑨ 看護学（臨床実習及び救急処置を含む）

本書『学校における養護活動の展開　第9版』のテキストは下線の科目「養護概説」「学校保健」や「健康相談活動の理論及び方法」「精神保健」などが含まれて21章で構成されている．各章末には令和3年度に実施された31都道府県と2つの政令指定都市の養護教諭採用試験専門教養において出題された問題を選択して掲載している．

3　専門教養を幅広く学ぶ（各章末に掲載されていない専門教養試験問題）

令和3年度実施の全国の養護教諭採用試験を収集して分析をしてみると，養護教諭養成カリキュラムにある「養護に関する科目」全般について出題されていることがわかる．各科目に関係する問題を選択して以下に紹介する．

令和4年度（令和3年度実施）養護教諭採用試験問題

［解剖学及び生理学］

⃞1　次の文は，人の体のしくみについて述べたものである．(1)〜(4)に当てはまるホルモンの名前を ⃞ から一つ選び，番
　　号で答えよ．

(1)　脳下垂体前葉で分泌される．骨の発育や，体全体の成長を促進する働きがある．

(2)　甲状腺で分泌される．細胞の化学反応を活発にする働きがある．

(3)　副腎の髄質で分泌される．血糖濃度を増加させる働きがある．

(4)　脳下垂体後葉で分泌される．腎臓での水の再吸収を促進し，血圧を上昇させる働きがある．

1　バソプレシン	2　甲状腺刺激ホルモン	3　メラトニン	4　チロキシン
5　ノルアドレナリン	6　アドレナリン	7　糖質コルチコイド	8　成長ホルモン

（愛知県）

⃞2　次の図は，右眼の水平断面図を示そうとしたものである．図中の(1)〜(5)の ⃞ 内にあてはまる名称をそれぞれ書け．

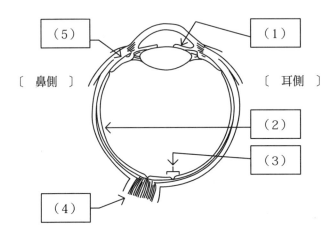

〔　鼻側　〕　　　　　　　　　　　　　　　　　〔　耳側　〕

（香川県）

3 ヒトの腎臓について，次の(1)～(2)の問いに答えよ.

(1) 次の図は腎臓の縦断面図である．図中の（　①　）～（　④　）の部位の名称を書け.

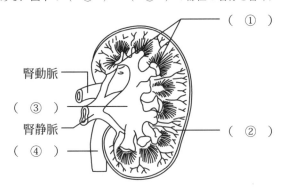

腎動脈
（　③　）
腎静脈
（　④　）
（　①　）
（　②　）

(2) 腎臓の働きについて，正しく説明している文を次のア～エから一つ選び，その記号を書け.

　ア　骨の健康に重要なカルシウムとマグネシウムの血中濃度を調節する
　イ　脂質の代謝によって作られる尿素を老廃物として尿に排出する
　ウ　骨髄での白血球の生産を促すホルモンが作られる
　エ　過剰なナトリウムを排出することで血圧の調節を助ける

（愛媛県）

4 「『生きる力』を育む学校での歯・口の健康づくり　令和元年度改訂」（令和2年2月　公益財団法人 日本学校保健会）に関する次の問いに答えなさい.

(1) 次の図は下の前歯の断面図を示したものである．図中の（　ア　）～（　エ　）にあてはまる最も適当なものを下の解答群からそれぞれ一つずつ選びなさい.

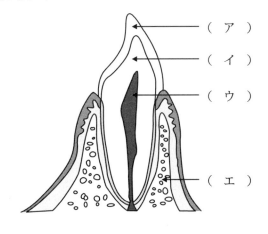

（　ア　）
（　イ　）
（　ウ　）
（　エ　）

解答群

① 歯槽骨　　② 髄質　　③ エナメル質　　④ 皮質　　⑤ 象牙質　　⑥ 歯髄　　⑦ 髄膜　　⑧セメント質

（千葉県）

5　次の図は，肩の関節包（左）と靭帯（右）を示したものである．図中の（　①　）～（　⑤　）に入る適語の組合せとして
　　最も適切なものを，下の**1～6**のうちから一つ選べ．

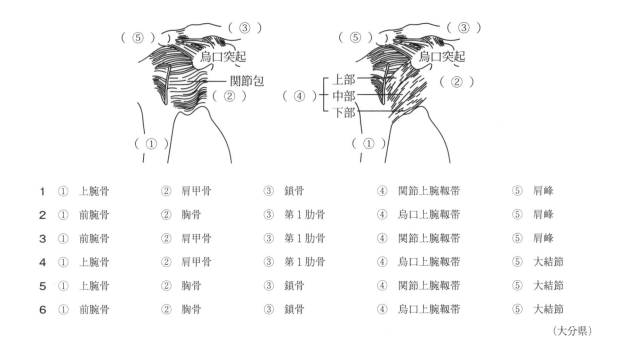

	①		②		③		④		⑤
1	上腕骨	②	肩甲骨	③	鎖骨	④	関節上腕靭帯	⑤	肩峰
2	前腕骨	②	胸骨	③	第1肋骨	④	烏口上腕靭帯	⑤	肩峰
3	前腕骨	②	肩甲骨	③	第1肋骨	④	関節上腕靭帯	⑤	肩峰
4	上腕骨	②	肩甲骨	③	第1肋骨	④	烏口上腕靭帯	⑤	大結節
5	上腕骨	②	胸骨	③	鎖骨	④	関節上腕靭帯	⑤	大結節
6	前腕骨	②	胸骨	③	鎖骨	④	烏口上腕靭帯	⑤	大結節

（大分県）

6　脳の解剖図について，A～Dの名称を書きなさい．

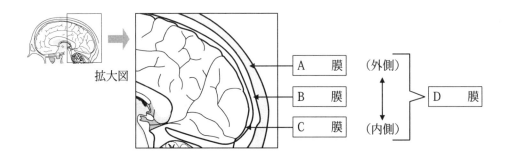

（福井県）

7　次の図は，脳の表面と葉である．アからオについて，正しいものを○，誤っているものを×としたときの正しい組み合わせを，①から⑥までの中から一つ選び番号で答えよ．（「高等学校用人体と看護」文部科学省より）

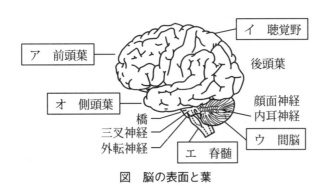

図　脳の表面と葉

	ア	イ	ウ	エ	オ
①	○	×	×	×	○
②	×	○	×	○	○
③	×	×	○	○	×
④	○	×	○	×	×
⑤	×	○	○	×	○
⑥	○	○	×	○	×

（沖縄県）

8　次の図は，足の骨格前面外側からの略図である．ア～カの骨の名称を答えよ．

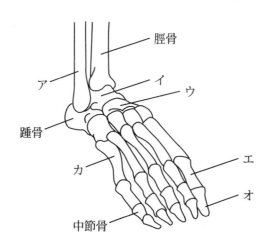

（佐賀県）

9　次の図は，人の体の骨格系と筋肉系を表している．図中の（　①　）～（　⑫　）に入る最も適切な名称を，下の【語群】
　　からそれぞれ一つずつ選び，記号で答えなさい．

〈図〉

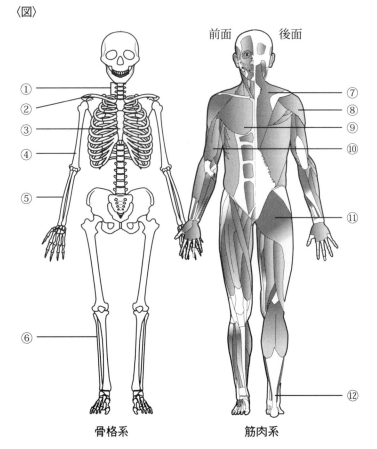

骨格系　　　　　　　　　　　筋肉系

【語群】

(A) 上腕骨　　　(B) 大殿筋　　　(C) 頸椎　　　(D) 肋骨　　　(E) 腓腹筋

(F) 橈骨　　　　(G) 三角筋　　　(H) 尺骨　　　(I) 頭蓋骨　　(J) 胸鎖乳突筋

(K) 大腿骨　　　(L) 広背筋　　　(M) 大胸筋　　(N) 肩甲骨　　(O) 腓骨

(P) 大腿四頭筋　(Q) 仙骨　　　　(R) 胸骨　　　(S) 膝蓋骨　　(T) 腹直筋

(U) 僧帽筋　　　(V) アキレス腱　(W) 鎖骨　　　(X) 上腕二頭筋

（鳥取県）

⑩　ヒトの上肢帯及び自由上肢の骨について，図の（　①　）～（　⑥　），[　　　]内の文章中の（　⑦　），（　⑧　）に当てはまる名称及び語句を，次の（ア）～（ス）からそれぞれ一つ選び，記号で答えよ．ただし，同じ番号には同じ記号が入る．

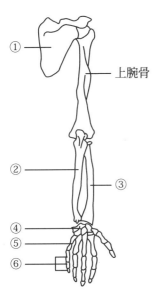

上腕骨

　上腕骨は，（　①　）と肩関節をつくる．この関節は球関節であり，肩関節を直接に補強する（　⑦　）はなく，上腕骨は筋によって，（　①　）と結合している．

　肘関節は，上腕骨と（　③　），（　②　）により蝶番関節と車軸関節が組み合わされた関節であり，前腕の（　⑧　）・屈曲，回内・回外が行われる．

　手の関節は，（　③　）と（　④　）（楕円関節）および（　④　）相互の間にある多数の関節の総称である．

図　上肢帯及び自由上肢の骨（背側）

（ア）中手骨	（イ）尺骨	（ウ）腓骨	（エ）橈骨	（オ）鎖骨
（カ）手根骨	（キ）肩甲骨	（ク）筋肉	（ケ）靱帯	（コ）指骨
（サ）収縮	（シ）伸展	（ス）挙上		

（岡山県）

⑪　ヒトのからだの仕組みと疾病等に関する次の各問に答えよ．

［問1］　次の図は，咽頭及び喉頭の構造を模式的に表したものである．図中の器官ア～エの名称として適切なものは，下の1～9のうちのどれか，それぞれ選び答えよ．

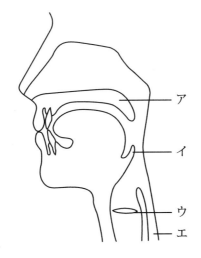

ア
イ
ウ
エ

| 1　食道 | 2　鼻前庭 | 3　気管 | 4　軟口蓋 | 5　鼻甲介 |
| 6　声帯 | 7　喉頭蓋 | 8　咽頭扁桃 | 9　口蓋扁桃 | |

［問2］　腎臓の構造やはたらきに関する記述として最も適切なものは，次の**1〜4**のうちではどれか.

1　腎臓は，第9胸椎から第10腰椎の位置で腹腔の背中側に脊柱を挟んで左右に1個ずつ，合計2個ある臓器で，体液の濃度などを調整している.

2　腎臓の皮質には，ボーマンのうを糸球体が包んだ腎小体が多くある. 腎臓に入った血液は，血球とタンパク質を除いた成分がボーマンのうから糸球体へろ過されて原尿となる.

3　原尿は，腎細管や集合管を通る過程で，毛細血管へ再吸収される. このとき，グルコースや無機塩類は再吸収されるが，尿素や水はほとんど再吸収されず，対外へ排出される.

4　腎臓では，血圧の低下や血液量が減少すると，傍糸球体装置からレニンが分泌され，その後副腎皮質からアルドステロンが分泌される.

［問3］　次の図は，皮膚の構造を模式的に表したものである. 図中の器官ア〜エのうち，エクリン汗腺を表しているものとして適切なものは，下のA群の**1〜4**のうちのどれか. また，エクリン汗腺に関する記述として最も適切なものは，下のB群の**1〜4**のうちではどれか.

図

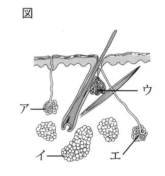

【A群】	【B群】
1　ア	1　手掌と足底にはなく，顔面に多く存在する.
2　イ	2　思春期になると発達し始める.
3　ウ	3　精神性発汗が起きる.
4　エ	4　タンパク質に富む汗を出す.

（東京都）

12　次の文は，心臓の構造と働きについて述べたものである. 文中の（　①　）〜（　⑤　）に該当する語句の組み合わせを，下のa〜eから一つ選びなさい.

心臓を動かすための伝導系が，心臓の壁の中の内膜面に沿って走っている. ペースメーカーの役割をする（　①　）から出た電気刺激は，心房筋の中を通り（　②　）に伝わる. さらに，（　③　）を通り右心室と左心室に分布する右脚と左脚に分かれ，（　④　）から心筋全体へ伝わる. これにより，心房と心室が交互にリズミカルに動き，血液の流れを生む. 心電図波形は，これらの電気刺激をとらえたもので，最初の上向きの波を（　⑤　）波という.

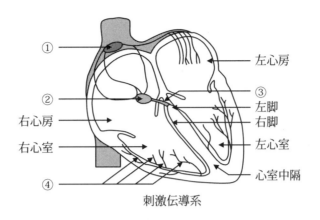

刺激伝導系

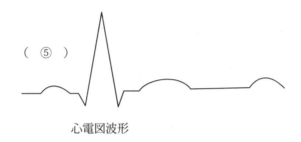

心電図波形

	①	②	③	④	⑤
a	房室結節	洞結節	ヒス束	プルキニエ線維	R波
b	洞結節	房室結節	ヒス束	プルキニエ線維	P波
c	房室結節	洞結節	ヒス束	プルキニエ線維	Q波
d	洞結節	房室結節	プルキニエ線維	ヒス束	R波
e	房室結節	洞結節	プルキニエ線維	ヒス束	P波

(高知県)

13　次の図は，耳の構造図である．（　①　）～（　⑤　）に該当する語句の組み合わせを，下のa～eから一つ選びなさい．

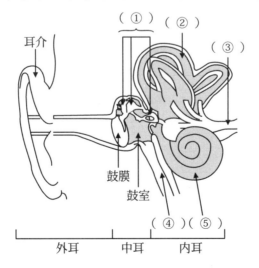

	①	②	③	④	⑤
a	耳小骨	半規管	前庭神経	耳管	蝸牛
b	中耳骨	内耳骨	蝸牛神経	前庭	半規管
c	耳小骨	半規管	蝸牛神経	前庭	蝸牛
d	耳小骨	内耳骨	前庭神経	前庭	半規管
e	中耳骨	耳小骨	前庭神経	耳管	蝸牛

（高知県）

[14] 次の図は，人体骨格の構造を示したものである．図の空欄 ［ ア ］ ～ ［ ウ ］ に当てはまるものの組合せとして最も適切なものを，後の①～⑥のうちから選びなさい．

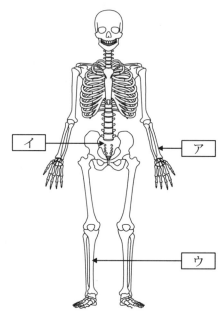

（図 「ぜんぶわかる人体解剖図」 成美堂出版）

① ア 尺骨   イ 寛骨   ウ 脛骨
② ア 橈骨   イ 仙骨   ウ 腓骨
③ ア 尺骨   イ 寛骨   ウ 腓骨
④ ア 橈骨   イ 仙骨   ウ 脛骨
⑤ ア 橈骨   イ 寛骨   ウ 脛骨
⑥ ア 尺骨   イ 仙骨   ウ 腓骨

（神奈川県）

[15] 次の文は，血液の凝固について述べたものである．文中の（ア）～（エ）に当てはまる語句を語群 a ～ f から選んだとき，正しい組合せを選びなさい．ただし，同じ記号には同じ語句が入る．

　　出血すると，まず，血管の破れたところに（　ア　）が集まってかたまりをつくる．次に（　ア　）から放出される凝固因子と，（　イ　）中に含まれる別の凝固因子の働きで，（　ウ　）と呼ばれる繊維状のタンパク質の形成が促進される．（　ウ　）は網状につながって血球を絡め，塊状の血ぺいをつくる．血ぺいが傷口をふさぎ出血が止まる．

血液凝固は採血した血液を試験官に入れて静置した場合にもみられ，血ぺいは沈殿する．血ぺいとならない淡黄色の液体は，（　エ　）と呼ばれる．

《語群》

	a　血しょう		b　血清	c　フィブリン	d　血小板		e　トロンビン	f　組織液

	ア	イ	ウ	エ
①	d	a	e	b
②	d	a	e	f
③	d	a	c	b
④	a	d	e	b
⑤	a	d	c	f

（福岡県）

16　次の文は，自律神経の作用についての記述である．文中の（ア）〜（ウ）にあてはまる適切なものを①〜⑥から選び，番号で答えよ．

身体全体の状態は，その時の自律神経の活動の程度によって異なる．（　ア　）系の活動が高まると，心臓の拍動数や収縮力が増強され，（　イ　）の運動は抑えられ，瞳孔は散大し，骨格筋が活動するのに適した状態となる．一方（　ウ　）系の活動が高まると心臓拍出量は抑制され，（　イ　）の運動や分泌が促進される．これは，身体が活動したあと，回復に向かう状態である．

①　消化管　　②　脳神経　　③　神経伝達物質　　④　唾液腺　　⑤　副交感神経　　⑥　交感神経

（神戸市）

17　次の文の空欄①〜④に当てはまる語句の組合せとして，最も適当なものを選びなさい．

嗜癖（しへき）行動は趣味・関心から始まるが，のめり込むかどうかは，心理的な要因，　①　な要因，家族の要因が関わると考えられている．

脳には，おいしいものを食べる，試験に合格するなどによって快感や幸せを感じる機能があるが，ギャンブル等を行ったり，依存物質を摂取したりすることによっても，脳内で　②　という神経伝達物質が分泌され，中枢神経が興奮して快感・多幸感が得られる．この感覚を脳が「　③　」と認識すると，その　③　を求める回路が脳内にできあがる．

しかし，その行為が繰り返されると次第に「　③　」回路の機能が低下していき，「快感・喜び」を感じにくくなる．そのため，以前と同じ快感を得ようとして，依存物質の使用量が増えたり，行動がエスカレートしたりしていく．また，脳の思考や創造性を担う部分（　④　）の機能が低下し，自分の意思でコントロールすることが困難になる．特に子どもは　④　が十分に発達していないため，嗜癖（しへき）行動にのめり込む危険性が高いと言われている．

	①	②	③	④
ア	環境的	ドーパミン	報酬	前頭前野
イ	環境的	アドレナリン	報酬	前頭前野
ウ	環境的	アドレナリン	覚醒	脳梁
エ	性格的	アドレナリン	覚醒	脳梁
オ	性格的	ドーパミン	報酬	前頭前野

（北海道）

18 アレルギー疾患について，次の(1)・(2)に答えなさい．

(1) 次の文は，皮膚の機能とアトピー性皮膚炎の病態について述べたものである．文中の（ ① ）～（ ⑤ ）に該当する語句の組み合わせを，下のa～eから一つ選びなさい．

　　皮膚は体の一番表層にあり，様々な刺激や物質の侵入から体の内部をまもり，また体内の水分が蒸散することを防いでいる．その一番外側で働いているのが角層と呼ばれる部分で，その働きは（ ① ）と呼ばれる．

　　アトピー性皮膚炎は，皮膚が（ ② ）することが特徴である．（ ② ）した皮膚は，皮膚の表面（角層）から水分が蒸発しやすいだけでなく，外部からの刺激に対して健康な皮膚よりも敏感に反応して皮膚炎（湿疹）になりやすくなっている．

　　アトピー性皮膚炎の人の皮膚は，（ ① ）が低下している．つまり湿疹があるところだけでなく，一見正常に見えるところでも健康な人の皮膚に比べて皮膚表層の水分量が（ ③ ），また物質が透過しやすくなっている．

　　アトピー性皮膚炎では，皮膚の（ ① ）が低下しているところに様々な刺激や（ ④ ）が加わって湿疹を生じる．そして湿疹を起こした皮膚の（ ① ）はさらに低下してますます敏感になり，物質が浸透しやすくなる．また，かゆみのために皮膚を引っ掻くと，その刺激でも湿疹が悪化する．つまり，アトピー性皮膚炎では，湿疹があることが最大のアトピー性皮膚炎の悪化因子の一つであり，この悪循環を止めるのが（ ⑤ ）の大きな目的になる．

	①	②	③	④	⑤
a	免疫機能	湿潤	多く	炎症	生活療法
b	バリア機能	乾燥	少なく	アレルゲン	薬物療法
c	免疫機能	乾燥	多く	炎症	薬物療法
d	バリア機能	湿潤	少なく	アレルゲン	薬物療法
e	免疫機能	乾燥	多く	アレルゲン	生活療法

(2) 次の文は，アレルギー性鼻炎の児童生徒等に対する学校生活上の留意点及び配慮について述べたものである．文中の（ ① ）～（ ⑤ ）に該当する語句の組み合わせを，下のa～eから一つ選びなさい．

　　アレルギー性鼻炎に対する内服薬を服用していて，授業中の（ ① ）や集中力の低下が目立つ場合には，本人や保護者に対してアレルギー性鼻炎の（ ② ）が関係しているかどうかを主治医に相談するよう促す．

　　（ ③ ）は，投与後（ ④ ）程度は激しい運動を避ける必要があるので，体育などがある日は投与した時間を確認する．

　　また，アレルギー性鼻炎に対する点鼻薬を学校で使用する場合には，児童生徒等の希望に応じ，使用する際の（ ⑤ ）の確保を行う．

	①	②	③	④	⑤
a	居眠り	治療薬	鼻噴霧ステロイド法	1時間	場所
b	息苦しさ	治療薬	舌下免疫療法	1時間	場所
c	息苦しさ	症状	鼻噴霧ステロイド法	3時間	時間
d	居眠り	治療薬	舌下免疫療法	2時間	場所
e	居眠り	症状	鼻噴霧ステロイド法	2時間	時間

（高知県）

[衛生学・公衆衛生学]

① 次のア〜オの各文は，喫煙に係る内容について述べたものである．文中の下線部 a〜e について，正しいものを○，誤っているものを×としたとき，正しい組合せを選びなさい．

ア　2012年7月に策定された健康日本21（第2次）において，喫煙対策の目標を「成人の喫煙率の減少 [目標：12%（2022年度）]」，「未成年者の喫煙をなくす [目標：0%（2022年度）]」と掲げている．

イ　世界保健機関（WHO）は，平成元年から 5月31日を「世界禁煙デー」と定めている．

ウ　紙巻たばこや葉巻，パイプなどの火をつけた部分から燃えて立ちのぼり，直接空気中に出る煙のことを 主流煙という．

エ　2018年7月に成立した「健康増進法の一部を改正する法律」では，受動喫煙の防止を図るため，学校は原則として，敷地内禁煙と定められている．

オ　国民健康・栄養調査報告（厚生労働省）（平成21〜令和元年）における，現在習慣的に喫煙している者の割合の年次推移（20歳以上）をみると，男性では38.2%から27.1%に減少しているが， 女性では7.6%から10.9%に微増している．

	a	b	c	d	e
①	×	○	×	○	×
②	○	×	×	○	○
③	○	×	○	×	×
④	×	×	○	×	○
⑤	○	○	×	○	×

（福岡県）

2 次の ☐ の中の文は「学校における突然死予防必携－改訂版－（平成23年２月　独立行政法人日本スポーツ振興センター）」について説明したものである．文中の（　）の①，②に当てはまる語句の組み合わせを，下のa〜eの中からそれぞれ一つ選びなさい．ただし，（　）の同じ番号には，同じ語句が入るものとする．

－「突然死」に関するＱ＆Ａ－

Ｑ１　突然死とは何ですか？

Ａ１　ＷＨＯ（世界保健機構）では，突然死を「発症から（　①　）以内の予期せぬ内因性（病）死」と定義している．

　　ただし，独立行政法人日本スポーツ振興センター災害共済給付制度における突然死の取扱いは，上記の定義よりも範囲を広げ，意識不明等のまま，発症後数日から（　②　）の期間を経て死亡に至ったものを含ませ得るとしている．

	a	b	c	d	e
①	12時間	24時間	24時間	48時間	48時間
②	数週間	数か月	1年間	数か月	1年間

（茨城県）

[栄養学（食品学を含む）]

1 次の表は，平成29年に消費者庁が実施した「即時型食物アレルギーによる健康被害に関する全国実態調査」における「各年齢群で５％以上を占める原因食物」を示したもの（平成30年度　食物アレルギーに関する食品表示に関する調査研究事業報告書）である．表中の空欄Ａ〜Ｅに当てはまる食物の正しい組合せはどれか．１〜５から一つ選べ．

表　年齢別原因食物（粗集計）

	0歳 (1530)	1，2歳 (1364)	3－6歳 (1013)	7－17歳 (714)	≧18歳 (230)
1	鶏卵 55.3%	鶏卵 38.3%	牛乳 20.6%	鶏卵 16.4%	A 19.1%
2	牛乳 27.6%	牛乳 23.1%	鶏卵 18.9%	牛乳 15.7%	B 15.7%
3	A 12.2%	A 8.3%	C 18.3%	C 12.9%	魚類 10.0%
4		C 7.9%	A 10.8%	D ／	D 8.7%
5		魚卵 7.4%	E 10.7%	E 10.5%	大豆 7.4%
小計	95.1%	85.0%	79.3%	66.0%	60.9%

※　各年齢群で５％以上を占める原因食物を示した．また，小計は各年齢群で表記されている上位食物の頻度の集計である．

	A	B	C	D	E
1	小麦	果物類	落花生	甲殻類	木の実類
2	果物類	小麦	甲殻類	木の実類	落花生
3	果物類	落花生	小麦	木の実類	甲殻類
4	小麦	甲殻類	木の実類	果物類	落花生
5	甲殻類	小麦	落花生	果物類	木の実類

（大阪府）

[微生物学，免疫学，薬理概論]

1 次の各文は，アレルギー疾患の病型及び児童生徒等への対応について述べたものである．（ア）〜（オ）に当てはまる最も適当なものを下の解答群からそれぞれ一つずつ選びなさい．

① 春季カタルは激しい目のかゆみや眼脂（めやに），充血を特徴とする重症のアレルギー性結膜炎で，（　ア　）に多く見られる．

② 「強いぜん息発作のサイン」がある場合は，大発作と呼ばれ，入院加療を緊急に要するレベルであり，すみやかに救急要請を行う．姿勢は（　イ　）として，急性増悪（発作）対応薬があれば，救急搬送までの時間に投与する．

③ アトピー性皮膚炎の外用薬塗布の方法は，1日1回〜2回，患部を清潔にした後に外用薬を必要量（　ウ　）塗り伸ばす．

④ アレルギー性鼻炎の体質を改善する治療法として，（　エ　）療法を行っている場合は，投与後2時間程度は（　オ　）を避ける必要がある．

解答群

① 酸素	② すりこんだり，薄く	③ 坐位（座った状態）	④ 舌下免疫	⑤ 飲食
⑥ 激しい運動	⑦ 仰臥位	⑧ すりこまずに	⑨ 女子	⑩ 男子

（千葉県）

2 次の文は，消毒・滅菌について述べたものである．文中の（　①　）〜（　③　）に該当する語句の組み合わせを，下のa〜eから一つ選びなさい．

消毒には，煮沸消毒や熱水消毒などの熱や紫外線を用いる物理的消毒法と，消毒薬を用いる化学的消毒法がある．各消毒薬の特性や，病原微生物の消毒抵抗性にも違いがあるため，消毒薬と病原微生物の組み合わせによっては効果が期待できない場合もある．例えば，消毒抵抗性が強いノロウイルスに対しては，（　①　）消毒では十分な効果が得られないため，（　②　）消毒薬を用いる必要がある．また，器具等を消毒薬に浸け置きした後にすすぐ場合，消毒薬が残存しないよう十分にすすぐ．

滅菌は全ての微生物を殺滅または除去する方法で，器具等に対して行われる．高圧蒸気滅菌（オートクレーブ），乾熱滅菌，エチレンオキサイドガス滅菌などがある．いずれも滅菌するための温度や時間等の条件を守ることが重要である．芽胞（胞子）を作る病原体は，（　③　）で十分に滅菌できないことがある．

	①	②	③
a	アルコール	次亜塩素酸ナトリウム	乾熱滅菌
b	次亜塩素酸ナトリウム	アルコール	高圧蒸気滅菌
c	アルコール	次亜塩素酸ナトリウム	エチレンオキサイドガス滅菌
d	次亜塩素酸ナトリウム	アルコール	乾熱滅菌
e	アルコール	次亜塩素酸ナトリウム	高圧蒸気滅菌

（高知県）

③ 薬物乱用防止に関する教育について，以下の問いに答えよ．

問1　次の文は，第五次薬物乱用防止五か年戦略（平成30年8月薬物乱用対策推進会議）における目標1を抜粋したものである．文中の（　①　）～（　⑦　）に当てはまる語句を語群から選び，記号で答えよ．ただし，同一番号には同一語が入る．

目標1　青少年を中心とした広報・啓発を通じた国民全体の模範意識の向上による薬物乱用未然防止

(1)　学校における薬物乱用防止教育及び啓発の充実

　　児童生徒が，薬物乱用の危険性・（　①　）について正しい知識を持ち，薬物乱用を拒絶する規範意識を向上させることができるよう，小学校，中学校及び高等学校における指導・教育内容の充実を図るとともに，指導者が（　②　）に基づいた適切な指導・教育方法を修得するよう（　③　）を行うなどの必要があるため，以下のような取組を行う．

（薬物乱用防止教育の内容の充実強化）

・　児童生徒が，薬物乱用の危険性・（　①　）のみならず，薬物乱用は，（　④　），投げやりな気持ち，過度のストレスなどの心理状態，断りにくい（　⑤　），宣伝・広告や入手しやすさなどの社会環境などによって助長されること，また，それらに適切に対処する必要があることを理解できるようにするため，指導方法の工夫が行われるよう一層の周知を図る．

（薬物乱用防止教室の充実強化）

・　薬物乱用防止教室は，学校保健計画に位置付け，すべての中学校及び高等学校において（　⑥　）は開催するとともに，地域の実情に応じて（　⑦　）においても開催に努める．

語群

ア	有害性	イ	人間関係	ウ	理論	エ	点検	オ	小学校	カ	複数回
キ	依存性	ク	根拠	ケ	分析	コ	仲間意識	サ	好奇心	シ	中毒症状
ス	年1回	セ	科学的知見	ソ	幼稚園	タ	年2回	チ	経験	ツ	興味関心
テ	公民館	ト	研修								

（長崎県）

④ 学校における薬品管理について，次の問いに答えなさい．

(1)　次の文は，「学校における薬品管理マニュアル」（平成21年7月　公益財団法人　日本学校保健会）の中で学校における医療用医薬品の取扱いについて述べたものである．文中の（　①　）～（　⑤　）に該当する語句の組み合わせを，下のa～eから一つ選びなさい．

　　教職員が児童生徒に医療用医薬品を使用する行為は，（　①　）に当たるので行うことはできません．しかし，児童生徒が，以下の3つの条件を満たしており，事前の（　②　）の具体的な依頼に基づき，医師の処方を受け，あらかじめ薬袋等により授与された医薬品について，医師又は歯科医師の処方及び薬剤師の（　③　）の上であれば医薬品の使用（ア．皮膚

への軟膏の塗布，イ．湿布薬の貼付，ウ．点眼薬の点眼，エ．一包化された内服薬の内服，オ．肛門からの（　④　）の挿

入，カ．鼻腔粘膜への薬剤噴霧）の介助が可能です．

【3つの条件】

1　患者の容態が安定していること．

2　医師又は看護職員による連続的な容態の経過観察が（　⑤　）こと

3　医薬品の使用に関して専門的配慮が必要でない場合

	①	②	③	④	⑤
a	介護行為	保護者	服薬管理	坐薬	継続中である
b	医行為	保護者	服薬指示	浣腸	継続中である
c	介護行為	主治医	服薬指導	浣腸	必要ではない
d	医行為	保護者	服薬指導	坐薬	必要ではない
e	医行為	主治医	服薬管理	坐薬	必要ではない

（高知県）

⑤　次の _____ の中の文は，「学校のアレルギー疾患に対する取り組みガイドライン《令和元年度改訂》（令和2年3月

公益財団法人　日本学校保健会）」について説明したものである．文中の（　）の①〜③に当てはまる語句の組み合わせ

を，下のa〜eの中から一つ選びなさい．ただし，（　）の同じ番号には，同じ語句が入るものとする．

(1)　アレルギー疾患の緊急時の対応について

〈学校内での役割分担〉

　緊急時の学校内での役割分担には，発見者，準備係，連絡係，管理係，記録係，その他の役割がある．発見者は，

担任がなることが多いが，誰でもなり得ることを想定しておく．発見者は，児童生徒等から離れず観察しながら，

（　①　）．学校によって大声で呼ぶ，非常ベル・無線機器・携帯電話などの活用を検討し，適切な方法で訓練する．

発見者は，集まった人に的確に役割を指示する．

（中略）

　準備係は，緊急時対応マニュアル，エピペン®，AED等を準備する．

　連絡係は，（　②　）をし，管理職等，その他の協力者を呼んだり保護者や関係機関との連絡がスムーズに行えるよ

うにする．

　記録係は，時系列で処置を記録する．また，（　③　）ごとに症状を記録する．

	a	b	c	d	e
①	人を集める	皮膚を冷やす	人を集める	皮膚を冷やす	人を集める
②	110番通報	教育委員会へ報告	119番通報	教育委員会へ報告	119番通報
③	15分	5分	10分	10分	5分

（茨城県）

[精神保健]

1 次のア～オの各文は，精神疾患について述べたものである．正しいものを○，誤っているものを×としたとき，正しい組合せを選びなさい．

ア　多くの精神疾患は，思春期から青年期に始まると言われている．さらに，自らは病気と気づきにくいという特徴がある．

イ　統合失調症は，知覚，思考，感情，対人関係などに障害をきたす脳の疾患で，約1,200人に1人が罹患する．遺伝的な要因が主に発症に関与している．

ウ　子供がうつ状態に見えるとき，うつ病であることよりも，他の疾患や障害（虐待，PTSD，アスペルガー症候群など）が基盤にあることが多い．

エ　うつ状態だけが認められる「うつ病」，うつ状態と躁状態の両方が現れる「双極性障害」の2つが不安障害の代表である．

オ　強迫性障害は，家庭環境や学校での出来事が発症の引き金となることはあるが，それらは根本的原因ではない．

	ア	イ	ウ	エ	オ
①	×	○	○	○	×
②	○	×	○	×	○
③	○	○	×	×	○
④	×	○	○	×	×
⑤	○	×	×	○	○

（福岡県）

2 次の文は，「第2章　発達段階別心身の健康問題の特徴と理解」に示されている疾患を説明したものである．疾患の名称を答えよ．

ア　腸管機能の亢進した病態に基づき，腹痛，腹部膨満感及び便通異常（下痢，便秘，下痢と便秘を繰り返す）が持続し，種々の腹部の不定愁訴を訴えるが，器質的病変が証明されないものである．

イ　思春期女子に増加傾向にあり，低年齢化もみられ，男子にも発症する．本人の病識がないため治療に抵抗することが多く，ときには死に至るほどの飢餓状態に陥ることもあるので早期発見することが極めて重要である．

ウ　青年期に好発する代表的な精神病であり，幻覚や妄想が主な症状である．発病初期からよくみられるのは，「周りの人が自分をジロジロみる」，「通行人が自分をあざ笑った」，「皆が自分を無視する」など身の周りで起きている出来事を自分と関連付けて被害的に知覚する「被害関係念慮」や「周囲が変に見える」などの外界変容感である．

エ　立ちくらみ，めまい，気持ち悪い，動悸，息切れ，腹痛，頭痛などの脳貧血症状や自律神経症状を示す子どもの自律神経失調症である．症状は一般的に午前中に強く，朝なかなか起きられない．小学校高学年から高等学校までの年齢に多くみられ，不登校を伴うことも少なからずある．

（佐賀県）

③　次の □ の中の文は，「学校における子供の心のケア－サインを見逃さないために－（平成26年３月　文部科学省）」の学校が担う役割について説明したものである．下線部①，②について，その正誤の組み合わせとして正しいものを，下のａ～ｄの中から一つ選びなさい．

> （1）　医療機関の役割がストレス症状を抱えた子供の「①キュア」であるのに対し，学校が担う役割は子供の「②ケア」であり，子供ができるだけ安定した学校生活を送れるよう支援し，健康回復の促進を図ることが目的となる．

	①	②
a	正	正
b	正	誤
c	誤	正
d	誤	誤

（茨城県）

［看護学（臨床実習及び救急処置を含む）］

①　次のア～オの各文は，気管支ぜん息の症状とその対応について述べたものである．正しいものを○，誤っているものを×としたとき，正しい組合せを選びなさい．

ア　気管支ぜん息は，気道の急性的な炎症により，発作性に咳やぜん鳴を伴う呼吸困難を繰り返す疾患である．

イ　気管支ぜん息の発作にかかわる増悪因子として，アレルゲン以外に，激しいスポーツ，季節の変わり目や天候不順，強い臭いや煙，ストレス，過労等がある．

ウ　発作が起きたら，まず水分をとらせて，息をゆっくり，深くするように声をかける．発作時の薬を処方されている場合は使い，仰臥位で休ませるようにする．

エ　小児の強いぜん息発作のサインは，唇や爪の色が白っぽい，もしくは青～紫色，息を吸うときに胸がベコベコへこむ，苦しくて話せない，過度に興奮する等がある．

オ　ステロイド吸入薬は，ぜん息の根本的な病態である気管支の炎症を和らげる作用があり，軽症～重症まで処方される長期管理薬である．

	ア	イ	ウ	エ	オ
①	×	○	×	○	○
②	○	×	○	×	○
③	○	○	×	○	○
④	×	×	○	○	×
⑤	○	○	×	×	×

（福岡県）

② 疾病，感染症の管理と予防について，次の問いに答えよ．

(1) 「児童生徒等の健康診断マニュアル」（平成27年度改訂　日本学校保健会）の第2章7　産婦人科関連のうち産婦人科医への相談基準に関する記述①～⑤について，正誤の組合せとして最も適切なものを，下の1～6のうちから一つ選べ．

① 初経は10～14歳の間に発来するのが正常である．15歳になっても月経が一度もないと原発無月経の可能性を考慮して専門医への受診を勧める．

② 初経から数年間は排卵がまだ確立されていないため，思春期女子の月経周期が初経時から規則的であることの方が少ない．しかし，6か月以上月経がこない場合は続発無月経として専門医への受診を勧める．

③ 月経持続が長い場合（1週間以上）や月経量が多いと出血多量によって貧血になりやすく，貧血の治療も要する．

④ 月経時及び月経周辺期に，繰り返し腹痛，頭痛，嘔気・嘔吐などの症状が強く，授業を受けることが困難な場合は，月経困難症として産婦人科受診を勧める．

⑤ 月経開始の3～10日前からイライラや憂うつ，下腹痛や頭痛，むくみ，食欲の亢進や傾眠等の多彩な精神的・身体的症状が出現し，月経開始後も継続する場合は，月経前症候群の可能性を考慮して専門医への受診を勧める．

1	① 誤	② 誤	③ 正	④ 誤	⑤ 正
2	① 正	② 誤	③ 誤	④ 正	⑤ 正
3	① 誤	② 正	③ 誤	④ 誤	⑤ 誤
4	① 正	② 誤	③ 正	④ 正	⑤ 誤
5	① 誤	② 正	③ 正	④ 正	⑤ 誤
6	① 正	② 正	③ 誤	④ 誤	⑤ 正

（大分県）

③ てんかんについて，以下の問いに答えよ．

(1) 「学校におけるてんかん発作時の坐薬挿入について（平成29年8月22日付け，文部科学省事務連絡）」に示されている内容について，正しいものを次のア～エからすべて選び，記号で答えよ．

ア　該当児童生徒及びその保護者が，事前に医師から，「学校においてやむを得ず坐薬を使用する必要性が認められる児童生徒であること」及び「坐薬の使用の際の留意事項」について，口頭で指示を受けていること．

イ　当該児童生徒及びその保護者が，学校に対して，やむを得ない場合には当該児童生徒に坐薬を使用することについて，具体的に依頼していること．

ウ　当該児童生徒を担当する教職員が坐薬を使用する際，やむを得ず坐薬を使用することが認められる児童生徒本人であることを改めて確認すること．

エ　当該児童生徒の保護者又は教職員は，坐薬を使用した後，当該児童生徒を必ず医療機関での受診をさせること．

（山口県）

4　バイタルサインについて，(1)〜(2)の問いに答えなさい．

(1)　次の表は，呼吸の性状と分類を示したものである．表中の（　①　）〜（　⑤　）に該当する語句の組み合わせを，下のa〜eから一つ選びなさい．

分類		性状
異常リズム	（　①　）	呼吸の深さが周期的に変化する．数〜十数秒の無呼吸の後，徐々に呼吸が深くなり，過呼吸からまた浅い呼吸を経て無呼吸になる．脳出血，脳腫瘍，尿毒症，重症心不全の際みられる．
	（　②　）	深い速い呼吸と無呼吸が交互におこるが，周期性はなく不規則で一過性である．髄膜炎，頭部外傷の際みられる．
	（　③　）	深くゆっくりとした呼吸が規則正しく，発作的にみられる．糖尿病性ケトアシドーシス，尿毒症，昏睡時の際みられる．
努力呼吸	鼻翼呼吸	気道を少しでも広げようと鼻翼が張って鼻孔を膨らませる呼吸．気管支炎，肺炎，心臓弁膜症の代償不全，気胸等でみられる．
	（　④　）呼吸	吸気時，（　④　）を動かしながら気道を広げ，空気を肺にとりいれようとする呼吸．危篤時，重篤な呼吸不全時でみられる．
	（　⑤　）	胸腔内が強い陰圧になるため，呼気時に肋間や肋骨の下方がへこんだようにみえる呼吸．特発性呼吸窮迫症候群でみられる．

	①	②	③	④	⑤
a	ビオー呼吸	チェーンストークス呼吸	クスマウル呼吸	下顎	陥没呼吸
b	クスマウル呼吸	チェーンストークス呼吸	ビオー呼吸	肩	徐呼吸
c	チェーンストークス呼吸	ビオー呼吸	クスマウル呼吸	下顎	陥没呼吸
d	チェーンストークス呼吸	クスマウル呼吸	ビオー呼吸	肺	徐呼吸
e	クスマウル呼吸	ビオー呼吸	チェーンストークス呼吸	肩	陥没呼吸

(2)　次の文は，脈拍について述べたものである．文中の（　①　）〜（　④　）に該当する語句の組み合わせを，下のa〜eから一つ選びなさい．

　脈拍は，心臓のポンプ作用で（　①　）が収縮する際に，大動脈内に送られる血液の波動が全身の動脈内に伝わったものであり，その波動が末梢動脈の血管壁で触知できる．最も簡便かつ重要な生命徴候であり，心臓血管系の重要な評価指標となる．

　アセスメントの視点には，脈拍数，リズム，大きさ，緊張度，左右・上下差などの観察がある．例えば脈拍数が成人で（　②　）以上であれば，それを頻脈という．リズムをみて，不規則に脈が触れる場合は不整脈といい，（　③　）や期外収縮の際に見られることが多い．

　測定は，示指，中指，薬指の3本の指腹を被検者の動脈部位にあて，脈拍数を1分間測定する．（　④　）を用いた測定が一般的であるが，その他，浅側頭動脈や大腿動脈等でも触知しやすい．

	①	②	③	④
a	左心房	120回／分	心房細動	橈骨動脈
b	左心室	110回／分	心房細動	上腕動脈
c	左心房	120回／分	心室細動	上腕動脈
d	左心室	100回／分	心室細動	橈骨動脈
e	左心室	100回／分	心房細動	橈骨動脈

（高知県）

⑤ 次の _____ の中の文は，「救急蘇生法の指針2015（市民用）の追補及び周知について（医政地発0522第1号 令和2年5月22日）」の新型コロナウイルス感染症の流行を踏まえた市民による救急蘇生法について（指針）について説明したものである．①，②について，正誤の組み合わせとして正しいものを，下のa〜dの中から一つ選びなさい．

1．基本的な考え方

①	胸骨圧迫のみの場合を含め心肺蘇生はエアロゾル（ウイルスなどを含む微粒子が浮遊した空気）を発生させる可能性があるため，新型コロナウイルス感染症が流行している状況においては，すべての心停止傷病者に感染の疑いがあるものとして対応する．
②	子どもの心停止に対しては，講習を受けて人工呼吸の技術を身につけていて，人工呼吸を行う意思がある場合には，人工呼吸も実施する．

	①	②
a	正	正
b	正	誤
c	誤	正
d	誤	誤

（茨城県）

⑥ 救急処置，危機管理について，次の問いに答えよ．

(1) 「救急蘇生法の指針2015市民用」（厚生労働省）に示されているAEDに関する記述①〜⑤について，適切なものはいくつあるか．下の1〜5のうちから一つ選べ．

① 突然の心停止は，心臓が細かくふるえる「心室細動」によって生じることが多く，この場合，心臓の動きを戻すには電気ショックによる「除細動」が必要となる．

② 小学生や中学生以上の傷病者には成人用パッドを使用する．

③ AEDを取り出すためにボックスを開けると，警告ブザーが鳴る．ブザーは鳴りっぱなしにしたままでよいので，すぐに傷病者のもとに持参する．

④ AEDが自動的に心電図を解析した結果，「ショックは不要です」という音声メッセージが流れた場合は，心肺蘇生を再開する必要はない．

⑤ AEDは2分おきに自動的に心電図解析を始める．そのつど，「体から離れてください」などの音声メッセージが流れる．心肺蘇生中はこの音声メッセージを聞きのがさないようにして，メッセージが流れたら傷病者から手を離すとともに，周囲の人にも離れるよう声をかけ，離れていることを確認する．

1 なし　　　　2 1つ　　　　3 2つ　　　　4 3つ　　　　5 4つ

（大分県）

章末　令和4年度（令和3年度実施）養護教諭採用試験問題 解答例

[第1章]

① 問1　ア

② 救急処置　　健康診断　　保健管理　　保健教育　　健康相談活動　　保健室経営　　保健組織活動

　　上記より5つ

③ (1)　① 知識　　② 技能　　③ 自己有用感　　④ 意志決定　　⑤ 行動選択　　⑥ 他者

　　(2)　① コーディネーター　　② 変化　　③ 共有　　④ 背景　　⑤分析

　　　　⑥ アセスメント　　⑦ 長期目標　　⑧ 短期目標　　⑨ 保健指導　　⑩再検討

[第2章]

① 1　① 救急処置　　② 学校医執務記録簿　　③ 校長

　　2　学校歯科医

　　3　職員

　　4　受診の必要性の有無の判断，疾病予防，治療等の相談，及び学校と地域の医療機関等とのつなぎ役など主に医療的な観点から行われ，専門的な立場から児童生徒を支援していく

[第4章]

① (1) 3　　(2) 8　　(3) 1　　(4) 5

② (1)　次亜塩素酸ナトリウム消毒液

　　(2)　○

　　(3)　大麻取締法

　　(4)　脳脊髄液減少症

　　(5)　○

③ (1) ×　　(2) ○　　(3) ○　　(4) ×　　(5) ×　　(6) ○　　(7) ×

④ A

⑤ D

⑥ （ア）心理的虐待　　（イ）身体的虐待　　（ウ）保護の怠慢・拒否（ネグレクト）　　（エ）性的虐待

⑦ 問1　イ　　問2　オ

⑧ ②　⑤

⑨ （A）制御　　（B）最優先　　（C）重大な問題　　（D）12　　（E）重症

⑩ ①

[第6章]

① (1) 2　　(2) 1　　(3) 6　　(4) 2

② B　C　H

③ (1)　・未処置のう蝕の重症化による顎骨炎（蜂窩織炎，上顎洞炎）

　　　　・口腔軟組織の所見として重度の歯肉炎

　　　　・多量の歯垢付着や口臭

　　　　などから2つ

　　(2) ア ○　　イ ○　　ウ ×　　エ ×　　オ ○　　カ ○　　キ ×　　ク ○　　ケ ○　　コ ○

④ 1

⑤ 1

⑥ 1 ⑤　　2 ③

⑦ 1 ⑤　　2 ①　　3 ⑥

⑧ 1 ①　　2 ③　　3 ⑤　　4 ④　　5 ⑧　　6 ⑦

⑨ 1 ⑥　　2 ①

[第8章]

① (1)　① 早期対応　　② 感染　　③ 自己管理能力

　　(2)　① E　　② F　　③ A　　④ H

② 1

③ ① ス　　② ア　　③ カ

④ e

[第9章]

1 (1)　(A) 4　　(B) 1　　(C) 2　　(D) 4　　(E) 2
　　(2)　(A) 1　　(B) 3　　(C) 5　　(D) 4　　(E) 2

2 (1)　① 21　　② 保護者　　③ 疾病　　④ 予防　　⑤ 医療　　⑥ 予防接種　　⑦ 療養　　⑧ 学習
　　　　⑨ 特別支援学級　　⑩ 運動　　⑪ 修学旅行　　⑫ 机　　⑬ 座席　　⑭ 発育　　⑮ 保健指導
　　(2)　① ○　　② ○　　③ ×　　④ ×　　⑤ ×

3 問1　②

4 1　① 発育　　② 不自然　　③ 外傷　　④ う歯
　　2　7日以上

5 (1)　学校教育法
　　(2)　① 500　　② 1.0　　③ 3　　④ 0.7
　　(3)　4学年，6学年
　　(4)　① 両肩の高さに差がある．　　　　② 両肩甲骨の高さ・位置に差がある．
　　　　③ 左右の脇線の曲がり方に差がある．　　④ 前屈した左右の背面の高さに差がある．
　　　　これらのうち2つ．
　　(5)　ウ
　　(6)　① 緑　　② 紫
　　(7)　① △　　② ×
　　(8)　21日以内

6 (1)　2

7 A　5　　B　5　　C　4　　D　4

8 ア　A　3　　B　2

[第10章]

1 1　⑨　　2　①　　3　②　　4　⑤

2 3

3 ①

4 (1)　① ○　　② ×　　③ ×　　④ ○　　⑤ ×
　　(2)　以下の中から2つ
　　　　・緊急搬送時の医療機関の事前確認
　　　　・旅行中に服用する薬の確認
　　　　・発作時の対処の確認（気管支拡張剤の持参）
　　　　・吸入が必要な場合，吸入する場所の確認（引率者の部屋で行わせる）
　　　　・宿泊先の環境面のチェック（枕の種類，ほこりによる喘息発作の出現の有無）

5 (1)　⑤

6 (1)　① ア　　② イ　　③ エ
　　(2)　① ×　　② ○　　③ ○　　④ ○

[第11章]

1 (1) 3　(2) 1　(3) 4　(4) 3

2 (1)　(A) 3　　(B) 3　　(C) 1　　(D) 1　　(E) 5
　　(2)　(A) 2　　(B) 2　　(C) 1　　(D) 2　　(E) 1

3 3

4 問1　(1)　① 学校保健安全法　　② 学校保健安全施行規則
　　　　(2)　イ
　　　　(3)　（ア）火曜日　　（イ）水曜日
　　問2　サイトカインストーム
　　問3　(1)　「感染源を絶つこと」
　　　　　　　　体調不良時や発熱の有る際には登校しない
　　　　　　　　自分自身の健康状態を把握するための健康観察のポイントと大切さ
　　　　　　　　日頃から環境の整理整頓や清掃の実施　　などから1つ
　　　　　　「感染経路を断つこと」
　　　　　　　　手洗い，咳エチケット，咳嗽の徹底
　　　　　　　　環境の換気
　　　　　　　　発熱や体調不良を訴える人とは行動を共にしない　　などから1つ

　　　　　　　「抵抗力を高めること」
　　　　　　　　十分な栄養摂取
　　　　　　　　睡眠や休養をとる
　　　　　　　　適度な運動
　　　　　　　　ストレスの緩和
　　　　　　　　予防接種　　などから１つ
　　　(2)　「消毒」
　　　　　　　保健所や学校薬剤師と連携する
　　　　　　　当該児童生徒が活動した範囲を特定し，汚染が想定される物品等を消毒用エタノールまたは0.05％の次亜塩素酸ナトリウムを用いて消毒する
　　　　　　　使用したトイレは，消毒用エタノールまたは0.1％の次亜塩素酸ナトリウムを用いて消毒する　　など
　　　　　　「体調不良者への対応」
　　　　　　　安全に帰宅させ，医療機関を受診することを勧める
　　　　　　　安全に帰宅させ，症状が消失するまでは自宅で休養するように指導
　　　　　　　安全に帰宅できるまでの間，学校に留まることが必要となる場合には，他の児童生徒と接触することがないよう別室で待機させる
　　　　　　　感染者との接触の有無を確認する　　など
　　　　　　「心のケア」
　　　　　　　きめ細かな健康観察の徹底により，児童生徒の状況を的確に把握する
　　　　　　　学校医と連携した健康相談等の実施，スクールカウンセラー，スクールソーシャルワーカー等による心理面，福祉面からの支援など，管理職のリーダーシップのもと，関係教職員が組織的に対応する
　　　　　　　感染症に関連したストレス，いじめ，偏見等があった際の相談窓口を設置，周知する　　など

⑤　c
⑥　②
⑦　(1)　・感染が判明した者
　　　　　・感染者の濃厚接触者に特定された者
　　　　　・発熱などの風邪症状が見られる者
　　　　　・レベル２や３の地域において同居の家族に発熱等の風邪の症状が見られる者
　　　(2)　感染者と最後に濃厚接触した日の翌日から起算して２週間
　　　(3)　気温・湿度・暑さ指数が高く，熱中症などの健康被害が発生する恐れのある日
　　　(4)　担任や養護教諭による健康観察により，児童生徒の状況を的確に把握する
　　　　　学校医と連携した健康相談等の実施
　　　　　スクールカウンセラー，スクールソーシャルワーカー等による心理面，福祉面からの支援など
　　　(5)　・流水と石けんでこまめに手洗いをする
　　　　　・咳・くしゃみをするときには，マスクやティッシュ，ハンカチなどで口や鼻を押さえる咳エチケットの実施
　　　　　・ハンカチやタオルの貸し借りはしない，共有しない
　　　　　・飲み物の共有をしない
　　　　　・手指で目や鼻，口をできるだけ触れない
　　　　　・正しくマスクを着用する
　　　　　・定期的に換気をする
　　　　　・活動中必要ない会話はしない
　　　　　・部員間の身体的距離をできるだけ保つ（できれば２ｍ）
　　　　　・共有して使用する物品の活動開始前と活動終了後の消毒　　など
⑧　2
⑨　A　5　　B　3　　C　2　　D　1

[第12章]
① (1)　d
　 (2)　a
② ①　e　②　b　③　k　④　c　⑤　h
③ ①　心身の機能　②　ストレス　③　個人差　④　思春期　⑤　生殖
　 ⑥　生活経験　⑦　相互　⑧　表現
④ ①　ク　②　ケ　③　ス　④　イ　⑤　コ　⑥　タ　⑦　カ　⑧　キ
⑤ (1)　5

[第13章]

① (ア) M　(イ) O　(ウ) H　(エ) L　(オ) I　(カ) G　(キ) D　(ク) J

② 4

③ ③

[第14章]

① 6

② ②　④　⑤

③ 2

[第15章]

① (1) ①　健康観察　②　不登校　③　虐待　④　人間関係　⑤　面接
　　　⑥　共有化　⑦　客観的　⑧　総合的
　 (2) ①　オ　②　ア　③　ウ

② C

③ (1)　B
　 (2)　第8条
　 (3)　E

④ ①　ケ　②　ア　③　イ　④　オ　⑤　コ

⑤ 1　②　2　⑧　3　⑥　4　⑨　5　④

⑥ ⑤

⑦ (1) 3　(2) 3　(3) 1　(4) 1

⑧ 問1　3

⑨ ①　学校保健計画に健康相談を位置付け，計画的に実施する。また，状況に応じて計画的に行われるものと随時に行われるものとがある。
　 ②　学校医・学校歯科医・学校薬剤師等の医療的見地から行う健康相談・保健指導の場合は，事前の打合せを十分に行い，相談の結果について養護教諭，学級担任等と共通理解を図り，連携して支援を進めていくことが必要である。
　 ③　健康相談の実施について周知を図るとともに，児童生徒，保護者等が相談しやすい環境を整える。
　 ④　相談場所は，相談者のプライバシーが守られるように十分配慮する。
　 ⑤　継続支援が必要な者については，校内組織及び必要に応じて関係機関と連携して実施する。
　 ⑥　健康相談を実施するに当たり，最も留意しなければならない点は，カウンセリングで解決できるものと医療的な対応が必要なものとがあることを認識し対応することである。
　 ⑦　問題の把握に当たっては，健康観察をはじめ情報の収集に当たり，養護教諭や学校医等と連携して的確な問題把握に努めることが大切である。
　 以上のうち5つを記述

[第16章]

① ①　テ　②　ウ　③　ツ　④　ク　⑤　コ　⑥　サ　⑦　ス　⑧　タ

② (1) ①　脳　②　こむら返り　③　頭痛　④　熱射病
　 (2) ⑤　衣服を脱がせて，体から熱の放散を助ける。きついベルトやネクタイ，下着はゆるめて風通しを良くする。
　　　⑥　露出させた皮膚に濡らしたタオルやハンカチをあて，うちわや扇風機等で扇ぐことにより体を冷やす。服や下着の上から少しずつ冷やした水をかける。
　　　⑦　自動販売機やコンビニで，冷やした水のペットボトル，ビニール袋入りのかち割氷，氷のう等を手に入れ，それを前頚部（首の付け根）の両脇，腋窩部（脇の下），鼠径部（大腿の付け根の前面，股関節部）に当てて，皮膚直下を流れている血液を冷やす。
　　　⑧　冷たい水を持たせて，自分で飲んでもらう。大量の発汗があった場合には，経口補水液やスポーツドリンク等が最適である。また，食塩水（水1ℓに1〜2gの食塩）も有効である。
　　　⑨　応答が明瞭で，意識がはっきりしているなら，冷やした水分を口からどんどん与える。
　　　⑩　「呼びかけや刺激に対する反応がおかしい」，「答えがない（意識障害がある）」，「吐き気を訴える」，「吐く」という症状の場合は，すぐに病院に搬送し処置を受けさせる。

③ 4

④ (1) 4　(2) 1

⑤ ア　2　イ　3　ウ　4　エ　1

⑥ 問1　②

［第17章］

1 ①

2 ④

3 5

4 1 ② 2 ③ 3 ⑤

5 ・学級担任等に対して…感染症の予防対策，心のケアに関する保健指導の実施，保健だより等の啓発資料の配布など

・保護者に対して…保健だより等の啓発資料の配布，感染症の予防対策，健康相談の実施など

・児童生徒に対して…保健だより等の啓発資料の配布，感染症の予防対策，心のケアに関する保健指導の実施，健康相談の実施など

・学校医・スクールカウンセラー（SC）に対して…健康相談の実施，感染症の予防対策など

それぞれ上記から2つ

6 a

7 2

［第18章］

1 ① 300 ② 500 ③ 10 ④ 1000 ⑤ 100 ⑥ 15

2 (1) ① B ② G ③ H ④ J

(2) キシレン，パラジクロロベンゼン，エチルベンゼン，スチレン‥‥のいずれか

(3) ① ②

(4) ウ

3 イ

4 (1) （A）3 （B）5 （C）4 （D）3 （E）2

5 ④

6 (1) 3

(2) 4

7 (1) a

(2) b

［第19章］

1 (1) A 研究協議 B 教育力 C 課題解決

2 ・健康観察による児童生徒等の心身の健康状況

・救急処置による病気や事故の発生状況

3 ① 45 ② 360

4 ① キ ② ウ ③ ア ④ オ ⑤ カ

5 ① ア スクールカウンセラー

イ スクールソーシャルワーカー

② ア 子ども家庭相談センター（児童相談所）

イ 精神保健福祉センター

6 ③

［第20章］

1 ① サ ② ク ③ ア ④ イ ⑤ エ ⑥ オ

2 ① ④

3 ① カ ② キ ③ ク ④ ケ

4 (1) c (2) a (3) a

5 b

［附章］

［解剖学及び生理学］

1 (1) 8 (2) 4 (3) 6 (4) 1

2 (1) 虹彩 (2) 網膜 (3) 黄斑 (4) 視神経 (5) 毛様体

3 (1) ① 腎杯 ② 皮質 ③ 腎盂 ④ 尿管

(2) エ

4 (1)（ア）③ （イ）⑤ （ウ）⑥ （エ）①

⑤ 1
⑥ A　硬　　B　くも　　C　軟　　D　髄
⑦ ①
⑧ ア　腓骨　　イ　距骨　　ウ　舟状骨　　エ　基節骨　　オ　末節骨　　カ　中足骨
⑨ ①　C　　②　W　　③　R　　④　A　　⑤　F　　⑥　O
　　⑦　U　　⑧　G　　⑨　M　　⑩　X　　⑪　B　　⑫　V
⑩ ①　キ　　②　イ　　③　エ　　④　カ　　⑤　ア　　⑥　コ　　⑦　ケ　　⑧　シ
⑪ ［問1］ア　4　　イ　7　　ウ　6　　エ　1
　　［問2］4
　　［問3］【A群】1　　【B群】3
⑫ b
⑬ a
⑭ ④
⑮ ③
⑯ （ア）⑥　　（イ）①　　（ウ）⑤
⑰ ア
⑱ (1)　b　　(2)　d

［衛生学・公衆衛生学］
① ⑤
② b

［栄養学（食品学を含む）］
① 4

［微生物学, 免疫学, 薬理概論］
① （ア）⑩　　（イ）③　　（ウ）⑧　　（エ）④　　（オ）⑥
② a
③ 問1　①　ア　　②　セ　　③　ト　　④　サ　　⑤　イ　　⑥　ス　　⑦　オ
④ (1)　d
⑤ e

［精神保健］
① ②
② ア　過敏性腸症候群　　イ　摂食障害　　ウ　統合失調症　　エ　起立性調節障害
③ a

［看護学（臨床実習及び救急処置を含む）］
① ①
② (1)　4
③ (1)　イ・ウ・エ
④ (1)　c　　(2)　e
⑤ a
⑥ (1)　5

索　　引

編集代表者　　津島　ひろ江

　　　　　　　関西福祉大学　名誉教授

　　　　　　　高知女子大学卒業，岡山大学教育学研究科修了（修士／教育学）

　　　　　　　兵庫教育大学大学院連合学校教育学研究科博士後期課程修了（博士／学校教育学）

編　著　者　　荒木田　美香子

　　　　　　　川崎市立看護大学　教授

　　　　　　　聖路加看護大学卒業，筑波大学大学院修了（修士／体育学）

　　　　　　　聖路加看護大学論文博士（博士／看護学）

　　　　　　　池添　志乃

　　　　　　　高知県立大学看護学部看護学科　教授

　　　　　　　高知女子大学大学院看護学研究科修士課程修了（修士／看護学）

　　　　　　　高知女子大学大学院健康生活科学研究科博士後期課程修了（博士／看護学）

　　　　　　　岡本　啓子

　　　　　　　四天王寺大学教育学部　教授

　　　　　　　大阪教育大学大学院教育学研究科修了（修士／学術）

　　　　　　　川崎医療福祉大学大学院医療福祉学研究科博士後期課程修了（博士／保健看護学）

養護教諭養成講座①
学校における養護活動の展開
改訂 9 版

2010 年 4 月 3 日　初版発行
2014 年 4 月 1 日　改訂 2 版発行
2016 年 4 月 2 日　改訂 3 版発行
2017 年 4 月 3 日　改訂 4 版発行
2018 年 4 月 1 日　改訂 5 版発行
2019 年 4 月 1 日　改訂 6 版発行
2020 年 4 月 1 日　改訂 7 版発行
2021 年 4 月 1 日　改訂 8 版発行
2022 年 4 月 1 日　改訂 9 版発行

編集代表　　津島ひろ江

編　　著　　荒木田美香子　池添志乃　岡本啓子

発　　行　　ふくろう出版
　　　　　　〒700-0035　岡山市北区高柳西町 1-23
　　　　　　　　　　　　友野印刷ビル
　　　　　　TEL：086-255-2181
　　　　　　FAX：086-255-6324
　　　　　　http://www.296.jp
　　　　　　e-mail：info@296.jp
　　　　　　振替　01310-8-95147

印刷・製本　　友野印刷株式会社
ISBN978-4-86186-852-8 C3047　©2022

定価は表紙に表示してあります。乱丁・落丁はお取り替えいたします。